Stratégies managériales et accompagnement dans les structures de soins

Apport des neurosciences à la transformation des pratiques

Chez le même éditeur

Les personnalités difficiles ou dangereuses au travail. Identifier les comportements et gérer les troubles, 2e édition, par R. Guinchard, collection « Pratiques en psychothérapie », 2023, 296 pages.

Approche systémique des institutions de soins, par T. Albernhe et K. Albernhe, collection « Médecine et psychothérapie », 2020, 296 pages.

Psychopathologie du travail, 2e édition, par Ch Dejours et I. Gernet, collection « Les âges de la vie », 2016, 184 pages.

Les situations difficiles au travail, par M. Poirot, collection « Pratiques en psychothérapie », 2013, 160 pages.

Stratégies managériales et accompagnement dans les structures de soins

Apport des neurosciences à la transformation des pratiques

Marie-Victoire Chopin
Docteure en psychopathologie, psychologue clinicienne, MBA
DMU Neurosciences – AP-HP, Sorbonne Université, Paris

Elsevier Masson

ELSEVIER
Elsevier Masson SAS, 65, rue Camille-Desmoulins, 92442 Issy-les-Moulineaux cedex
www.elsevier-masson.fr

Stratégies managériales et accompagnement dans les structures de soins. Apport des neurosciences à la transformation des pratiques, par Marie-Victoire Chopin.

ISBN : 978-2-294-77999-2
e-ISBN : 978-2-294-78049-9

Sommaire

Abréviations

AGM	*Attentional gate model*
AND	Acide désoxyribonucléique
AVC	Accident vasculaire cérébral
BDNF	*Brain-derived neurotrophic factor*
CAR	*Cortisol awakening response*
CB	Cannabinoïde
CLT	*Construal-level theory*
Covid-19	Maladie à coronavirus 2019
CPF	Cortex préfrontal
DGFiP	Direction générale des finances publiques
DGOS	Direction générale de l'offre de soins
DMN	*Default mode network*
EEG	Électroencéphalographie
Ehpad	Établissement d'hébergement pour personnes âgées dépendantes
Gaba	Acide gamma-aminobutyrique
HRO	*High-reliability organization*
IA	Intelligence artificielle
IGF-1	*Insuline-like growth factor 1*
IMC	Indice de masse corporelle
IRMf	Imagerie par résonance magnétique fonctionnelle
JDR	*Job demand-resource*
MBI	*Mindfulness-based intervention*
MIT	Massachusetts Institute of Technology
NMDA	N-méthyl-D-aspartate
ONG	Organisation non gouvernementale
QVT	Qualité de vie au travail
R&D	Recherche et développement
REM	*Rapid eye movement*
RH	Ressources humaines
RPS	Risque psychosocial
RSE	Responsabilité sociétale de l'entreprise
Samu	Service d'aide médicale urgente
SMART	Spécifique, mesurable, atteignable, réaliste, temporel
TEP	Tomographie par émission de positons
TOC	Trouble obsessionnel-compulsif

Introduction

Dans un monde professionnel de plus en plus complexe et changeant, la question du management des émotions et des comportements au sein des organisations est devenue incontournable. Avec l'essor des neurosciences et la montée en puissance du concept d'intelligence émotionnelle, la compréhension du cerveau humain, tant au niveau neurologique que comportemental, s'est considérablement enrichie. Aujourd'hui, il est essentiel de reconnaître que la gestion des équipes et la prise de décisions ne peuvent plus se limiter à une approche purement rationnelle.

Longtemps, les émotions ont été mises de côté dans le monde du travail, considérées comme des éléments perturbateurs, souvent associés à l'irrationalité. Cette perception persistante a contribué à la construction d'un mythe selon lequel les émotions n'ont pas leur place dans les processus décisionnels ou managériaux. Cependant, l'essor des neurosciences a permis de démystifier ce tabou en mettant en lumière le rôle crucial des émotions dans la vie quotidienne, y compris dans le cadre professionnel. En effet, les émotions ne sont pas des faiblesses, mais des forces motrices qui influencent la manière dont l'individu interagit, prend des décisions et réagit face à des situations complexes.

Les recherches menées sur les interactions entre émotions, comportements organisationnels et processus de gestion, comme celles de Goleman [1, 2], ont montré que l'intelligence émotionnelle – la capacité à reconnaître, comprendre et gérer ses émotions ainsi que celles des autres – est un facteur clé de réussite, tant individuelle que collective. Cette intelligence émotionnelle est désormais considérée comme une compétence incontournable dans la gestion d'équipes, car elle permet de créer des environnements de travail où la performance et le bien-être coexistent.

L'objectif de ce livre est de démontrer la complexité du fonctionnement humain, tant sur le plan neurologique que comportemental, et d'expliquer de manière simple et accessible les processus à prendre en considération dans le management moderne. Les émotions, les processus cognitifs et les comportements organisationnels interagissent de manière complexe et forment un système interconnecté qu'il est crucial de comprendre pour optimiser la performance en entreprise.

La prise en compte des émotions, par exemple, est indispensable pour favoriser l'engagement et la motivation des équipes. Dans une perspective plus large, les processus décisionnels eux-mêmes ne sont pas uniquement influencés par des données objectives, mais également par des biais cognitifs, des émotions et des facteurs affectifs qui façonnent les perceptions et les jugements. Les travaux de Simon sur la rationalité limitée [3, 4] ont d'ailleurs souligné que les décideurs ne disposent pas toujours de toutes les informations nécessaires pour opérer des choix parfaitement rationnels, ce qui place les émotions au cœur de nombreux processus décisionnels.

Les émotions influencent également l'ambiance générale d'une entreprise et les relations au sein des équipes. À cet égard, l'intelligence émotionnelle joue un rôle déterminant dans la gestion des tensions, des conflits et de la collaboration. Les managers, en particulier, sont confrontés à un défi de taille : ils doivent non seulement gérer leurs propres émotions, mais aussi savoir reconnaître et comprendre celles de leurs collaborateurs pour créer un environnement de travail harmonieux et productif.

Au-delà des émotions, la personnalité individuelle est un facteur central dans la manière dont les collaborateurs interagissent au sein d'une organisation. Chaque individu possède une personnalité unique, façonnée par des expériences passées, des besoins fondamentaux et des schémas comportementaux spécifiques. Les différences de personnalité influencent non seulement la façon dont les employés perçoivent leur environnement de travail, mais aussi leur manière de gérer le stress, de réagir aux conflits ou encore d'adopter une attitude proactive face aux défis.

Comprendre cette complexité des personnalités est essentiel pour les managers qui doivent adapter leur style de leadership en fonction des différents profils présents dans leurs équipes. Par exemple, un manager doit être capable de reconnaître les introvertis, qui préfèrent souvent la réflexion et le calme, par rapport aux extravertis, qui puisent leur énergie dans les interactions sociales. Cette compréhension fine des personnalités permet non seulement d'améliorer la cohésion d'équipe, mais aussi de maximiser le potentiel de chaque individu.

Dans ce contexte, le mythe d'un management purement rationnel est peu à peu remis en cause. Si l'on se réfère à des études récentes, près de la moitié des managers actuels n'ont pas choisi ce rôle et ne se sentent pas pleinement équipés pour gérer les paradoxes émotionnels auxquels ils sont confrontés au quotidien [5]. Ces injonctions paradoxales, qui exigent de gérer les équipes tout en maîtrisant leurs propres affects, peuvent amener à une déconnexion émotionnelle, rendant les relations professionnelles plus difficiles.

En parallèle, les transformations du monde du travail ont vu émerger de nouveaux risques, dits « risques psychosociaux », qui touchent à la santé mentale et physique des salariés tout en affectant le bon fonctionnement des entreprises. Le rapport du Collège d'expertise sur le suivi des risques psychosociaux souligne l'importance des facteurs organisationnels et relationnels dans le bien-être des individus [6]. Les managers doivent désormais tenir compte de ces enjeux pour garantir des conditions de travail qui préservent à la fois la santé des collaborateurs et la performance de l'entreprise.

Le management, tel qu'il est souvent conçu, repose encore largement sur des principes hérités du taylorisme, où la productivité et la rationalité sont les principales priorités. Toutefois, cette approche mécanique et déshumanisée de la gestion est en contradiction avec la réalité du fonctionnement humain. Les avancées des neurosciences et de la psychologie organisationnelle ont montré que l'engagement et la créativité des employés sont fortement influencés par leur bien-être émotionnel, leur reconnaissance et leur sentiment d'appartenance. Par ailleurs, le fait de comprendre les besoins et les mécanismes essentiels assurant la performance optimale donne l'opportunité aux managers d'apprendre à s'occuper de soi-même, y compris dans le souci d'exemplarité.

Dans les établissements de soins, la tension entre performance attendue et réalité humaine reste vive. Malgré une volonté croissante de transversalité, l'organisation demeure souvent silotée, chaque service fonctionnant selon ses propres logiques. À cela s'ajoute une pression constante à l'optimisation, à la réduction des coûts et à la productivité, portée par des méthodes Lean (encadré 1) qui, poussées à l'extrême, génèrent surcharge mentale et épuisement, tant chez les soignants que chez les encadrants.

Ces approches, centrées sur l'efficience, tendent à occulter les dimensions humaines du soin – relation, écoute, reconnaissance – pourtant essentielles à l'engagement des équipes. Le manager, pris entre injonctions de performance et réalités du terrain, devient malgré lui un régulateur émotionnel et un médiateur du sens, souvent sans y avoir été formé.

Face à ces défis, il est urgent de replacer l'humain au cœur du management : reconnaître la charge émotionnelle du travail, favoriser l'autonomie, décloisonner les structures et soutenir les managers dans leur rôle clé pour la qualité de vie au travail (QVT) et la performance durable.

Il devient donc impératif de redéfinir le rôle du manager dans ce contexte. Celui-ci doit être capable d'intégrer des dimensions émotionnelles dans sa pratique quotidienne, en reconnaissant que les émotions ne sont pas des obstacles à la productivité, mais bien des leviers essentiels pour atteindre une performance optimale.

Le chemin vers un management plus humain et plus émotionnel est encore semé d'embûches, mais il est désormais clairement tracé. Les émotions, longtemps négligées et qui sous-tendent les comportements individuels et collectifs et influent sur les décisions, sont aujourd'hui reconnues comme des composantes essentielles du succès organisationnel. Ce livre explore les différentes facettes du fonctionnement humain et les intègre dans une approche managériale moderne, capable de répondre aux exigences d'un monde en mutation tout en tenant compte de la complexité et de la richesse des émotions et des comportements humains.

Encadré 1

Qu'est-ce que la méthode Lean ?

La méthode Lean est une approche de gestion et d'organisation du travail qui vise à améliorer la performance en éliminant les gaspillages tout en augmentant la valeur pour le client. Elle est née dans l'industrie automobile japonaise, notamment chez Toyota, et a depuis été adaptée à de nombreux secteurs, y compris les services et la santé.

Principes clés

1. Identifier la valeur du point de vue du client.
2. Cartographier la chaîne de valeur (toutes les étapes nécessaires à la production d'un service ou produit).
3. Éliminer les gaspillages (activités sans valeur ajoutée).
4. Créer un flux de travail fluide.
5. Tirer la production selon la demande (plutôt que produire en avance).
6. Rechercher l'amélioration continue (*kaizen*).

L'application excessive du Lean, notamment dans les établissements de soins, suscite les critiques suivantes :

- optimisation et réduction des coûts : le Lean incite à rationaliser les processus, ce qui, dans un cadre hospitalier par exemple, peut mener à une pression forte pour faire « toujours plus avec moins » (moins de personnel, moins de temps, moins de marge d'erreur) ;
- surcharge mentale et épuisement : quand les objectifs Lean sont poussés à l'extrême, sans tenir compte des limites humaines ni du besoin de qualité de vie au travail, cela peut conduire à une intensification du travail, une perte de sens, du stress chronique et même du *burnout*.

En résumé

La méthode Lean peut être un outil puissant d'efficacité, mais son application rigide ou excessive, surtout dans des métiers humains comme le soin, peut produire des effets néfastes : surcharge de travail, pression constante, perte d'autonomie. D'où l'importance d'un usage raisonné et adapté au contexte humain et professionnel.

Références

[1] Goleman D. L'intelligence émotionnelle. Paris: Robert Laffont; 1997.

[2] Goleman D. Working with emotional intelligence. New York: Bantam Books; 1998.

[3] Simon HA. Models of bounded rationality : empirically grounded economic reason. Cambridge: MIT Press; 1982.

[4] Ferrière S. Les émotions dans la prise de décision : vers une rationalité située. Rev Int Psychosoc Gest Comport Organ 2011;17:59–74.

[5] Cegos. Radioscopie des managers, 2018. Paris https://static3.cegos.fr/content/uploads/2018/11/15181243/cegos-2018-brochure-radioscopie-des-managers.pdf.

[6] Collège d'expertise sur le suivi des risques psychosociaux au travail. Mesurer les facteurs psychosociaux de risque au travail pour les maîtriser. Ministère du Travail, de l'Emploi et de la Santé., 2011, https://travail-emploi.gouv.fr/sites/travail-emploi/files/files-spip/pdf/rapport_SRPST_definitif_rectifie_11_05_10.pdf.

Chapitre 1

Regard historique sur le monde du travail

Du mythe de la rationalité à l'intelligence émotionnelle

L'essor des neurosciences a démystifié les émotions et mis en lumière leur rôle dans la vie quotidienne. Longtemps restées à l'écart de l'entreprise, les émotions sont encore considérées avec circonspection dans le monde du travail. Au lieu d'être perçues comme une force motrice, elles suscitent une association immédiate avec l'irrationalité qui risque de compromettre la productivité et, plus généralement, de perturber le flux des activités professionnelles. Avec l'introduction du concept d'intelligence émotionnelle, le début des années 1990 connaît un véritable engouement pour la question des interrelations entre les émotions, les processus de gestion et les comportements organisationnels, qui se décline à travers de nombreux ouvrages, articles de presse, formations [1-7]. Trois raisons majeures amènent cette prise de conscience :

- la recherche d'une performance optimale individuelle et collective au travail ;
- la prise en compte du poids des affects dans les processus décisionnels ;
- l'impact des émotions sur l'ambiance générale et les relations au sein des équipes.

D'autre part, les évolutions du monde du travail font émerger une nouvelle classe de risques dits « risques psychosociaux », qui mettent en jeu l'intégrité physique et la santé mentale des salariés, tout en impactant le bon fonctionnement des entreprises. Le rapport du Collège d'expertise sur le suivi statistique des risques psychosociaux au travail propose d'analyser les facteurs organisationnels et relationnels susceptibles d'interagir avec le fonctionnement mental des individus et des collectifs en fonction de six dimensions : l'intensité et le temps de travail, les exigences émotionnelles, le manque d'autonomie, les rapports sociaux au travail dégradés, les conflits de valeurs, l'insécurité de la situation au travail [8]. Celles-ci reposent sur le rôle que jouent affects dans la définition des conditions de travail.

Limites du modèle Gollac

Le modèle Gollac [8], bien qu'il ait constitué une avancée majeure dans l'uniformisation des pratiques d'évaluation des risques psychosociaux (RPS), est aujourd'hui critiqué pour son inadéquation face aux évolutions du monde du travail. Ce cadre conceptuel peine à intégrer les réalités émergentes telles que la numérisation croissante et les changements induits par la crise sanitaire. Par exemple, la charge cognitive et les contraintes imposées par les outils numériques, qui ont un impact croissant sur les conditions de travail, sont insuffisamment abordées. De même, la segmentation des facteurs de RPS en entités distinctes ignore les interactions complexes entre ces déterminants, limitant la portée des analyses. Par ailleurs, des avancées théoriques, comme le modèle *job demand-resources* (JDR) [9] ou des concepts récents tels que le climat de sécurité psychosociale, restent absentes du modèle Gollac, le rendant en partie obsolète. Une révision approfondie de ce modèle s'impose, non seulement pour refléter les transformations profondes du travail, mais aussi pour intégrer les dernières contributions scientifiques et renforcer ainsi l'efficacité des stratégies de prévention des RPS.

Stratégies managériales et accompagnement dans les structures de soins

Travailleurs rationnels sous contrôle managérial : mythe ou réalité ?

Le mythe de la pensée rationnelle est au cœur d'une mise à l'écart de la réalité biologique que constituent les émotions, imposant aux employés de les laisser au vestiaire. L'exigence est encore plus importante pour les managers, dont la fonction doit l'emporter sur les particularités du fonctionnement individuel : la rationalité est ainsi supposée primer sur toute autre forme de pensée. Or, si le poste de management est souvent une étape indispensable pour faire évoluer une carrière, les fonctions qui s'y rattachent sont loin de donner envie à tout le monde de les assumer. Selon une étude de Cegos, près de la moitié des managers n'ont pas demandé à occuper leur poste, alors que 66 % des personnes interrogées n'aspirent tout simplement pas à devenir managers [10]. Les injonctions paradoxales dont les managers sont la cible consistent à gérer le quotidien et à obtenir des résultats, tout en anticipant les difficultés, en motivant les collaborateurs et en maîtrisant leurs propres affects. La maîtrise est encore comprise comme une contention ou une oppression des émotions. Les managers au plus haut de la pyramide hiérarchique risquent de se déconnecter davantage de leurs affects car ils allouent leurs ressources psychiques à la gestion des exigences stratégiques. Par ailleurs, ils sont plus éloignés des équipes, qui remettent fréquemment en cause les choix et les opinions des managers de proximité.

Le mythe de la rationalité s'inscrit dans la culture philosophique occidentale qui hérite certains postulats du courant utopique. En effet, celui-ci s'adapte aux acquis et aux aspirations de chaque époque successive [11, 12], mais laisse peu de marge à un questionnement possible de ses postulats car ceux-ci se fondent sur l'ordre naturel des choses. La révolution scientifique et industrielle de la fin du XIXe siècle accentue la tendance à contrôler ou neutraliser les émotions par le biais d'une rationalisation croissante, fondée sur une idéologie de la raison et des procédures caractérisées par leur aspect mécanique et déshumanisant.

Ainsi, une organisation bien gérée est une organisation transparente, stable et conformiste, obéissant à des lois préexistantes et reposant sur une organisation minutieuse et « scientifique » du travail, alors que les échanges reposent sur la transmission d'informations inéquivoques et unidirectionnelles [13]. Dans ces conditions, les émotions telles que peur, colère, joie, tristesse, dégoût, surprise et leurs multiples nuances [14] sont considérées comme relevant de la vie personnelle de chacun et, par conséquent, destinées à être éradiquées du monde de l'entreprise. Les pratiques informelles et les identités professionnelles sont conçues comme des points de dysfonctionnement qu'il faut supprimer, contourner ou, à défaut, canaliser. Le taylorisme repose justement sur une division technique du travail, organisée par postes et non plus par métiers, dans l'objectif d'un meilleur contrôle de la productivité et de l'activité des ouvriers [15]. Cette obsession de non-contradiction [11] vise à évacuer tout conflit et, de ce fait, comporte le risque de supprimer la créativité et l'innovation.

Dans ce cadre, le processus décisionnel se doit d'être parfaitement rationnel : cela suppose que le décideur soit capable de recueillir toute l'information nécessaire sur l'environnement et son évolution pour choisir la meilleure stratégie, et de prévoir et d'évaluer les conséquences de ses décisions. Cela signifie que le décideur peut se référer à des sources d'information claires et stables pour comparer les conséquences de deux décisions possibles en évaluant l'utilité que lui apporte chacune d'elles. Les problèmes sont traités d'une façon séquentielle, c'est-à-dire que lorsqu'une solution se profile, le décideur passe à autre chose.

Les années 1930 bousculent la vision figée d'un monde d'entreprise parfaitement scientifique et rationnel en voyant émerger des travaux sur les dynamiques de groupe et les relations humaines au travail [16-18]. Ainsi, les éléments d'ordre psychosocial tels que l'environnement social favorable, la reconnaissance par les pairs et par la hiérarchie, l'appartenance au groupe sont identifiés comme facteurs qui déterminent le rendement des employés, à côté des facteurs matériels (ergonomie, rythmes de travail, etc.) et physiques (fatigue). La personnalité des individus et le style de leadership influencent également le fonctionnement et l'efficacité du groupe. Parallèlement, la problématique du stress au travail a suscité l'intérêt des chercheurs comme Selye qui évoque le syndrome d'adaptation avec une réaction au stress en trois phases : alarme, résistance et épuisement [19].

Cependant, le thème des émotions est abordé sous l'angle d'une logique des sentiments [20]. Alors que le management est dominé par une logique des coûts et d'efficacité, celle des sentiments renvoie à la sensibilité et à des valeurs qui régissent les relations interpersonnelles entre différents acteurs, individus et groupes et qui sont présentes à toutes les strates de la hiérarchie. La dimension morale renvoie davantage au degré d'attachement à une tâche collective et au sentiment d'appartenance sociale à un collectif.

La théorie du choix rationnel se fait objet de critiques dans les travaux de Simon, qui affirme son caractère irréaliste et développe un modèle alternatif de prise de décision [21]. La rationalité substantielle de l'homo economicus idéal se heurte ainsi à la réalité du comportement des agents avec leur rationalité limitée [22]. En effet, ceux-ci n'ont les informations, ni le temps, ni même les capacités cognitives suffisantes pour s'assurer une prise de décision optimale. La décision passe ainsi de rationnelle à satisfaisante, les agents se fixant un palier de satisfaction à atteindre.

La profusion de travaux dans les années 1930 a été suivie d'une période creuse avec peu de développements théoriques et des approches empiriques limitées, jusqu'aux années 1980 où l'on assiste à la renaissance de l'intérêt envers les relations intriquées entre les émotions, les humeurs, les processus décisionnels et les comportements.

Toutefois, cet engouement est souvent instrumentalisé, les managers recourant à des stratégies de pression visant à exploiter le stress des collaborateurs. Dès la fin des années 1990, dans un contexte d'évolution technologique rapide et d'incertitude croissante, les entreprises s'orientent vers des méthodes axées sur des gains de productivité rapides et la création de valeur. Ces dynamiques sont exacerbées par les attentes pressantes des actionnaires, qui alimentent une quête permanente de performance et de résultats.

Pour répondre à ces exigences, les organisations réorganisent leurs modes de fonctionnement en adoptant des structures flexibles telles que les réseaux, les *business units* ou les modèles matriciels. Dans cette perspective, les salariés, et plus particulièrement les cadres, deviennent des acteurs essentiels de la performance globale.

Parallèlement, la relation d'emploi, autrefois fondée sur la confiance et la loyauté, tend à se transformer en une approche davantage orientée vers des objectifs précis et mesurables. La performance individuelle est désormais au cœur des évaluations. Afin de s'adapter, les entreprises revoient leurs stratégies à l'échelle nationale, ce qui influence profondément leurs politiques de gestion des ressources humaines, notamment en matière de définition des objectifs, d'évaluation des résultats et de pilotage de la performance [23].

L'intérêt pour les phénomènes affectifs a été cependant modéré par le courant béhavioriste inspiré par les travaux de Watson et en plein essor depuis les années 1920 [24]. La richesse du fonctionnement psychique se réduisait alors à une succession d'événements que l'on pouvait observer, mesurer et quantifier. Des expérimentations mises en place dans le cadre de ce modèle visaient les processus d'apprentissage et d'extinction de comportements sans émotions, sans contact physique, sans attachement. La vision de l'être humain est devenue mécanique, la science opérant un retour de balancier vers le rationalisme. Le courant béhavioriste a sans doute contribué à la perception des émotions comme des imperfections. Les entreprises se protègent donc en toute logique contre les émotions : dans les mentalités, elles relèvent de la dimension irrationnelle ou privée.

Le modèle a évolué dès les années 1960 pour y intégrer les représentations et les états mentaux et formuler l'hypothèse selon laquelle les émotions, les cognitions et les comportements sont liés : ils forment des schémas mentaux, expliquent et influent sur l'humeur. L'aspiration à la rationalité humaine n'a pas pour autant été abandonnée. Les années 1970 voient éclore un nombre impressionnant de recherches sur les biais cognitifs perturbant le raisonnement logique et probabiliste. Durant cette période, les biais cognitifs, dont le nombre avoisine une trentaine, sont définis comme des déviations par rapport à une norme le plus souvent statistique et, par conséquent, statique et abstraite [25]. Ces preuves flagrantes de l'irrationalité humaine amènent à une véritable chasse aux biais [26] et à de vigoureuses polémiques entre les défenseurs et les détracteurs du principe de démonstration expérimentale du raisonnement rationnel [27-29].

La dimension affective a de nouveau attiré l'attention dans les années 1980, certains chercheurs pensant que les affects influent sur les décisions managériales et impactent par conséquent la performance de l'organisation [30]. Cependant, l'accent est globalement mis sur le traitement de l'information, les processus cognitifs impliqués dans la prise des décisions et la résolution des problèmes [31]. Contrairement aux approches comportementales et cognitives de l'époque, qui demeurent largement dictées par une vision de l'acteur conscient, la posture psychanalytique met en évidence le rôle de l'inconscient dans la vie sociale à travers des recherches portant sur des organisations et de petits groupes [32, 33] et influence le courant psychosociologique français [34]. L'approche psychanalytique inspire également les formateurs qui accompagnent les managers cherchant à asseoir leur leadership. Ils essaient alors d'analyser le comportement du manager à partir du fonctionnement de sa personnalité [35-39]. Par ailleurs, certains chercheurs commencent à s'intéresser à la dimension culturelle de l'entreprise, aux processus de communication qui s'instaurent au sein des équipes, ainsi qu'aux émotions positives telles que la fierté, la joie et le plaisir au travail [40-42].

Toujours dans les années 1980, les notions de normes émotionnelles et de travail émotif, introduites par Hochschild [43], ouvrent la voie à une toute nouvelle génération de travaux fondés sur ces concepts. Mais ce n'est qu'avec l'ouvrage de Goleman [1] que les émotions peuvent enfin prétendre à une place légitime dans le monde du travail. Inspiré des recherches en neurologie, éducation et psychologie, son livre dédié à l'intelligence émotionnelle a impulsé une véritable révolution affective dans l'univers de la gestion. Jusqu'ici, la compréhension des processus cognitifs était surtout l'affaire de la psychologie mais le domaine se voit bouleversé par les avancées dans la recherche biomédicale et l'arrivée des technologies capables de faire observer et de mesurer les variations métaboliques accompagnant l'activité neuronale dans chaque région du cerveau. Les neurosciences apportent aujourd'hui des clés d'analyse inédites du fonctionnement cérébral et font découvrir son immense potentiel, associé en particulier au concept de neuroplasticité. Malgré de nombreux aspects émotionnels qui restent à élucider, des progrès importants ont été faits dans la compréhension de leur impact sur les individus au sein des organisations : les processus de régulation émotionnelle, les émotions collectives et l'effet de contagion émotionnelle, l'influence des émotions sur la culture et la structure organisationnelles sont au cœur des préoccupations des chercheurs et des managers.

Si le fonctionnement cérébral fascine le monde de l'entreprise, les découvertes réalisées en neurosciences manquent d'applications pratiques, l'univers de la gestion évoluant encore sous le spectre de la pensée rationnelle. Le fantasme de maîtrise parfaite des processus biologiques conduit à une instrumentalisation excessive de ces découvertes dans la recherche d'une performance optimale visant le gain de la productivité, ou encore dans les processus de recrutement avec les tests de personnalité marqués par une instabilité des résultats mais censés aider à trouver le manager idéal pour un poste donné. Ce fantasme de maîtrise et de rationalité se retrouve également dans les tentatives de résolution des paradoxes organisationnels, inhérents au fonctionnement de tout groupe humain. Celui-ci repose sur un des biais cognitifs les plus puissants, celui d'illusion positive, qui renforce la croyance en la capacité à rester rationnels.

Paradoxes organisationnels : de la résolution rationnelle à une évolution systémique

Les paradoxes organisationnels font l'objet d'une attention croissante de la part des managers et des cadres dirigeants qui doivent à la fois composer avec des paradoxes inhérents au leadership en tant que tel et avec des paradoxes propres à l'entreprise ou à l'institution en tant que système humain. Ainsi, les managers supportent une pression importante et doivent relever un défi de taille [44-47], en traitant les paradoxes suivants :

- le paradoxe d'apprentissage : se faire confiance tout en restant humble;
- le paradoxe de performance : garder la maîtrise des processus tout en allégeant le contrôle et en favorisant la collaboration;
- le paradoxe d'organisation : préserver la continuité en privilégiant le changement;
- le paradoxe d'appartenance : poursuivre les objectifs qui relèvent de la responsabilité sociétale de l'entreprise (RSE), tout en respectant les enjeux stratégiques et financiers.

La nécessité de gérer les tensions paradoxales au sein des organisations se pose comme un problème managérial central. Ces tensions augmentent le sentiment d'incertitude et l'anxiété qui réduit les capacités de raisonnement et met les employés face à un dilemme appelant un choix entre deux options, ce qui peut être efficace à court terme mais risque d'accentuer les tiraillements contradictoires des acteurs organisationnels à long terme. En effet, plus on investit de temps et de moyens à développer une option, plus on y tient et plus on résiste au changement de perspective qui s'impose.

Contrairement au dilemme, le paradoxe exclut la notion de choix, puisque les éléments qui le composent sont liés par la contradiction et semblent logiques uniquement lorsqu'ils sont traités séparément mais «deviennent irrationnels, inconsistants voire absurdes lorsqu'ils sont juxtaposés» [48]. Pour être traitée, la tension paradoxale exige une capacité d'intégrer la contradiction qui oppose les deux pôles, donc de poursuivre les deux pôles en même temps [49].

Ces tensions organisationnelles imprègnent le quotidien des managers, plus particulièrement à l'occasion des réorganisations dont la responsabilité sur le plan humain pèse souvent sur les acteurs de terrain.

Les stratégies d'adaptation consistent essentiellement en une «combinaison des efforts pour réconcilier, utiliser de manière constructive, ou accepter le phénomène du paradoxe et pour gérer (ex : maîtriser, tolérer, réduire, minimiser) ou surmonter les tensions paradoxales qui mettent à l'épreuve les ressources d'une personne» [50]. Elles risquent parfois de privilégier un des pôles du paradoxe, le primat de la rationalité empêchant de «faire avec». Ainsi, la littérature révèle les stratégies d'adaptation les plus courantes telles que sélection, suppression, scission temporelle ou spatiale, affrontement, ajustement ou dépassement [48, 51-53]. Or, les émotions et la compréhension des mécanismes neurobiologiques qui les sous-tend permettent d'aborder la gestion des paradoxes d'une manière dynamique, tout particulièrement lorsque, pour fonctionner, l'équipe accepte le cadre paradoxal au-delà d'un simple partage d'informations tout en faisant preuve d'une curiosité épistémologique à l'égard de nouvelles connaissances et potentialités, et en mettant l'intelligence collective à l'épreuve pour élaborer des solutions [54].

Tout ce qui vit est interdépendance, auto et cocréation, complexité, incertitude. L'émergence des approches systémiques met en lumière la complexité du fonctionnement des entreprises et la nécessité d'élaborer un cadre différent pour accompagner les perpétuels changements qui surviennent dans son environnement. Le système est conçu comme une entité différente de la somme des individus, où chaque membre affecte et est affecté par les autres, tant sur le plan vertical qu'horizontal, et ce d'une manière circulaire.

Tout système, qu'il soit souple ou rigide, aspire à entretenir l'équilibre, appelé homéostasie, et traverse des cycles de vie qu'il s'agit d'affronter et d'accepter. Les interactions nécessaires à l'entretien de l'homéostasie et à la gestion des cycles de vie peuvent devenir une source de paradoxes. Introduite en 1948 par Norbert Wiener, la cybernétique étudie comment les systèmes maintiennent leur équilibre malgré les changements de leur environnement ou encore grâce à quels mécanismes l'émergence d'un nouvel équilibre est possible à partir d'une situation de déséquilibre [55].

En effet, dans certaines conditions, en s'éloignant de son point d'équilibre, le système ne va pas vers sa mort ou son éclatement mais vers la création d'un nouvel ordre, d'un nouvel état d'équilibre. Les situations extrêmes recèlent la possibilité de créer une nouvelle structure. Cela illustre la capacité du système de redonner vie, d'instaurer un ordre là où auparavant ne régnait que le chaos [56]. Ainsi, les effets produits par une action impactent le destinataire et ils sont en même temps nécessaires à celui qui les génère. L'élève produit le maître qui le produit à son tour, l'entrepreneur crée l'entreprise qui lui donne son statut social d'entrepreneur, le responsable crée les subordonnés qui le créent, etc. La récursivité fait que les systèmes ont les capacités de s'auto-organiser et se développent tout en évoluant [57]. Elle n'est possible que si les éléments du système ont une marge de liberté et que leur réaction n'est plus de l'ordre du réflexe. Traitant individuellement l'information qui leur arrive, ils développent des comportements, voire des principes d'action en fonction de leur stratégie propre et de l'ensemble dont ils font partie.

Ainsi, l'acceptation de l'importance des affects et de la complexité des processus cognitifs, – et de l'irrationalité qui va avec –, permet de passer à un niveau de compréhension radicalement différent des phénomènes intra et interpersonnels au cœur de tout système humain. L'observation d'André Gide semble ici particulièrement juste : « Ce qui échappe à la logique est le plus précieux de nous-même. Si je n'affirme pas davantage, c'est que je crois l'insinuation plus efficace. » [58] L'expérience humaine est une combinaison de l'information qui est reçue et traitée au moyen du système nerveux. L'étude des phénomènes neuronaux qui contrôlent les processus cognitifs et émotionnels permet non seulement de comprendre les mécanismes en jeu dans les comportements, mais c'est aussi une façon de devenir ce que l'on est réellement, au-delà des réactions automatiques et des croyances limitantes. Quant à la communication, elle est sans aucun doute l'un des principaux moyens dont une personne dispose pour activer ou stimuler le système nerveux d'autres personnes, que ce soit par la voie verbale ou analogique.

Le phénomène de récursivité se reflète dans la théorie d'asymétrie des informations où il existe un écart entre un marché théorique idéal, qui respecte les conditions de la concurrence pure et parfaite, et la réalité, où l'information n'est jamais complètement symétrique ni transparente entre les demandeurs et les offreurs [59]. Il s'agit d'une source d'incertitude qui brouille les pistes et favorise des comportements opportunistes tels que la sélection adverse et l'aléa moral. Les contraintes d'autosélection constituent une source de rectification des informations initiales. Mais la difficulté principale est que l'information n'est ni la même pour tous les acteurs ni perçue par eux de la même manière, cela en raison de la subjectivité de l'être humain. Ces informations privées génèrent une asymétrie qui peut porter sur les résultats, la stratégie ou les règles du jeu, alors que leur valeur dépend de la réputation de l'émetteur.

L'asymétrie des informations génère des comportements qui constituent des risques majeurs pour l'avenir de l'entreprise à court, moyen et, surtout, long terme. Par exemple, un manager peut privilégier une décision court-termiste qui lui garantira une promotion au détriment des objectifs à long terme, plus intéressants pour l'entreprise. Un employé peut fournir un effort réduit si cela ne l'impacte pas directement et si ses actions ne sont ni mesurées ni vérifiables, même si cela nuit à l'entreprise. Un dirigeant peut privilégier son statut ou ses avantages personnels, qui seront contraires aux intérêts des actionnaires. Une des raisons de l'aléa moral consiste en une rémunération reposant sur une estimation approximative de la participation collective. Cette approximation découle de la lourdeur des process de contrôle individualisé, dans l'hypothèse où ceux-ci étaient mis en place.

Cette illustration démontre à quel point la compréhension des comportements individuels et collectifs est cruciale pour le bon fonctionnement, voire la survie de l'entreprise. Cependant, si la prédiction de ces comportements relève du contrôle, une réflexion doit être menée sur des moyens plus dynamiques, plus souples qui permettent d'anticiper, d'accompagner, de motiver. Quel que soit ce qui motive l'individu, il a besoin de comprendre, de décrypter son environnement, les personnes qui l'entourent, l'écosystème dans lequel il évolue. Les neurosciences permettent d'envisager le fonctionnement individuel et collectif d'une manière vivante et plastique, c'est-à-dire de miser sur l'évolution permanente des habiletés, compétences, savoir-faire et savoir-être. Les études relevant à la fois des neurosciences et de la psychosociologie en sont la preuve [60]. Cette approche interdisciplinaire vise à comprendre les mécanismes biologiques qui sous-tendent les relations interpersonnelles et les comportements sociaux, par exemple dans le cas des manifestations de l'empathie, de la perception de la douleur ou de la détresse.

L'approche neurocognitive permet une prise de conscience et une adaptation du comportement sans passer par une analyse approfondie de l'histoire. Il devient donc aisé de comprendre son propre comportement et celui des autres acteurs, d'adapter ses actions, en cohérence avec ses pensées et ses émotions, et de les rendre plus efficientes. Par ailleurs, étudier les mécanismes de perception, langage, mémoire, raisonnement, émotions, motricité permet de négocier, dénouer des situations conflictuelles, recruter.

Cela permet également de donner du sens à l'activité professionnelle et de prévenir le stress au travail. En effet, les principes généraux de prévention sont posés par le législateur (art. L4121-2 du Code du travail), avec l'obligation de combattre les risques à la source et d'adapter le travail à l'homme. Les risques psychosociaux ont des répercussions organisationnelles et économiques pour les entreprises, et un coût pour la société dans son ensemble. Sur le plan organisationnel, ces risques peuvent se traduire par un désengagement au travail et une baisse de créativité, un absentéisme et un *turnover* accrus, un problème d'image institutionnelle et d'attractivité pour fidéliser les ressources et pour en recruter de nouvelles, des conflits entre les personnes avec une dégradation du climat social, une augmentation des accidents de travail. Les risques psychosociaux ne sont pas des risques comme les autres, car ils ne viennent pas de la confrontation d'un individu à un danger mais renvoient à l'engagement de ressources individuelles et collectives pour le travail [61]. Par ailleurs, les relations linéaires causes-conséquences peuvent être bousculées. Ainsi, si la violence peut causer du mal-être, elle peut aussi s'exprimer de manière réactionnelle à un mal-être prolongé.

Pour mener une équipe, il est nécessaire de savoir ce que veulent les collaborateurs et en quoi ils peuvent apporter de la richesse à l'entreprise, tout en restant lucides par rapport à son propre comportement, en particulier quant à ses motivations profondes et ses propres biais décisionnels. Souvent, on constate des situations de blocage liées non pas à une mauvaise décision, mais à une bonne décision mal appliquée. L'art consiste à comprendre comment interagir de façon harmonieuse et efficace pour amener un changement cohérent et juste.

Le paradoxe des soins de santé : entre artisanat humain et gestion industrielle

Lorsque les initiatives visant à améliorer les soins de santé échouent, la faute est souvent attribuée à un leadership défaillant ou à une culture d'entreprise inadaptée. Pourtant, le problème réside fréquemment dans les systèmes eux-mêmes, révélant un paradoxe fondamental : alors que les soins de santé revendiquent une identité artisanale, centrée sur une relation humaine et intime entre patient et soignant, ils adoptent des modèles de gestion empruntés aux multinationales industrielles, visant à optimiser les processus et les individus.

Depuis des décennies, des efforts ambitieux ont été déployés pour améliorer la sécurité, l'efficacité et l'efficience des soins. Des concepts comme l'« amélioration de la qualité » ou la *gestion lean* promettaient une transformation radicale, mais les résultats obtenus ont souvent déçu. Ces échecs sont généralement attribués à deux facteurs : un leadership jugé insuffisant pour créer un environnement favorable et une culture organisationnelle incapable de soutenir durablement le changement.

Ces analyses traduisent cependant un biais cognitif profond : l'illusion que les problèmes sont essentiellement humains et que des interventions sur les individus suffisent à transformer les résultats. Or, cette perspective rationnelle masque le véritable défi : la nécessité de repenser les systèmes eux-mêmes. Les soignants, déjà surchargés, méritent de travailler dans des structures conçues pour faciliter leur mission, et non pour la compliquer davantage.

Historiquement, les soins de santé étaient une activité artisanale, locale et personnalisée. Cependant, face à la croissance démographique et aux attentes sociétales, ce modèle a évolué pour adopter les caractéristiques d'une industrie manufacturière. Inspirés par des pratiques issues de secteurs comme l'automobile ou l'aviation, des cadres tels que le Toyota Production System ou Lean Six Sigma ont été mis en œuvre, mais leurs résultats sont restés limités ou temporaires.

Ce paradoxe est amplifié par une quête de rationalité excessive, où l'optimisation des processus biologiques et humains devient une finalité. Cette obsession se manifeste dans l'instrumentalisation des neurosciences ou des tests de personnalité utilisés dans les recrutements, renforçant l'idée trompeuse que la maîtrise totale est possible. Pourtant, les tensions organisationnelles montrent les limites de cette vision. Il ne s'agit pas de choisir entre personnalisation et standardisation, mais de reconnaître leur interdépendance et de concevoir des systèmes qui intègrent ces deux dimensions.

Dans ce contexte, les paradoxes organisationnels du secteur de la santé deviennent particulièrement visibles. Comment maintenir une attention personnalisée pour chaque patient tout en répondant aux impératifs d'efficacité et de standardisation ? Comment concilier des objectifs stratégiques et financiers avec une responsabilité sociétale croissante ? Ces tensions, loin d'être résolues par une logique binaire, nécessitent une capacité à intégrer les contradictions et à poursuivre simultanément des objectifs opposés. Contrairement aux dilemmes, où un choix peut être effectué, les paradoxes exigent une dynamique évolutive.

Une approche systémique pour réconcilier les contradictions

Certaines industries, dont la santé, ont montré la voie en construisant des modèles où les systèmes sont conçus pour optimiser les résultats sans alourdir le quotidien des employés. Ils intègrent des outils technologiques et des méthodes de gestion qui soutiennent les équipes, tout en reconnectant les professionnels à leur mission première.

Ces modèles partagent des principes fondamentaux qui permettent de traiter les paradoxes de manière systémique et constructive :

- *valorisation des équipes :* ces systèmes reconnaissent les réussites individuelles et collectives, renforçant l'engagement et la singularité de chaque professionnel ;
- *accompagnement de la complexité :* des outils comme des tableaux de bord en temps réel clarifient les priorités dans un environnement de soins toujours plus complexe ;
- *alliance entre culture et système :* la culture organisationnelle devient un levier pour des systèmes solides, plutôt qu'une variable indépendante ;
- *vision intégrée des domaines clés :* sécurité, équité, expérience et efficacité sont gérées de manière interconnectée, évitant les silos ;
- *soutien en temps réel :* les équipes qualité travaillent en étroite collaboration avec les cliniciens pour résoudre les problèmes rapidement ;
- *communication adaptée :* les informations sont traduites dans un langage accessible, pertinent pour les équipes de terrain ;
- *transparence accrue :* une communication honnête avec les patients renforce la confiance et crée les conditions d'une amélioration continue.

Réinventer les systèmes de soins ?

L'approche systémique offre une clé pour dépasser les limites actuelles. Elle reconnaît que les organisations de santé sont des entités complexes, interdépendantes et cocréatives, où chaque membre influence et est influencé par les autres dans un processus circulaire. Les tensions organisationnelles ne sont pas des obstacles à éliminer, mais des forces motrices pour encourager l'innovation, stimuler l'intelligence collective et élaborer des solutions adaptées.

Dans ce cadre, les soins de santé peuvent réconcilier leur quête d'excellence opérationnelle avec une véritable attention à l'humain. La standardisation et la proximité, loin d'être des opposés irréconciliables, deviennent des éléments complémentaires d'un système vivant et adaptatif. En redessinant les processus pour soutenir, et non alourdir le travail des soignants, et en valorisant la richesse des interactions humaines, le secteur peut pleinement réaliser sa vocation : offrir les meilleurs soins possibles dans un environnement respectueux des besoins des patients et des professionnels.

En intégrant ces paradoxes, et non en cherchant à les éliminer, les soins de santé peuvent enfin évoluer vers une harmonie durable entre l'artisanat humain et les exigences de gestion moderne.

D'après Mate KS, Clark J, Harman JS. To improve health care, focus on fixing systems — not people. Harv Bus Rev, July 12, 2024.

Dans ce contexte, comprendre les émotions, les affects, les processus de pensée et les comportements, tant individuels que collectifs, est essentiel pour appréhender la dynamique des interactions systémiques au sein des organisations de santé. Ces dimensions humaines sont au cœur de la manière dont les systèmes fonctionnent, se transforment et évoluent. Elles ne se contentent pas de dissoudre les paradoxes organisationnels : elles participent activement à en générer de nouveaux, plus riches et plus complexes, ouvrant ainsi des opportunités pour repenser les structures et les pratiques. En s'engageant dans cette exploration profonde des mécanismes humains, les organisations de santé peuvent non seulement naviguer avec agilité dans leurs tensions internes, mais aussi créer des environnements où l'innovation émerge naturellement, où les professionnels se reconnectent à leur vocation, et où les soins deviennent une véritable cocréation entre équipes soignantes, patients et systèmes. Ainsi, les paradoxes cessent d'être des obstacles pour devenir des moteurs d'évolution collective.

Une synthèse du chapitre est proposée dans le tableau 1.1.

Points principaux à retenir

Les émotions comme leviers essentiels

Longtemps marginalisées dans le monde du travail, les émotions sont désormais reconnues comme des forces motrices essentielles pour la performance, la prise de décision et les relations interpersonnelles.

Transition des modèles rationnels vers une gestion humaine

L'évolution des pratiques managériales met en lumière les limites du rationalisme pur (taylorisme) et l'importance croissante de l'intelligence émotionnelle et des neurosciences dans la compréhension des dynamiques organisationnelles.

Paradoxes organisationnels, sources de transformation

Les tensions entre contrôle et flexibilité, continuité et changement, ou encore personnalisation et standardisation ne sont pas des obstacles, mais des opportunités pour innover et renforcer l'intelligence collective.

Apport des neurosciences

Les découvertes sur la neuroplasticité et la contagion émotionnelle révèlent le potentiel inexploité des organisations pour s'adapter aux transformations tout en valorisant le bien-être des collaborateurs.

Vers une approche systémique

Une vision systémique des organisations, intégrant interdépendances et homéostasie, est nécessaire pour naviguer dans la complexité et concevoir des solutions adaptées à un environnement en constante mutation.

Réinventer les pratiques managériales

Placer l'humain au centre des stratégies organisationnelles n'est plus une option, mais une condition pour conjuguer performance durable, innovation et bien-être collectif.

Tableau 1.1. Récapitulatif sur le mythe d'une entreprise rationnelle.

Thème	Points clés	Exemples et concepts
Rôle des émotions	– Influencent productivité, relations, décisions – Intelligence émotionnelle valorisée depuis 1995 [1]	– Impact sur performance collective et individuelle – Influence sur la prise de décision stratégique
Évolution des modèles de gestion	– Transition du modèle rationnel au modèle émotionnel – Critique du modèle Gollac pour les risques psychosociaux	– Taylorisme : contrôle et standardisation – Rationalité bornée [2, 3] : limites du décideur idéal
Paradoxes organisationnels	Contradictions inhérentes : – apprentissage : confiance vs humilité – performance : contrôle vs collaboration – organisation : continuité vs changement	– Intégration nécessaire des contradictions pour innover – Approches dynamiques via les neurosciences (gestion des tensions)
Neurosciences et gestion	– Neuroplasticité : adaptation cérébrale face au changement – Contagion émotionnelle et régulation collective	Applications limitées : tests de personnalité pour recrutement, mais peu d'impact pratique dans la gestion quotidienne
Risques psychosociaux	– Facteurs : charge cognitive, stress, absence de reconnaissance – Conséquences : désengagement, absentéisme, conflits internes	Prévention par adaptation du travail à l'homme (art. L4121-2 du Code du travail)
Approche systémique	– Reconnaissance des interdépendances – Homéostasie organisationnelle pour s'adapter aux changements – Paradoxes moteurs d'innovation	– Organisations perçues comme entités complexes et circulaires – Homéostasie pour maintenir ou redéfinir un nouvel équilibre [56]
Secteur de la santé	– Tension entre artisanat humain (relation patient-soignant) et gestion industrielle (efficacité) – Importance des systèmes de soutien pour les soignants	– Standardisation et personnalisation comme éléments complémentaires – Modèles intégrant sécurité, efficacité, équité et engagement des équipes

Références

[1] Goleman D. Emotional intelligence : why it can matter more than IQ. New York: Bantam Books; 1995.
[2] Goleman D. Working with emotional intelligence. New York: Bantam Books; 1998.
[3] Briner RB. The neglect and importance of emotion at work. Eur J Work Organ Psychol 1999;8:323–46.
[4] Ashkanasy NM, Zerbe WJ, Härtel CEJ. Emotions in the workplace : research, theory, and practice. Westport: Quorum Books; 2000.
[5] Fineman S. Emotions in organizations. 2nd ed. London: Sage Publications; 2000.
[6] Payne RL, Cooper CL. Emotions at work : theory, research and applications for management. Chichester: John Wiley & Sons; 2001.
[7] Noon M, Blyton P. The realities of work. 2nd ed. Basingstoke: Palgrave Macmillan; 2002.
[8] Collège d'expertise sur le suivi des risques psychosociaux au travail. Mesurer les facteurs psychosociaux de risque au travail pour les maîtriser. Ministère du Travail, de l'Emploi et de la Santé; 2011. https://travail-emploi.gouv.fr/sites/travail-emploi/files/files-spip/pdf/rapport_SRPST_definitif_rectifie_11_05_10.pdf.
[9] Bakker AB, Demerouti E. The job demands-resources model : state of the art. J Manage Psychol 2007;22:309–28.
[10] Cegos. Radioscopie des managers, 2018. Paris https://static3.cegos.fr/content/uploads/2018/11/15181243/cegos-2018-brochure-radioscopie-des-managers.pdf.
[11] Ricœur P. Du texte à l'action. Essais d'herméneutique II. Paris: Seuil; 1986.
[12] Fischer H. Le choc du numérique. Paris: Odile Jacob; 1993.
[13] Metzger JL. Management réformateur et utopie rationnelle. Cah Int Sociol 2001;111:233–59.
[14] Ekman P. Emotion in the human face. 2nd ed. Cambridge: Cambridge University Press; 1982.
[15] Taylor FW. The principles of scientific management. New York: Harper & Brothers; 1911.
[16] Mayo E. The human problems of an industrial civilization. New York: Macmillan; 1933.
[17] Lewin K. Principles of topological psychology. New York: McGraw-Hill; 1936.
[18] Lewin K. Frontiers in group dynamics. Hum Rel 1947;1:5–41.
[19] Selye H. A syndrome produced by diverse nocuous agents. Nature 1936;138:32.
[20] Roethlisberger FJ, Dickson WJ. Management and the worker. Cambridge: Harvard University Press; 1939.
[21] Simon HA. Administrative behavior : a study of decision-making processes in administrative organizations. New York: Macmillan; 1947.
[22] Ferrière S. Les émotions dans la prise de décision : vers une rationalité située. Rev Int Psychosoc Gest Comport Organ 2011;17:59–74.
[23] Tessier N. L'impact des modes de gestion des cadres sur le stress au travail. Manage Avenir 2006;8:143–58.
[24] Watson JB. Behaviorism. revised ed. New York: W.W. Norton & Company; 1924.
[25] Pohl RF. Cognitive illusions : a handbook on fallacies and biases in thinking, judgement and memory. New York: Psychology Press; 2004.
[26] Gigerenzer G. On narrow norms and vague heuristics : a reply to Kahneman and Tversky. Psychol Rev 1996;103:592–6.
[27] Cohen LJ. Can human irrationality be experimentally demonstrated? Behav Brain Sci 1981;4:317–31.
[28] Evans JSBT, Over DE. Rationality and Reasoning. Hove: Psychology Press; 1996.
[29] Koehler DJ. The base rate fallacy reconsidered : Descriptive, normative, and methodological challenges. Behav Brain Sci 1996;19:1–53.
[30] Park OS, Sims HP, Motowidlo SJ. Affect in organizations : how feelings and emotions influence managerial judgment. In: Sims HP, Gioia DA, editors. The thinking organization : dynamics of organizational social cognition. San Francisco: Jossey-Bass; 1986. p. 215–37.
[31] Chanlat JF. L'individu dans l'organisation : les dimensions oubliées. Québec: Presses de l'Université Laval; 1990.
[32] Jaques E. The changing culture of a factory. London: Tavistock Publications; 1951.
[33] Bion WR. Experiences in groups. London: Tavistock Publications; 1956.
[34] Barus-Michel J, Enriquez E, Lévy A. Vocabulaire de psychosociologie. Toulouse: Érès; 2002.
[35] Levinson H. Organizational diagnosis. Cambridge: Harvard University Press; 1987.
[36] Zaleznik A. The managerial mystique : restoring leadership in business. New York: Harper & Row; 1989.
[37] Kets de Vries MF. The irrational executive : psychoanalytic explorations in management. New York: International Universities Press; 1984.
[38] Lapierre L. Le leadership : de l'intuition à la compétence. Montréal: Les Éditions de l'Homme; 1994.
[39] Amado G. The transitional approach to change. London: Karnac Books; 1994.
[40] Abramis DJ. The relationship of job stressors to job performance : linear or an inverted-U? Acad Manage J 1987;30:396–405.
[41] Frese M. Theoretical models of control and health in occupational stress. In: Hurrell Jr J, Murphy L, Sauter S, Keita G, editors. Job control and worker health. New York: Wiley; 1990. p. 107–28.
[42] Argyle M, Martin M. The psychological causes of happiness. In: Strack F, Argyle M, Schwarz N, editors. Subjective well-being : an interdisciplinary perspective. Oxford: Pergamon Press; 1991. p. 77–100.
[43] Hochschild AR. The managed heart : commercialization of human feeling. Berkeley: University of California Press; 1983.

[44] Sundaramurthy C, Lewis MW. Control and collaboration : paradoxes of governance. Acad Manage Rev 2003;28:397–415.
[45] Stohl C, Cheney G. Participatory processes/paradoxical practices : communication and the dilemmas of organizational democracy. Manage Commun Q 2001;14:349–407.
[46] Waldman DA, Bowen DE. Learning to be a paradox-savvy leader. Acad Manage Perspect 2016;30:316–27.
[47] Vas A, Nunes JG. Paradoxes in organizational change : a literature review. Manage Res 2017;15:56–82.
[48] Smith WK, Lewis MW. Toward a theory of paradox : a dynamic equilibrium model of organizing. Acad Manage Rev 2011;36:381–403.
[49] Cameron KS, Quinn RE. Organizational paradox and transformation. In: Quinn RE, Cameron KS, editors. Paradox and transformation : toward a theory of change in organization and management. Cambridge: Ballinger; 1988. p. 1–18.
[50] Lazarus RS, Launier R. Stress-related transactions between person and environment. In: Pervin LA, Lewis M, editors. Perspectives in interactional psychology. New York: Plenum Press; 1978. p. 287–327.
[51] Jarzabkowski P, Lê JK, Van de Ven AH. Responding to competing strategic demands : how organizing, belonging, and performing paradoxes coevolve. Strat Organ 2013;11:245–80.
[52] Lewis MW. Exploring paradox : toward a more comprehensive guide. Acad Manage Rev 2000;25: 760–6.
[53] Poole MS, Van de Ven AH. Using paradox to build management and organization theories. Acad Manage Rev 1989;14:562–78.
[54] Miron-Spektor E, Ingram A, Keller J, Smith WK, Lewis MW. Microfoundations of organizational paradox : the problem is how we think about the problem. Acad Manage J 2018;61:26–45.
[55] Wiener N. Cybernetics : or control and communication in the animal and the machine. Cambridge: MIT Press; 1948.
[56] Prigogine I, Stengers I. La nouvelle alliance : métamorphose de la science. Paris: Gallimard; 1979.
[57] von Bertalanffy L. General system theory : foundations, development, applications. New York: George Braziller; 1968.
[58] Gide A. Les nouvelles nourritures. Paris: Gallimard; 1935.
[59] Akerlof GA. The market for 'lemons': quality uncertainty and the market mechanism. Q J Econ 1970;84:488–500.
[60] Decety J. Empathy : from bench to bedside. Cambridge: MIT Press; 2012.
[61] Clot Y. Le travail à cœur : pour en finir avec les risques psychosociaux. Paris: La Découverte; 2010.

Chapitre 2

Apport des neurosciences

Dans un monde professionnel marqué par la recherche incessante de performance, de résilience et d'innovation, l'idée selon laquelle les décisions rationnelles seraient la pierre angulaire du succès en entreprise reste profondément enracinée. Pourtant, les avancées des neurosciences dévoilent une réalité bien différente : les émotions, souvent reléguées au second plan, jouent un rôle central dans les comportements, les prises de décision et nos interactions. Elles influencent non seulement les choix individuels, mais également la dynamique collective des équipes.

Comprendre le fonctionnement du cerveau humain, les mécanismes qui sous-tendent les émotions et leur impact sur les comportements permet de déconstruire le mythe d'une rationalité pure et de replacer les aspects émotionnels et sociaux au cœur des enjeux organisationnels. Cela revêt une importance capitale pour les entreprises cherchant à s'adapter à un environnement de plus en plus complexe et incertain. En effet, la performance durable repose non seulement sur des compétences techniques, mais également sur la capacité à sélectionner, constituer et piloter des équipes capables de collaborer efficacement, à exercer un leadership empathique et éclairé, et à maintenir une résilience collective face aux défis.

Dans des secteurs particulièrement sensibles comme celui de la santé, cette compréhension des émotions et des comportements prend une dimension encore plus cruciale. Les équipes soignantes évoluent dans un environnement où elles doivent non seulement répondre aux besoins médicaux des patients, mais également gérer les dimensions émotionnelles souvent intenses vécues par ces derniers et leurs familles. Une bonne culture émotionnelle au sein des équipes devient alors essentielle pour favoriser l'écoute, la compréhension mutuelle et une communication franche entre les soignants, mais aussi avec les patients. En valorisant ces aspects, les équipes peuvent transformer des situations difficiles en expériences apprenantes, renforcer leur cohésion et développer des approches plus humaines et résilientes face aux pressions du quotidien.

Ce chapitre explore ainsi comment les neurosciences apportent des éclairages précieux sur les comportements humains et les interactions, non seulement dans un contexte entrepreneurial, mais également dans des environnements où les enjeux humains sont au premier plan, comme le domaine des soins. Ces connaissances, loin d'être abstraites, trouvent des applications concrètes dans la gestion des talents, le développement du leadership et la construction d'une culture émotionnelle adaptée aux défis contemporains.

Le cerveau et les mythes qui l'entourent

Le fonctionnement du cerveau est entouré de nombreux mythes que les avancées en neurosciences défont progressivement. Pendant longtemps cher au monde des entreprises, le mythe d'une pensée rationnelle ne résiste pas à une simple observation de la vie quotidienne pour s'apercevoir que la capacité de contrôler ses émotions et ses comportements en temps réel est loin d'être parfaite. La plupart des choix que l'on imagine comme contrôlés et rationnels sont en réalité influencés, voire déterminés par de multiples facteurs : les émotions immédiates, les expériences passées, les normes sociales en vigueur, les réactions des interlocuteurs et même l'état biologique et physiologique.

Stratégies managériales et accompagnement dans les structures de soins

C'est précisément sur ces mécanismes que repose la notion de *nudging* (coup de pouce) (cf. encadré 5.2) [1]. Issue des sciences du comportement, cette approche se concentre sur la façon dont l'environnement peut être structuré pour inciter les individus à prendre des décisions plus avantageuses pour eux ou pour la société, tout en conservant leur liberté de choix.

Le *nudging* joue un rôle clé dans des domaines variés tels que le marketing, les politiques publiques et les politiques de santé, en exploitant les particularités du cerveau humain pour influencer les comportements de manière subtile mais puissante. Plutôt que d'imposer des règles strictes ou de s'appuyer uniquement sur l'éducation, cette méthode mise sur des suggestions indirectes pour motiver et façonner les prises de décisions, atteignant souvent des résultats bien plus efficaces.

Une autre façon intéressante d'illustrer la fragilité du postulat de la rationalité est le traitement du temps par le cerveau. Einstein disait que le temps n'était qu'une illusion. Pour Buzsàki, le cerveau ne génère pas le temps et ne le perçoit pas à proprement parler, celui-ci étant immatériel [2]. Lorsque le cerveau détecte un événement notable, des cellules de temps spécifiques s'accordent en une performance bien orchestrée et séquencée. C'est ainsi que les souvenirs sont encodés dans la mémoire épisodique en respectant un ordre particulier. Comme tous les neurones, le comportement des cellules de temps est influencé par les émotions. Lorsque l'on vit une expérience terrifiante ou intense, le cerveau fabrique davantage d'empreintes temporelles que lors d'une expérience ordinaire. Cela explique pourquoi les parachutistes tendent à surestimer la durée de la chute dans leurs souvenirs [3].

Comprendre le temps psychologique : rôle caché de l'ennui et perception du temps

Le temps… Il est ressenti, vécu, mais sa véritable nature reste insaisissable. Au-delà des horloges qui rythment les journées, le temps psychologique influence la manière de percevoir le monde. Subjectif et fluctuant, il module les émotions, les décisions et les performances. Cette perception intime du temps révèle des clés fascinantes sur le rapport à l'ennui, à la concentration et au flux des heures.

Une perception du temps profondément subjective

Contrairement à la mesure objective des horloges, le temps psychologique varie selon l'état mental et le niveau d'attention. Par exemple :

- lorsqu'un projet captivant mobilise toute la concentration, le temps s'accélère ;
- à l'inverse, attendre dans une file interminable semble étirer chaque seconde.

Ce contraste s'explique grâce au modèle de la porte attentionnelle (*attentional gate model* – AGM) [4]. Ce modèle décrit comment les ressources attentionnelles influencent la perception du temps : plus l'on prête attention à son passage, plus il semble long. Selon l'AGM, les « pulsations temporelles » traversent une « porte cognitive », dictant la manière dont la durée est ressentie. Lorsque l'attention est concentrée sur le passage du temps, la porte reste ouverte et davantage d'informations sont traitées, ce qui entraîne une perception du temps plus lente. À l'inverse, lorsque l'attention est détournée, la porte se ferme, réduisant ainsi la quantité d'informations traitées et donnant l'impression que le temps passe plus rapidement.

L'ennui : un signal sous-estimé

Loin d'être une simple gêne, l'ennui est un signal d'alerte psychologique. Il survient lorsque la charge cognitive est insuffisante, ralentissant la perception du temps au point que les heures paraissent infinies. Ses effets vont bien au-delà de la désagréable sensation d'inactivité :

- baisse des performances, insatisfaction professionnelle et risques pour la santé ;
- conduite dangereuse, abus de substances ou suralimentation.

L'ennui traduit un besoin de stimulation significative et de défis enrichissants. Tout comme la douleur signale un problème physique, l'ennui appelle à une réorientation mentale ou environnementale. À l'opposé de l'ennui, le *flow* est cet état d'engagement, de concentration intense et de créativité, servant de point d'équilibre parfait entre stimulation mentale et compétence personnelle. Dans cet état, le temps semble suspendu, les ressources cognitives se consacrent entièrement à la tâche, la productivité et le bien-être culminent.

Maîtriser la perception du temps en pratique

- Analyser son environnement. Si le temps semble s'étirer, la personne est peut-être sous-stimulée. Changer de rythme ou trouver une tâche plus engageante.

►

- Chercher des défis. Pour éviter l'ennui, explorer des activités qui testent ses limites et favorisent l'état de *flow*.
- Régler sa charge mentale. L'ennui naît de tâches monotones ; ajuster son travail pour équilibrer stimulation et faisabilité.
- Planifier ses efforts. Selon les modèles de perception temporelle, une meilleure gestion de l'attention peut optimiser la productivité : fixer des objectifs clairs et organiser ses plages de concentration.

Certains chercheurs affirment que seuls 5 % de l'activité cognitive parvient à la conscience : ainsi, la plupart des décisions, actions, émotions et comportements dépendent de 95 % de l'activité cérébrale qui se déroule en dehors de la conscience [5]. Toutes ses manifestations reposent sur l'inconscient adaptatif qui traite inlassablement une grande quantité d'informations pour comprendre le monde et composer le mieux possible avec. L'inconscient adaptatif régule automatiquement des fonctions comme le rythme cardiaque, permet de prendre un virage sans calculer mentalement la vitesse, ou encore de saisir spontanément le sens figuré d'une phrase. Or, si toutes ces informations traitées étaient simultanément présentes dans la conscience, la vie deviendrait un chaos.

L'hypothèse d'un inconscient adaptatif va à l'encontre du mythe selon lequel seulement 10 % des capacités du cerveau sont utilisées. En effet, celui-ci ne résiste pas aux expérimentations menées dans le champ des neurosciences et surtout à l'imagerie cérébrale fonctionnelle. Pourtant, ce mythe a eu une vie longue. Il est attribué à une interprétation erronée de l'article rédigé par James qui écrit en 1907 : « La plupart de nous a le sentiment de vivre avec une sorte de nuage pesant au-dessus de nos têtes, sans atteindre notre plus haut point de clarté dans le discernement, la certitude du raisonnement ou la fermeté des décisions. À nous comparer à ce que nous sommes censés être, nous ne sommes éveillés qu'à moitié. […] Nous n'utilisons qu'une petite partie de nos ressources mentales et physiques possibles. » [6]

James attire ici l'attention sur le fait de ne pas pleinement profiter de l'énergie mentale et physique dont l'être humain dispose, sous le poids des convenances et normes sociales, ainsi que de la routine. Sa conclusion se rapproche plutôt de ce que l'on sait aujourd'hui sur l'attention, la concentration et la motivation.

Mais qu'en est-il de l'inconscient, cette notion centrale en psychanalyse ? Chez Freud, l'inconscient est une instance essentiellement virtuelle, située à la frontière entre le corps (soma) et l'esprit (psyché), où sont refoulés des contenus rendus inaccessibles par la censure. Les neurosciences ont fait une petite révolution en offrant une représentation accessible de l'inconscient à travers l'étude des maladies neurodégénératives. Agid pointe le rôle significatif des ganglions basaux [7], que l'on pourrait aussi appeler ancien « sous-sol » du cerveau : ces ganglions seraient le principal siège physiologique de l'inconscient. Leur rôle consiste à contrôler et à produire des comportements automatiques qui impliquent des processus moteurs, cognitifs et émotionnels. Ici encore, ces processus sont reliés et doivent être traités dans leur ensemble. La dichotomie existant entre la rationalité et les affects devrait sans doute laisser sa place à un système de référence différent.

Affect, émotion, humeur : quelle différence ?

Au bureau ou sur un poste de travail, les émotions sont perçues d'une manière contradictoire : tantôt considérées comme dangereuses pour la prise de décisions ou le climat collectif, tantôt comme souhaitables pour décupler la créativité, la motivation et la performance. Chaque émotion a son utilité car elle constitue un signal par rapport à un besoin spécifique et permet d'activer les stratégies d'adaptation nécessaires. Identifiées, acceptées et livrées au grand jour, ces émotions peuvent donc permettre de favoriser la sortie d'une situation d'inconfort et, par là même, de meilleures conditions de travail. Mais pour comprendre les mécanismes sous-jacents, il est nécessaire de clarifier les termes « affect », « émotion » et « humeur » qui sont souvent confondus et utilisés d'une manière interchangeable.

Terme générique, l'*affect* englobe un large spectre de ressentis diffus, qui ne seraient pas associés à des indices physiologiques, expressifs et moteurs précis. Ces ressentis peuvent constituer des expériences vécues ici et maintenant, tout comme des tendances plus stables à ressentir les choses et à agir d'une certaine manière.

Générée par un événement particulier ou une interaction avec quelqu'un, l'*émotion* reflète une réalité psychique complexe. Celle-ci comprend des processus d'évaluation cognitive du flux d'informations internes ou externes à l'individu, des sensations associées (excitation, plaisir, déplaisir), des changements physiologiques (expressions du visage, gestes), un sentiment subjectif, c'est-à-dire la capacité de nommer l'émotion ressentie, et un comportement adaptatif (tendance à l'action, expression motrice). L'efficacité du processus d'évaluation cognitive dépend de la puissance avec laquelle le système affectif réagit. Ainsi, cognition et émotion sont interdépendantes. Les réponses émotionnelles sont suscitées par l'évaluation subjective d'un événement qui détermine l'émotion ressentie. Les émotions sont relativement intenses et de courte durée [8].

Il existe un consensus sur le nombre d'émotions dites de base : la peur, la colère, la tristesse, la joie, le dégoût et la surprise. La théorie de l'évaluation cognitive permet d'y apporter des nuances. Ainsi, la roue des émotions représente une cartographie de 16 nuances émotionnelles, comprenant deux dimensions polaires « plaisant/déplaisant » et « contrôle élevé/contrôle bas ». Ainsi, on pourrait imaginer quatre catégories : émotions d'accomplissement, émotions d'approche, émotions de résignation et émotions antagonistes (fig. 2.1) [9].

Pour Rimé, l'*humeur* désigne les états affectifs perçus comme positifs ou négatifs qui peuvent soit être éphémères, soit s'inscrire dans la durée, sans que la personne qui la ressent sache ce qui a déclenché ou interrompu cette humeur [8]. Comparativement, l'émotion apparaît comme un épisode intense et de courte durée. Vue de l'extérieur, une émotion se traduit par des manifestations mimiques, gestuelles, posturales, comportementales. De façon interne, la personne

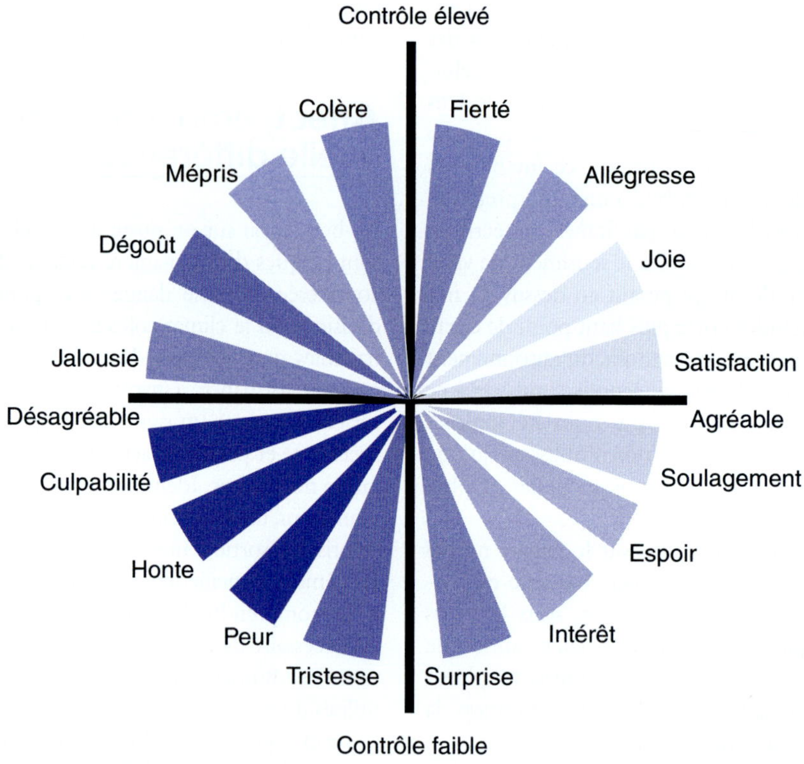

Fig. 2.1. Spectre des émotions.
Source Scherer, K. R. (2005). What are emotions? And how can they be measured? Social Science Information, 44(4), 695-729. https://doi.org/10.1177/0539018405058216 (Original work published 2005).

éprouve des modifications subjectives puissantes et des impulsions motivationnelles spécifiques.

Le *tempérament* renvoie à des traits affectifs qui se démarquent par leur stabilité dans le temps. Le modèle Big Five, parfois appelé OCEAN, distingue cinq dimensions comme son nom l'indique : l'ouverture à l'expérience, la conscienciosité, l'extraversion, l'agréabilité, et le névroticisme [10]. Finalement, sur le plan psychopathologique, on distingue des troubles de l'humeur et des troubles anxieux qui se traduisent par des troubles émotionnels avec une exacerbation des affects négatifs (dépression, anxiété, phobies) ou positifs (manie et hypomanie).

Puissance du système limbique

Le système limbique est une partie du cerveau impliquée dans les réponses comportementales et émotionnelles, surtout lorsqu'il s'agit des actions nécessaires pour survivre ou pour se protéger : s'alimenter, se reproduire, prendre soin de la progéniture, fuir ou combattre. Les structures faisant partie du système limbique se situent profondément dans le cerveau en dessous du cortex et au-dessus du tronc cérébral. Ils comprennent l'ancien (d'un point de vue phylogénétique) lobe limbique et des structures subcorticales avec leurs connexions respectives. Même si le système limbique n'a pas de preuve empirique, il renvoie à un concept fonctionnel qui sert à expliquer différentes fonctions cérébrales. Le thalamus, l'hypothalamus (responsable de la production de certaines hormones importantes et de la régulation des sensations de soif, de faim et de l'humeur) et les ganglions basaux (jouant un rôle dans les processus de récompense, de formation des habitudes, de mouvement et d'apprentissage) sont également impliqués dans le fonctionnement du système limbique.

Décoder la régulation des émotions : la neuroscience peut-elle personnaliser la santé mentale ?

Face à l'explosion des taux de dépression et d'anxiété dans le monde, un des défis majeurs pour les chercheurs et les cliniciens est d'identifier les personnes les plus à risque et de concevoir des interventions adaptées à leurs besoins spécifiques. La régulation des émotions – la manière de contrôler et gérer ses émotions – joue un rôle essentiel dans la santé mentale. Lorsqu'elle dysfonctionne, cela peut entraîner des débordements émotionnels et des troubles invalidants.

Cependant, la majorité des études en neurosciences sur la régulation des émotions néglige les différences individuelles du fonctionnement cérébral. Or, les circuits neuronaux impliqués dans la régulation des émotions pourraient révéler pourquoi certaines personnes prospèrent sous stress tandis que d'autres peinent à y faire face. Une récente revue des études d'imagerie par résonance magnétique fonctionnelle (IRMf) explore ces questions, ouvrant la voie à une prise en charge de la santé mentale personnalisée [11].

Neuroscience de la régulation des émotions

Depuis 2 décennies, l'IRMf a permis de révéler comment le cerveau soutient la régulation des émotions. Les principaux acteurs de ce processus incluent :

- le cortex préfrontal (CPF) : centre de contrôle du cerveau, responsable de stratégies cognitives telles que la réévaluation d'un événement négatif ;
- l'amygdale : centre de la réactivité émotionnelle, activé par des émotions comme la peur, la colère ou la détresse.

Lorsque la régulation des émotions fonctionne correctement, le CPF exerce un contrôle « descendant » apaisant sur l'amygdale. Cependant, cet équilibre varie selon les individus. Certains présentent une forte activation du CPF et une réponse réduite de l'amygdale, tandis que d'autres montrent un schéma inverse, les prédisposant potentiellement à des difficultés émotionnelles.

Différences individuelles dans l'activité cérébrale

La revue met en lumière l'importance des différences individuelles dans deux domaines principaux :

- **différences fondées sur les traits** :
  - les personnes qui utilisent régulièrement des stratégies efficaces, comme la réévaluation cognitive, montrent une activation accrue du CPF et une réactivité réduite de l'amygdale,
  - en revanche, celles qui éprouvent des difficultés à réguler leurs émotions présentent souvent une hyperactivité de l'amygdale et une réponse plus faible du CPF ;
- **variables démographiques** :
  - les différences entre les sexes pourraient expliquer pourquoi les femmes sont plus sujettes aux troubles affectifs,
  - l'âge joue également un rôle, avec des schémas d'activation cérébrale différents chez les adultes plus âgés.

▶

Ces découvertes neuroscientifiques présentent plusieurs avantages pour la gestion des équipes :

- **comprendre les réactions au stress** : identifier les profils émotionnels et cognitifs permet aux managers de mieux comprendre les réactions des collaborateurs face au stress ;
- **personnaliser les stratégies de soutien** : en utilisant des approches comme la formation à la restructuration/réévaluation cognitive ou des outils comme la pleine conscience, les entreprises peuvent aider leurs équipes à renforcer leur résilience émotionnelle ;
- **favoriser la diversité et l'inclusion** : reconnaître les différences individuelles et démographiques permet de créer des environnements de travail inclusifs, adaptés aux besoins variés des collaborateurs ;
- **maximiser la performance et le bien-être** : une meilleure régulation émotionnelle se traduit par une augmentation de la productivité, une réduction du stress et une amélioration du bien-être général.

La régulation des émotions est un pilier de la santé mentale et, par extension, de la performance en entreprise. Comprendre et appliquer ces mécanismes individuels peut transformer la gestion des équipes. En utilisant des stratégies fondées sur la neuroscience, les entreprises peuvent passer d'une gestion standardisée à une approche véritablement personnalisée. Ces découvertes ne sont pas uniquement une avancée scientifique, mais un véritable levier pour promouvoir un leadership empathique et une résilience collective.

Il n'existe pas de consensus sur la liste des structures composant le système limbique dont les deux majeures sont cependant l'hippocampe et l'amygdale. Au sein du cortex limbique, on compte le gyrus cingulaire et le gyrus parahippocampique. La formation hippocampique comprend quant à elle le gyrus denté, l'hippocampe et le subiculum. Outre l'amygdale, le système limbique est constitué de la région septale et du fornix.

Ces structures composent un réseau complexe et puissant chargé de la régulation émotionnelle. La notion de contrôle des émotions est associée au circuit de Papez, appelé ainsi d'après le chercheur qui l'a découvert [12]. Ce circuit comprend le cortex préfrontal (CPF), l'amygdale et le septum. Les fonctions des structures et de leurs connexions prises une à une peuvent se résumer comme dans le tableau 2.1.

Le tableau 2.1 montre à quel point le système limbique est une structure puissante : il joue un rôle essentiel dans le contrôle et l'initiation de la réponse émotionnelle, tout comme dans le fonctionnement de la mémoire. La régulation de la réponse limbique par le cortex détermine la qualité des apprentissages indispensables pour acquérir de l'expérience et le niveau d'éveil, dont les extrémités faible et forte impactent la performance cognitive et physique globale, alors que le niveau optimal favorise la performance optimale.

D'un point de vue de l'évolution, le système limbique est un ensemble de structures ancien qui avait pour vocation de protéger des dangers en déclenchant des réactions corporelles fortes et immédiates mais utiles… à l'époque de Neandertal où les individus dépassaient rarement leur 40e anniversaire. Aujourd'hui, de nombreuses réactions physiologiques associées

Tableau 2.1. Correspondance entre les zones cérébrales et leurs fonctions.

Zones cérébrales	Fonctions
Gyrus cingulaire	Forte connexion aux régions corticales responsables des processus associatifs Fonctions autonomes régulant le rythme cardiaque, la pression sanguine, ainsi que les processus cognitif, attentionnel et émotionnel
Gyrus parahippocampique	Mémoire spatiale
Hippocampe	Mémoire à long terme
Amygdale	Réponse de défense de l'organisme, changements physiologiques, réactions comportementales (anxiété, agressivité, conditionnement par la peur), mémoire émotionnelle dite implicite, cognition sociale
Hypothalamus	Régulation du système nerveux autonome par le biais de la production et de la décharge des hormones Impact et régulation secondaire de la pression sanguine, du rythme cardiaque, des sensations de faim, de soif, d'excitation sexuelle et du rythme circadien sommeil/veille
Corps mamillaire	Mémoire
Noyau accumbens	Récompense, addiction

par exemple à la peur n'ont plus aucun intérêt adaptatif. Bien au contraire, elles empêchent d'être performants.

Quand on est anxieux à cause d'une sensation corporelle, même légère, le cerveau fixe l'attention sur elle et l'amplifie. Cela peut devenir une source d'inquiétude telle que l'on cherche à éviter ces sensations. On cesse de bouger si l'on a mal au dos, ou d'ingérer tel ou tel aliment en cas de colopathie. Cet évitement fragilise davantage à long terme.

Compte tenu de leur intensité, la survenue d'émotions dans l'univers professionnel, qu'elles soient négatives ou positives, est plutôt mal perçue. Les exprimer peut faire passer pour faibles, moins professionnels, moins fiables, voire valoir une mise au ban du collectif [13]. En même temps, certaines entreprises louent l'intelligence émotionnelle, une habileté mentale définie par les psychologues Salovey et Mayer en 1990 [14]. Elle consiste à percevoir, reconnaître, comprendre et utiliser ses états émotionnels et ceux des autres pour résoudre les problèmes, enrichir le raisonnement et réguler les comportements liés aux émotions. Ce point est plus détaillé dans le chapitre 1, mais l'importance de développer l'empathie chez les collaborateurs est soulignée dans l'encadré 2.1.

Encadré 2.1

Cultiver une culture de l'empathie : quand la pratique collective transforme la compréhension

Dans un monde marqué par la polarisation sociale et idéologique, l'empathie peut sembler difficile à atteindre. Pourtant, des recherches récentes et des programmes novateurs montrent que l'empathie peut et doit devenir une norme culturelle partagée [15].

L'empathie, cette capacité à comprendre les pensées et les émotions d'autrui, est essentielle pour la cohésion sociale, la collaboration et le bien-être humain. Cependant, comme l'a révélé la psychologue Konrath, son déclin au cours des dernières décennies s'explique par l'augmentation des disparités économiques, la ségrégation sociale et l'effort cognitif qu'elle exige [16].

La solution réside dans l'intégration des pratiques empathiques au sein des communautés, des équipes et des institutions. Lorsque l'empathie devient une valeur partagée, elle se transforme en une habitude collective.

- *L'empathie est un fondement de la cohésion sociale.* Elle renforce la coopération et réduit les tensions, même entre des groupes opposés.
- *L'empathie améliore le bien-être individuel et collectif.* Les environnements empreints d'empathie favorisent la sécurité émotionnelle et un dialogue constructif.
- *L'empathie a le pouvoir de transformation.* Elle permet de mieux comprendre et résoudre les conflits sociaux et politiques.

Comment activer l'empathie au sein des équipes ?

Cafés empathiques : une écoute réflexive pour désamorcer les tensions

Un café empathique est bien plus qu'une simple discussion ; c'est une pratique structurée qui vise à créer un espace sécurisé pour le dialogue entre des personnes aux perspectives opposées. Initié par Rutsch et le Center for Building a Culture of Empathy [15], ce format repose sur des règles strictes d'écoute et de réflexion, permettant à chacun de se sentir entendu et compris.

Comment se déroule un café empathique ?

Les participants sont répartis en petits groupes. Chaque personne a un tour de parole de 4 minutes pour partager ses pensées ou expériences. Un « réflecteur » désigné dans le groupe résume, sans juger, ce que la personne vient de dire, en reformulant ses idées et préoccupations. Ce rôle de réflecteur passe ensuite au suivant, qui devient à son tour l'orateur, et ainsi de suite. Aucune interruption n'est permise. Le réflecteur ne commente pas ni n'évalue ce qui est dit; il reformule uniquement pour montrer qu'il a bien compris. Chaque participant a une chance égale de s'exprimer.

Pourquoi cette méthode fonctionne-t-elle ?

- Réciprocité et sécurité émotionnelle : en se sentant véritablement écouté, chaque participant devient plus disposé à écouter les autres.

▶

• Changement des perspectives : cette pratique oblige à « entrer dans la tête » de l'autre, même en cas de désaccord profond.

Observer les bébés ou les animaux pour apprendre l'empathie

Principe

Le programme Roots of Empathy repose sur une idée simple mais puissante [15] : les bébés, en tant qu'êtres vulnérables et non verbaux, sont des catalyseurs naturels pour enseigner la prise de perspective aux enfants. L'objectif est de développer l'intelligence émotionnelle des observateurs et de prévenir les comportements agressifs dès le plus jeune âge. À l'origine, l'expérience a été conduite à l'école primaire. Une famille volontaire, accompagnée de leur bébé, visite une classe une fois par mois tout au long de l'année scolaire. Un instructeur formé guide les élèves pour observer et analyser les comportements et les émotions du bébé. Les élèves sont invités à interpréter les besoins et les sentiments du bébé : pourquoi pleure-t-il ? Pourquoi sourit-il ? De quoi a-t-il besoin en ce moment ? Ils établissent des liens entre les comportements du bébé et leurs propres expériences émotionnelles.

Pourquoi un bébé ?

• Un miroir émotionnel universel : les bébés expriment des émotions de manière brute et immédiate, ce qui pousse les enfants à reconnaître et interpréter ces émotions sans jugement.

• Renforcement de la prise de perspective : en se mettant à la place du bébé, les élèves apprennent à comprendre les émotions des autres.

Observer le comportement et les émotions des bébés ou des animaux, comme dans le cadre d'une expérience « vis ma vie » en pédiatrie ou en maternité, ou encore à l'occasion d'une équicoaching[1] peut stimuler le développement de l'attention et de l'écoute active, sans s'appuyer sur les signaux verbaux. Les compétences en communication sont également sollicitées, sans qu'il y ait une présomption d'intentionnalité ou une crainte de jugement. Ces approches réduisent l'anxiété sociale et le sentiment de menace, encourageant une véritable écoute.

Facteurs favorisant l'empathie

Bien que l'empathie ait évolué comme un mécanisme clé pour la cohésion humaine, elle requiert un effort cognitif important. Des études en neurosciences révèlent que le traitement de l'empathie mobilise des régions cérébrales complexes, comme l'insula antérieure et le CPF médial.

Cependant, des recherches montrent également que l'environnement social est déterminant. Être exposé à des modèles empathiques augmente l'activité cérébrale liée à l'empathie, tandis qu'un environnement indifférent ou hostile diminue cette activité.

Stratégies pour promouvoir l'empathie collective

• *Structurer les échanges :* des dialogues encadrés par des règles claires favorisent une écoute active et une meilleure compréhension mutuelle.

• *Tirer parti des normes sociales :* l'intégration de l'empathie comme valeur collective crée une influence positive et motive les individus à pratiquer cette compétence au quotidien.

• *Commencer par des contextes familiers :* les interventions initiales doivent se concentrer sur des environnements familiers, comme les écoles et les entreprises, avant de s'étendre à des terrains plus polarisés.

• *Modéliser l'empathie dans le leadership* : les leaders empathiques inspirent leurs équipes et leurs communautés à suivre leur exemple, créant ainsi une culture d'écoute et de compréhension.

Le défi consiste à construire des communautés où l'empathie devient un réflexe naturel, non un effort extraordinaire. Cela nécessite une pratique délibérée, un soutien institutionnel et un engagement à modéliser l'empathie à tous les niveaux.

1. Coaching par contact avec les chevaux et la pratique équestre.

Rôle des neurotransmetteurs

L'ensemble des structures cérébrales est bien orchestré et communique grâce à des signaux transmis d'un neurone à l'autre grâce à des neurotransmetteurs qui parcourent la distance synaptique entre l'axone (émetteur) et les dendrites (récepteurs). Ce n'est pas le sens de transmission unique car, dans le système nerveux central, les interconnexions sont complexes. Par ailleurs, un neurone peut recevoir simultanément plusieurs influx, excitateurs ou inhibiteurs [17].

Les neurotransmetteurs, messagers microscopiques, sont responsables de chacune des actions, réactions et émotions, y compris de l'éveil indispensable pour performer. Parfois, les signaux entre les neurones se produisent dans le sens inverse : il s'agit d'une *transmission rétrograde* qui permet de contrôler le niveau d'activité et de communication entre les neurones. La *cotransmission*, c'est-à-dire la libération de plusieurs neurotransmetteurs différents, émet une communication complexe entre les neurones pour contrôler différents événements dans le système nerveux central.

Cette communication permet la création de chemins neuronaux qui, au fur et à mesure de leur utilisation, assurent une réponse bien définie, voire automatique et, par conséquent, beaucoup plus rapide. Cependant, les neurones ne sont pas physiquement connectés, et ce fait est en réalité un point fort. Les neurones possèdent une capacité remarquable à créer sans cesse des circuits nouveaux, ce qui garantit une plasticité au fonctionnement cérébral : le cerveau est ainsi capable de se régénérer, de récupérer après les traumas et les maladies, de se restructurer. Les anciennes connexions s'éteignent progressivement lorsqu'elles ne sont plus utilisées, alors que des apprentissages nouveaux reposant sur des interconnexions qui se créent assurent un changement.

Même si plus d'une centaine de neurotransmetteurs ont été identifiés, huit d'entre eux sont d'une importance majeure (tableau 2.2).

Tableau 2.2. Les principaux neurotransmetteurs et leurs rôles.

Neurotransmetteur	Rôle
Glutamate	Excitateur principal du système nerveux central, impliqué dans la neuroplasticité, c'est-à-dire dans la construction des voies neuronales, et la perception de la douleur
Acide gamma-aminobutyrique (gaba)	Inhibiteur principal, abaisse le rythme cardiaque et participe à mettre au repos des muscles antagonistes, à relaxer et à endormir
Dopamine	Déterminant pour le fonctionnement du système de récompense, éveille, participe à améliorer la concentration et les mouvements Associée aux sensations de plaisir et de joie lorsqu'un un objectif est atteint En revanche, l'effondrement qui suit un pic de dopamine est brutal, ce qui explique les sensations de fatigue et de manque d'intérêt à l'égard des activités préférées Également impliquée dans l'accoutumance
Noradrénaline	Responsable de la réaction de lutte ou de fuite, participe à hausser rapidement le rythme cardiaque et à apporter de l'oxygène aux muscles Véritable mécanisme de défense… contre le stress et améliore les capacités à prendre des décisions
Endorphine	Neurotransmetteur du « plaisir », connue pour lutter contre le stress et favorise les sensations de bien-être et de plénitude, voire d'euphorie Réduit l'anxiété, diminue la douleur physique et empêche de ressentir la fatigue
Sérotonine	Régule l'humeur, le sommeil et, plus généralement, l'horloge biologique Son manque crée des insomnies, une humeur maussade, des difficultés de concentration, voire une confusion L'excès de la sérotonine, appelé pic sérotoninergique, est suivi d'un effondrement soudain entraînant des réactions paranoïaques, altérant le jugement et affectant la mémoire
Acétylcholine	Agit directement sur les muscles, les faisant contracter pour induire des mouvements volontaires ou involontaires Influence également cruciale sur les fonctions d'apprentissage et de mémorisation
Ocytocine	Messager chimique de l'affection, aide le cerveau à établir des connexions de loyauté et de confiance, indispensables pour créer des relations sociales

Une recette de performance optimale

La performance optimale est déterminée par une sorte d'acide désoxyribonucléique (ADN) composée de trois neurotransmetteurs : dopamine, noradrénaline et acétylcholine.

La dopamine est associée à l'excitation, la nouveauté et le risque, dont la recherche favorise les capacités de se motiver et de se focaliser sur un objectif. Son effet est d'autant plus fort que l'activité est nouvelle : ce phénomène explique l'enthousiasme lorsqu'il s'agit d'initier un nouveau projet. Elle est capable de mettre à jour les informations stockées dans la mémoire et produit un effet similaire à la drogue, lorsque le but est atteint. La *recherche de la récompense* nécessite par la suite une augmentation des sensations pour obtenir le même effet d'euphorie : ce phénomène est à la base des mécanismes addictifs. Pour atteindre le niveau de performance optimal, l'activité doit être associée au plaisir. L'ironie du sort est que ces mêmes propriétés entravent la créativité. Quand on se focalise trop sur une idée ou un désir, le cerveau ignore d'autres informations et ne crée pas de liens associatifs entre les connaissances acquises et de nouveaux éléments disponibles. Certaines études mettent même en évidence le lien entre la créativité et une faible densité de récepteurs à la dopamine [18, 19].

Assurant la rapidité d'une réponse au stimulus, la noradrénaline régule l'attention et garantit le fait de rester alerte. Des études montrent que des niveaux élevés de noradrénaline favorisent la précision lors des tâches de détection d'erreurs visuelles : ce neurotransmetteur permet donc de faire mieux, plus rapidement ou avec moins de ressources [20]. Un niveau optimal de noradrénaline donne la sensation de relever un défi qui reste pour autant maîtrisable.

Finalement, l'acétylcholine pourrait être considérée comme un rayon laser qui aide à se focaliser, à observer et à absorber un grand nombre d'informations. Des niveaux particulièrement élevés d'acétylcholine sont associés à une période critique de plasticité cérébrale correspondant à la petite enfance et rendant possible la construction de multiples interconnexions neuronales pour s'approprier le monde environnant. Une fois adulte, il faut faire davantage d'efforts pour maintenir l'attention et apprendre.

Les découvertes associées aux neurotransmetteurs apparaissent séduisantes pour établir un modèle explicatif des différentes personnalités et tempéraments. Plusieurs chercheurs se sont penchés sur la question pour trouver un fondement psychobiologique à des manifestations normales et pathologiques. La typologie des personnalités est établie à partir d'une approche par dimensions. Ainsi, Siever identifie quatre conditions neurobiologiques expliquant les styles de personnalité : impulsivité/agression, anxiété/inhibition, organisation cognitive/organisation perceptive et instabilité affective (encadré 2.2) [21].

Cloninger a proposé une théorie psychobiologique qui inclut trois dimensions de tempérament, à savoir la recherche de la nouveauté (*novelty seeking*), l'évitement des dommages (*harm avoidance*) et la dépendance à la récompense (*reward dependence*) [22]. Le chercheur souligne le caractère héritable et indépendant de ces dimensions qui se manifestent très tôt dans la vie de l'être humain. Les variations au sein de chacune de ces dimensions seraient liées à l'activité monoaminergique [23] : la recherche de la nouveauté serait associée à une activité dopaminergique basse, l'évitement des dommages à une activité sérotoninergique haute, et la dépendance à la récompense à une activité noradrénergique basse [24]. Les trois dimensions comptent également des variations individuelles qui reposent sur des différences dans les mécanismes comportementaux d'apprentissage et qui expliqueraient la sensibilité à la nouveauté, au danger, à la punition et aux signaux de récompense, ainsi que l'évitement des stimuli aversifs [25].

Les modèles neurobiologiques visant à expliquer les dimensions de personnalité à partir des liens avec les systèmes de neurotransmetteurs ont sans doute une valeur heuristique mais ils n'ont pas reçu jusqu'à aujourd'hui de validation empirique forte. C'est la conclusion à laquelle aboutit Paris qui a réalisé une revue de trois modèles proposés respectivement par

Encadré 2.2

Approche dimensionnelle et neurobiologie

L'approche dimensionnelle consiste à envisager les traits de personnalité comme des continuums plutôt que comme des catégories rigides. Cette perspective permet d'intégrer les variations normales et pathologiques de manière plus fluide et nuancée. Les neurotransmetteurs jouent un rôle clé dans cette approche car ils permettent d'établir des corrélations entre certains systèmes neurobiologiques et les dimensions de la personnalité identifiées.

Impulsivité/agression

Cette dimension est étroitement liée au système sérotoninergique et, dans une moindre mesure, au système dopaminergique. Une diminution de l'activité sérotoninergique est associée à des comportements impulsifs et agressifs. Cette association est corroborée par des études montrant une réduction des niveaux de métabolites de la sérotonine chez les individus ayant des traits impulsifs ou des comportements violents. Le système dopaminergique, en lien avec la recherche de sensation et la récompense, peut également moduler l'impulsivité, notamment dans les troubles du contrôle des impulsions.

Anxiété/inhibition

La dimension anxieuse repose principalement sur l'implication du système gabaergique et du système noradrénergique. Un déficit du système gabaergique, régulateur de l'anxiété, est associé à une hyperactivation de l'amygdale, structure cérébrale essentielle dans les réponses de peur et d'inhibition comportementale. Le système noradrénergique, lié aux réponses de stress, joue un rôle dans les réactions d'hypervigilance et d'inhibition excessive. Ces systèmes sous-tendent les troubles anxieux et les traits de personnalité marqués par la timidité ou l'évitement social.

Organisation cognitive/organisation perceptive

Cette dimension se réfère à la capacité à intégrer les informations de manière cohérente et est influencée par le système dopaminergique. Une dysrégulation de ce système, notamment une hyper ou hypoactivation des voies dopaminergiques, peut entraîner des perturbations dans la perception et l'organisation cognitive. Ces altérations sont particulièrement observées dans les troubles psychotiques, où des idées délirantes ou des hallucinations surviennent. Toutefois, des variations moins prononcées dans la régulation dopaminergique pourraient être associées à des styles cognitifs particuliers dans la population générale.

Instabilité affective

Caractéristique des troubles de la régulation des émotions, elle est influencée par les systèmes sérotoninergique et noradrénergique. Une faible activité sérotoninergique peut accentuer la réactivité émotionnelle, tandis qu'un dérèglement du système noradrénergique peut amplifier les réactions de stress et les fluctuations de l'humeur. Cette dimension est particulièrement pertinente pour les troubles de la personnalité comme le trouble borderline, où les épisodes d'instabilité émotionnelle sont fréquents.

L'articulation entre la neurobiologie et l'approche dimensionnelle propose un modèle explicatif riche pour les différents styles de personnalité. Elle permet de mieux comprendre les bases biologiques des comportements humains et ouvre des perspectives pour des interventions thérapeutiques ciblées.

Cloninger, Depue et Siever. En réalité, la compréhension de la neurobiologie est insuffisante pour développer un modèle de personnalité sur cette base-là. À cette étape, les dimensions de la personnalité devraient dériver d'une analyse par facteurs plutôt que des théories neurobiologiques [26], aussi tentant que cela paraisse aux spécialistes de recrutement.

Des recherches plus récentes pointent une modélisation fort prometteuse du réseau de connexions, impliquant l'amygdale, l'insula et les régions temporales dans le cerveau humain pour expliquer les différences des personnalités au prisme des neurosciences, et plus particulièrement l'anxiété, le neuroticisme et les comportements évitants [27].

L'espoir : un pouvoir stratégique pour réinventer la pensée, le travail et l'innovation

Loin d'être un simple vœu pieux ou une pensée naïve, l'espoir se révèle être une force cognitive stratégique, capable de transformer la manière dont les individus et les organisations perçoivent, pensent et agissent face aux défis. Il suffit d'imaginer un leadership qui dépasse la logique réactive du « toujours sur ses gardes », où la vigilance constante est vue comme un signe d'intelligence. Que se passerait-il s'il était possible d'adopter une approche plus dynamique, fondée sur l'espoir, pour résoudre les problèmes organisationnels ? [28]

Une compétence cognitive sophistiquée

Des recherches menées par des experts comme Zaki, de l'Université de Harvard, révèlent une réalité fascinante [29] : l'espoir est bien plus qu'un simple optimisme passif. Il s'agit d'une architecture neurologique complexe, mobilisant des mécanismes qui transcendent les sentiments de base. La volonté est source de motivation intrinsèque, ce moteur mental alimente la persévérance face aux objectifs. La capacité stratégique à imaginer et cartographier des chemins multiples vers un objectif transforme l'intention en action concrète. En cultivant l'espoir, le CPF s'active, déclenchant une cascade de dopamine et de sérotonine. Ces neurotransmetteurs reconfigurent littéralement la manière dont le cerveau aborde les défis de la perception des menaces aux opportunités et de la paralysie cognitive à l'innovation.

Une méta-analyse couvrant plus de 11 000 employés montre l'impact tangible de l'espoir dans le milieu professionnel [30] :

- parmi les cadres des entreprises des 100 plus grandes entreprises américaines en termes de chiffre d'affaires, les leaders porteurs d'espoir génèrent des solutions plus créatives, un engagement d'équipe plus profond, des stratégies plus efficaces face à l'incertitude ;
- certaines entreprises transforment l'espoir en mission collective : c'est le cas de celles qui investissent dans la responsabilité sociétale, c'est également le cas des établissements de soins. Leur engagement envers la planète et l'humain agit comme un mécanisme psychologique d'unification, alignant la vision et les efforts de leurs équipes ;
- dans certaines grandes entreprises, comme Google, la règle des 20 % (dédier un jour par semaine à des projets personnels) va au-delà de la flexibilité du travail. Elle stimule la créativité à un niveau cognitif fondamental. Cette règle, respectée par le passé par les établissements de soins et éducatifs, tend à tomber dans les oubliettes : les journées de formation, de supervision, de revue littéraire se réduisent, les étudiants en médecine témoignant souvent de devoir rédiger leurs thèses sur leur temps de repos. Or, le temps de réflexion et de créativité individuelle et collective est indispensable pour garantir l'innovation et le soin de qualité.

Par ailleurs, dans une étude menée auprès d'étudiants en droit, l'espoir, et non l'intelligence brute, s'est révélé le facteur déterminant des trajectoires professionnelles [31].

L'espoir transcende l'optimisme. Là où le pessimisme voit des obstacles, l'espoir identifie des possibilités. Alors que le leadership traditionnel anticipe des tempêtes, le leadership fondé sur l'espoir enseigne aux équipes à naviguer dans la complexité et à en tirer parti.

Pourquoi l'espoir est stratégique ?

- Il renforce l'intelligence collective : les équipes s'unissent autour d'objectifs partagés et mobilisent leurs compétences pour résoudre des problèmes complexes.
- Il soutient la résilience émotionnelle : en adoptant une approche proactive, les individus surmontent les défis sans céder à la peur ou au découragement.
- Il active le potentiel humain : en croyant aux capacités de chacun, les organisations encouragent l'innovation et la croissance.

Comment intégrer l'espoir dans la culture d'entreprise ?

- Mettre en avant des missions inspirantes et des objectifs ambitieux mais réalisables.
- Encourager des pratiques comme le brainstorming collaboratif, des systèmes de mentorat ou des initiatives autonomes telles que la règle des 20 %.
- Remplacer les récits de peur par une communication reposant sur des solutions et des opportunités.

Loin d'être un luxe émotionnel, l'espoir est un outil stratégique essentiel pour les organisations modernes. Il favorise une approche proactive des défis, stimule l'innovation et renforce les liens humains.

Circuits de traitement des stimuli

L'individu fait face à une multitude de stimuli visuels, auditifs, sensoriels qui doivent être simultanément traités par son cerveau : celui-ci a pour charge de les rapporter aux apprentissages réalisés dans le passé, de les organiser dans des modèles explicatifs, de lancer des algorithmes d'action appropriés. Le traitement correct d'un stimulus appelle donc les conditions de performance optimale où le niveau d'éveil n'est ni trop fort ni trop faible. Cependant, vu la quantité d'informations, la plupart de ces processus sont automatisés grâce au fonctionnement du système limbique, ce qui permet une réponse rapide, notamment utile en cas de danger. En fait, chacun est tout simplement piloté par son « mode automatique ». En cas de forte émotion (surprise, joie, peur, tristesse, colère, dégoût), le cerveau active des circuits qui permettent une réponse conditionnée (automatique), rapide et connue. Les stimuli nouveaux méritent en revanche un travail cognitif au cas par cas, une fois le pilote automatique débranché.

Analyser la réponse émotionnelle habituelle face au danger permet de mieux comprendre les deux circuits principaux impliqués dans le traitement des stimuli sensoriels, gérés par le système limbique et le cortex. Par exemple, lorsqu'un danger soudain survient, comme la rencontre d'un serpent lors d'une promenade en forêt, le stimulus sensoriel est d'abord transmis au thalamus sensoriel. À partir de là, les informations suivent deux voies distinctes :

1. une voie thalamoamygdalienne, rapide et directe, qui permet une réponse immédiate au danger;
2. une voie thalamo-cortico-amygdalienne, plus lente et complexe, qui permet une analyse plus approfondie du stimulus.

Cette organisation en deux circuits permet de concilier rapidité de réaction et précision dans l'évaluation du danger :

- la première voie active l'amygdale qui est censée s'activer, identifier le danger et enclencher une réaction avant même que le danger soit perçu par le cortex sensoriel et reconnu par le cortex associatif. Dans l'exemple choisi, la réponse émotionnelle immédiate induit une réponse comportementale qui consiste à bondir sur le côté ou reculer pour éviter l'animal;
- la seconde voie traite les informations sensorielles qui arrivent jusqu'à l'amygdale par la voie corticale comprenant les étapes suivantes : le cortex sensoriel – le cortex associatif – l'hippocampe. Cette voie assure une analyse de la situation en transformant les informations sensorielles en concepts grâce au cortex associatif et en les comparant avec une banque de données constituée d'apprentissages, d'expériences passées, de souvenirs grâce à l'hippocampe. Le cortex associatif est le siège de la mémoire de travail, alors que l'hippocampe est associé à la mémoire déclarative explicite, partie consciente de la mémoire. Cette voie complexe permet d'affiner, de moduler, d'atténuer l'activation de l'amygdale et des réponses émotionnelles. Ainsi, l'objet aperçu sur le chemin forestier n'est plus identifié comme serpent mais comme un bout de bois ou la réponse comportementale est différente.

La réponse émotionnelle déclenchée par l'amygdale se décompose en quatre réponses :

1. réponse comportementale : sursaut, évitement, etc.;
2. réponse végétative avec une activation du système nerveux central par une libération de noradrénaline qui accélère le rythme cardiaque et la fréquence respiratoire;
3. réponse endocrinienne activant la sécrétion de cortisol pour favoriser l'endurance;
4. réponse motivationnelle qui active le circuit récompense/renforcement par libération de dopamine.

Au total, la situation stressante génère une réponse émotionnelle (entraînant un stress physiologique et un stress psychologique) avec une première réaction comportementale et une préparation de l'organisme à une éventuelle réponse psychomotrice après analyse corticale de la situation. L'analyse corticohippocampique et la réponse psychomotrice permettent de moduler la réponse amygdalienne, voire de l'éteindre quand la situation stressante est résolue avec un retour au calme. La mémoire émotionnelle de l'événement est intégrée par l'hippocampe, transformée en mémoire explicite autobiographique et en expérience, elle peut créer de nouveaux apprentissages [32].

L'activation du circuit long peut être compromise en cas de situations hautement stressantes, voire portant un caractère traumatique. La surprise que l'on peut éprouver lorsque l'on est confronté à un événement imprévu et incompréhensible déstabilise et déborde les capacités d'adaptation. Dans ces cas, la modulation de l'activité de l'amygdale ne peut pas se faire d'une manière habituelle : on ne peut plus compter sur les représentations du cortex associatif et sur la mobilisation par l'hippocampe de souvenirs permettant de comprendre ce qui se passe, de comparer et de trouver des solutions. L'amygdale reste activée, la réponse émotionnelle reste maximale. Le corps est alors exposé à des taux toxiques d'adrénaline et de cortisol pour les cellules nerveuses et le système cardiovasculaire. Ce risque vital active une voie de secours qui fait « disjoncter » le circuit limbique du stress grâce aux neuromédiateurs (endorphines et antagonistes des récepteurs N-méthyl-D-aspartate [NMDA] avec un effet kétamine-like). Ces neuromédiateurs produisent un effet d'analgésie avec un effet dissociatif : la souffrance physique s'arrête ! En revanche, le cortex associatif et l'hippocampe ne peuvent plus interpréter et encoder correctement dans la mémoire le souvenir de l'événement, car ils ne reçoivent plus d'information émotionnelle. Sans cela, la mémoire implicite émotionnelle ne peut pas se transformer en mémoire déclarative autobiographique et affective : il n'est plus possible de s'approprier son vécu.

Le frayage des chemins neuronaux d'une part et le système de sauvegarde extrêmement puissant d'autre part garantissent la survie et l'adaptation au monde environnant au prix des automatismes qui génèrent parfois un décalage déstabilisant entre ce que l'individu veut faire et ce qu'il fait réellement. Kahneman, Prix Nobel d'économie 2002, et Goleman font référence à deux systèmes de pensée qui se distinguent par leur vitesse [33].

- le premier système, ou voie basse du cerveau, est rapide, *automatique*, influencé par des réflexes comportementaux, l'intuition, la mémoire implicite. Il est suffisant pour pouvoir réagir d'une manière adaptée au quotidien, sans aucune sensation de contrôle délibéré. Certaines capacités du premier système reposent sur des compétences innées : ainsi, l'individu naît prêt à percevoir le monde environnant, à s'orienter dans l'espace, à reconnaître les personnes et les choses, à se protéger. D'autres capacités sont issues d'une pratique suffisamment longue qui permet une automatisation, comme la lecture, l'écriture, des fonctions exécutives comme la catégorisation ou encore certaines habiletés sociales ;
- le second correspond à la voie haute de la pensée : ce système est *analytique*, lent, il mobilise l'attention, la concentration et les capacités de réflexion, c'est-à-dire des activités mentales contraignantes. Le fonctionnement de cette seconde voie est associé à l'expérience subjective du choix et de l'action. Les activités régies par ce système nécessitent toutes une attention soutenue et sont interrompues si l'attention se déplace ailleurs. Ce système est en partie capable de modifier le fonctionnement de la voie basse, sous forme d'une « mise à jour » des automatismes.

Pour favoriser des décisions éclairées et réduire les biais cognitifs, plusieurs stratégies peuvent être mises en place :

- **comparaison directe et collective des options** : pour limiter les biais individuels et favoriser l'analyse rationnelle ;
- **planification précise** : clarifier le calendrier et les étapes d'une action encourage l'engagement ;
- **intégration de preuves contraires** : se confronter à des arguments opposés permet d'éviter les biais de confirmation ;
- **utilisation de rappels** : des listes de vérification ou des méthodes similaires peuvent prévenir les erreurs dues à l'intuitivité excessive [34].

Le pouvoir des vérifications

Dans *The checklist manifesto : how to get things right*, Gawande explore une solution d'une simplicité déconcertante pour répondre à la complexité croissante des tâches modernes : les listes de vérification. Ces listes constituent un outil basique qui peut transformer la gestion des processus complexes et réduire les erreurs dans des domaines aussi variés que la médecine, l'aviation et la construction.

Comprendre les limites de l'expertise humaine

Malgré leur formation et leur expérience, les experts sont vulnérables aux erreurs humaines, en particulier face à des situations exigeant un haut niveau de coordination et de rigueur. Gawande souligne que la complexité croissante des systèmes modernes peut submerger même les meilleurs professionnels, conduisant à des omissions ou des écarts involontaires.

Listes de vérification : un outil puissant

Les listes de vérification offrent une solution simple pour réduire ces erreurs. Elles permettent de diviser les tâches complexes en étapes essentielles et de s'assurer que chaque étape est correctement exécutée. Au-delà de la mécanique, elles renforcent une culture de responsabilisation et de précision.

Exemples pratiques

Médecine

Dans les hôpitaux, l'introduction de *checklists* a permis de réduire significativement les infections nosocomiales et les complications chirurgicales. En suivant des étapes claires, comme la stérilisation des équipements et la vérification des dosages médicamenteux, les équipes médicales ont augmenté leur efficacité tout en évitant des erreurs fatales. L'efficacité des *checklists* est prouvée par des résultats concrets. Par exemple, dans une étude menée par Gawande, huit hôpitaux ayant adopté des listes de vérification pour les interventions chirurgicales ont réduit les complications de 36 % et les décès de 47 %. Ces chiffres illustrent la portée potentielle de cet outil dans les environnements critiques.

Aviation

Inspiré par l'industrie aéronautique, où les listes de vérification sont un standard depuis des décennies, Gawande montre comment ces outils assurent la sécurité des vols, même dans des situations de crise. Les pilotes s'appuient sur des procédures préétablies qui garantissent une réponse coordonnée et rapide.

Construction

Dans l'ingénierie et la construction, les *checklists* aident à organiser et synchroniser le travail de multiples équipes, évitant ainsi des erreurs coûteuses ou dangereuses.

Collaboration et responsabilisation

Gawande insiste sur le fait que les listes de vérification ne sont pas seulement des outils techniques : elles favorisent une communication efficace au sein des équipes. Elles permettent à chacun, quel que soit son rang, de signaler des problèmes potentiels et d'intervenir pour corriger des erreurs. Cette culture collaborative est essentielle pour garantir des résultats optimaux.

Émotions et processus de pensée

Aujourd'hui, l'émotion est considérée comme un facteur explicatif déterminant du comportement humain. Le rôle central de l'émotion au sein du système cognitif s'illustre par le fait que la plupart des mécanismes psychologiques sont soit nécessaires à l'émotion, soit influencés par l'émotion, soit impliqués dans sa modulation [35]. Cependant, l'émotion reste un sujet complexe et controversé, tant il est difficile d'élaborer un modèle fonctionnel des mécanismes émotionnels qui ferait consensus [36, 37].

Ainsi, le courant évolutionniste fait l'hypothèse du rôle adaptatif des émotions : celles-ci activeraient des programmes de réponse physiologique, motrice et cognitive. L'émotion serait donc un processus de haut niveau assurant la survie et les apprentissages qui y sont nécessaires [38]. Matsumoto et Ekman définissent les émotions comme « des réactions transitoires, bio-psycho-sociales conçues pour aider les individus à s'adapter et à faire face à des événements qui ont des implications pour leur survie et leur bien-être. » [39] Ce système motivationnel primaire se reposerait sur les six émotions basiques et universelles qui suivraient des modèles neuronaux autonomes spécifiques et qui seraient favorisées par des événements déclencheurs universels, les ressentis complexes n'étant qu'un mélange de ces émotions essentielles [40-43]. Cependant, les émotions de base se différencieraient d'autres types d'émotions, par exemple des émotions prosociales ou morales [39]. Deux zones cérébrales se distinguent par un rôle particulièrement important : l'amygdale avec sa fonction de « détecteur de pertinence » de dangers, et l'insula impliquée dans le traitement des informations intéroceptives [44, 45]. Par ailleurs, il Existerait également une sorte de banque de données assurant une évaluation cognitive de base et automatique suscitée par le déclenchement des réactions émotionnelles [39].

Un autre courant, celui de l'évaluation cognitive de l'émotion, semble faire davantage consensus dans le monde de la recherche. Ainsi, l'évaluation que le cerveau humain fait d'un stimulus, d'un événement ou d'une situation détermine le déclenchement d'une émotion [46, 47]. Cela signifie que l'on explore en permanence son environnement et réagit à des stimuli pertinents, ceci en mode automatique et rapide pour la plupart des situations. Un ensemble de critères appuient le processus d'évaluation cognitive de l'émotion, selon l'importance du stimulus. Ces critères impliquent la nouveauté, le plaisir que l'on pourrait potentiellement retirer de la situation, la prévisibilité des conséquences, la compatibilité avec les normes sociales et/ou personnelles, les buts et les causes des stimuli [48]. L'évaluation se ferait en mode automatique et donc inconscient. L'émotion découle de l'interaction entre une personne et son environnement, et la réaction émotionnelle est donc due au processus cognitif d'évaluation en trois étapes [49] :

- l'évaluation primaire concerne l'appréciation d'un stimulus quant au bien-être potentiel de l'individu ;
- l'évaluation secondaire repose sur l'analyse des ressources dont il dispose pour faire face à la situation ;
- enfin, la réévaluation permet de modifier les résultats des deux premières étapes pendant l'interaction entre l'individu et son environnement.

Cette approche présume également une forte variabilité dans l'interprétation de l'environnement, contrairement à la théorie d'évaluation de base.

L'émotion est ainsi un phénomène multidimensionnel constitué de cinq composantes :

- la cognition assurant l'évaluation et la différenciation des stimuli ;
- la régulation physiologique ;
- la motivation à l'action/à l'évitement ;
- l'expression motrice ;
- le sentiment subjectif d'une expérience émotionnelle particulière.

Ces cinq composantes entrent en jeu d'une manière séquentielle, ce qui autorise une élaboration quasi simultanée des représentations et des constructions mentales, des réactions physiques et de l'orientation du comportement.

Comment le cerveau parvient-il à prendre des décisions, qu'elles soient simples ou complexes ?

Cette question intrigue les neuroscientifiques et les psychologues depuis des décennies. Ruff et Fehr proposent une synthèse des recherches sur les bases neuronales des choix humains [50]. Ils identifient trois étapes clés, chacune associée à des régions spécifiques du cerveau :

- **la valeur des expériences passées** : la première étape de toute prise de décision repose sur l'évaluation des conséquences passées. Lorsqu'un individu a pris une décision dans le passé, les récompenses ou punitions reçues influencent ses choix futurs. Ce processus engage le cortex orbitofrontal, situé derrière les yeux, ainsi que des régions émotionnelles comme l'amygdale, l'insula et le cortex cingulaire antérieur. Par exemple, l'insula et le cortex cingulaire sont activés de manière prépondérante lorsqu'une action a conduit à une punition ;
- **l'anticipation des récompenses futures** : la deuxième étape implique une anticipation des conséquences potentielles d'une action future. Ce processus repose sur l'activation de l'aire tegmentale ventrale et de la substance noire, riches en neurones dopaminergiques. Le striatum ventral participe également à l'anticipation de récompenses, jouant un rôle crucial dans la motivation à entreprendre des actions dirigées vers un objectif ;
- **l'intégration des coûts et bénéfices** : enfin, le cerveau procède à une intégration complexe des données disponibles : récompenses passées, récompenses anticipées et efforts requis pour atteindre un objectif. Cette évaluation globale, qui mène à la décision finale, est principalement prise en charge par le CPF ventromédian.

Puissance équivalente des récompenses sociales et monétaires

Les régions du cerveau impliquées dans l'évaluation des récompenses monétaires s'activent également face à des récompenses sociales. Par exemple, une étude a montré que le striatum ventral s'activait de manière similaire lorsqu'un individu recevait une reconnaissance positive sur sa personnalité ou une somme d'argent [X]. À l'inverse, des expériences d'exclusion sociale activent les régions associées à la douleur, comme le cortex cingulaire antérieur, et peuvent être perçues comme des punitions [Y].

En entreprise, ces mécanismes sont hautement pertinents. La reconnaissance sociale, comme une rétroaction positive de la part d'un collègue, peut être un puissant levier de motivation, influençant les décisions futures. Par ailleurs, la simple présence de pairs ou de supérieurs peut modifier les choix, en fonction de l'anticipation d'une récompense (appréciation, soutien) ou d'une punition (critique, exclusion sociale).

Poids des inégalités

Le cerveau n'évalue pas seulement les récompenses en termes absolus, mais aussi en comparaison avec celles des autres. Une inégalité perçue entre deux individus pour un même effort ou une performance similaire peut modifier les circuits de la prise de décision. Cela pourrait expliquer pourquoi les inégalités salariales suscitent une telle réaction, au-delà de la valeur objective des salaires.

Conclusion

Les mécanismes neuronaux qui sous-tendent les décisions s'appuient sur une évaluation complexe des récompenses et des punitions passées, présentes et futures. En entreprise, comprendre ces processus peut offrir des leviers puissants pour motiver les équipes et encourager des choix optimaux.

Types de mémoire

L'individu ressent des émotions, a des sentiments, est hanté par le désir : tous ces épisodes émotionnels sont transcrits dans sa mémoire pourvu qu'ils soient intenses et véritablement chargés de sens. Mémoire et émotion sont étroitement liées : la vie émotionnelle est un des grands chefs d'orchestre de la mémoire. La mémoire permet d'enregistrer des informations venant d'expériences et d'événements divers, de les conserver et de les restituer pour interagir avec l'environnement. Elle est indispensable à la réflexion et à la projection de chacun dans le futur. Elle fournit la base de l'identité. Différents réseaux neuronaux sont impliqués dans de multiples formes de mémorisation. Aujourd'hui, on identifie cinq systèmes de mémoire connectés entre eux : la mémoire de travail (court terme), la mémoire sémantique et la mémoire épisodique (long terme, représentations conscientes), la mémoire procédurale (automatique, inconsciente), la mémoire perceptive (modalités sensorielles). Plutôt que d'utiliser les termes conscient/inconscient, les chercheurs proposent une dichotomie explicite/implicite, qui s'applique respectivement à la mémoire épisodique et sémantique, et à la mémoire procédurale et perceptive.

- La *mémoire de travail* concerne les événements du présent et s'avère indispensable pour manipuler et retenir des informations pendant la réalisation d'une tâche ou d'une activité (p. ex. calcul mental, prise de notes). Elle remplit également une fonction de tri : les informations qui transitent par la mémoire de travail peuvent être stockées dans la mémoire à long terme ou rapidement effacées.
- La *mémoire sémantique* englobe la maîtrise du langage et les connaissances sur soi et le monde. Elle se réorganise durant toute la vie et stocke les apprentissages (p. ex. concepts génériques comme les mots ou individuels comme les lieux ou les personnes).
- La *mémoire épisodique*, quant à elle, représente un album photo car elle stocke des événements autobiographiques, c'est-à-dire des moments personnellement vécus et inscrits dans le temps et dans l'espace. Elle permet également de se projeter dans le futur (p. ex. imaginer ses prochaines vacances). Avec le temps, les informations qui y sont stockées deviennent des connaissances génériques.
- La *mémoire procédurale* assure tous les processus automatiques, comme conduire, marcher, écrire. Cette mémoire est particulièrement sollicitée par les sportifs, les artistes ou les soignants, qui acquièrent au fil de l'exercice des procédures parfaites. Ces processus se font de façon implicite : les mouvements se font sans contrôle conscient et la personne est incapable d'expliquer sa façon de procéder.
- La *mémoire perceptive* fait appel aux sens (vision, audition, odorat, goût, etc.) et fonctionne à notre insu. Par exemple, c'est grâce à ce type

de mémoire qu'il est possible de s'orienter dans l'espace et retrouver des lieux grâce à des repères visuels. Cette mémoire porte aussi le caractère automatique, ce qui dégage des capacités cognitives supplémentaires pour le cerveau qui peut alors se concentrer sur des activités plus complexes.

Il n'existe pas « un » centre de la mémoire dans le cerveau. Les différents systèmes de mémoire mettent en jeu des réseaux neuronaux distincts, répartis dans différentes zones du cerveau. Ainsi, l'hippocampe et les CPF gauche et droit jouent un rôle déterminant dans la mémoire épisodique. La mémoire perceptive s'appuie sur des réseaux à proximité des aires sensorielles corticales. La mémoire sémantique fait intervenir les lobes temporaux et pariétaux. Enfin, la mémoire procédurale recrute des réseaux neuronaux sous-corticaux et au niveau du cervelet. L'hippocampe semble constituer un élément important dans le processus de stockage et de restitution d'un souvenir. Pour autant, il serait moins sollicité lorsque le rappel provient de la mémoire sémantique plutôt que de la mémoire épisodique.

C'est la plasticité synaptique, c'est-à-dire les processus de modification des connexions neuronales, qui permet une mémorisation efficiente des informations. Celle-ci fait intervenir les différentes zones cérébrales assemblées en réseau pour constituer un souvenir. Ainsi, les différentes formes de mémoire fonctionnent en interaction, selon que la situation requiert des informations issues de la mémoire sémantique ou épisodique, implicite ou explicite.

Le tableau 2.3 récapitule l'apport des neurosciences sur la compréhension du comportement humain.

Tableau 2.3. Récapitulatif sur l'apport des neurosciences sur la compréhension du comportement humain.

Thème	Points clés
Rôle des émotions	– Les émotions influencent les décisions, comportements et interactions. – Elles sont centrales dans la gestion d'équipe et le leadership
Cerveau et rationalité	– La rationalité pure est un mythe : les décisions sont influencées par des facteurs émotionnels et sociaux – Notion de *nudging* : structuration de l'environnement pour influencer les choix
Système limbique	– Partie ancienne du cerveau (évolution), impliquée dans les réactions émotionnelles et comportementales – Deux voies de traitement : rapide (automatique) et lente (analytique)
Neurotransmetteurs principaux	– Dopamine : motivation, plaisir, focus – Noradrénaline : vigilance, réaction au stress – Acétylcholine : attention, apprentissage
Perception du temps	– Subjective et modulée par l'attention – Ennui = signal de sous-stimulation ; *flow* = état de concentration optimale
Mémoire et apprentissages	– Cinq types de mémoire : travail, sémantique, épisodique, procédurale, perceptive – Liens étroits entre mémoire et émotions
Personnalité et tempérament	Dimensions influencées par les neurotransmetteurs : recherche de nouveauté, évitement des dommages, dépendance à la récompense
Applications professionnelles	– Intelligence émotionnelle pour améliorer la cohésion et la performance – Comprendre les émotions pour adapter les environnements de travail
Performance optimale	– ADN de performance : dopamine (motivation), noradrénaline (attention), acétylcholine (apprentissage)

Points essentiels à retenir

- **Sans émotions**, il n'est nullement possible de fonctionner. Elles sont impliquées dans les processus cognitifs, la mémorisation et les apprentissages. Soutenues par des mécanismes neurobiologiques complexes, elles stimulent, motivent, protègent, rapprochent les individues les uns des autres. Il est donc important de les comprendre pour mieux les anticiper, les accueillir comme tant d'indices utiles, les accompagner et les maîtriser.
- **Le système limbique** s'appuie sur une architecture cérébrale sophistiquée et ancienne d'un point de vue de l'évolution. Il permet de traiter un stimulus selon deux voies, une basse, rapide et automatique, et une haute,

▶

élaborée et complexe. Cette dernière assure l'analyse logique et la mémorisation des expériences nouvelles.

- **Les réactions du système limbique** sont extrêmement puissantes car elles jouent un rôle adaptatif par rapport à l'environnement. Cependant, ces réactions peuvent se révéler disproportionnées par rapport à la réalité contemporaine et produire des effets délétères sur la santé.
- **Huit neurotransmetteurs principaux** déterminent les réactions émotionnelles, les processus d'évaluation cognitive et de raisonnement, et les schémas comportementaux. Trois d'entre eux, la dopamine, la noradrénaline et l'acétylcholine, constituent un ADN de performance optimale : motivation, focus, créativité.
- **Le fonctionnement du cerveau se démarque par une plasticité** qui permet de créer sans cesse des circuits neuronaux nouveaux. C'est ainsi qu'il s'adapte aux conditions environnementales en changement permanent, apprend, récupère et se restructure.

Quelle utilité pour gérer une équipe?

Importance des émotions dans la performance collective

- Les émotions influencent directement les comportements individuels et la dynamique collective.
- Valoriser une culture émotionnelle améliore l'écoute, la communication, et renforce la cohésion d'équipe.

Leadership empathique

- Comprendre les mécanismes émotionnels permet de piloter des équipes avec empathie.
- Un leadership éclairé favorise la résilience face aux défis et l'innovation au sein des équipes.

Rationalité et influence sociale

- La prise de décision rationnelle est un mythe : émotions, expériences et normes sociales jouent un rôle majeur.
- L'approche du *nudging* peut être utilisée pour structurer l'environnement et encourager des comportements bénéfiques.

Gestion des profils individuels

- Reconnaître les différences individuelles dans les réactions au stress et les styles émotionnels est essentiel.
- Adapter les stratégies de soutien aux besoins spécifiques des membres de l'équipe renforce leur efficacité et leur bien-être.

État de flow *et stimulation cognitive*

- Encourager des tâches qui équilibrent stimulation et faisabilité aide à éviter l'ennui et à favoriser l'état de *flow*.
- Cet état de concentration optimale maximise la productivité et la satisfaction.

Neurosciences et performance optimale

- Trois neurotransmetteurs (dopamine, noradrénaline, acétylcholine) forment l'ADN de la performance optimale : motivation, attention, et apprentissage.
- Comprendre ces mécanismes permet d'ajuster les environnements de travail pour encourager l'engagement.

Régulation émotionnelle et stress

- Les circuits émotionnels doivent être modulés pour gérer efficacement les situations stressantes.
- Former les équipes à la pleine conscience et à la réévaluation cognitive peut réduire le stress et améliorer la résilience.

Plasticité cérébrale et apprentissage continu

- Le cerveau reste adaptable, permettant d'acquérir de nouvelles compétences et de surmonter les défis.
- Favoriser des environnements apprenants permet aux équipes de s'adapter à des environnements en évolution rapide.

Références

[1] Thaler RH, Sunstein CR. Nudge : La méthode douce pour inspirer la bonne décision. Paris: Vuibert; 2010.

[2] Buzsáki G, Llinás R. Space and time in the brain. Science 2017;358:482–5.

[3] Cavenett T, Nixon RDV. The effect of arousal on memory for emotionally-relevant information : a study of skydivers. Behav Res Ther 2006;44:1461–9.

[4] Zakay D, Block RA. The role of attention in time estimation processes. Adv Psychol 1996;115:143–64.

[5] Szegedy-Maszak M. Mysteries of the mind. US News & World Report; 2005. Accès : https://faculty.fortlewis.edu/burke_b/personality/Readings/AdaptiveUnconscious.pdf.

[6] James W. The energies of men. Science 1907;25:321–32.

[7] Agid Y. Subconscience et cerveau. Conférence prononcée à l'Académie des sciences. 16 octobre; 2012.

[8] Rimé B. Le partage social des émotions. Paris: PUF; 2005.

[9] Sacharin V, Schlegel K, Scherer KR. Geneva emotion wheel rating study (report). Geneva: University of Geneva; 2012.

[10] Costa PT, McCrae RR. Revised NEO Personality Inventory (NEO PI-R) and NEO Five-Factor Inventory (NEO-FFI) professional manual. Odessa: Psychological Assessment Resources; 1992.

[11] Morawetz C, Basten U. Neural underpinnings of individual differences in emotion regulation : a systematic review. Neurosci Biobehav Rev 2024;162, 105727.

[12] Papez JW. A proposed mechanism of emotion. Arch Neurol Psychiatry 1937;38:725–43.

[13] Jeantet A. Les émotions au travail. Paris: CNRS; 2018.
[14] Salovey P, Mayer JD. Emotional intelligence. Imagin Cogn Pers 1990;9:185–211.
[15] Svoboda E. Being empathetic is easier when everyone's doing it. September 17; 2024. Accès : www.scientificamerican.com/article/being-empathetic-is-easier-when-everyones-doing-it/.
[16] Konrath S, Martingano AJ, Davis M, Breithaupt F. Empathy trends in American youth between 1979 and 2018 : an update. Soc Psychol Personal Sci 2023;16:252–65.
[17] Maiese K. Neurotransmission. Manuel MSD; 2022.
[18] de Manzano O, Cervenka S, Karabanov A, Farde L, Ullén F. Thinking outside a less intact box : thalamic dopamine D2 receptor densities are negatively related to psychometric creativity in healthy individuals. PLoS One 2010;5, e10670.
[19] Huberman A. The science of creativity & how to enhance creative innovation. Huberman Lab. Podcast 7 août 2023. Accès: www.youtube.com/watch?v=K-TW2Chpz4k.
[20] Beilock S. Choke : what the secrets of the brain reveal about getting it right when you have to. New York: Free Press; 2010.
[21] Siever LJ, Davis KL. A psychological perspective on the personality disorder. Am J Psychiatry 1991;148:1647–58.
[22] Cloninger CR, Svrakic DM, Przybeck TR. A psychobiological model of temperament and character. Arch Gen Psychiatry 1993;50:975–90.
[23] Cloninger CR. A unified biosocial theory of personality and its role in the development of anxiety states. Psychiatr Dev 1986;4:167–226.
[24] Stallings MC, Hewitt JK, Cloninger CR, Heath AC, Eaves LJ. Genetic and environmental structure of the tridimensional personality questionnaire : three or four temperament dimensions? J Pers Soc Psychol 1996;70:127–40.
[25] Cloninger CR. A systematic method for clinical description and classification of personality variants. Arch Gen Psychiatry 1987;44:573–88.
[26] Paris J. Neurobiological dimensional models of personality : a revieuw of the models of Cloninger, Depue and Siever. J Pers Dis 2005;19:156–70.
[27] Markett S, Montag C, Reuter M. Network neuroscience and personality. Personal Neurosci 2018;1, e14.
[28] Zaki J. The strategic power of hope. Harv Bus Rev 2024. December 4.
[29] Zaki J. Hope for cynics : the surprising science of human goodness. New York: Random House; 2024.
[30] Peterson SJ, Byron K. Exploring the role of hope in job performance : results from four studies. J Organ Behav 2007;28:785–803.
[31] Rand KL, Martin AD, Shea AM. Hope, but not optimism, predicts academic performance of law students beyond previous academic achievement. J Res Pers 2011;45:683–6.
[32] Salmona M. Que se passe-t-il dans le cerveau lors d'un trauma? Explications avec schémas 2020. Accès : www.memoiretraumatique.org/assets/files/v1/Articles-Dr-MSalmona/20240523-Que%20se%20passe-t-il%20dans%20le%20cerveau%20lors%20d%27un%20trauma-Explications%20avec%20sch%C3%A9mas.pdf.
[33] Kahneman D. Thinking, fast and slow. New York: Farrar, Straus and Giroux; 2011.
[34] Gawande A. The checklist manifesto : how to get things right. New York: Metropolitan Books; 2008.
[35] Davidson RJ, Maxwell JS, Shackman AJ. The privileged status of emotion in the brain. Proc Natl Acad Sci U S A 2004;101:11915–6.
[36] Fellous JM, Arbib MA. Who needs emotions? the brain meets the robot. Oxford: Oxford University Press; 2005.
[37] Sander D, Koenig O. Architecture of emotion. Cogn Sci Q 2002;2:1–20.
[38] Cosmides L, Tooby J. Evolutionary psychology and the emotions. In: Lewis M, Haviland-Jones JM, editors. Handbook of emotions. 2nd ed. New York: Guilford Press; 2000. p. 91–115.
[39] Matsumoto D, Ekman P. Emotion, consciousness, and well-being. In: Miller M, editor. The psychology of emotions : interdisciplinary perspectives. Hauppauge: Nova Science; 2009. p. 1–20.
[40] Ekman P, Levenson RW, Friesen WV. Autonomic nervous system activity distinguishes among emotions. Science 1983;221:1208–10.
[41] Ortony A, Turner TJ. What's basic about basic emotions? Psychol Rev 1990;97:315–31.
[42] Öhman A, Mineka S. Fears, phobias, and preparedness : toward an evolved module of fear and fear learning. Psychol Rev 2001;108:483–522.
[43] Calder AJ, Lawrence AD, Young AW. Neuropsychology of fear and loathing. Nat Rev Neurosci 2001;2:352–63.
[44] Sander D, Grafman J, Zalla T. The human amygdala : an evolved system for relevance detection. Rev Neurosci 2003;14:303–16.
[45] Schienle A, Schäfer A, Stark R, Walter B, Vaitl D. The insula is not specifically involved in disgust processing : an fMRI study. NeuroReport 2002;13:2023–6.
[46] Sander D, Grandjean D, Scherer KR. A systems approach to appraisal mechanisms in emotion. Neural Netw 2005;18:317–52.
[47] Siemer M, Mauss I, Gross JJ. Same situation – different emotions : how appraisals shape our emotions. Emotion 2007;7:592–600.

[48] Ellsworth PC, Scherer KR. Appraisal processes in emotion. In: Davidson RJ, Scherer KR, Goldsmith HH, editors. Handbook of affective sciences. Oxford: Oxford University Press; 2003. p. 572–95.
[49] Lazarus RS, Folkman S. Stress, appraisal, and coping. New York: Springer; 1984.
[50] Ruff CC, Fehr E. The neurobiology of rewards and values in social decision-making. Nature Rev Neurosci 2014;15:549–62.
[51] Izuma K, Saito DN, Sadato N. Processing of social and monetary rewards in the human striatum. Neuron 2008;2008(58):284–94.
[52] Eisenberger NI, Lieberman MD, Williams KD. Does rejection hurt? An FMRI study of social exclusion. Science 2003;302:290–2.

Chapitre 3

Raisonner, arbitrer, décider

Un ami physicien m'a dit un jour que, dans mon métier, je m'occupais des objets mentaux et de leur contenu subjectif.

Conformément à l'interprétation de la mécanique quantique par l'École de Copenhague (dont les représentants les plus célèbres sont Bohr et Heisenberg), la physique ne prétend pas décrire la nature profonde de la réalité, mais se limite à fournir des outils mathématiques permettant de prédire les résultats d'observations. Cette vision contraste fortement avec la physique classique, qui cherche à décrire un monde objectif, indépendant de l'observateur.

Selon Bohr, l'un des fondateurs de cette interprétation, les concepts utilisés en physique (comme « position », « vitesse », « énergie », etc.) n'ont de sens que dans le cadre des mesures effectuées. Ces concepts ne représentent pas des objets ou des propriétés intrinsèques existant indépendamment de toute observation. Autrement dit, la réalité quantique n'existe pas comme un ensemble d'objets réels et bien définis avant d'être mesurée.

La mécanique quantique ne décrit donc pas « ce qui est » dans un sens absolu, mais plutôt les relations entre les phénomènes observés. Les équations quantiques, comme la fonction d'onde, ne sont pas une image fidèle de la réalité, mais des outils mathématiques permettant de calculer les probabilités des résultats des expériences.

Le philosophe Paty considère qu'en physique, un contenu est transcrit en termes de grandeurs, de concepts et de théorie [1]. L'expérience prend la forme de la mesure pour aboutir à un résultat chiffré, qui implique les notions de grandeur et de précision. Cela ne renseigne pas sur la substance ou sur la conscience que l'on pourrait avoir du contenu de l'objet.

Les neurosciences se rapprocheraient davantage de la physique, dans la mesure où leur but est de fournir des éclairages de plus en plus pointus sur les processus biologiques et chimiques impliqués dans le raisonnement, le jugement et la prise des décisions. Mais qu'en est-il de la personnalité? Cela ouvre une nouvelle boîte de Pandore, car il faut vraiment définir ce que l'on observe.

Qui suis-je ?

L'imperfection des approches existantes de la personnalité provient non seulement d'un manque de base neuroscientifique mais sans doute aussi de la difficulté à considérer les contenus mentaux comme des propriétés émergentes du cerveau. Les propriétés sont des fonctions et non des objets réels : or, l'humain se pense et pense les autres en tant que sujets/objets mentaux qui échappent à l'observation inspirée de la physique.

Personnalité : question de tempérament ou question d'environnement ?

Savoir cerner la personnalité de son interlocuteur pour anticiper et prédire ses choix et ses réactions est le rêve de tout manager. Ce savoir-faire permettrait de relever de nombreux défis : identifier les compétences, bien recruter, constituer une équipe performante, gérer la relation avec les clients.

Les tentatives d'établir une typologie des personnalités sont bien anciennes et nombreuses, mais il est difficile de proposer une grille de lecture qui fasse consensus et qui reflète la complexité

Stratégies managériales et accompagnement dans les structures de soins

du fonctionnement humain. Les modèles de *Big Five*, de Myers-Briggs, de Cattell, l'échelle de neuroticisme d'Eysenck ne sont ni exhaustifs ni exempts d'erreurs de casting potentiellement dommageables pour l'entreprise (encadré 3.1 et tableau 3.1). Or, celle-ci cherchant à rationaliser la dimension humaine, les outils offrant un éventail d'emplois théâtraux sont privilégiés. Tel qu'il existe actuellement dans de nombreuses entreprises, le *profilage* ressemble à une synthèse un peu bancale de qualités requises pour un poste et de caractéristiques du candidat, criblé de biais qui faussent la passation. Du côté du candidat, que fait-on de la désirabilité sociale, objectif facile à atteindre avec un peu d'entraînement ? Du côté du recruteur, que fait-on des profils vagues ressemblant davantage à un horoscope ambigu et flatteur, censé rassurer les professionnels ?

Forer a mené une expérimentation en 1948, en faisant passer un test de personnalité à ses étudiants. Une fois les tests complétés, le psychologue a soumis aux participants un profil identique en

Encadré 3.1

Les principaux modèles de personnalité en quelques mots

Modèle Big Five : cinq grands traits de personnalité

C'est l'une des théories les plus acceptées en psychologie pour décrire la personnalité à partir de cinq dimensions fondamentales :

- ouverture à l'expérience (O) : curiosité intellectuelle, créativité, goût pour la nouveauté ;
- conscienciosité (C) : sens de l'organisation, discipline, rigueur ;
- extraversion (E) : sociabilité, énergie, assertivité ;
- agréabilité (A) : gentillesse, empathie, coopération ;
- neuroticisme (N) : tendance à ressentir des émotions négatives comme l'anxiété et la dépression.

Pourquoi c'est important ?

Le modèle Big Five est utilisé pour évaluer la personnalité de manière nuancée et continue, permettant d'identifier les forces et faiblesses individuelles.

Limites

- **Manque de profondeur clinique** : ce modèle décrit des **dimensions générales**, mais ne prend pas en compte les **aspects plus spécifiques de la personnalité**, comme les motivations ou les valeurs.
- **Simplification excessive** : certains psychologues estiment que réduire la personnalité à **cinq dimensions** est trop simpliste et ignore les nuances individuelles.
- **Influence culturelle** : les résultats du Big Five peuvent varier selon les cultures, ce qui pose la question de l'**universalité des traits de personnalité**.

Modèle de Myers-Briggs (MBTI) : 16 types de personnalité

Le Myers-Briggs Type Indicator (MBTI) repose sur les travaux de Jung et distingue la personnalité selon quatre axes principaux :

- extraversion (E) vs introversion (I) : orientation vers le monde extérieur ou intérieur ;
- sensation (S) vs intuition (N) : préférence pour les faits concrets ou les idées abstraites ;
- pensée (T) vs sentiment (F) : décision fondée sur la logique ou les émotions ;
- jugement (J) vs perception (P) : préférence pour la structure ou la spontanéité.

Ces axes combinés forment 16 types de personnalité, tels que INTJ ou ESFP.

Pourquoi c'est important ?

Le MBTI est largement utilisé dans le milieu professionnel et en coaching pour mieux comprendre les comportements et les préférences individuelles.

Limites

- **Validité scientifique contestée** : de nombreuses études ont montré que le MBTI **manque de validité empirique**. Les catégories sont jugées trop rigides et artificielles.
- **Fiabilité faible** : les résultats peuvent **varier avec le temps**, ce qui signifie qu'une personne peut obtenir un type différent lors de tests répétés.

▶

• **Absence de dimension négative** : contrairement au Big Five, le MBTI ne prend pas en compte les **traits négatifs** de la personnalité, ce qui limite sa capacité à prédire certains comportements (comme l'anxiété ou la névrose).

Modèle de Cattell : 16 facteurs de personnalité

Cattell a développé un modèle de personnalité axé sur 16 traits fondamentaux, appelés facteurs primaires, qui permettent de décrire la complexité de la personnalité humaine, par exemple :

- chaleur (chaleureux vs réservé) ;
- stabilité émotionnelle (calme vs anxieux) ;
- dominance (assertif vs soumis) ;
- raison vs intuition (pragmatique vs créatif) ;
- perfectionnisme (organisé vs désordonné).

Cattell a également distingué les traits de surface (facilement observables) des traits de source (profonds et stables).

Pourquoi c'est important ?

Ce modèle a influencé de nombreuses échelles de mesure de la personnalité et est à la base d'outils psychométriques modernes.

Limites

• **Complexité excessive** : avec ses **16 facteurs primaires**, le modèle de Cattell est parfois jugé **trop complexe et difficile à interpréter**.

• **Difficulté de réplication** : certaines études ont eu du mal à **répliquer les 16 facteurs initiaux** de Cattell, ce qui remet en question la robustesse de son modèle.

• **Orientation trop descriptive** : le modèle se concentre davantage sur la **description** des traits que sur l'**explication** des causes sous-jacentes des comportements.

Échelle de neuroticisme d'Eysenck : stabilité émotionnelle

Le psychologue Eysenck a développé un modèle centré sur trois grands traits de personnalité, dont le plus célèbre est le neuroticisme. Il décrit la stabilité émotionnelle ou la tendance à ressentir des émotions négatives, avec trois dimensions principales :

- neuroticisme (N) : niveau d'anxiété, de nervosité, de susceptibilité émotionnelle ;
- extraversion (E) : sociabilité, énergie, besoin de stimulation sociale ;
- psychoticisme (P) : tendance à l'agressivité, à l'impulsivité et à l'anticonformisme.

Pourquoi c'est important ?

Cette échelle est utilisée pour évaluer la vulnérabilité émotionnelle, un indicateur important pour la santé mentale.

Limites

• **Réductionnisme** : Eysenck réduit la personnalité à **trois dimensions**, ce qui est jugé **insuffisant pour capturer toute la complexité** de la personnalité humaine.

• **Problème d'interprétation du psychoticisme** : ce trait est controversé car il englobe des comportements très divers (créativité, impulsivité, agressivité) qui peuvent être mal interprétés.

• **Influence biologique exagérée** : Eysenck attribue une part importante des traits de personnalité à des **facteurs biologiques innés**, ce qui sous-estime l'**influence de l'environnement et de l'éducation**.

Tableau 3.1. Comparaison des limites des principaux modèles de personnalité.

Modèle	Critiques principales
Big Five	Manque de profondeur clinique, simplification excessive, influence culturelle
Myers-Briggs Type Indicator (MTBI)	Validité scientifique contestée, faible fiabilité, absence de traits négatifs
Modèle de Cattell	Complexité excessive, difficulté de réplication, orientation descriptive
Échelle d'Eysenck	Réductionnisme, interprétation problématique du psychoticisme, accent excessif sur la biologie

guise de résultat. À sa grande surprise, les participants se sont reconnus dans ce profil qu'il avait copié à partir d'un horoscope vaguement élogieux et légèrement critique. Grâce à ce que les psychologues appellent le « biais de confirmation », la plupart des étudiants se sont reconnus dans les éléments positifs, en ignorant les éléments négatifs ou trop spécifiques. Ils ont ensuite conclu qu'il s'agissait d'une évaluation précise de leurs traits de personnalité particuliers.

Les modèles listés dans l'encadré 3.1 relèvent soit de la *théorie des types*, soit de la *théorie des traits*, et abordent les caractéristiques psychologiques des individus dans une approche respectivement qualitative ou quantitative. Par exemple, l'introversion et l'extraversion sont, dans la théorie des types, deux catégories fondamentalement distinctes, alors que dans la théorie des traits, elles représentent les deux pôles d'un même continuum sur lequel de nombreuses personnes se distribuent.

La plupart des classifications ne sont pas fondées sur une base neuroscientifique, sans doute parce que cette base ne permet pas de définir la conscience de soi. Celle-ci, tout comme une série de phénomènes psychiques, se pense comme un contenu, un objet psychique et non simplement comme un processus.

On sait à quel point l'intelligence collective et une synergie d'efforts fournis par le groupe sont bénéfiques pour l'innovation et l'épanouissement d'une entreprise. Comment favoriser cette synergie ? La réponse paraît évidente : il est nécessaire de rechercher la complémentarité des profils de personnalité. Là encore, il est séduisant de privilégier un modèle explicatif qui se calerait sur des prototypes littéraires et cinématographiques. Dans l'exemple mondialement connu du roman *Les Trois Mousquetaires*, porté sur les écrans à de multiples reprises, il est fascinant de constater que les personnages incarnent des vertus et des philosophies si différentes qu'ils forment une équipe complémentaire. Les traits distincts de chaque personnage semblent contribuer de manière unique à leur force collective, reflétant un équilibre entre l'hédonisme, la casuistique, le stoïcisme et l'utilitarisme. La synthèse de ces philosophies à travers d'Artagnan crée une perspective intrigante sur la valeur des actions et leurs implications dans une dynamique de groupe.

● Les quatre téméraires de Dumas

Un personnage qui semble contemplatif, restant souvent dans un coin tranquille à observer tout ce qui l'entoure d'un œil perspicace, peut évoquer Athos. Avec son air de sagesse réservée, choisissant ses mots et ses actions de manière réfléchie, son comportement reflète une nature stoïque, montrant sa force par sa résistance intérieure plutôt que par des expressions ostensibles.

Une personne à la présence vibrante et extravertie, le boute-en-train du bureau, respirant la confiance et l'enthousiasme, toujours prête à s'engager dans des activités sociales et à donner un coup de main fait penser à Porthos. Son apparence peut laisser transparaître un certain flair pour la mode, un goût pour le luxe et l'indulgence. Cette personne n'est peut-être pas si fine mais sa loyauté ne connaît pas de limites, et il est toujours possible de compter sur elle en cas de coup dur.

Diplomate né, Aramis s'adapte sans effort à divers cercles sociaux, menant des conversations avec finesse et grâce. Il a un certain charme et une certaine sophistication, conservant une aura énigmatique. Ses manières sont calculées et raffinées, cachant des motifs plus profonds sous un extérieur poli.

Finalement, quelqu'un de pragmatique et d'orienté vers l'action, démontrant une volonté de prendre les choses en main lorsque c'est nécessaire, mais s'épanouissant également au sein d'un groupe très uni évoque d'Artagnan. Il se montre loyal et dévoué à l'égard de sa communauté ou de son équipe, valorisant le succès collectif plutôt que le gain personnel. Son comportement suggère un mélange de détermination et d'adaptabilité, prêt à défendre ce qu'il croit être le mieux pour le groupe.

Le génie des Mousquetaires consiste en le fait qu'ils reprennent les caractéristiques des meilleures équipes du monde de l'entreprise. Ce n'est pas par hasard qu'une enseigne de distribution bien connue a repris ce quartet emblématique pour en faire son image de marque. Chaque membre possède une force ou une compétence unique et spécifique dans laquelle il excelle. Leurs approches et leurs personnalités sont différentes et parfois opposées. Bien qu'ils ne s'entendent pas toujours, lorsqu'ils mettent leurs efforts en commun, ils laissent leurs différences de côté et font équipe.

Pourquoi la complémentarité et la diversité des profils sont-elles aussi importantes ? Le fait de travailler au sein d'une même équipe partageant les mêmes idées peut endormir la créativité. C'est le *biais de conformisme*, encore appelé « effet Asch », qui définit une tendance à agir et à penser comme les autres, ce qui renforce aussi le sentiment d'appartenance et diminue la peur de rejet.

Diversité, critique, créativité : quel lien ?

Le travail en équipe peut plonger les cerveaux dans un état d'autocomplaisance collective, diminuant ainsi les performances et décourageant les chances d'innovation. La perversité de l'effet équipe est soulignée par l'échec de la fameuse méthode de *brainstorming* proposée par Osborn en 1948. L'idée centrale du processus de brainstorming créatif était l'absence de critique. Ainsi, on croyait pendant longtemps que si les participants craignaient que leurs idées soient ridiculisées par le groupe, le processus échouait. Or, les recherches ont toujours montré que les groupes de brainstorming trouvent beaucoup moins d'idées que le même nombre de personnes qui travaillent seules et mettent ensuite leurs idées en commun [2].

La complexité croissante des connaissances signifie que les gens doivent soit travailler ensemble, soit échouer seuls. Si le non-jugement semble être une stratégie contre-productive, le débat et la critique n'inhibent pas les idées mais, au contraire, les stimulent par rapport à toutes les autres conditions. Les études montrent que les groupes de brainstorming sont légèrement plus performants que ceux ne recevant aucune instruction, mais que les équipes soumises au débat sont de loin les plus créatives. En moyenne, elles génèrent près de 20 % d'idées en plus. Et après la dissolution des équipes, les *brainstormers* et les personnes n'ayant reçu aucune consigne produisent en moyenne trois idées supplémentaires, versus sept pour les débatteurs.

La dissidence stimule les nouvelles idées parce qu'elle encourage à s'intéresser davantage au travail des autres et à réévaluer les points de vue. D'une certaine manière, le pouvoir de la dissidence est le pouvoir de la surprise. Après avoir entendu quelqu'un crier une réponse erronée, on cherche à la comprendre, ce qui amène à réévaluer les hypothèses initiales et à essayer de nouvelles perspectives. Cette approche critique n'est possible qu'en cas de diversité de profils.

Dans un contexte de coopération, la critique peut stimuler la créativité, alors que dans un contexte de compétition ou d'opposition, elle devrait être interdite. La critique permet de creuser sous la surface de l'imagination et de trouver des idées collectives qui ne sont pas prévisibles. Reconnaître l'importance de perspectives contradictoires dans un groupe soulève la question de savoir quels types de personnes travaillent le mieux ensemble.

Même s'il n'est pas simple de mettre en évidence les manifestations de la personnalité, les chercheurs en sciences cognitives ont récemment corrélé les résultats de tests avec l'imagerie cérébrale. Par exemple, des études ont comparé les différences anatomiques entre les cerveaux des introvertis et des extravertis pour expliquer pourquoi leurs systèmes de récompense réagissaient différemment (encadré 3.2). Deux études importantes ont révélé que les introvertis possédaient une matière grise plus importante et plus épaisse dans le CPF – la région du cerveau impliquée dans la pensée abstraite et la prise de décision [3, 4]. Cette densité accrue suggère qu'ils peuvent mobiliser davantage de ressources neuronales pour la réflexion et la planification. À l'inverse, les extravertis présentent une matière grise plus fine dans cette zone, et manifestent une tendance à vivre davantage dans l'instant présent, à rechercher les stimulations sociales, les défis et la prise de risques. Ces comportements sollicitent davantage des structures cérébrales comme l'amygdale et le noyau accumbens, associés aux émotions et au système de récompense.

En résumé, la distinction entre **extraversion et introversion** est plus complexe qu'une simple opposition binaire. Ces sous-types permettent de mieux comprendre les nuances dans les comportements humains, et pourraient expliquer pourquoi certaines personnes introverties ou extraverties ne se comportent pas de manière stéréotypée. Ces différences internes sont aussi le reflet de **facteurs neurobiologiques sous-jacents**, qui influencent la manière dont les individus réagissent aux interactions sociales et recherchent des récompenses.

Les résultats de ces recherches aident à en apprendre davantage sur le noyau neuronal des émotions au quotidien et démontrent que les gens sont plus en phase avec leurs émotions que ce que l'on pense. Il n'est cependant pas encore clair si ces différences portent un caractère inné ou acquis.

Chez les personnes fortement extraverties, la matière grise est donc plus fine, ce qui peut suggérer qu'au lieu de passer du temps à contempler, les extravertis préfèrent vivre dans le mouvement, une approche qui utilise plutôt le réseau de l'expérience directe. La contemplation renvoie, quant à elle, au réseau du mode par défaut (encadré 3.3).

Encadré 3.2

Extraversion toute en nuances

Des études récentes en neurosciences suggèrent que les différences dans la matière grise du cerveau pourraient être associées à l'existence de sous-types distincts d'extraversion et d'introversion. Selon les travaux de Grodin et White, de l'Université Brown, il ne suffit pas de séparer les individus en simples catégories d'introvertis et d'extravertis [3]. Chaque grand type de personnalité pourrait être subdivisé en profils plus spécifiques qui présentent des différences significatives en termes de motivation, de comportement et de structure cérébrale.

Ainsi, les introvertis ne constituent pas un groupe homogène. Grodin et White identifient plusieurs sous-types d'introversion, chacun ayant des caractéristiques spécifiques :

• introvertis sociaux : ils préfèrent les petits groupes ou la solitude, mais n'éprouvent pas nécessairement d'anxiété sociale ;

• introvertis penseurs : ils se caractérisent par une tendance à l'introspection, à la réflexion intérieure et à la créativité mentale ;

• introvertis anxieux : ils évitent les interactions sociales en raison de peurs ou d'inquiétudes, même en l'absence de menace réelle ;

• introvertis restrictifs : ils adoptent un comportement réservé et se montrent prudents dans leurs actions et leurs paroles.

Les auteurs soulignent que ces sous-types ne sont pas de simples catégories comportementales. Ils pourraient correspondre à des différences mesurables dans certaines structures cérébrales, notamment dans les régions associées à la régulation des émotions, à la recherche de récompenses et à la gestion du stress. Cela signifie que les variations au sein d'une même catégorie (introvertis ou extravertis) pourraient être tout aussi importantes que celles qui existent entre les deux grandes catégories elles-mêmes.

Chez les extravertis, les chercheurs distinguent notamment deux sous-types :

• extravertis agentiques : ils sont motivés par la recherche de succès, de pouvoir et d'accomplissement personnel. Ils tendent à être assertifs, compétitifs et orientés vers les objectifs. L'extraversion agentique est associée à l'attitude « fonceuse », c'est-à-dire une personne plus affirmée, persistante et axée sur la réussite ;

• extravertis affiliés : ils privilégient la connexion sociale, l'amitié et les relations affectives. Leur extraversion est davantage centrée sur les interactions positives avec les autres. L'extraversion affiliée est émotionnellement chaleureuse et douée pour briser la glace.

Là encore, les résultats de l'étude ont révélé que tout cela n'était qu'une question de matière grise. Tous les extravertis avaient un plus grand volume dans le cortex orbitofrontal médial – la région du cerveau située entre les yeux. Ceux qui se sont identifiés comme extravertis agentiques n'ont montré aucune augmentation de la matière grise dans les autres régions du cerveau. Cependant, les personnes qui s'identifiaient à l'extraversion agentique présentaient un volume plus important dans d'autres zones, notamment les gyrus parahippocampique gauche, cingulaire gauche, caudé gauche et précentral gauche chez les hommes et les femmes, ainsi que le noyau accumbens droit chez les hommes mais pas chez les femmes. En d'autres termes, le noyau accumbens droit est impliqué dans le système de récompense du cerveau, et les autres parties aident à identifier les récompenses et à y amener.

Le réseau du mode par défaut est surtout connu pour être actif pendant la rêverie diurne et l'errance mentale. Il s'active immédiatement lorsqu'une tâche est terminée. Si ce réseau est fortement impliqué dans le traitement des états émotionnels propres, la conscience de l'identité personnelle et la planification de l'avenir, ainsi que dans la perception de l'esthétique, il joue également un rôle important dans l'émergence des sentiments négatifs, des ruminations et des inquiétudes.

Que l'individu soit introverti ou extraverti, il recherche des récompenses. La différence réside dans les sources qui procurent ces récompenses. Les conclusions d'une étude de l'Université de Cornell sur les extravertis et les introvertis suggèrent que les extravertis se procurent une récompense de leur environnement immédiat, tandis que, pour les introvertis, c'est leur monde interne et leurs pensées qui pourvoient le maximum de satisfaction [5].

Dopamine et acétylcholine : deux « jus de choc »

Il est notoire que les extravertis aiment l'action tandis que les introvertis optent plus volontiers pour le calme. Cette différence pourrait être due à deux substances chimiques puissantes présentes dans le cerveau : la dopamine et l'acétylcholine, des « jus de choc » qui ont un impact considérable sur le comportement.

La dopamine procure des bouffées de satisfaction immédiates et intenses lorsque l'on agit rapidement, prend des risques et recherche la nouveauté. L'acétylcholine récompense également, mais ses effets sont plus subtils : elle rend détendu et satisfait, mais alerte. Olsen Laney affirme que les extravertis sont moins sensibles à la dopamine, ils en ont donc davantage besoin pour se sentir heureux [6]. Plus ils parlent, bougent et socialisent, plus ils ressentent les effets agréables de la dopamine. Lors des interactions sociales ou des expériences nouvelles, les introvertis se retrouvent rapidement dans une situation de surstimulation. En revanche, lorsqu'ils se concentrent sur une activité calme comme la lecture ou le dialogue avec un seul interlocuteur, ils ressentent une sensation de bonheur si douce que les extravertis l'enregistrent à peine : il s'agit de l'effet de l'acétylcholine.

Une autre différence entre les introvertis et les extravertis concerne le système nerveux qui fonctionne « en double face » : le système sympathique, qui déclenche la réponse « combat, fuite ou paralysie », et le système parasympathique, qui est responsable du mode « repos et digestion ».

Freiner ou accélérer ?

En d'autres termes, le système sympathique revient à appuyer sur la pédale d'accélérateur : l'adrénaline est libérée, le glucose dynamise les muscles et l'oxygène augmente. Les zones du cerveau qui contrôlent une pensée prudente et mesurée sont désactivées, bien que la dopamine augmente la vigilance à l'arrière du cerveau. Le système parasympathique revient à appuyer sur les freins : les muscles se détendent, l'énergie est stockée, la nourriture est métabolisée, alors que l'acétylcholine augmente la vigilance et le flux sanguin vers l'avant du cerveau. Deux versants sont nécessaires pour fonctionner, mais en fonction de sa personnalité, l'individu en privilégie un pour se sentir bien.

Encadré 3.3

Réseau du mode par défaut : c'est où ?

Ce réseau désigne des régions cérébrales activées lorsque l'individu n'est pas focalisé sur le monde extérieur et lorsque son cerveau est au repos mais reste actif. Ce réseau impliquerait le *hub* associé aux pensées centrées sur soi : le cortex cingulaire postérieur, le CPF médian, le gyrus angulaire. Par ailleurs, il inclut un sous-système dorsal médial avec, en plus, le lobe temporal latéral et antérieur et la jonction temporopariétale, activé quand on pense aux autres. Enfin, y intervient un sous-système temporal médian associant l'hippocampe, le cortex rétrosplénial et le lobe pariétal postérieur inférieur, lié à la mémoire autobiographique et aux projections dans le futur. La substance blanche, composée d'axones myélinisés, permet la connexion entre les différentes zones du cerveau en assurant la transmission des informations entre les neurones.

Les introvertis ont tendance à analyser plus en profondeur les stimuli externes car leur cerveau utilise un circuit neuronal plus long reposant sur l'acétylcholine. Lorsqu'un extraverti reçoit une information provenant de son environnement – comme une voix ou une image sur un écran –, celle-ci est rapidement traitée via des zones cérébrales à réponse rapide, responsables des sens tels que la vue, le toucher ou l'ouïe.

En revanche, chez les introvertis, l'information emprunte un chemin plus complexe, traversant plusieurs régions cérébrales impliquées dans la réflexion, la mémoire et le traitement interne. Cela explique pourquoi ils ont souvent besoin de plus de temps pour formuler leurs pensées, réagir ou prendre des décisions. Leur cerveau est simplement occupé à explorer plus de connexions internes avant de produire une réponse.

Ce fonctionnement n'est ni une faiblesse ni un défaut, mais une approche plus réfléchie du traitement de l'information.

Voie de l'acétylcholine

Ce parcours implique notamment le cortex insulaire avant droit associé à l'empathie, à l'introspection et à la signification des émotions. C'est aussi la zone du cerveau qui remarque les erreurs. Par ailleurs, ce sont aussi l'aire de Broca, qui planifie la parole et active le discours intérieur et les lobes avants droit et gauche, qui sélectionnent des idées et planifient des actions. Ces zones développent également les attentes et évaluent les résultats. Finalement, l'hippocampe gauche, qui marque les choses comme étant « personnelles » et stocke les souvenirs à long terme, est également associé.

Même si l'on change avec le temps, un introverti aura toujours une préférence générale pour la solitude et le calme. Cela ne veut pas dire qu'un introverti n'appréciera jamais une fête ou qu'il ne recherchera jamais d'expériences nouvelles et passionnantes. Cela ne signifie pas non plus que les extravertis ne profiteront jamais de la paix qui accompagne la solitude : il est toujours possible de choisir ce que l'on fait. Et, fait intéressant, avec l'âge, chacun devient plus introverti.

Extraverti versus introverti : au-delà des apparences sociales

Les traits de personnalité d'extraversion et d'introversion façonnent en profondeur non seulement les comportements sociaux, mais aussi les mécanismes cognitifs, émotionnels et décisionnels des individus. Ces deux pôles de la personnalité, bien que souvent simplifiés dans le langage courant, renvoient à des tendances durables qui influencent la manière dont les personnes interagissent avec leur environnement, traitent l'information, expriment leurs émotions, et structurent leurs pensées.

Les extravertis sont généralement perçus comme des individus expressifs, enthousiastes, tournés vers l'extérieur, recherchant activement les stimulations sociales et les expériences nouvelles. À l'inverse, les introvertis tendent à être plus discrets, à privilégier les environnements calmes, et à puiser leur énergie dans la réflexion intérieure plutôt que dans l'interaction. Ces différences ne relèvent pas uniquement de styles de communication ou de préférences sociales : elles s'inscrivent dans des dynamiques cognitives et affectives distinctes. Par exemple, les introvertis ont souvent un rythme de traitement de l'information plus lent, mais plus approfondi, tandis que les extravertis ont une propension à la réaction rapide et à la prise de décision dans l'action.

Ces caractéristiques personnelles deviennent particulièrement saillantes dans le cadre professionnel, où la performance, la communication et la collaboration sont continuellement observées et évaluées. Or, c'est précisément dans ces contextes que les jugements sociaux biaisés peuvent se manifester.

Stéréotypes culturels et perceptions professionnelles

Dans de nombreuses cultures organisationnelles, notamment en Occident, l'extraversion est valorisée comme un indicateur de leadership, de charisme et de compétence. Cette norme implicite influence la manière dont les individus sont évalués, recrutés et promus. Une étude récente a mis en lumière l'ampleur de ces biais à travers le prisme du modèle du contenu des stéréotypes, un cadre théorique bien établi en psychologie sociale qui postule que nos jugements sur les groupes sociaux reposent principalement sur deux dimensions : la chaleur (bienveillance, sociabilité) et la compétence (capacité, intelligence perçue) [7].

Les chercheurs ont mené trois études indépendantes dans des contextes professionnels variés pour analyser comment les introvertis et les extravertis étaient perçus selon ces deux dimensions. De manière constante, les participants ont attribué aux extravertis des scores significativement plus élevés en termes de chaleur et de compétence, quelles que soient leurs propres caractéristiques de personnalité. Les introvertis, à l'inverse, ont été perçus comme plus froids et moins compétents – un jugement infondé mais très répandu, reposant davantage sur le style de communication visible que sur des résultats mesurables.

Ce phénomène de stéréotypage peut avoir des effets concrets et délétères. Les employés introvertis peuvent être marginalisés dans les processus d'évaluation, moins sollicités pour des postes à responsabilité, ou sous-estimés dans leur potentiel de contribution. Cette dévalorisation implicite peut entraîner un stress professionnel accru, un sentiment d'inadéquation et une baisse de l'estime de soi. Elle souligne la nécessité urgente pour les organisations de former les évaluateurs aux biais liés à la personnalité et de promouvoir des environnements de travail dans lesquels les différentes formes d'intelligence relationnelle et cognitive sont valorisées.

Préférences cognitives : pensée versus sentiment

Une autre étude complémentaire s'est intéressée à la manière dont les traits d'extraversion et d'introversion se lient aux préférences cognitives, en s'appuyant sur le modèle des types psychologiques développés par Jung et popularisé par le MBTI [8].

Les chercheurs ont tenté de vérifier s'il existait une correspondance entre la polarité introversion/extraversion et les préférences cognitives pour la pensée (*thinking*) ou le sentiment (*feeling*), deux dimensions qui reflètent la manière dont les individus prennent leurs décisions : l'une fondée sur des critères logiques, impersonnels et objectifs, l'autre sur des valeurs, l'harmonie sociale et l'impact émotionnel.

L'analyse des données a révélé une corrélation positive modérée entre introversion et préférence pour la pensée, ainsi qu'entre extraversion et préférence pour le sentiment. Autrement dit, les individus introvertis sont plus susceptibles de privilégier des raisonnements logiques et analytiques dans leurs prises de décision, tandis que les extravertis tendent à intégrer plus fortement des considérations émotionnelles et relationnelles.

Ces résultats offrent un éclairage précieux sur les différences cognitives sous-jacentes entre les deux profils. Ils permettent notamment de mieux comprendre pourquoi les introvertis peuvent exceller dans des contextes nécessitant concentration, rigueur analytique ou prise de recul, alors que les extravertis se montrent particulièrement efficaces dans des situations sociales complexes, où l'intelligence émotionnelle et l'intuition relationnelle jouent un rôle central.

Différences de communication et dynamique d'équipe

Les différences entre introversion et extraversion ne se limitent pas à la manière de penser ou de ressentir : elles ont également un impact direct sur la façon dont les individus communiquent dans un contexte professionnel. Ce point est essentiel car la communication interpersonnelle est au cœur de la collaboration, de la gestion des conflits et de l'efficacité collective.

Une étude originale et récente a cherché à analyser les différences de communication entre introvertis et extravertis dans des milieux de travail [9]. Cette recherche visait à comprendre comment ces deux profils interagissent dans un environnement professionnel et comment leurs styles de communication influencent la performance.

Les résultats ont confirmé certaines tendances déjà identifiées dans des contextes occidentaux : les extravertis sont plus enclins à s'exprimer ouvertement, à initier les conversations et à rechercher des interactions sociales fréquentes et élargies. Ils ont une plus grande facilité à prendre la parole dans des réunions de groupe et à établir des liens spontanés avec leurs collègues. Ces qualités peuvent être perçues comme des signes de leadership ou de dynamisme, ce qui les rend visibles et souvent valorisés dans des cultures professionnelles fondées sur la prise de parole et la réactivité.

En revanche, les introvertis privilégient des interactions plus restreintes, souvent en tête-à-tête, et sont perçus comme de très bons auditeurs. Leur communication est plus mesurée, plus réfléchie, et souvent plus stratégique. Ils ne cherchent pas à dominer les échanges, mais interviennent lorsqu'ils estiment pouvoir apporter une contribution pertinente. Ce style plus retenu est parfois interprété à tort comme un manque d'engagement ou de confiance, alors qu'il s'agit en réalité d'un mode de communication plus introspectif et analytique.

Ce que l'étude d'Abed met en lumière, c'est l'impact concret de ces différences sur la performance d'équipe. Les extravertis, s'ils sont trop dominants, peuvent sans le vouloir inhiber la parole des autres et réduire la diversité des idées. À l'inverse, dans un environnement qui valorise l'écoute et la qualité des échanges, les introvertis créent souvent un climat de sécurité psychologique, propice à l'émergence d'idées innovantes et à une collaboration en profondeur.

Ces conclusions renforcent l'idée selon laquelle il est essentiel que les organisations reconnaissent et intègrent ces divers styles de communication. La performance collective ne repose pas sur l'homogénéité des profils, mais sur la complémentarité des approches relationnelles, qu'elles soient expansives ou introspectives. Il s'agit donc non seulement de combattre les stéréotypes, mais aussi de repenser les méthodes de collaboration pour qu'elles permettent à chacun d'exprimer son potentiel, quelle que soit sa manière d'interagir avec les autres.

Pour un manager, il est important de savoir que les introvertis ont besoin de solitude et de temps de repos, tandis que les extravertis ont tendance à s'agiter s'ils restent trop longtemps sans interaction sociale. L'exemple des plateformes *open space* où les introvertis se créent des espaces interstitiels protecteurs par tout moyen et où les extravertis naviguent librement est devenu un grand classique (encadré 3.4).

Quels sont les points clés qu'un manager doit retenir pour mieux organiser son équipe et bien répartir les tâches et les rôles ? Le tableau 3.2 propose d'assembler ces points selon les profils d'introversion/extraversion spécifiques.

Encadré 3.4

Open space : pour le meilleur et pour le pire

Le passage des équipes sur les plateformes de travail en *open space* suscite traditionnellement des débats et nécessite d'un point de vue légal une étude précise réalisée par un architecte pour faire respecter les normes, notamment par rapport au niveau sonore. En pratique, il suffit d'un passage dans un bureau en *open space* pour observer des comportements radicalement opposés qu'adoptent les extravertis et les introvertis. Les premiers changent volontiers de place, se montrent très sociables, font des va-et-vient à longueur de journée. Les seconds choisissent des postes le dos au mur, échafaudent des bannières et des piles de dossiers, se cachent derrière un portemanteau ou passent leur journée avec un casque : tous les moyens sont bons pour créer un espace interstitiel et pouvoir se concentrer dans un environnement sujet à un excès de stimuli. Les salles de réunion en mode bocal de verre ou les pratiques de *flex office* destinées à optimiser les loyers deviennent une double peine pour les introvertis qui risquent réellement de voir leur performance impactée dans ces conditions.

Tableau 3.2. Répartition des tâches en fonction des profils de personnalité.

Sous-type	Tâches/rôles recommandés	Stratégies de gestion optimales	Types de projets à éviter
Introverti			
Social	Privilégier les tâches nécessitant la concentration et la réflexion individuelle Animer des réunions en petits groupes ou en tête-à-tête	Créer des espaces de travail calmes et privés Préférer les réunions courtes et ciblées pour éviter la fatigue sociale	Projets requérant une forte exposition publique ou une grande improvisation
Penseur	Confier des projets nécessitant une réflexion stratégique, l'analyse des données et la planification à long terme Favoriser les sessions de feedback en tête-à-tête	Encourager l'introspection et la recherche d'idées innovantes Laisser du temps pour la réflexion avant les réunions	Tâches répétitives ou purement exécutives, sans réflexion créative
Anxieux	Donner des responsabilités bien définies et claires, avec des instructions précises Offrir un environnement calme et rassurant	Réduire les sources d'anxiété dans l'environnement de travail Offrir un soutien moral régulier et éviter les situations conflictuelles	Missions à forte charge émotionnelle ou nécessitant une grande autonomie sociale
Restrictif	Attribuer des tâches qui requièrent de la précision et de la rigueur Favoriser un rythme de travail prévisible et éviter les situations imprévues	Structurer le travail avec des processus clairs et prévisibles. Éviter les interruptions fréquentes	Projets imprévisibles ou nécessitant des prises de décision rapides
Extraverti			
Agentique	Confier des rôles de leadership dans des projets compétitifs ou axés sur la performance Motiver avec des objectifs ambitieux et des récompenses tangibles	Favoriser les discussions ouvertes et les débats d'idées Stimuler la motivation avec des défis et des objectifs mesurables	Missions qui nécessitent une écoute passive ou une faible reconnaissance sociale
Affilié	Attribuer des rôles centrés sur la gestion des relations, la médiation et la facilitation des interactions sociales Idéal pour briser la glace et motiver l'équipe	Créer un environnement collaboratif et chaleureux Encourager les interactions positives et le partage des idées	Tâches trop techniques ou solitaires, sans interaction sociale

Le monde des affaires n'est pas le seul à se trouver à l'affût du candidat parfait. Les plateformes de rencontres amoureuses ont inspiré Fischer, psychiatre et chercheuse attachée à l'Institut Kinsey et à l'Université Rutgers, à travailler sur les systèmes cérébraux qui régissent la personnalité humaine, l'attirance et l'amour. Le questionnaire qu'elle avait mis au point pour aider les gens à s'entendre sur le plan amoureux pouvait s'appliquer à la compréhension des relations familiales, amicales et professionnelles. Ce test repose sur la compréhension de la chimie du cerveau. Chacun a deux aspects de sa personnalité qui sont en interaction constante : la culture (ce que l'éducation apprend à croire, à faire et à dire) et le tempérament (qui provient de la biologie, des gènes, des hormones et des neurotransmetteurs). Fischer a choisi d'étudier le tempérament (encadré 3.5).

Encadré 3.5

Chimie du tempérament

En effet, quatre systèmes biologiques – dopamine/noradrénaline, sérotonine, testostérone et œstrogènes/ocytocine – sont chacun liés à un ensemble particulier de traits de personnalité.

- Les personnes qui expriment certains gènes du système dopaminergique ont tendance à être curieuses, créatives, spontanées, énergiques et mentalement flexibles. Elles prennent des risques et recherchent la nouveauté.
- Celles qui ont une activité sérotoninergique élevée sont plus sociables, plus désireuses d'appartenir à un groupe. Elles sont assez traditionnelles dans leurs valeurs et moins enclines à l'exploration.
- Les personnes influencées par le système de la testostérone se distinguent par un esprit tranchant, une attitude directe, une prise de décision rapide, un scepticisme prononcé et une grande assurance. Elles ont tendance à être douées pour ce qui est appelé systèmes fondés sur des règles : ingénierie, informatique, mécanique, mathématiques et musique. Chez ces personnes, l'activité cérébrale est la plus élevée dans les zones liées à la perception visuelle et dans les zones construites par la testostérone fœtale.
- Les personnes qui s'expriment à travers le système œstrogènes/ocytocine ont tendance à être intuitives, imaginatives, confiantes, empathiques et à penser à long terme en fonction du contexte. Elles sont également sensibles aux sentiments des autres et possèdent généralement de bonnes aptitudes verbales et sociales. Ces personnes présentent une plus grande activité dans les neurones miroirs liés à l'empathie et dans d'autres régions cérébrales construites par l'œstrogène fœtal.

Fischer porte un regard critique sur les échelles telles que Myers-Briggs, car celles-ci ne s'appuient pas sur les neurosciences (cf. encadré 3.1). En réalité, l'échelle Myers-Briggs mesure huit aspects : l'extraversion par rapport à l'introversion, l'intuition par rapport à la perception, la pensée par rapport au sentiment, et le jugement par rapport à la perception. Les questions sur le sentiment et la pensée mesurent en fait les traits des systèmes œstrogènes/ocytocine et testostérone. L'échelle perception/jugement se concentre sur les traits liés à la dopamine et à la sérotonine. Dans ces domaines, cette échelle donne un résultat juste. Mais l'échelle intuition/sensation mesure les traits liés aux œstrogènes par rapport à ceux liés à la sérotonine, ce qui suggère que ces traits s'opposent, alors que ce n'est pas le cas dans le cerveau.

Fischer questionne également les aspects extraversion/introversion, corrélés par Myers à un endroit où l'on puise l'énergie – soit en étant avec d'autres personnes, soit en étant seul. Mais comment faire alors avec des « introvertis extravertis », des bavards à l'aise dans les contextes sociaux qui ne se ressourcent que lorsqu'ils sont seuls ? Le problème provient de la volonté de catégoriser les personnes, alors que le cerveau ne fonctionne pas par compartiments. On ne peut parler que de la force avec laquelle chaque trait s'exprime dans le système neuronal. Certains peuvent être exprimés plus fortement que d'autres.

Utilisée au bureau, cette approche de Fischer permet d'adapter la façon dont on présente les informations, de modifier son discours lorsqu'on répond à des questions, et même d'ajuster la façon dont on se tient pour que les personnes ayant d'autres styles soient plus réceptives. Il est possible que l'une des explications de ce comportement réside dans le profil sérotoninergique de la personne. Ainsi, si l'on se trouve face à une personne qui refuse un projet, il pourrait être prématuré de la considérer comme inflexible. Certains individus, dotés d'un taux de sérotonine élevé, sont naturellement plus sensibles aux risques et ont tendance à hésiter avant de s'engager dans des situations qui pourraient perturber leur équilibre neurochimique. Cette prudence peut constituer une force, car elle les pousse à évaluer les décisions de manière réfléchie et mesurée. Pour capter l'attention de ce type de profil, il peut être plus efficace de privilégier des exemples concrets et des détails pratiques plutôt que des explications théoriques abstraites.

Par ailleurs, les personnes présentant un profil hormonal caractérisé par des taux élevés de testostérone tendent à adopter un style décisionnel plus affirmé, parfois perçu comme autoritaire. Ce trait est généralement mieux accepté lorsqu'il est observé chez les hommes, alors que les femmes faisant preuve d'une même assurance peuvent être jugées plus sévèrement. Toutefois, adopter systématiquement une posture plus douce et conciliante peut devenir pesant, voire épuisant.

Le test de Fisher, qui demande aux participants de décrire leur comportement tant au travail qu'en dehors, propose une piste intéressante pour évaluer l'authenticité des réponses. Se poser la question « Dans quel contexte suis-je le plus moi-même ? » permet d'obtenir un aperçu précieux de la cohérence entre les attitudes professionnelles et personnelles.

Là encore, la complémentarité des profils prend tout son sens. Par exemple, quatre individus différents se retrouvent sur une île déserte. En allant à la pêche, le groupe attrape un poisson inconnu. Si tous avaient une forte teneur en dopamine, ils le mangeraient et s'exposeraient à un risque d'intoxication. Les personnes à forte sérotonine pourraient alors les mettre en garde, en formulant une réserve : « Nous ne devrions pas manger ce poisson car nous ne l'avons jamais fait ». Les personnes à forte testostérone proposeraient de faire une expérience : « Et si l'on en donnait à un chien pour voir ce qui se passe ? » Enfin, les personnes à forts œstrogènes inviteraient les autres à échanger sur le sujet : « Qu'est-ce que nous savons sur les poissons ? » Une évolution s'est opérée pour penser différemment afin de pouvoir mettre ses idées en commun et trouver de bonnes solutions. Des styles de pensée complémentaires rendent l'équipe plus efficace. Du point de vue des neurosciences, la diversité doit donc surtout inclure une diversité des tempéraments. Fischer propose également d'exclure les considérations sur le genre, trop étroites, de cette approche car, à ses yeux, les quatre systèmes biologiques sont sollicités dans une proportion différente.

Des études ultérieures portent sur les *différences transculturelles* qui constatent des scores plus élevés de sérotonine dans les pays comme la Chine ou le Japon où le conformisme social est extrêmement important, et des scores hauts de dopamine dans les populations du bassin amazonien qui font face à la nécessité de survivre dans des conditions rudes. Ainsi, les cultures entières – et des organisations – adoptent certains styles de personnalité.

La personnalité et la performance globale sont définies par un certain nombre de facteurs – génétiques, expérientiels et environnementaux. Les capacités d'adaptation dépendent cependant largement d'un amorçage fœtal qui aboutit aux différentes combinaisons de substances neurochimiques. On n'appelle pas un électricien pour réparer une fuite d'eau ? Alors, un bon choix doit être fait pour les équipes. En s'appuyant sur ses découvertes, Fischer propose de distinguer quatre styles de personnalité de base : explorateur, bâtisseur, négociateur et directeur (tableau 3.3).

Quels sont les points clés à retenir pour un manager soucieux de bien organiser son équipe, de rendre les processus collaboratifs plus fluides et de permettre à chacun de contribuer au projet collectif d'une manière optimale ? Le tableau 3.4 propose des éléments de synthèse et de conduite à tenir.

La limite de cette classification est commune à l'ensemble des approches de profilage : il est tentant de ne retenir que la dimension dominante sans chercher à peser les rôles joués par les dimensions secondaires. Ainsi, un négociateur risque de passer toute sa carrière à négocier sans vraiment accéder à un poste à responsabilités, tandis qu'un directeur songe en vain à quitter ses fonctions managériales. Par ailleurs, les changements au cours de la vie et les épreuves de stress auxquelles le cerveau est soumis ne sont pas pris en considération. Certaines pathologies telles que le trouble stress post-traumatique sont fréquemment associées à des troubles de l'humeur ou de la personnalité. Le vieillissement module l'équilibre hormonal : quel impact cette modulation peut-elle avoir sur le cerveau ? Qu'en est-il d'une expérience douloureuse ou d'une maladie ? Si l'on admet que ces expériences peuvent enclencher le développement d'une psychopathologie, peut-on continuer à penser que l'équilibre subtil entre les quatre dimensions du tempérament reste immuable ou, au contraire, qu'il évolue en fonction des effets de l'apprentissage et de la résilience ? Et surtout, que faire de la perception subjective de sa personnalité et de son identité par les individus ? Autant de

Tableau 3.3. Les quatre styles de personnalité selon Helen Fischer.

Styles de personnalité/ caractéristiques	Explorateur	Bâtisseur	Négociateur	Directeur
Système neurochimique	Dopamine	Sérotonine	Œstrogènes	Testostérone
Compétences	Recherche d'aventure, de sensations, prise de risques	Prudence, réflexion, loyauté	Empathie, expression verbale	Compétitivité, pragmatisme, logique, tolérance au stress
Inconvénients	Sensibilité à l'ennui, déconcentration, procrastination	Intolérance, respect obsessionnel du cadre	Évitement des conflits et des désaccords	Manque de diplomatie, franchise
Comportements sociaux	Solitaire	Appartenance au groupe	Fonctionnement en tandem	Fonctionnement en tandem
Fonctions	Créativité, gestion du chaos	Coopération, administration	Vision systémique, écriture, fluidité verbale	Prise de décision, contrôle

Tableau 3.4. Les quatre styles de personnalité en pratique.

Profil/type de personnalité	Caractéristiques clés	Impact sur la gestion d'équipe	Conseils pour les managers
Explorateur (dopamine)	Curieux, créatif, aime la nouveauté, cherche des sensations fortes	Apporte des idées innovantes mais peut être difficile à canaliser	Encourager la créativité tout en fixant des limites claires
Bâtisseur (sérotonine)	Stable, prudent, traditionnel, loyal, aime la structure	Fiable et constant mais peut manquer de flexibilité face aux changements	Fournir un environnement stable et structuré tout en incitant à plus de souplesse
Négociateur (œstrogène)	Empathique, intuitif, doué en communication et en pensée à long terme	Facilite la communication et la coopération mais peut éviter les conflits	Valoriser l'écoute et l'empathie tout en aidant à gérer les conflits
Directeur (testostérone)	Décisif, direct, compétitif, orienté sur la logique et les résultats	Prend rapidement des décisions mais peut manquer de diplomatie	Permettre la prise de décision rapide tout en favorisant la collaboration

questions qui soulignent une nécessité d'envisager une approche intégrative.

Le *modèle de sept psychotypes*, ou radicaux, proposés par Ponomarenko, s'inscrit justement dans cette approche intégrative qui articule le concept de tempérament avec l'influence déterminante de l'environnement. Ce modèle a pour avantage d'être facile à utiliser car il est le seul à ne pas nécessiter de test à faire passer. Le raisonnement se rapproche du diagnostic clinique simplifié qui schématise sept psychotypes. Chacun possède ses propres caractéristiques de communication qui peuvent être utilisées pour créer un dialogue constructif avec un individu donné. Dans une optique plus psychosociologique, Ponomarenko se concentre sur le caractère de la personne, ou le style individuel de son comportement dans l'environnement social, qui se forme en raison de l'assimilation sélective des éléments du contexte environnemental et culturel, en fonction des possibilités congénitales et de la réalisation des stéréotypes comportementaux.

Dans cette approche, le caractère est envisagé comme un ensemble de modèles de comportement, qui sont considérés comme des faisceaux de traits identitaires homogènes et indépendants (radicaux). L'avantage de cette théorie est qu'elle permet d'identifier rapidement le psychotype d'une personne grâce à l'observation du comportement d'un individu et de ses caractéristiques observables.

Les principaux psychotypes suivants sont définis dans la typologie des « sept radicaux » (tableau 3.5) : hystéroïde, épileptoïde, paranoïaque, émotif, schizoïde, hyperthymique et alarmiste. Chacun d'entre eux est présenté par l'auteur de la technique selon l'algorithme suivant : caractéristique générale, apparence, comportement observable, performance, communication. Chaque individu possède une combinaison de trois radicaux au minimum, sans que l'un prédomine nécessairement.

Tableau 3.5. Les sept psychotypes de Ponomarenko.

Radical/caractéristiques	Hystéroïde	Paranoïaque	Épileptoïde	Émotif	Schizoïde	Hyperthymique	Alarmiste
Caractéristique essentielle	Être au centre de l'attention, épater	Révolutionnaire, habité par une idée	Ordre, respect du cadre et des règles	Recherche la beauté, l'harmonie, altruiste	Créatif, recherche de l'originalité	Recherche de sensations et de nouveauté, sortie hors cadre conventionnel	Peur, soupçon d'un danger imminent
Apparence	Habillé à la mode, couleurs vives	Discrète, confortable, véhiculant la notion d'un niveau social élevé	Conventionnelle, qui traduit le conformisme, épurée	Tons feutrés	Image floue, négligée	Couleurs vives, détails originaux, style qui favorise le mouvement	Porte-bonheurs, accessoires liés à des souvenirs personnels, éléments de confort (châle, écharpe)
Comportement observable	Égoïste, exagère, enclin aux scandales	Déterminé, négligence des autres aspects de la vie, chantage	Cherche à créer un espace de vie et de travail précisément structuré, ne supporte pas les imprévus, irritable, attitude moralisatrice, peu ambitieux	Gentillesse, écoute, empathie	Réservé, mal à l'aise en société, mauvaise coordination spatiale	Multiplication des contacts sociaux, mobilité, énergie, gesticulation, difficulté de rester concentré, sympathie, courage et imprudence	Attitude craintive, vivre comme si le pire devait arriver, comportement lisse, évitement de conflits, bon professionnel
Performance	Artiste, show-business	Politique, cadre supérieur	Forces de l'ordre, justice, enseignement, médecine	Œuvres caritatives, art, théâtre	Chercheur, informaticien	Publicité, marketing, commercial	Comptabilité, métiers très encadrés
Communication	Discours mélodieux, mots choisis, métaphores	Volonté de convaincre	Distincte et précise	Voix basse et mélodieuse, mais sans marques distinctives	Parole étouffée, incohérente	Élocution fluide, voix forte, mobilité et gesticulation	Voix basse, effacée
Comment le convaincre ?	Faire appel à son ego, montrer comment une proposition l'aidera à progresser dans l'échelle sociale Insister sur la nouveauté et l'exclusivité du projet	Lui montrer comment on peut l'aider à atteindre plus rapidement son grand objectif	Argumenter avec des faits bruts, sans émotions La proposition doit être très rationnelle, bien pensée et fiable	Insister sur la dimension artistique, esthétique, écologique du projet, qui apportera de l'harmonie et améliorera la vie des gens	Proposer quelque chose de totalement innovant, qui n'a pas encore été testé dans la pratique et qui est donc intéressant !	Lui transmettre une émotion, l'offre d'une opportunité de participer à une aventure extraordinaire	Proposer des solutions concrètes aux besoins des personnes tout en contribuant à la sécurisation de leur avenir Une présence établie sur le marché, des retours clients positifs, ainsi que des autorisations et licences en règle constituent des indicateurs reconnus de fiabilité

Psychotypes : comment les reconnaître ?

Bien évidemment, ces radicaux représentent archétypes épurés mais, dans la réalité, les individus combinent plusieurs radicaux dans leur caractère qui interagissent entre eux. Par exemple, une personne identifiée comme s'inscrivant dans trois radicaux épileptoïde, alarmiste et émotif à force d'influence égale se comporte de la manière suivante :

- en famille, c'est quelqu'un de loyal et fidèle car ces trois radicaux sont plutôt monogames. Cette personne assume la responsabilité de l'éducation des enfants, avec une volonté d'en comprendre les besoins particuliers et les comportements individuels. Sa maison est en ordre. Jalouse, elle ressent un besoin de contrôle sur son conjoint qu'elle exerce avec tact et discrétion ;
- au travail, cette personne change rarement de poste ou d'employeur, car elle préfère la constance. Elle s'occupe calmement des activités routinières, tout en s'intéressant aux relations interpersonnelles. Responsable et ordonnée dans son approche, elle peut enfreindre les règles pour aider un collègue ou satisfaire un client. C'est un bon professionnel qui montre cependant peu d'ambition par peur de devoir gérer les conflits et de perdre le confort familial. Il se pérennise sur des détails mineurs ou sur des questions formelles et, en cas de conflit, a tendance à se taire pour ne pas mettre le lien en péril et à se sentir coupable ensuite. Cette personne n'apprécie pas que l'on ne tienne pas ses engagements, même mineurs. Il est difficile de lancer des projets avec elle car elle est trop inerte là où l'on a besoin de mobilité et d'initiative. La prise de décision est motivée par une envie d'éviter des problèmes plutôt que de parvenir à ses fins.

Un dirigeant a tendance à être catégorisé comme un épileptoïde ou un paranoïaque, alors qu'un acteur est immédiatement qualifié d'hystéroïde ou d'hyperthymique. Ceci n'est pas systématique. Parmi les cadres dirigeants, on rencontre des alarmistes, des schizoïdes et des émotifs. Ainsi, un directeur alarmiste est très résistant aux changements et opte pour une gestion calme et ordonnée de ses équipes, en suivant les règles établies de longue date. Sa devise est : « Pourquoi changer ce qui marche ? » Un manager schizoïde entraîne ses troupes en une constante expérimentation, sans pour autant qu'il y ait une feuille de route très claire et un message limpide. Les émotifs accordent facilement un jour de congé si l'on parvient à les toucher en leur parlant du su-engagement ou de problèmes personnels. De même, on rencontre parmi les acteurs des radicaux épileptoïde ou alarmiste. Ces personnes ont simplement besoin de plus de temps pour s'installer dans leur fonction et s'habituer à l'attention du public.

Dans une situation conflictuelle, la lecture de l'événement est différente en fonction de son psychotype. Ce qui est une aventure pour l'un est une menace pour l'autre. Ce qui est une récompense pour l'un est une punition pour l'autre. Et, vu de sa fenêtre, l'événement est interprété à travers son prisme du monde subjectif (et, bien sûr, biaisé !). Puisque sa propre interprétation semble toujours la plus juste, on s'indigne ensuite que les autres n'agissent pas comme on l'attend ou le préconise. Les biais cognitifs intervenant dans l'interprétation des faits et la prise des décisions sont traités infra, mais le fait de comprendre la réalité interne des autres permet d'aborder la divergence des opinions avec beaucoup plus de calme.

Comment les psychotypes voient-ils le monde ?

- Pour les hystéroïdes, le monde est une scène de théâtre, ils en sont les acteurs et tous les autres sont les spectateurs. L'hystéroïde joue toujours le rôle qui colle le mieux à la situation. Il s'attend à être applaudi ou, au pire, à être sifflé, mais pas à être ignoré.
- Les épileptoïdes perçoivent le monde comme un endroit hostile et chaotique, et les gens comme des rivaux. En conséquence, le monde doit être ordonné, au moins autour d'eux, et les rivaux doivent être dominés. Sinon, ils sentent que tout est permis.
- Mus par un objectif hors de commun, les paranoïaques souhaitent transformer le monde et considèrent les gens comme des exécutants potentiels.
- Pour les schizoïdes, le monde est un puzzle à assembler, une matrice dont il faut s'extraire. Et les humains sont plus des mécanismes que des êtres vivants.
- Les hyperthymiques voient le monde comme amical et plein de ressources et d'opportunités de s'amuser. Ils ressentent une poussée d'énergie lorsqu'ils sont entourés d'un grand nombre de personnes.
- Les émotifs souffrent de l'imperfection et du déséquilibre du monde. Ils considèrent les autres comme des personnes qu'ils doivent aider.
- À leur tour, les anxieux voient le monde comme plein de dangers dont ils ne peuvent pas se protéger seuls. Ils ont donc besoin de protecteurs et d'appuis solides mais comme ils s'en méfient, les dangers se multiplient.

L'image du monde diffère donc considérablement d'un psychotype à l'autre. Ainsi, si un collaborateur énerve par son manque d'engagement et son insouciance, il ne faut pas adopter la position du juge, mais essayer de s'adapter à sa réalité et de l'orienter imperceptiblement dans la direction souhaitée.

Le tableau 3.6 rassemble les points clés à retenir pour faciliter la réflexion sur l'optimisation de la gestion des équipes, le recrutement et la complémentarité des profils.

Identité, émotions, mémoire : quels liens ?

La conscience de l'identité repose sur ce que les neurosciences qualifient de « mémoire autobiographique », rassemblant les connaissances à propos de soi-même et des souvenirs des événements constituant une histoire personnelle depuis la naissance et tout au long de la vie. Déjà en 1890, James, psychologue anglais, écrivait : « Un souvenir est plus qu'un fait qui a sa date dans le passé : c'est un fait qui a sa date dans mon passé. (...) Il faut qu'il m'apparaisse enveloppé de cette "chaleur" et de cette "intimité" (...) qui sont les critères grâce auxquels la conscience reconnaît et s'approprie comme sienne n'importe quelle expérience. » [10]

Si, d'un point de vue des neurosciences, la personnalité renvoie à un tempérament encodé au niveau biochimique ou encore à un assemblage de processus cognitifs, réactionnels et comportementaux traduisant la *manière* d'être au monde, le concept d'identité permet de se rapprocher de l'objet psychique ou, du moins, de l'endroit où est stocké le contenu.

La mécanique de la mémoire

Comme déjà mentionné, mémoire et émotion sont étroitement liées sur le plan anatomique. Jouxtant l'hippocampe responsable de la mémorisation, c'est l'amygdale qui assure un contrôle automatique de l'émotion. Ces deux structures, étroitement interconnectées, sont situées sur la face interne des régions temporales : branché sur le monde extérieur qui l'inonde d'informations, l'hippocampe bénéficie de la gestion émotionnelle du monde intérieur réalisée par l'amygdale [11].

Les lobes frontaux, quant à eux, sont responsables des réactions rapides types que les émotions amorcent face à une situation agréable ou dangereuse. Ainsi, les riches interconnexions entre l'amygdale, l'hippocampe et les lobes frontaux permettent à un individu de réagir rapidement en choisissant parmi différents scénarios d'actions possibles. Par ailleurs, les lobes frontaux participent à donner du sens aux scènes émotionnelles complexes.

Grâce aux apprentissages, les informations du monde extérieur analysées par l'hippocampe et celles du monde intérieur évaluées par l'amygdale engagent le déploiement d'une force d'action rapide adaptée, sous le contrôle du lobe frontal. C'est à ce mécanisme-là que l'espèce humaine doit sa survie. Sans doute, il est plus facile pour cette raison d'apprendre une information à forte charge émotionnelle que de mémoriser une information neutre. L'amygdale est une sorte d'interface sensible à ce qui est nouveau et inattendu, entre ce qui est amené par des stimuli sensoriels et un déclenchement émotionnel avec leur accompagnement neurovégétatif.

Tableau 3.6. Ce qu'un manager doit retenir sur les psychotypes.

Profil/type de personnalité	Caractéristiques clés	Impact sur la gestion d'équipe	Conseils pour les managers
Hystéroïde	Cherche à être au centre de l'attention, théâtral	Motive l'équipe par son charisme mais peut être égocentrique	S'appuyer sur son charisme tout en l'aidant à valoriser les autres
Paranoïaque	Ambitieux, focalisé sur un objectif, visionnaire	Inspire la vision à long terme mais peut négliger les besoins immédiats	Encourager sa vision tout en le gardant connecté aux besoins du présent
Épileptoïde	Conformiste, cherche l'ordre et la sécurité, irrité par les imprévus	Assure la stabilité organisationnelle mais peut être trop rigides	Privilégier des processus clairs tout en l'encourageant à accepter l'imprévu
Émotif	Altruiste, recherche l'harmonie, sensible aux émotions des autres	Crée un climat d'entraide mais peut être submergé émotionnellement	S'appuyer sur sa capacité d'écoute tout en évitant la surcharge émotionnelle
Schizoïde	Créatif, original, aime les idées complexes, mal à l'aise en société	Stimule l'innovation mais peut manquer de clarté dans les consignes	Stimuler sa créativité tout en structurant les projets
Hyperthymique	Sociable, énergique, optimiste, recherche les opportunités	Apporte de l'enthousiasme mais peut se disperser	Canaliser son énergie en fixant des objectifs précis
Alarmiste	Anxieux, craint les dangers, recherche la sécurité	Identifie les risques mais peut freiner les initiatives	Apporter des assurances et des preuves de fiabilité pour faciliter les initiatives

À la suite de l'apprentissage des informations, la mémoire à long terme permet de les conserver pour une durée prolongée, parfois illimitée. Les informations sont stockées selon leurs caractéristiques. On distingue ainsi d'autres types de mémoire : les mémoires perceptives des sons et des images, la mémoire procédurale des gestes, la mémoire épisodique des souvenirs et la mémoire sémantique des savoirs [11].

La *mémoire autobiographique* a une place particulière dans la mesure où les informations personnelles qui en relèvent font partie de la mémoire épisodique (les épisodes personnels uniques : « ce que j'ai fait ») et de la mémoire sémantique (les faits répétés : « ce que je sais sur moi » et « ce que je sais sur le monde »). Ainsi, la mémoire autobiographique correspond à la fois aux souvenirs d'événements vécus par un sujet et situés dans l'espace et dans le temps (mémoire autobiographique épisodique) et aux connaissances qu'il a acquises sur lui-même et qui lui permettent de se définir tant vis-à-vis des autres que de lui-même (mémoire autobiographique sémantique) [12]. La mémoire épisodique assure une cohérence spatiotemporelle entre les éléments d'un événement donné, qui sont souvent imprégnés d'une forte charge émotionnelle ou affective. Sans doute conserve-t-on aussi bien les souvenirs du passé parce qu'ils sont devenus « sémantiques » [13].

L'individu n'a pas toujours conscience de ce qu'il fait. Or, ses gestes et actes reposent en partie sur des apprentissages automatisés. Les chercheurs américains Squire et Tulving ont développé un modèle d'organisation de la mémoire en fonction, d'une part, des caractéristiques des informations conservées et, d'autre part, de la façon consciente ou inconsciente dont ces informations peuvent être récupérées en cas de besoin [14, 15]. Ils opposent ainsi mémoire déclarative ou explicite et mémoire non déclarative ou implicite :

- la première correspond au rappel volontaire et conscient d'informations anciennes : la mémoire sémantique et la mémoire épisodique en font partie ;
- la seconde correspond à la répercussion inconsciente d'expériences passées sur les performances actuelles, qui se situent en deçà du verbal. Cette mémoire englobe la mémoire procédurale, l'amorçage[1], le conditionnement classique et opérant (tel que celui créé chez les chiens par Pavlov) et l'apprentissage non associatif.

La mémoire autobiographique joue un rôle fondamental dans la construction d'un sentiment d'identité et de continuité de l'existence. En effet, seuls sont maintenus aisément accessibles les souvenirs des événements personnels qui sont en lien avec ses buts, ses valeurs et ses croyances. Par ailleurs, les souvenirs d'événements personnels ne constituent pas une représentation parfaitement exacte de la réalité. On met en mémoire et on récupère les composantes d'un événement qui correspondent au mieux à la conception que l'on a de soi-même ou du monde. Ainsi, le récit de vie que l'on construit à partir des souvenirs de ses expériences passées est susceptible de changer au fil du temps.

Dans certains cas, les souvenirs peuvent même être déformés afin d'être davantage en phase avec ses buts, valeurs et croyances. En d'autres termes, les souvenirs sont façonnés par ce que l'on est et par ce que l'on a été amené à penser, imaginer et croire.

La mémoire autobiographique est en interaction constante avec le *self*, un concept qui renvoie à la perception consciente et inconsciente de soi-même dans tous ses aspects et attributs mentaux et physiques. Le rôle de la mémoire autobiographique est non seulement de stocker des éléments afférents au *self* : il est également proactif dans la mesure où ce stock d'informations détermine les choix et comportements actuels et futurs. Ainsi conceptualisée, la mémoire autobiographique supporte plusieurs fonctions : elle dirige et oriente les actions du sujet, favorise les relations sociales à travers l'attention et le partage des expériences, aide

1. On parle d'amorçage (*priming*) lorsqu'on observe une modification ou une amélioration dans la performance d'une tâche cognitive, imputables au fait d'avoir été préalablement exposé à une information (mot ou dessins) sans en avoir le souvenir conscient.

à réguler les émotions et à établir une cohérence entre les buts qu'il poursuit et les croyances qu'il a sur soi et sur le monde [17].

La mémoire autobiographique répond à deux exigences qui deviennent un support direct des biais cognitifs abordés en détail infra. Les travaux de Conway suggèrent que seuls les événements en cohérence avec les buts actuels et les croyances et représentations actuelles sur soi et sur le monde sont aisément accessibles [12]. Ce phénomène obéit à la fois au principe de cohérence (les interactions avec le monde doivent être enregistrées d'une manière cohérente et stable au-delà du moment présent) et au principe de correspondance (l'action en cours doit être précisément tracée en mémoire pour ne pas être inutilement répétée). Le modèle SMS (*self-memory system*) proposé par Conway se calque sur une organisation de la mémoire d'un point de vue temporel (mémoire de travail et mémoire à long terme). Il repose sur la coordination de trois instances :

- le *self* de travail, qui répond de la réalisation des buts à court terme : ses fonctions consistent à établir une représentation idéale d'un objectif particulier à atteindre, à en planifier la réalisation et à évaluer les discordances éventuelles entre sa représentation idéale et sa réalisation effective [12]. Ces discordances étant identifiées grâce aux émotions que l'on ressent, c'est ici que les biais cognitifs s'activent;
- la *mémoire épisodique*, qui fournit des résumés des expériences vécues, tracées d'une manière automatique et non intentionnelle : ils comporteront des détails sensoriels, perceptifs, émotionnels ou encore des images mentales. Ce dernier type de représentations mentales est particulièrement apte à représenter l'information ayant une finalité. Seule une partie de ces résumés, jugée comme pertinente et en accord avec la représentation globale de soi, est maintenue accessible, voire inscrite dans le *self* à long terme. Cela explique la difficulté avec laquelle on change d'avis dans les situations allant des plus courantes (prendre une décision, donner son accord) aux plus pathologiques (p. ex. une faible estime de soi chez une personne anxieuse ou déprimée). Le *self* de travail doit aligner les buts immédiats avec ceux qui s'inscrivent davantage à long terme;
- le *self à long terme*, qui fournit une base de connaissances autobiographiques (schémas de vie, souvenirs autobiographiques) et de connaissances personnelles générales, c'est-à-dire non reliées à un contexte spécifique et comportant les attitudes, valeurs, croyances globales sur soi-même, autrui et le monde. Ces connaissances personnelles générales constituent un *self* conceptuel nécessaire pour activer des expériences précises illustrant un épisode actuel.

La récupération des souvenirs est conditionnée par une stratégie actuelle construite en fonction des buts et des plans actifs du sujet, fonctionnels ou dysfonctionnels. Il convient de noter que le *self* de travail peut inhiber l'accès à des souvenirs qui menacent l'image de soi ou qui contredisent les buts et les valeurs de la personne, même si un indice suffisamment spécifique peut donner un accès direct au souvenir d'un événement personnellement vécu [18]. Ainsi, même certains souvenirs épisodiques apparemment «oubliés» peuvent être involontairement récupérés, la récupération de la plupart des souvenirs d'événements quotidiens devient généralement très réduite après 5 jours [19].

L'équilibre du fonctionnement conjoint de ces éléments s'avère particulièrement délicat. En effet, si la mémoire épisodique est excessivement sollicitée, la personne est submergée d'images sensoriperceptives non intégrées aux connaissances du self à long terme. À l'inverse, lorsque le *self* à long terme occupe toute la scène, il encode les événements personnellement vécus, et peut même les déformer, en fonction de schémas interprétatifs pouvant être dysfonctionnels [17]. D'une manière générale, chacun possède des souvenirs cristallisés définissant le soi qui traitent des événements les plus significatifs de sa vie et qui constituent des messages concis et efficaces concernant les aspects fondamentaux de son identité (*self defining memories*) [20]. Ils reflètent les buts, préoccupations ou conflits non résolus qui sont centraux dans la vie d'un individu et, plus globalement, son noyau identitaire et son fonctionnement psychique.

Les souvenirs autobiographiques permettent en effet de maintenir le sentiment d'être la même personne à travers le temps, et de mettre à jour la conception de soi tout en assurant la continuité de l'identité [21]. Il est important de relever que la mémoire autobiographique peut aussi jouer un rôle dans le rehaussement de l'estime de soi, en évaluant le *self* passé comme étant inférieur au *self* actuel [22]. La récupération des souvenirs peut aussi avoir une fonction de régulation émotionnelle en cas d'affects négatifs. Les expériences passées peuvent aider à résoudre des problèmes actuels, développer des opinions et des attitudes, guider les pensées et les comportements, et prévoir des événements futurs. Ces réminiscences aident également à construire des relations sociales plus ou moins profondes et à transmettre des leçons de vie, d'où l'importance des expériences vécues d'une façon collective qui participent au renforcement du lien entre les personnes et s'inscrivent dans la mémoire à long terme.

Continuité de la pensée : préserver le bagage du passé pour anticiper le futur

Selon Tulving, l'individu fait des voyages mentaux entre le passé et le présent au cours duquel il prend conscience d'expériences qu'il a personnellement vécues dans le passé [23]. Ce voyage mental dans le temps impliqué dans l'état de conscience autonoétique ne se limite pas au passé : on est également capable de se projeter mentalement dans l'avenir afin de se représenter ce que pourraient être ses expériences futures. Ces processus recrutent en réalité des réseaux cérébraux très semblables [24, 25]. Une manière d'illustrer ce voyage mental est de prendre l'exemple des illusions visuelles. Ainsi, une image parfaitement statique produit un effet de mouvement : c'est le cerveau qui essaie simplement d'anticiper un avenir proche.

Normalement, les pupilles s'adaptent inconsciemment à la lumière de l'environnement, se dilatant quand il fait sombre pour essayer de capturer plus de lumière, et se resserrant quand elle est brillante pour éviter la surexposition. En cas d'illusion visuelle, il n'y a aucune raison en soi que la pupille se modifie, parce que rien ne change au monde. Mais, lorsqu'on observe l'image statique, quelque chose change clairement dans notre esprit. Laeng, professeur de psychologie à l'Université d'Oslo, émet l'hypothèse que l'illusion fonctionne parce que, sur une image, le gradient de couleur donne l'impression que les objets représentés bougent ou que le spectateur entre dans un trou sombre ou un tunnel, ce qui incite les pupilles des participants à se dilater ou à se rétrécir. Contrairement aux caméras, l'être humain ne dispose pas d'un appareil physique pour mesurer le monde. Au lieu de cela, l'œil est connecté au cerveau, qui doit garantir la survie dans ce monde imprévisible. Le système limbique date de l'époque où le danger était partout et où les capacités d'anticipation et de modélisation du cerveau (voyage dans le futur) étaient cardinales pour garantir la sécurité de l'espèce humaine. Lorsque l'œil est confronté à une scène, le cerveau construit un scénario possible et s'adapte à ce qu'il perçoit. De telles illusions alimentent le débat sur la question de savoir si toute perception est, fondamentalement, une illusion. Ainsi, voir l'illusion de trou en expansion n'est pas un défaut, mais une propriété du système nerveux central. C'est le résultat de la stratégie du cerveau pour naviguer dans un monde incertain et en constante évolution.

En résumé, les informations concernant le passé personnel peuvent être utilisées afin de générer des représentations du futur qui spécifient les situations qui devraient être évitées ou approchées, et qui suggèrent comment maximiser la probabilité de les approcher ou de les éviter. Par ailleurs, le sentiment d'identité d'une personne est également nourri par l'anticipation de d'événements futurs signifiants [26].

Créer du sens au travail à l'hôpital : importance de la mémoire autobiographique

Dans un environnement hospitalier, les professionnels de santé sont confrontés à des situations émotionnellement intenses qui influencent non seulement leur bien-être mais aussi leur perception du sens de leur travail. Ces expériences marquantes, positives ou négatives, ne disparaissent pas simplement avec le temps. Elles s'ancrent dans ce que les neurosciences appellent la **mémoire autobiographique**, un système complexe qui réunit les souvenirs épisodiques (expériences vécues) et les connaissances sur soi (valeurs et croyances personnelles).

Comprendre le fonctionnement de cette mémoire permet aux managers hospitaliers de mieux accompagner leurs équipes en créant des moments propices au développement d'un **récit de soi positif**, qui favorise à la fois la résilience et la motivation au travail.

Identité professionnelle et mémoire autobiographique

L'identité professionnelle des soignants ne se construit pas uniquement sur des compétences techniques. Elle se forge à travers les **expériences vécues au travail** et les interactions avec les patients, les collègues et les événements marquants. Chaque intervention, chaque réussite ou échec contribue à créer une **histoire personnelle professionnelle** qui alimente leur perception d'eux-mêmes dans leur rôle de soignant.

Cette construction identitaire repose sur des souvenirs émotionnels forts, souvent marqués par des moments critiques : la première réanimation réussie, un dialogue marquant avec un patient, ou la perte d'un malade. Ces souvenirs ne sont pas de simples faits isolés ; ils deviennent des éléments de l'histoire que chaque soignant raconte sur lui-même. À travers ce processus, les soignants développent leur **sens du devoir, leur appartenance à une équipe** et leur **raison d'être professionnelle**.

Rôle des expériences collectives positives

Les souvenirs marquants ne sont pas uniquement individuels. Les **expériences collectives** partagées avec l'équipe jouent un rôle crucial dans la création d'une **mémoire collective positive**. Lorsqu'une équipe parvient ensemble à résoudre une situation complexe ou à sauver un patient dans une situation critique, ces moments sont gravés dans la mémoire épisodique de chaque membre de l'équipe et renforcent leur sentiment d'appartenance.

Ces expériences partagées, lorsqu'elles sont positives, deviennent des piliers du **bien-être au travail**. Elles créent un cadre où chaque professionnel peut se sentir **valorisé et utile**, ce qui alimente leur **résilience face aux situations difficiles**.

Comment les managers peuvent renforcer le sens au travail ?

Le rôle des managers hospitaliers est essentiel dans la création d'un environnement favorable à la construction d'une **mémoire autobiographique positive**. Ils peuvent influencer la manière dont les soignants se souviennent de leurs expériences professionnelles en mettant en place des pratiques qui renforcent leur sentiment d'accomplissement et de reconnaissance (tableau 3.7).

La **mémoire autobiographique** joue un rôle fondamental dans la manière dont les soignants perçoivent leur identité professionnelle et trouvent du sens à leur travail. En favorisant les **expériences collectives positives** et en aidant les soignants à transformer leurs expériences en **souvenirs significatifs**, les managers peuvent créer un environnement de travail plus motivant, résilient et humain. Chaque souvenir positif devient un pilier qui contribue à renforcer le lien entre les soignants et leur mission, tout en créant une **culture d'équipe fondée sur la reconnaissance et la solidarité**.

Des besoins fondamentaux aux schémas comportementaux

En milieu d'entreprise, les outils permettant de décrire la personnalité et d'en prédire le fonctionnement se limitent en général à la manière dont l'individu agit en collectivité et dont il prend les décisions. La question est de savoir ce qui se cache derrière les manifestations émotionnelles, cognitives et comportementales observables en surface. Étudier les besoins, les motivations et les blocages profonds peut se révéler extrêmement intéressant pour mieux choisir les collaborateurs, les accompagner vers un épanouissement dans leur parcours et bâtir des équipes complémentaires et efficientes.

Pour aller au-delà de la fameuse pyramide de Maslow organisant par priorité les cinq besoins fondamentaux (physiques, de sécurité, d'appartenance, d'estime, d'accomplissement), le modèle SCARF[2] (statut, certitude, autonomie, relation et équité) de Rock propose de les envi-

2. Écharpe en anglais.

Tableau 3.7. Exemples de stratégies que les managers peuvent adopter pour renforcer le sens au travail à travers la création de souvenirs positifs

Pratique	Impact sur la mémoire autobiographique	Objectif managérial
Organiser des débriefings d'équipe postintervention	Favorise le stockage de souvenirs positifs collectifs	Renforcer la cohésion et l'identité collective
Valoriser les petites victoires quotidiennes	Alimente le récit de soi positif	Accroître le sentiment d'accomplissement
Mettre en place des rituels de célébration	Stimule la mémoire épisodique émotionnelle	Créer une culture de reconnaissance
Favoriser les moments de partage d'expériences	Renforce la mémoire collective et le lien social	Améliorer la résilience émotionnelle et l'engagement
Adapter les feedbacks selon les expériences	Permet d'aligner les souvenirs avec les buts et valeurs personnels	Favoriser l'engagement et la rétention des soignants

sager dans une optique d'interactions sociales à travers une jolie métaphore de tissu où les fils s'organisent en un maillage solide. Les cinq composantes dynamiques déterminent si les groupes se caractérisent par un comportement d'approche ou d'évitement. Faire basculer chacun de ces leviers du côté positif peut être déterminant pour la réussite d'un projet, d'un produit ou d'une entreprise. Mais tout changement collectif doit commencer par soi-même, et l'exemplarité managériale prend ici tout son sens en s'appuyant sur les effets de neurones miroirs.

Besoins fondamentaux

Statut

Le statut peut se référer au fait de posséder un objet luxueux ou à la manière dont on se sent en présence d'un supérieur hiérarchique. Le leader sait-il donner une place et une valeur à son collaborateur ? La notion de statut est donc liée à l'idée de l'utilité pour le groupe. Par exemple, dans une entreprise, les cadres ont choisi de renoncer à leurs primes pour préserver la rémunération des collaborateurs opérationnels en particulier grâce à leur statut de leaders : un bon manager sait endosser les responsabilités et les risques, un bon capitaine est le dernier à quitter le navire. Pour les commerciaux d'une banque, gagner un trophée est plus important que recevoir une prime matérielle individuelle.

Traiter les collaborateurs avec un respect authentique ne se simule pas. En fait, comme les bonnes résolutions et les affirmations positives utilisées par une personne qui n'a pas une image positive d'elle-même, les tentatives non sincères de valoriser les collaborateurs peuvent se retourner contre le manager.

Certitude

Le cerveau tente constamment d'anticiper l'avenir. Grâce au système limbique, rodé depuis des millénaires pour évaluer le danger et prendre des décisions rapides, on passe sa vie à faire des prédictions, en tombant parfois dans une illusion.

Par exemple, une personne accompagne un proche aux urgences : voilà déjà un certain temps que les médecins l'ont pris en charge mais l'accompagnant n'a aucune nouvelle. Il sollicite l'infirmière d'accueil, interpelle l'interne passant rapidement dans le couloir. Si tout le monde affirme « ne pas être en mesure de donner plus de détails pour le moment », il risque de vivre des instants particulièrement angoissants : ce type de réponse peut le mettre dans un tel état de menace que sa pression artérielle, tout comme ses taux de cortisol, grimpent en flèche. C'est comme ça que le ton monte et qu'une agression arrive.

Certains professionnels travaillant aux urgences communiquent différemment en se focalisant sur le processus et non plus sur le contenu du message. Le sort du proche reste inconnu mais pas le processus de sa prise en charge. Ainsi, les professionnels peuvent suggérer à l'accompagnant de rester près de l'accueil, à portée de voix, ou l'inviter à revenir régulièrement pour prendre des nouvelles. Ce changement subtil suffit généralement à neutraliser la réaction de menace et à calmer tous les esprits, à l'exception des plus tendus. La sécurité du processus vient supplanter la sécurité du contenu avec, pour effet, de calmer le jeu.

L'incertitude est-elle devenue une nouvelle normalité ?

En économie, l'incertitude renvoie à l'environnement chaotique, turbulent et en évolution rapide qui est devenu la « nouvelle normalité », ainsi qu'à la capacité à résister au changement et à s'y adapter. Barthélemy (Essec Business School) suggère que pour réussir dans un marché de plus en plus incertain, il est souvent préférable d'être proactif plutôt que de simplement réagir aux changements de l'environnement dès qu'ils se produisent [27].

Imiter d'autres entreprises lorsque l'environnement est ambigu est plus susceptible de conduire à « l'aveugle menant l'aveugle ». Une approche beaucoup plus efficace consiste à mener des expériences soigneusement conçues, en rendant l'environnement moins ambigu.

Selon Grant (Wharton School), alors que le conformisme suit une voie conventionnelle, l'originalité emprunte la voie la moins fréquentée. « On ne comprend pas qu'il est possible de diriger une organisation en pensant comme un scientifique. Je veux dire par là qu'il faut reconnaître que chaque opinion que l'on émet au travail est une hypothèse qui attend d'être testée. Et chaque décision que vous prenez est une expérience qui attend d'être menée. » [28]

L'insécurité déclenche des instincts de conservation et sépare les gens, tandis que la sécurité les rapproche. Plus l'on est transparent sur le processus, plus les gens ont tendance à se sentir en sécurité. La sécurité est déterminée par le degré de contrôle que l'on a sur la situation. Et qui dit « contrôle », dit « autonomie ».

Les soignants évoluent dans un environnement profondément incertain, marqué par des situations imprévisibles, des décisions urgentes et des contraintes permanentes. Cette incertitude est devenue une normalité structurelle, exacerbée par des crises comme celle de la Covid-19 (maladie à coronavirus 2019), où les protocoles changeaient constamment et les moyens manquaient cruellement.

Face à cet environnement, les soignants adoptent souvent une posture scientifique : ils observent, expérimentent et ajustent leurs décisions au fur et à mesure. Cette approche leur permet de répondre aux imprévus et de gérer des situations complexes. Cependant, appliquer cette démarche nécessite du temps pour réfléchir, analyser et tirer des enseignements. Or, dans des conditions de travail marquées par le sous-effectif et l'insécurité psychologique, cette réflexion devient impossible. Les soignants doivent enchaîner les actes médicaux sans pouvoir prendre de recul.

Par ailleurs, le mythe du soignant invincible renforce l'idée qu'ils sont capables de surmonter toutes les incertitudes et contraintes sans faillir. On présume qu'ils s'adaptent naturellement à la charge émotionnelle et aux situations critiques. Par effet d'une métonymie, on transpose leur fonction consistant à prendre soin des autres sur leur propre personne. Ce **biais de généralisation abusive**[1] confond la fonction de soin avec une supposée invulnérabilité psychologique. En réalité, même les soignants les plus autonomes et capables d'adopter une posture proactive peuvent s'épuiser face à des conditions trop contraignantes.

La crise de la Covid-19 a mis en lumière cette vulnérabilité : les soignants ont dû improviser et s'adapter sans relâche, tout en supportant une charge émotionnelle écrasante. Dans un environnement instable et sous pression constante, l'épuisement professionnel devient inévitable. Pour que l'approche scientifique soit réellement efficace, il est indispensable de fournir aux soignants les **ressources temporelles et psychologiques nécessaires**. Sans cela, leur capacité d'adaptation se transforme en un facteur de surmenage plutôt qu'en une force.

1. Les biais sont étudiés infra dans ce même chapitre.

Autonomie

Les enfants des parents hélicoptères[3] connaissent bien ce sentiment d'incompétence et de dépendance. Malgré la valorisation parfois à l'extrême de leur progéniture, ils ont du mal à laisser l'enfant explorer seul son environnement, en faisant des erreurs et des découvertes. D'autres trop rigides imposent un respect strict des règles ou critiquent le choix d'objets servant de jouets : un train est un train et non pas une brique de lait vide. Et s'il est difficile de douter de l'amour que les parents portent à leur enfant, celui-ci finit par se désintéresser du monde qui l'entoure et se sentir impuissant.

Au sein de l'entreprise, le prototype d'un parent hélicoptère ou d'un parent rigide est un micromanager. Même s'il part des meilleures intentions du monde, le micromanagement est un cas évident de conséquences involontaires. Il s'agit d'une attaque directe et potentiellement dévastatrice contre l'un des biens les plus précieux : l'autonomie. L'autonomie fait partie des six facteurs de protection pour la santé au travail, selon le

3. Surprotecteurs, « planant » constamment au-dessus de leurs enfants, prêts à intervenir à tout moment pour les surveiller et les guider.

rapport Gollac [29]. Lorsque les gens ont le sentiment d'être maîtres de leur destin (les psychologues utilisent le terme un peu moins poétique de « locus de contrôle »), leur humeur s'améliore et leur niveau de stress diminue. La notion de la qualité du travail réalisé, la beauté du geste [30], la conception de son propre style de travail font également partie de la notion d'autonomie.

Management hospitalier : équilibre entre autonomie et contrôle

Le micromanagement des cadres intermédiaires à l'hôpital est une pratique managériale qui, bien que souvent motivée par la volonté d'assurer un fonctionnement optimal, peut produire des effets délétères. En cherchant à contrôler chaque détail du travail des équipes, les cadres risquent de **limiter l'autonomie des soignants**, un facteur pourtant essentiel à leur bien-être et à la qualité des soins. Un encadrement caractérisé par un contrôle excessif est souvent perçu comme un **manque de confiance**, ou une infantilisation, conduisant à un désengagement progressif des professionnels. Privés de leur capacité d'initiative, les soignants deviennent plus dépendants des directives, ce qui nuit à leur satisfaction au travail et à leur capacité d'adaptation face aux imprévus, ou se rebellent face à un contrôle vécu comme excessif.

Cette problématique est exacerbée par le rôle hybride des cadres de proximité, héritiers de la fonction de « surveillant », chargés à la fois de la **gestion des lits, des plannings et des équipes**. Cette logique gestionnaire laisse peu de place à un management plus humain, axé sur le soutien et le développement des compétences des soignants. De fait, les cadres ont peu de temps pour endosser le rôle de **coach** des équipes, un rôle pourtant indispensable pour maintenir la motivation et l'engagement des professionnels de santé.

En parallèle, les **tâches administratives** prennent un poids considérable, y compris pour les médecins. Bien que leur autonomie décisionnelle soit souvent plus grande que celle des soignants paramédicaux, ils sont de plus en plus confrontés à une multitude d'obligations bureaucratiques : gestion des dossiers, production de rapports, respect des protocoles administratifs de plus en plus sophistiqués et rigides. Ces tâches, bien qu'essentielles pour le bon fonctionnement des structures hospitalières, réduisent le temps consacré aux soins et à la relation avec les patients, et ouvrent un terrain aux pratiques de contrôle.

Le **numérique**, censé faciliter la gestion et le suivi des activités, ajoute également une **charge cognitive importante**. La multiplication des plateformes et des outils numériques requiert une adaptation constante, créant une surcharge mentale qui s'ajoute au stress quotidien des soignants. Lorsque les interfaces sont mal conçues ou complexes, elles augmentent la fatigue et diminuent la disponibilité mentale des professionnels pour les tâches essentielles de soin.

Pour sortir de cette spirale, il est crucial que le management hospitalier évolue vers une culture davantage axée sur la **confiance et la délégation**. Redonner de l'autonomie aux soignants, alléger les contrôles et les contraintes administratives, et simplifier l'usage des outils numériques sont des leviers essentiels pour améliorer le bien-être des équipes et la qualité des soins. Le management doit rester une **vocation**, comme le souligne Julia de Funès, et non une promotion automatique ou un refuge pour ceux qui souhaitent quitter le soin. Doter les managers d'outils simples et les accompagner dans une posture de **soutien et de développement** permettent de restaurer la confiance et de renforcer l'autonomie des professionnels de santé.

Le défi réside dans l'équilibre entre la nécessité de gérer efficacement les ressources hospitalières et la préservation de la **capacité d'initiative et d'adaptation** des équipes. Un cadre de travail respectueux de l'autonomie des soignants est la clé pour faire face aux incertitudes et contraintes inhérentes au milieu hospitalier, tout en réduisant le risque d'épuisement professionnel.

Propositions pour éviter le « dico management »

Pour éviter de tomber dans un management rigide et contrôlant, les cadres hospitaliers doivent être formés à des pratiques qui valorisent la confiance et l'autonomie, dont voici quelques propositions concrètes :

- **adopter une posture de coach** : le rôle du manager doit être celui d'un facilitateur qui aide les équipes à trouver leurs propres solutions. Plutôt que de dicter chaque action, il doit poser des questions ouvertes, encourager la réflexion et valoriser les initiatives prises par les soignants ;
- **soutenir les prises de décision locales** : les managers doivent faire confiance aux soignants pour prendre des décisions adaptées aux situations qu'ils rencontrent sur le terrain. Cela nécessite de déléguer certaines responsabilités et d'accepter que les équipes puissent ajuster les pratiques en fonction des besoins des patients ;

- **privilégier le feedback constructif plutôt que le contrôle constant** : plutôt que de vérifier en permanence le travail des soignants, les cadres devraient privilégier des moments de feedback réguliers pour discuter des difficultés rencontrées, des réussites et des pistes d'amélioration;
- **alléger la charge administrative des soignants** : les tâches administratives doivent être simplifiées et déléguées autant que possible. Utiliser des outils numériques adaptés, ergonomiques et faciles à prendre en main est crucial pour éviter une surcharge cognitive inutile;
- **former les managers à la gestion émotionnelle** : le management hospitalier ne se limite pas à la gestion de tâches. Les cadres doivent être outillés pour gérer les émotions des équipes, les conflits internes, et accompagner les soignants dans les moments de stress ou de fatigue émotionnelle;
- **éviter les injonctions contradictoires** (p. ex. exiger une validation hiérarchique à chaque étape d'un projet tout en demandant aux équipes de faire preuve d'autonomie et de créativité). La cohérence des messages managériaux est essentielle pour maintenir la confiance des équipes.

Appartenance

Le sentiment d'appartenance à un groupe augmente le niveau de sécurité psychologique, redonne du sens au travail et augmente la performance individuelle et collective. Par exemple, parmi les soignants qui se sont regroupés pendant l'épidémie de Covid-19, certains racontent leurs meilleures expériences en équipe, comme par magie exemptes de conflits et mues par un seul et même but. Cette euphorie d'appartenance n'a pas duré longtemps, en se brisant contre la réalité de la crise hospitalière.

Le besoin d'appartenance remonte probablement à une époque préhistorique où nos ancêtres survivaient en petits groupes. À cette époque, être exclu du groupe équivalait à une condamnation à mort. Par conséquent, jusqu'à aujourd'hui, les situations d'exclusion sont perçues comme des menaces, non sans raison. La rupture d'un lien social est l'un des principaux facteurs de risque de dépression et d'anxiété. La qualité et l'intensité des relations sociales – qu'il s'agisse des liens familiaux, amicaux ou communautaires – jouent un rôle déterminant dans la longévité : les personnes ayant des relations solides, un bon réseau de soutien et un sentiment d'appartenance vivent en moyenne plus longtemps, en meilleure santé physique et mentale, que celles souffrant d'isolement social.

Un simple café qui change la donne

Chaque matin, Sophie, une cadre expérimentée, commence sa journée en prenant un café avec ses équipes. Ce rituel informel, loin des réunions classiques, est devenu un pilier central de sa gestion d'équipe. Plutôt que de se focaliser uniquement sur le travail, ces moments d'échange permettent à chacun de se sentir écouté et reconnu.

«Ces cafés ne sont pas des entretiens formels, explique Sophie. *C'est un moment d'écoute, de partage. On parle de travail, mais aussi de la vie quotidienne. Chaque échange crée un lien humain fort, basé sur la confiance.»*

Avec le temps, Sophie a remarqué que ces échanges renforçaient **la confiance et l'engagement** de son équipe. Ses collaborateurs partagent plus facilement leurs idées et évoquent leurs difficultés avant qu'elles ne deviennent des problèmes majeurs. Cette pratique favorise également **l'innovation** : certaines des meilleures idées émergent lors de ces conversations informelles.

«Être manager, c'est comprendre que les relations humaines sont essentielles. Ce n'est pas en contrôlant qu'on obtient le meilleur des autres, mais en créant un environnement de confiance où chacun se sent libre de s'exprimer» conclut Sophie.

Cet exemple montre que **le sentiment d'appartenance** est un levier puissant pour renforcer la motivation et la performance des équipes. Un simple moment d'écoute peut faire toute la différence dans la qualité des relations au travail.

Pourquoi le rejet se vit-il comme une douleur physique ?

La réponse du cerveau à la douleur physique et sociale est pratiquement identique. En fait, certaines des expériences les plus douloureuses de la vie sont des douleurs sociales, comme la mort ou la perte d'un être cher, ou le rejet par une personne ou un groupe favorisé. Bien que la douleur puisse être perçue comme une sensation unique, elle provient de deux parties séparées et distinctes du cerveau. Le cortex somatosensoriel et l'insula postérieure, tous deux situés dans la partie arrière du cerveau, suivent les aspects sensoriels de la douleur. Parallèlement, le cortex cingulaire antérieur dorsal et l'insula antérieure traitent les aspects pénibles de la douleur.

Si un manager se demande pourquoi la douleur d'un membre de l'équipe devrait le concerner tant qu'il travaille bien, le fait est qu'une personne qui souffre ou qui se sent menacée a peu de chances d'être performante. La réaction de menace peut miner la capacité à planifier, à se concentrer et à créer.

Équité

Une situation où les pourboires perçus par les salariés seraient retenus par l'employeur, accumulés dans une tire-lire collective, puis redistribués aux collaborateurs à raison de 40 %, les 60 % restants revenant à l'employeur est-elle équitable ? Cela fait sans doute « bondir ». Cette réaction va au-delà d'une simple réaction sociétale : elle est câblée dans le cerveau. Toute impression d'être traité injustement déclenche une version de la réaction de lutte, de fuite ou d'immobilisation. Les injustices sont traitées par l'insula, la partie du cerveau qui gère la conscience du corps. La perception de ne pas traiter d'une manière équitable est ressentie « dans les tripes ». En outre, les personnes anxieuses sont plus susceptibles de considérer une situation comme injuste, même si elle ne l'est pas.

On négocie ?

Si l'on pense la dernière fois où l'on a essayé de négocier la fin d'un conflit ou de résoudre un point de friction lors d'une séance de négociation par ailleurs cordiale, il y a fort à parier que chaque partie avait des points de vue et des justifications différents sur ce qui constituerait un règlement équitable. Même les négociateurs expérimentés ont l'habitude de laisser de l'argent sur la table, de se retrouver dans une impasse, de nuire aux relations ou de laisser les conflits s'envenimer.

Les chercheurs distinguent trois normes qui orientent les jugements de répartition :

- l'égalité, où les bénéfices sont divisés à parts égales ;
- l'équité, qui ajuste le partage en fonction des contributions respectives – souvent au profit du partenaire ;
- le besoin, qui privilégie la personne la plus vulnérable, en tenant compte notamment des obligations familiales.

Les arbitres professionnels s'appuient sur une quatrième norme d'équité : le maintien du statu quo. Les normes d'équité que l'on invoque à l'appui de ses positions peuvent grandement influencer les chances de parvenir à un accord mutuellement satisfaisant. En outre, de nombreuses organisations résolvent un conflit en résistant à un changement radical. Il existe trois façons fondamentales de résoudre les conflits :

- les parties peuvent concilier leurs intérêts ;
- les négociateurs peuvent résoudre les conflits sur la base du pouvoir ;
- les parties peuvent tenter de résoudre leurs différends en déterminant qui a raison. Pour ce faire, ils se réfèrent à des normes qu'ils considèrent comme légitimes ou équitables.

Dans la mesure du possible, il convient toutefois de se concentrer sur la conciliation des intérêts et de s'efforcer de faire émerger les considérations d'équité, afin que chacun comprenne les besoins et les souhaits de l'autre. La perception de ce qui constitue un règlement équitable dans une négociation donnée est fortement influencée par son propre point de vue et ses objectifs pour la négociation. Chaque partie affirmant que sa norme est la plus équitable, les parties s'enferment dans leurs positions et sont incapables de voir le point de vue de l'autre partie.

Dans toute négociation, chaque partie choisit en fin de compte entre deux options : accepter un accord ou opter pour la meilleure solution possible. En tant que négociateur, on cherche à défendre ses intérêts en persuadant l'autre partie de dire oui à une proposition qui répond mieux à ses propres intérêts que sa meilleure option de non-retour. Étant donné que l'autre partie ne dira oui qu'à une proposition qui répond mieux à ses propres intérêts que sa meilleure option sans issue, on doit comprendre et façonner la décision de son homologue afin qu'il choisisse dans son propre intérêt ce que l'on souhaite. Loin d'être des exercices de manipulation, façonner la décision de manière que l'autre partie accepte une proposition pour ses propres raisons est la clé de la création conjointe et de la revendication d'une valeur durable dans une négociation.

Un élément qui a un effet surprenant sur la perception de l'équité est l'ocytocine, la puissante « hormone du câlin » qui est normalement libérée lorsque les personnes tombent amoureuses, ont un enfant et même lorsqu'elles s'étreignent ou se serrent simplement la main. Les chercheurs ont découvert que les individus auxquels on avait administré de l'ocytocine sous forme de spray nasal étaient enclins à donner beaucoup plus d'argent ! Pourquoi l'ocytocine perturbe-t-elle la réaction traditionnelle à l'équité ? Comme de nombreuses situations, celle-ci s'explique par l'évolution. L'ocytocine lie les couples et les familles et tend à les rendre loyaux et désintéressés. Bien que des personnes extérieures soient souvent engagées pour s'occuper des enfants, il est rare qu'un parent ait l'idée de faire payer son bébé pour qu'il le nourrisse et l'habille ! C'est qu'au fond, la relation parent-enfant n'est pas une relation économique. C'est une vérité majoritairement comprise et acceptée.

Ce qui est plus difficile à accepter, mais aussi à ignorer, c'est que la dynamique fondamentale entre les membres d'une équipe n'est pas non plus économique. Si l'on entretient d'excellentes relations avec ses clients, les négociations se déroulent généralement plus facilement, car ils sont moins enclins à compter chaque centime. Lorsque les gens marchandent, c'est généralement moins pour l'argent que pour le statut et l'équité.

Schémas comportementaux

Si le modèle SCARF permet de mieux comprendre les leviers sociaux qui influencent les comportements collectifs, il reste néanmoins centré sur les dynamiques d'interaction. Mais qu'en est-il des mécanismes plus profonds, liés aux besoins individuels et aux schémas cognitifs développés au fil du temps ? Pour aller plus loin, il est essentiel de se pencher sur les stratégies d'adaptation des individus, ainsi que sur les traits de personnalité inadaptés qui peuvent émerger dans certaines situations. C'est ici que les travaux des psychologues offrent une approche complémentaire, en explorant les blocages, les motivations et les schémas comportementaux qui influencent la manière dont les individus réagissent au stress, à l'incertitude et aux défis relationnels.

Les modèles cognitifs du développement des traits de personnalité inadaptés proposés par les psychologues américains Beck et Young aident à mieux cibler les besoins et les motivations profondes des individus, mais nécessitent un temps d'observation/de mise en situation plus important et/ou des lignes directrices plus spécifiques pour un entretien d'embauche. En effet, il existe un certain nombre de stratégies et de comportements adaptatifs pour la survie de l'espèce humaine tels que la compétition, la dépendance, l'évitement, la résistance, la méfiance, la dramatisation, le contrôle, l'agression, l'isolement et la grandiosité. Normalement, chacun y recourt dans des proportions différentes et dans des circonstances qui peuvent l'exiger, alors que leur utilisation excessive ou rigide peut conduire à des comportements dysfonctionnels, voire s'inscrire plus globalement dans un fonctionnement pathologique (p. ex. trouble de la personnalité).

Par exemple, alors qu'il est adapté d'être méfiant et sur ses gardes dans un quartier très criminalisé d'une ville, la personne paranoïaque peut réagir de façon méfiante envers des gens même si les faits objectifs et sa propre expérience lui indiquent qu'ils sont probablement dignes de confiance. Cette rigidité dans les comportements est sous-tendue par une rigidité dans les façons de comprendre et de percevoir les situations.

La découverte de la personnalité d'un collaborateur passe par une compréhension de schémas cognitifs. Ce concept désigne les croyances de base qui constituent la compréhension qu'a une personne d'elle-même, du monde et des autres : elles reposent sur des convictions tirées à partir des apprentissages au cours de la vie, les apprentissages précoces étant particulièrement marquants.

Une personne dont le fonctionnement psychique est équilibré a des croyances de base adaptées et relatives à une situation donnée (« je suis une personne raisonnablement compétente ; le monde présente des dangers mais est relativement sécuritaire »). Une personne présentant un fonctionnement déséquilibré se démarque par des croyances extrêmes, négatives, globales et rigides (« je suis incompétent, les gens sont indignes de confiance », etc.).

À un moment particulier, selon le contexte et les événements, un schéma (ou un ensemble de schémas) peut être activé ou « dormant ». Une fois activé, il constitue la base à partir de laquelle la personne interprète et réagit à la réalité. Chez une personne qui se démarque par un dysfonctionnement, certains schémas sont activés, à tort, dans un très large éventail de situations.

Un profil évitant, par exemple, peut avoir un schéma de danger et de menace activé même lorsque la personne se trouve avec des gens qui la soutiennent, ce qui influence l'interprétation des agissements de ces gens (« ils ne me trouvent pas intéressant »). Cette interprétation détermine ses réactions émotives (anxiété) et ses comportements (retrait). La personne évitante croit qu'elle n'est pas digne d'amour ou de considération, et qu'elle est vulnérable. Elle a tendance à éviter l'intimité, les critiques et les émotions désagréables. Elle manque d'ouverture, d'affirmation et de tolérance émotionnelle. Une personne narcissique peut se conduire de façon compétitive alors qu'elle travaille dans un contexte égalitaire. Une personne histrionique peut se conduire de façon théâtrale dans une entrevue pour un emploi. Une personne dépendante croit qu'elle est incompétente et incapable de se débrouiller seule. Elle a alors tendance à surdévelopper des stratégies pour compter sur les autres et éviter les décisions et les défis importants. Elle ne développe pas suffisamment l'autonomie et la capacité de prendre des décisions. Une personne obsessionnelle-compulsive croit que son monde peut se désorganiser et met donc beaucoup d'emphase sur les règles, la responsabilité et le contrôle. Elle manque de spontanéité, d'insouciance et de flexibilité. Une personne borderline a plusieurs croyances rigides et négatives (« je suis inadéquat, je suis fautif, je suis vulnérable, je suis impuissant, je vais être abandonné »), ce qui conduit à des comportements extrêmes.

Young parle des *schémas précoces d'inadaptation*, qui se développent tôt dans l'enfance, selon l'expérience vécue, et continuent à s'élaborer tout au long de la vie en servant de base pour l'interprétation de la réalité. Ils sont souvent tenus pour acquis et difficiles à remettre en cause par la personne, de telle sorte que certaines problématiques qui ont leur origine dans l'enfance peuvent se maintenir longtemps dans la vie adulte. Ces schémas peuvent être regroupés en cinq catégories et concernent les problématiques :

- de séparation et rejet ;
- de manque d'autonomie et performance ;
- de manque de limites ;
- de dépendance aux autres ;
- d'hypervigilance et inhibition.

Un individu fonctionnant d'une manière équilibrée ajuste ses croyances à mesure qu'il expérimente de nouvelles situations, ce qui lui permet de développer des comportements variés, adaptés aux différents contextes. Dans certains cas, il fait preuve d'une moindre souplesse pour diverses raisons. Trois types de processus contribuent au surinvestissement d'un schéma particulier, même si le plus souvent ces stratégies sont combinées :

- le maintien des schémas : l'individu juge incorrectement les gens et les circonstances, voire choisit des relations d'une façon qui renforce les croyances reliées à son schéma ;
- l'évitement des schémas : l'individu évite plus ou moins inconsciemment les situations qui peuvent activer le schéma et faire vivre des sentiments négatifs de tristesse, de honte, d'anxiété ou de colère ;
- la compensation : l'individu adopte des conduites extrêmes et opposées à son schéma qui, paradoxalement, entretiennent celui-ci.
  - Les schémas de séparation et de rejet mettent en jeu les besoins de sécurité physique et affective basiques, ce qui conduit à des attitudes abandonniques, une anxiété associée au sentiment d'instabilité et à la méfiance, un manque affectif, un sentiment d'être imparfait et un sentiment de solitude.
  - Les schémas de manque d'autonomie et de performance questionnent les capacités de s'adapter et de survivre d'un individu qui se sent dépendant de l'avis des autres, incompétent, se montre peureux et s'attend à une catastrophe imminente et/ou à un échec personnel. Il peut également établir des liens d'attachement excessivement proches et adopter des comportements de surprotection.
  - Les schémas de manque de limites renvoient à un déficit de limites internes qui se traduit par un sens de responsabilité insuffisant envers les autres ou par une incapacité à atteindre les objectifs à long terme. L'individu peut s'inscrire dans un comportement exigeant,

dominant et manquer d'empathie. Il peut également être dans un manque d'autodiscipline et ne pas s'appliquer ses propres exigences.

- Les schémas de dépendance aux autres se traduisent globalement par une importance excessive attachée aux besoins, désirs, réactions des autres, aux dépens de ses propres besoins, afin d'obtenir leur affection ou leur approbation, par peur d'être abandonné ou pour éviter les représailles. Fréquemment, il existe une colère refoulée dont la personne n'est pas consciente. Elle adopte une attitude d'assujettissement et d'abnégation avec une recherche concomitante d'approbation.
- Le problème principal des schémas d'hypervigilance et d'inhibition est le contrôle exagéré des réactions, des sentiments et des choix pour éviter les erreurs ou maintenir des règles personnelles rigides dans sa conduite et dans sa performance, souvent aux dépens d'autres aspects de la vie (plaisirs, loisirs, amis) ou au détriment de sa santé. La pensée catastrophiste, une attitude négative, un contrôle excessif et la crainte d'une punition vont souvent ensemble avec des idéaux extrêmement élevés.

Ces schémas demeurent pour la plupart du temps inconscients mais déterminent l'interprétation des situations que vit l'individu. Ces interprétations, appelées *pensées automatiques*, sont des pensées observables, plus facilement accessibles à la conscience que les schémas mais qui manquent souvent d'objectivité et présentent des biais cognitifs. Elles sont logiques par rapport aux croyances sous-jacentes mais elles sont souvent inexactes dans la situation vécue. Ces interprétations de la réalité déterminent les émotions et les comportements. Par exemple, la personne obsessionnelle-compulsive peut être anxieuse dans une situation où elle craint de ne pas être suffisamment performante. Cela qui peut l'amener à prendre trop de temps et d'énergie, à dépasser ses limites et à négliger d'autres besoins pour que tout soit parfait dans les moindres détails, etc. La personne narcissique peut devenir agressive si elle n'obtient pas un traitement de faveur. C'est l'observation des pensées automatiques, des réactions émotives et des comportements qui peuvent mettre la puce à l'oreille concernant les croyances qui les sous-tendent.

La peur de l'autorité, l'envie de se faire bien voir et le conformisme excessif peuvent faire un bateau tout entier. Une histoire tristement célèbre illustre comment la flatterie à la hiérarchie peut induire le ressentiment des subordonnés et détruire le capital social de ceux qui l'acceptent. Les cadres dirigeants sont souvent persuadés (à tort!) qu'ils sont suffisamment avertis pour ne pas laisser impacter leurs décisions par la flatterie. En 2001, Albert Dunlap, PDG de Sunbeam Corp, a été poursuivi en justice pour fraude par la Securities and Exchange Commission (SEO), organisme fédéral américain de réglementation et de contrôle des marchés financiers. Dunlap, expert reconnu dans le rachat des entreprises en difficulté pour les vendre à profit, a été frappé par un interdit d'exercer tout mandat de PDG et a dû par ailleurs verser des dommages et intérêts aux investisseurs. Si ses méthodes de gestion sont restées dans l'ombre, beaucoup d'encre a coulé au sujet de son attitude intimidante à l'égard des autres managers qui avaient sans doute pensé qu'il était plus sûr pour eux de le flatter que de le contredire. Un autre détail intéressant concernant la chute de Dunlap est à mentionner : les managers qui l'entouraient ont rapidement délivré les informations nécessaires à l'enquête, ce qui est plutôt inhabituel par rapport à la majeure partie des entreprises où les équipes font tout pour brouiller et ralentir les investigations.

La flatterie ou le conformisme dans les opinions peuvent traduire une envie de se faire bien voir et de gagner des points (l'approbation, l'amour?) auprès de la hiérarchie. Cependant, la recherche montre que cette envie peut également susciter une forme particulière d'affect négatif envers la cible, ce qui risque d'induire à son tour des comportements pouvant lui causer un tort [31].

Il est souvent suggéré que les leaders doivent encourager les collaborateurs à exprimer des avis différents et divergents. Toutefois, il est essentiel de nuancer cette idée. La différence d'avis ne signifie pas nécessairement que l'un ou l'autre a tort. Les divergences peuvent refléter des perspectives, des contextes ou des informations variées, enrichissant ainsi le processus de décision. Pour éviter que les collaborateurs ne tombent dans la flatterie ou la conformité, les leaders doivent créer une sécurité psychologique où chacun peut exprimer ses idées librement sans crainte de représailles. Ce climat favorise une discussion ouverte et prévient le ressentiment qui peut naître d'une culture de soumission ou de faux consensus.

Management toxique dans les organisations de soins [32-34]

Le secteur de la santé, bien que dédié au bien-être et au soin des patients, n'échappe pas aux pratiques de management toxique. Ces pratiques peuvent entraîner des souffrances importantes chez les soignants, compromettre la qualité des soins et miner la confiance des équipes. En voici quelques exemples :

- **climat d'intimidation et harcèlement sexuel** : certaines situations complexes, telles que des mises en examen pour des faits d'agression et de harcèlement sexuels par des médecins, ont trouvé un fort écho dans la presse. Dans certains hôpitaux et services, un climat d'intimidation s'est instauré, freinant les signalements et créant une atmosphère de peur ;
- **concentration excessive du pouvoir** : le recours massif à des médecins intérimaires dans les hôpitaux publics illustre un système de gestion inadapté et trop centralisé. Les directeurs hospitaliers sont souvent contraints par des décisions prises au niveau national, ce qui limite leur capacité à réagir aux besoins locaux ;
- **pression financière et absence de reconnaissance** : à la Mayo Clinic, une culture de responsabilité partagée a été mise en place pour éviter les effets toxiques d'un management trop individualisé. À l'inverse, dans de nombreux hôpitaux, les soignants sont soumis à une pression extrême pour atteindre des objectifs financiers, sans reconnaissance de leurs efforts ;
- **inadéquation des pratiques organisationnelles** : à Londres, la centralisation des soins pour les accidents vasculaires cérébraux a montré qu'une mauvaise gestion des ressources peut aggraver les dysfonctionnements. En revanche, une meilleure coordination a permis d'améliorer les résultats médicaux tout en réduisant les coûts.

Le management toxique entraîne toujours des conséquences néfastes sur les individus et les organisations :

- **sur le personnel soignant** : le harcèlement, la pression et le manque de reconnaissance peuvent conduire au *burnout*, à la dépression et au départ des soignants ;
- **sur la qualité des soins** : le climat de peur empêche les erreurs d'être signalées, ce qui peut compromettre la sécurité des patients ;
- **sur la culture organisationnelle** : le management toxique détruit la confiance et la collaboration au sein des équipes, réduisant leur efficacité.

Les comportements toxiques des managers trouvent souvent leur origine dans des traits de personnalité insécures. Ces individus peuvent adopter des pratiques autoritaires ou manipulatrices pour compenser leurs propres insécurités.

- **besoin excessif de contrôle** : les managers toxiques ont souvent peur de perdre leur pouvoir et adoptent des comportements autoritaires ;
- **manque d'empathie** : ils sont peu sensibles aux besoins et aux émotions des autres ;
- **recherche de validation** : la flatterie et la loyauté forcée sont souvent encouragées pour renforcer leur ego.

Ces traits peuvent être exacerbés dans des environnements stressants comme les hôpitaux, où la pression et les enjeux sont élevés.

Pistes de prévention

Promouvoir une culture de transparence et de responsabilité partagée

L'exemple de l'Université de l'Utah montre que la transparence améliore la qualité des soins. En publiant les retours des patients, les médecins ont pris conscience de l'importance de chaque interaction et ont ajusté leurs comportements en conséquence.

Décentraliser la prise de décision

L'étude sur l'intérim médical met en évidence l'importance d'une gestion plus locale et autonome des hôpitaux. La déconcentration des décisions permettrait aux directeurs et aux médecins de mieux répondre aux besoins spécifiques des établissements.

Mettre en place des programmes de prévention des violences et de soutien aux soignants

Créer des cellules d'écoute et des mécanismes de signalement confidentiels, comme à l'hôpital de Vendôme, est essentiel pour identifier les comportements toxiques et y remédier.

Encourager le travail d'équipe et la collaboration interdisciplinaire

Le programme intégré de santé pelvienne de la Northwestern University montre les bénéfices d'un travail d'équipe entre différents spécialistes. Cette approche améliore non seulement la qualité des soins, mais aussi le moral des équipes.

Prendre en compte les enjeux socioéconomiques des patients

L'initiative de Contra Costa Health montre qu'aborder les préoccupations sociales des patients contribue à une meilleure gestion de leur santé globale. Appliquer cette logique au personnel soignant pourrait également réduire leur stress et augmenter leur satisfaction.

Dynamique de la personnalité : entre équilibre et transformation

La pyramide de Maslow a pour avantage d'offrir un modèle global de besoins fondamentaux de l'être humain mais elle a pour inconvénient de ne pas les mettre dans une perspective dynamique. Plus qu'une pyramide, il s'agit d'un arbre où :

- les besoins de survie et de sécurité représentent une racine, à la fois parce qu'ils fournissent les ressources et parce que la manière dont ils sont satisfaits est apprise d'une manière très précoce ;
- un tronc figure les besoins affectifs et sociaux, parce qu'ils expriment le lien fondamental aux autres dans l'organisation sociale et insistent sur l'importance de l'appartenance comme un point de départ pour une individuation ;
- le feuillage et les fruits qui traduisent la quête de sens, de spiritualité, d'œuvre intellectuelle comme une empreinte subjective et personnelle qu'on laisse au monde. Cette croissance incarnée par des fruits n'est possible qu'à condition d'être nourrie par les racines et le tronc.

L'arbre représente un écosystème interconnecté avec son environnement : l'équilibre de cet écosystème détermine sa longévité. Plutôt que de se focaliser uniquement sur l'analyse des différentes dimensions de la personnalité, il apparaît pertinent d'examiner le comportement individuel à travers le prisme de la satisfaction des besoins fondamentaux, essentiels au maintien de l'équilibre et du bien-être global de l'individu.

Le principe d'équilibre renvoie à la notion d'*euthymie* [35], une construction dynamique faite de sentiment de satisfaction et d'équilibre émotionnel. Ce dynamisme repose sur l'équilibre et l'intégration des forces psychiques (flexibilité), une vision unifiée de la vie qui guide les actions et les sentiments pour façonner l'avenir en conséquence (cohérence), la résistance au stress (résilience et tolérance à l'anxiété ou à la frustration).

Équilibre dynamique

Pour mieux comprendre cette notion d'équilibre dynamique, une grille de lecture intéressante est proposée par Jahoda [36]. Cette grille comporte six dimensions (tableau 3.8) se situant sur un continuum allant d'une insuffisance à l'excès en passant par l'équilibre.

Maîtrise de l'environnement

Le concept de maîtrise d'environnement dépasse l'idée du contrôle et de la réactivité à l'égard de l'environnement. Un arbre ne peut résister au vent que si sa racine est solide et si, en même temps, il est suffisamment souple. Ces qualités ne sont acquises que lorsque tout l'écosystème comprenant l'arbre et son environnement est en bonne santé. Ainsi, maîtriser son environnement comprend également le sens d'engagement, un comportement adéquat à l'égard des autres dans tous les domaines de la vie, la capacité à assumer la responsabilité, tout en s'ajustant et en s'adaptant à la situation, ainsi qu'une efficience dans la résolution des problèmes.

Croissance personnelle

Après avoir abordé la maîtrise de l'environnement, essentielle pour gérer efficacement les contraintes extérieures, il convient de se pencher sur une autre dimension tout aussi cruciale : la croissance personnelle. Cette dernière renvoie à la capacité d'un individu à se développer, à apprendre de ses expériences et à évoluer positivement au fil du temps.

La croissance personnelle, bien qu'importante, reste incomplète sans une direction claire. C'est pourquoi la dimension du but dans la vie prend tout son sens. Elle représente la capacité d'un individu à trouver une signification à ses actions, à se fixer des objectifs cohérents et à maintenir un cap, même face aux défis.

But dans la vie

Ces dimensions sont en étroite interaction, un déséquilibre au niveau de l'une entre elles entraînant un déséquilibre sur toute la ligne. La compréhension de leurs interactions permet de prédire la réussite ou l'échec d'une action individuelle. Mais ce raisonnement s'applique également au collectif, puisque chacun partage les mêmes besoins fondamentaux. Ainsi, une équipe ayant le sentiment de naviguer à vue dans un environnement excessivement complexe sans avoir un feedback sur sa performance ni le sentiment d'avoir été efficace dans

Tableau 3.8. Les six dimensions de l'équilibre psychodynamique.

Niveau insuffisant	Niveau équilibré	Niveau excessif
Maîtrise de l'environnement		
Ressent des difficultés dans la gestion des tâches quotidiennes, se sent incapable d'améliorer les choses qui l'entourent, n'est pas conscient d'opportunités	A des compétences dans la gestion de l'environnement, profite bien des opportunités qui l'entourent, est capable de choisir ce qui lui convient le plus par rapport aux besoins personnels	Recherche des défis à relever, n'est pas capable de prendre goût aux émotions positives et aux loisirs, s'implique trop dans le travail ou dans des activités familiales
Croissance personnelle		
A le sentiment d'être bloqué, manque de sensation d'amélioration à travers le temps, se sent fatigué et perd l'intérêt à l'égard de la vie	A le sentiment de développement continu, se considère en pleine croissance et en voie d'amélioration, est ouvert à de nouvelles expériences	N'est pas capable d'élaborer ses expériences négatives passées, cultive des illusions qui se heurtent à la réalité, établit des standards et des objectifs irréalistes
Buts dans la vie		
Manque de sentiment d'avoir un sens dans la vie, a peu d'objectifs et manque de sens de l'orientation	A des buts dans la vie et sent que sa vie présente et passée possède un sens	A des attentes et des espoirs irréalistes, est constamment insatisfait de ses performances et est incapable de reconnaître l'échec
Autonomie		
Est trop préoccupé par les attentes des autres et les évaluations qu'ils font, compte sur le jugement des autres pour prendre des décisions importantes	Est indépendant, est capable de résister aux pressions sociales, régule son comportement et son Soi par des standards personnels	Est incapable de s'entendre avec les autres, de travailler en équipe, d'apprendre des autres, de demander conseil ou aide
Acceptation de soi		
Se sent insatisfait par lui-même, est déçu par ce qui est arrivé dans le passé, souhaite être différent	Accepte ses qualités et ses défauts et a des sentiments positifs à l'égard du passé	Éprouve des difficultés à admettre ses propres erreurs, explique ses problèmes par la faute des autres
Relations positives avec les autres		
A peu de relations proches, de confiance, avec les autres, éprouve des difficultés à s'y ouvrir	A des relations de confiance avec les autres, se soucie du bien-être des autres, comprend le principe de donner et de recevoir dans les relations humaines	Sacrifie ses propres besoins et son bien-être pour ceux des autres, prêt à pardonner trop vite du fait d'une faible estime de soi et du sentiment de ne pas avoir de valeur

la résolution des problèmes peut se démotiver au point de perdre le sens du travail. D'autre part, un fort sens du travail accompli qui rencontre une résistance excessive de l'environnement amène le sentiment d'absence de croissance (on n'apprend rien, on est rejeté par l'environnement) et, par conséquent, une profonde frustration et une insatisfaction (fig. 3.1).

Autonomie

Si le but dans la vie offre une orientation, l'autonomie garantit que cette orientation reste authentique et fidèle aux valeurs personnelles. Cette dimension fait référence à la capacité d'agir indépendamment, sans être constamment influencé par les attentes ou les jugements extérieurs.

Acceptation de soi

L'autonomie ne peut être pleinement réalisée sans une acceptation de soi sincère. Accepter ses forces, ses faiblesses et son passé permet de mieux réguler ses comportements et d'adopter une attitude constructive face aux défis quotidiens.

Relations positives avec les autres

Enfin, l'acceptation de soi est indissociable de la capacité à établir des relations positives avec les autres. La qualité des interactions sociales joue un rôle déterminant dans l'équilibre émotionnel et le bien-être global de chaque individu. Cette dimension met en lumière l'importance des échanges humains reposant sur la confiance et la réciprocité.

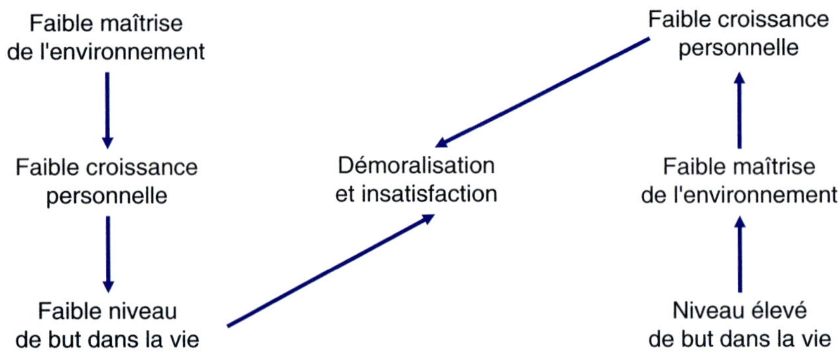

Fig. 3.1. Niveaux de régulation du sentiment de but dans la vie.

Synthèse

Les six dimensions du bien-être proposées par Jahoda offrent une grille de lecture précieuse pour comprendre l'équilibre psychique individuel [36]. Ces dimensions, interconnectées, évoluent sur un continuum entre insuffisance, équilibre et excès, ce qui montre que le bien-être n'est jamais un état figé, mais une quête continue d'ajustement face aux réalités de la vie.

Maintenir un équilibre entre ces dimensions implique non seulement de cultiver ses compétences et ses ressources personnelles, mais également d'adopter une posture de flexibilité face aux défis. Un déséquilibre dans l'une des dimensions peut avoir un effet domino, influençant négativement les autres aspects du bien-être. À l'inverse, un bon équilibre permet de renforcer la résilience, la tolérance aux frustrations et l'adaptation aux changements, favorisant ainsi une stabilité émotionnelle et une satisfaction durable.

Cette approche holistique du bien-être rappelle que l'épanouissement individuel repose sur une harmonie intérieure, mais aussi sur la capacité à s'adapter à son environnement et à tisser des relations humaines significatives. Elle souligne enfin l'importance d'un travail sur soi, visant non pas une perfection irréaliste, mais une meilleure compréhension des interactions entre les besoins, les émotions et les comportements.

Problèmes managériaux, risques psychosociaux : et si la réponse était dans le déséquilibre des dimensions de bien-être ?

Cas fictif

L'hôpital Saint-Michel, un établissement de soins de taille moyenne, traverse une période de réorganisation importante. Cette restructuration vise à améliorer l'efficacité des soins, mais les changements apportés à l'organisation du travail créent un déséquilibre profond dans les équipes. Ces déséquilibres affectent les six dimensions de bien-être, entraînant des RPS majeurs et des problèmes managériaux.

Charge de travail excessive et manque d'autonomie

Depuis la réorganisation, les soignants (infirmiers, aides-soignants, médecins) subissent une augmentation notable de leur charge de travail sans possibilité d'influer sur les décisions organisationnelles. Les plannings sont imposés sans concertation, et les équipes sont régulièrement redéployées d'un service à un autre sans préparation adéquate. Ce contexte crée un sentiment de perte de contrôle sur leur environnement professionnel.

Conséquences

- Maîtrise de l'environnement : les soignants ressentent une incapacité à gérer leur charge de travail et à améliorer leur situation. Ils subissent leur environnement professionnel, ce qui provoque frustration et sentiment d'impuissance.

▶

• Autonomie : le manque de consultation des équipes dans les décisions managériales entraîne une perte de motivation. Les soignants se sentent infantilisés et privés de leur capacité à agir de manière indépendante.

Absence de reconnaissance et de développement personnel

Les professionnels de santé rapportent un manque de reconnaissance de leurs efforts. Les évaluations annuelles se concentrent uniquement sur la productivité et le nombre de patients pris en charge, sans jamais aborder leur évolution personnelle, leurs compétences ou leurs projets professionnels.

Conséquences

• Croissance personnelle : le sentiment de stagnation s'installe. Les soignants estiment ne pas évoluer dans leur carrière et ne perçoivent pas d'opportunités d'apprentissage ou de progression. Cela provoque un désengagement progressif.

• But dans la vie : certains soignants perdent le sens de leur métier. Initialement motivés par leur mission de soin et d'accompagnement des patients, ils se retrouvent à accomplir des tâches répétitives et administratives, les éloignant de leurs valeurs professionnelles.

Relations tendues au sein des équipes

La réorganisation a également fragilisé la cohésion des équipes. Les rotations fréquentes entre services et le manque de communication augmentent les tensions entre collègues, tandis que la direction reste distante et peu à l'écoute des préoccupations du personnel.

Conséquences

• Relations positives avec les autres : les relations interpersonnelles se dégradent. Les tensions, conflits et incompréhensions s'intensifient, provoquant un isolement progressif des soignants qui perdent confiance en leurs collègues.

• Acceptation de soi : le manque de soutien et de reconnaissance provoque un sentiment de culpabilité et d'insatisfaction chez les soignants. Ils commencent à remettre en question leurs compétences, développant une faible estime de soi.

Les conséquences des risques psychosociaux (tableau 3.9) mettent en évidence les effets délétères qu'un déséquilibre organisationnel peut avoir sur les soignants, tels que le stress chronique, le désengagement professionnel, les conflits interpersonnels, le sentiment de manque de reconnaissance et l'isolement social. Ces problématiques, lorsqu'elles ne sont pas adressées, engendrent une détérioration du climat de travail, une baisse de la performance collective et une altération de la santé mentale des équipes.

Face à ces enjeux, des solutions managériales doivent être envisagées pour restaurer un environnement de travail sain et prévenir les risques psychosociaux (tableau 3.10). Ces mesures visent à rétablir un équilibre entre les besoins individuels et les exigences organisationnelles, en renforçant la maîtrise de l'environnement, en favorisant le développement personnel, en redonnant du sens au travail, en améliorant les relations interpersonnelles et en promouvant l'autonomie des soignants. Ces leviers, mis en œuvre de manière proactive, contribuent à instaurer un climat de confiance et de bien-être, indispensable pour garantir la pérennité des performances et la satisfaction au travail.

Tableau 3.9. Conséquences globales sur les risques psychosociaux (RPS).

Types de RPS	Manifestations observées
Stress chronique	*Burnout*, épuisement émotionnel, irritabilité
Perte de sens au travail	Désengagement professionnel, absentéisme accru
Conflits interpersonnels	Hausse des tensions, diminution de la collaboration et de la cohésion
Manque de reconnaissance	Frustration, sentiment d'injustice, baisse de la satisfaction au travail
Isolement social	Isolement des soignants, rupture des échanges sociaux

Le cas de l'hôpital Saint-Michel met en lumière les dangers d'une organisation du travail rigide et déséquilibrée, qui ignore les besoins fondamentaux des soignants. En rétablissant un équilibre entre les six dimensions du bien-être, les cadres dirigeants pourraient réduire les RPS et améliorer la QVT. Une telle démarche permettrait non seulement de préserver la santé mentale des soignants, mais également d'assurer une meilleure prise en charge des patients.

Tableau 3.10. Solutions managériales envisageables.

Solution managériale	Description
Renforcer la maîtrise de l'environnement	Impliquer les soignants dans les décisions organisationnelles via des réunions régulières Proposer des outils de gestion du temps et des ressources pour alléger la charge mentale
Favoriser la croissance personnelle	Mettre en place des plans de développement professionnel adaptés aux besoins individuels Encourager les formations continues et valoriser les acquis
Redonner du sens au travail	Clarifier les missions et objectifs des soignants en lien avec les valeurs de l'hôpital Célébrer les réussites collectives et individuelles pour renforcer le sentiment d'accomplissement
Améliorer les relations interpersonnelles	Organiser des séminaires sur la communication et la gestion des conflits Favoriser un climat de confiance en encourageant les échanges et le soutien mutuel
Promouvoir l'autonomie	Encourager les soignants à prendre des initiatives dans leur pratique professionnelle Mettre en place un système de feedback constructif pour renforcer la confiance en soi

Illusion de la rationalité

Le cerveau humain est un outil remarquable d'adaptation et de survie, mais il est loin d'être infaillible. Dans sa quête constante de rapidité et d'efficacité, il prend des raccourcis cognitifs, parfois au détriment de la rationalité. Ces biais poussent à percevoir la réalité de manière déformée, influençant les décisions, les jugements et même les interactions sociales.

Si l'on pense souvent que les décisions sont le fruit d'une réflexion logique et consciente, la réalité est bien différente. Le cerveau, soumis à des limites temporelles, énergétiques et émotionnelles, privilégie des processus automatiques qui échappent la plupart du temps à la personne. Ces raccourcis, qualifiés de biais cognitifs, jouent un rôle crucial dans la vie quotidienne.

Comprendre ces biais et les illusions qu'ils créent est essentiel pour reprendre la main sur les décisions et retrouver une forme de lucidité face aux pensées et émotions. Plutôt que d'être les victimes de ses automatismes mentaux, il est possible d'apprendre à les reconnaître pour ajuster ses comportements de manière plus éclairée.

Biais cognitifs

Quelle que soit l'approche des origines des émotions et des pensées que l'on retienne, elles interagissent constamment les unes avec les autres. Il est donc indispensable d'apprendre à les reconnaître afin de mieux les comprendre.

La première erreur que l'on a tendance à commettre est de redouter ses émotions, tant elles paraissent intenses et inappropriées dans le milieu professionnel. Ce que l'on doit retenir en revanche est que l'émotion est un signal : elle ne « fait » rien d'autre, à part signaler un événement. Une émotion peut être assimilée à un clignotant sur le tableau de bord d'une voiture : il informe de l'état de la batterie, du niveau d'essence ou de l'intention de tourner. Cependant, le choix de la décision à prendre et à la mettre en action demeure. Ces informations sont à la disposition de l'individu pour le guider dans son analyse de la situation.

Le corps humain est beaucoup plus complexe que la mécanique d'une voiture. Néanmoins, en faisant attention aux manifestations physiques, il est possible de repérer et d'identifier ces signaux. Dans la majorité des cas, les individus en colère ressentent une tension au niveau de leur corps et les mâchoires serrées. Plus rarement, la colère peut se manifester par une sensation des tempes qui battent. Il est important de rester vigilant par rapport aux particularités individuelles.

L'individu ne fait pas que réagir à des stimuli externes suscitant des sensations et des émotions. En réalité, sa posture et ses mimiques peuvent induire un état émotionnel particulier : elles envoient des signaux importants à son cerveau, et c'est à ces informations que son cerveau réagit. Ainsi, il suffit de serrer les mâchoires et de froncer les sourcils pour que le cerveau interprète cette expression comme de la colère et qu'il active en conséquence les mécanismes associés à la colère (p. ex. comportement agressif). De la même manière, lorsque le corps prend une posture triste, le cerveau commence à activer les mécanismes neuronaux de la tristesse. Cet effet est relayé par le septième sens, l'intéroception, qui peut également renvoyer des signaux trompeurs. Si l'on place un crayon entre les dents forçant ainsi le sourire et que l'on maintient cette position pendant quelques instants, le cerveau interprète cet état comme de la bonne humeur. L'effet botox est également connu pour cela, les patients rapportant une amélioration de leur humeur après les injections [37].

Les informations issues du corps sont rapidement captées et interprétées par le cerveau, qui cherche avant tout à optimiser son fonctionnement. Ce dernier, limité en ressources, utilise des raccourcis mentaux afin de simplifier la complexité du monde environnant. Ces processus automatiques peuvent, dans certaines situations, conduire à des décisions rapides, mais aussi hâtives ou biaisées, notamment lorsque les émotions entrent en jeu. Cependant, il est important de souligner que ces mécanismes n'opèrent pas de manière uniforme chez tous les individus et que leur influence peut varier en fonction des contextes, des personnalités et des expériences de chacun.

Une étude récente, menée sur un échantillon de personnes présentant un niveau élevé de neuroticisme – c'est-à-dire une tendance à vivre plus intensément les émotions négatives – a cherché à mesurer le rythme de leurs pensées [38]. Grâce à une technique d'imagerie cérébrale (IRMf), les chercheurs ont observé la manière dont les participants passaient d'une pensée à l'autre, identifiant des « vers de pensée », soit des chaînes mentales qui se forment autour d'un thème central. Selon les estimations issues de cette étude, une personne aurait en moyenne 6200 pensées par jour, ce qui équivaudrait à plus de six transitions mentales par minute.

Bien que cette étude soit prometteuse, elle invite surtout à se poser des questions plus larges sur les processus de pensée dans leur globalité. Que fait-on réellement de ces milliers de pensées quotidiennes ? Quelle influence exercent-elles sur le bien-être, les décisions et les comportements ? Sont-elles source de créativité et de solutions ou, au contraire, enferment-elles dans des spirales de ruminations ?

L'enchaînement des pensées, les interprétations que l'on en fait et les souvenirs qu'elles convoquent influencent profondément la perception du monde et de soi-même. La question n'est donc pas tant de savoir combien de pensées l'on a, mais plutôt comment on navigue au milieu de ces flux mentaux.

Certaines personnes parviennent à canaliser leurs pensées pour agir de manière constructive, tandis que d'autres peuvent se retrouver piégées par des idées répétitives et négatives. Ce qui est frappant, c'est que des éléments très simples – comme une posture corporelle ou le fait de revoir un film déjà visionné – semblent avoir une influence sur ces transitions mentales. Cela invite à s'interroger sur la façon dont les actes quotidiens façonnent l'état d'esprit et, à plus grande échelle, l'équilibre émotionnel.

Il reste encore de nombreux mystères à percer sur le fonctionnement des pensées. Quels sont les mécanismes qui influencent la fréquence des transitions mentales ? Comment éviter que certaines pensées ne prennent trop de place et biaisent les jugements ? Et surtout, peut-on apprendre à mieux réguler ses flux de pensées pour tendre vers une meilleure stabilité mentale ? Ces interrogations constituent autant de pistes de réflexion sur la manière dont on peut reprendre le contrôle sur son esprit vagabond et éviter que ces transitions ne se transforment en « bruit mental » [39], nuisible.

Leahy, professeur de psychologie à l'Université Cornell, constate que 85 % de ce dont on se soucie n'arrivent jamais et que, pour les 15 % de soucis qui se sont matérialisés, 79 % des sujets interrogés ont répondu qu'ils pouvaient gérer la difficulté mieux qu'ils ne le pensaient ou que la difficulté leur a servi de leçon [40]. Ainsi, 97 % des soucis n'ont aucun fondement réaliste et résultent d'une perception excessivement pessimiste.

Une étude de 2023 rapporte une association entre la perception de la douleur par les patients et les fluctuations électriques dans le cortex orbitofrontal, cette zone étant classiquement impliquée dans la régulation des émotions, l'évaluation de soi-même et la prise des décisions [41]. Les perturbations dans le système nerveux, impliquant des mécanismes de neuroplasticité cérébrale, conduisent les patients à percevoir le signal douloureux et à le mémoriser comme dangereux, en accentuant la sensation pénible [42, 43].

Le jugement est donc partial, car il est influencé par ses croyances et ses préjugés, fondés à leur tour sur des apprentissages antérieurs inscrits dans la mémoire. Il est souvent utile de questionner le bien-fondé de sa pensée par rapport à la réalité : ces déviations de la pensée rationnelle ont tendance à être systématiquement utilisées dans diverses situations. Elles constituent des façons rapides et intuitives de porter des jugements ou de prendre des décisions qui sont moins laborieuses qu'un raisonnement analytique qui tiendrait compte de toutes les informations pertinentes. Ces moments où la pensée tord un peu trop la vision que l'on a du monde portent le nom de biais cognitifs.

Le concept de biais cognitif a été introduit au début des années 1970 par les psychologues Daniel Kahneman (prix Nobel d'économie 2002) et Amos Tversky pour expliquer la prise des décisions irrationnelles dans le domaine économique.

Certains biais s'expliquent par les ressources cognitives limitées (temps, informations, intérêt, capacités cognitives). Lorsque ces dernières sont insuffisantes pour réaliser l'analyse nécessaire à un jugement rationnel, des raccourcis cognitifs permettent de porter un jugement rapide. D'autres biais reflètent l'intervention de facteurs motivationnels, émotionnels ou moraux ; par exemple, le désir de maintenir une image de soi positive ou d'éviter une dissonance cognitive (c'est-à-dire avoir deux croyances qui s'autoexcluent) déplaisante. Il en existe des variantes plus ou moins fines, classées ici en cinq catégories principales : raisonnement, jugements sur soi et sur les autres, comportements et jugements sociaux, jugements sur des événements passés, présents ou futurs, biais intervenant dans les prises de décision.

Raisonnement

Biais de croyance

Lorsque l'on est convaincu de la vérité ou de la fausseté d'une conclusion, tout le raisonnement logique en est biaisé. Ainsi, des erreurs de logique seront ignorées si la conclusion correspond aux croyances.

Exemple

Si l'on est persuadé que le réchauffement climatique n'est autre chose qu'une manipulation des médias, on a tendance à soutenir toute idée qui conteste la nécessité de réduire son empreinte carbone.

Biais de confirmation

Il s'agit ici d'une tendance assez proche du biais de croyance et, en tout cas, très répandue à ne rechercher et à ne retenir que des informations qui confirment les croyances et à ignorer ou discréditer celles qui les contredisent.

Exemple

Paul est convaincu que les jeux vidéo rendent les enfants violents.

- Lorsqu'il tombe sur un article qui raconte qu'un jeune criminel jouait à des jeux vidéo violents, il y voit une preuve que sa croyance est juste.
- Cependant, lorsqu'il lit une étude scientifique expliquant qu'il n'y a pas de lien direct entre les jeux vidéo et la violence, il rejette cette information en la qualifiant de « non fiable » ou « biaisée ».

Paul a un biais de confirmation, car il accorde plus de poids aux informations qui confirment son idée préconçue (jeux vidéo = violence) et rejette les informations qui vont à l'encontre de cette croyance. Il sélectionne, interprète et mémorise les faits de manière sélective, de façon à renforcer son opinion initiale, tout en ignorant ou discréditant les preuves contraires.

Biais de représentativité

Ici, le jugement est porté à partir d'un faible nombre d'éléments qui ne sont pas nécessairement représentatifs.

Exemple

Quelques témoignages sur les effets négatifs d'un traitement ou sur une intervention chirurgicale vécue comme « douloureuse » conditionnent la perception individuelle de cette expérience avant même qu'elle ne soit vécue.

Biais du survivant

Il s'agit d'une forme de biais de sélection consistant à surévaluer les chances de succès d'une initiative en concentrant l'attention uniquement sur les cas ayant réussi et en ignorant les échecs.

Exemple

Entreprendre est facile parce que la presse ne rapporte que les histoires à succès.

Illusion de corrélation

Il s'agit d'une tendance fréquente à percevoir une relation entre deux événements non reliés, ou encore à exagérer une relation qui est faible en réalité.

Exemple

Le fait d'être père de famille confère au manager un crédit de confiance par rapport à ses capacités à gérer une équipe. Ou encore, deux collègues qui prennent leur poste le même jour y attribuent une importance particulière et en déduisent qu'ils pourraient devenir des amis.

Illusion de savoir

Toute nouvelle situation étant à risque d'être classée comme similaire à celles que l'on a déjà connues, on réagit d'une façon habituelle et se fie à tort à ses croyances erronées pour appréhender une réalité, sans chercher à recueillir d'autres informations.

Exemple

Qui n'a pas fait l'expérience d'offrir à un parent âgé un smartphone dont il n'utilisera que 10 % de ses possibles fonctionnalités ?

Effet de vérité illusoire

Il s'agit de la tendance à croire qu'une information est vraie après une exposition répétée mais insuffisante d'un point de vue statistique.

Exemple

Après plusieurs échecs sur le marché de travail, on a tendance à croire en son incompétence, alors que d'autres facteurs peuvent être en jeu : une difficulté à faire présenter efficacement ses qualifications et à mettre en avant ses expériences, ou encore une conjoncture défavorable.

Biais de la disponibilité en mémoire

Il s'agit de fonder des jugements instantanés sur les informations les plus récentes et selon la facilité avec laquelle des exemples viennent à l'esprit.

Exemple

Quand une compagnie aérienne rapporte un crash, les ventes de billets baissent jusqu'à ce que les gens oublient l'accident.

Loi de la trivialité

Une quantité de temps et d'efforts astronomiques est dédiée aux problèmes banals en ignorant ceux qui méritent toute l'attention.

Exemple

Le maire dédie toute une réunion de conseil municipal à l'entretien de la propreté des trottoirs mais ne fait rien pour résoudre le problème des sans-abri.

Effet Zeigarnik

Les tâches interrompues ont tendance à être mieux retenues que celles qui sont menées à terme.

Exemple

Malgré d'excellents commentaires sur sa performance annuelle, Jeanne reste focalisée sur un projet qu'elle avait abandonné et elle se sent coupable lorsqu'elle vient travailler.

Effet « Ikea »

Les individus attribuent généralement plus de valeur aux objets lorsqu'ils ont contribué à leur création.

Exemple

« Cette table basse, n'est-elle pas magnifique ? C'est moi qui l'ai assemblée. »

Jugements sur soi et sur les autres

Illusion positive

Il s'agit du fait de pécher par un excès d'optimisme qui conduit à une évaluation irréaliste de ses capacités, du fait de la tendance globale à se considérer comme meilleur que la moyenne. Ce biais intervient aussi très fréquemment chez les novices qui surestiment leur progression dans les apprentissages.

Exemples

- Les bonnes résolutions prises à la rentrée comme perdre du poids ou arrêter de fumer.
- L'illusion d'une supériorité morale : une personne estime qu'elle est plus honnête et altruiste que la majorité de ses collègues, même si elle coupe régulièrement les files d'attente ou ignore les appels à l'aide de ses proches.

Effet d'une tierce personne

Selon ce biais, les individus pensent que les médias ou les messages persuasifs ont plus d'influence sur les autres que sur eux-mêmes. Autrement dit, une personne se considère comme étant plus critique, rationnelle et résistante à la manipulation médiatique que les autres. Cela découle d'une surestimation de ses propres capacités de jugement et d'une sous-estimation de celles des autres.

Exemple

Ce biais est particulièrement visible lorsqu'il s'agit de juger l'impact des campagnes publicitaires, des discours politiques ou des *fake news*. Il peut aussi amener les individus à se croire immunisés contre la propagande ou les stéréotypes véhiculés par les médias.

Erreur fondamentale d'attribution

C'est la tendance à surestimer les facteurs personnels (tels que la personnalité) pour expliquer le comportement d'autres personnes et à sous-estimer les facteurs conjoncturels.

Exemple

Si Jeanne est en retard au travail, c'est parce qu'elle est paresseuse.

Biais d'autocomplaisance

Ce biais constitue une prolongation du précédent : c'est la tendance à s'attribuer le mérite de ses réussites et à imputer ses échecs à des facteurs extérieurs défavorables.

Exemple

Si je suis en retard au travail, c'est parce qu'il y avait beaucoup de circulation.

Effet Dunning-Kruger

Les novices ont tendance à surestimer leur progression sur la courbe d'apprentissage, alors que la confiance en soi des experts chute parce qu'ils ont conscience de tout ce qu'ils ignorent encore. Ce biais cognitif amène les personnes les moins compétentes à surestimer leurs compétences et les plus compétentes à les sous-estimer.

Exemple

D'une manière paradoxale, plus l'on est expert en la question, moins l'on est sûr de son expertise et de sa compétence.

Effet Barnum ou effet Forer

Ce biais consiste à accepter une vague description de la personnalité comme s'appliquant spécifiquement à soi-même.

Exemple

Les horoscopes jouent sur ce phénomène.

Effet de halo

La perception d'une personne ou d'un groupe peut être déterminée par l'idée que l'on s'est déjà faite au préalable.

Exemples

- Si l'on commence par caractériser un collaborateur comme « intelligent, travailleur, impulsif, critique, opiniâtre », ce seront les premières qualités qui sont retenues, et le jugement global est positif. Si l'on inverse l'ordre de ses qualités « opiniâtre, critique, impulsif, travailleur, intelligent », le jugement est globalement négatif.
- La notoriété des influenceurs sur les réseaux sociaux confère l'effet de halo aux sujets qu'ils promeuvent.

Biais de l'autorité

Les effets de ce biais sont très proches de l'effet de halo et ils ont fait l'objet de nombreuses études pour tenter de comprendre les choix et les comportements des personnes pendant la guerre. En effet, devant une personne détentrice d'autorité, on a tendance à obéir aux ordres, même si l'on est individuellement en désaccord. La responsabilité est ainsi reportée sur l'autorité en question, ce qui a pour effet de diminuer la douleur morale liée à un choix éthique.

Exemple

L'expérience devenue classique consiste à placer les participants sous l'autorité d'un « scientifique » qui leur ordonne de sanctionner les erreurs d'apprentissage faites par un sujet (acteur, bien sûr), en appuyant sur un bouton censé lui délivrer une décharge électrique.

Malédiction du savoir

Il s'agit du fait de croire que chacun connaît les mêmes choses que soi et est parfaitement au même niveau.

Exemple

Jeanne se sent frustrée par son fils qui ne saisit pas immédiatement le principe de la multiplication.

Effet de projecteur

On reste persuadé que les gens font attention à soi plus qu'ils ne le font en réalité.

Exemple

Jeanne est préoccupée que tous ses collègues remarquent qu'elle a une tache son pull.

Comportements et jugements sociaux

Biais de conformisme

Qu'on le veuille ou non, il est courant de constater que la tendance à penser et agir comme les autres l'emporte sur la capacité à faire des choix véritablement individuels. Le biais de conformisme porte le nom d'effet de « train en marche » qui désigne la facilité avec laquelle on se laisse entraîner par les tendances que l'on observe.

Exemple

Lorsque l'on croit que tout le monde part en vacances ou achète des voitures chères, cela donne l'impression que c'est normal et que l'on en a également besoin.

Ignorance pluraliste

Ce concept est relativement ancien : il a été proposé en 1930 par les psychologues Allport et Katz et décrit un phénomène dans lequel une majorité de membres d'un groupe rejettent en privé une norme, mais supposent à tort que la plupart des autres l'acceptent, et donc s'y conforment.

Exemple

Dans une salle de cours, le professeur explique un concept complexe. La plupart des étudiants ne comprennent pas vraiment, mais personne ne lève la main pour demander des explications. Chacun pense être le seul à ne pas avoir compris et suppose que les autres suivent, alors qu'en réalité, la majorité est perdue.

Biais de faux consensus

Les individus peuvent croire à tort que les autres sont d'accord avec eux plus qu'ils ne le sont réellement. Ce biais peut être particulièrement présent dans des groupes fermés dans lesquels les membres rencontrent rarement des personnes qui divergent d'opinions et qui ont des préférences et des valeurs différentes.

Exemple

Des groupes politiques ou religieux peuvent avoir l'impression d'avoir un plus grand soutien qu'ils ne l'ont en réalité.

Biais de favoritisme intragroupe

Ce biais est à l'origine des discriminations car il renvoie à la tendance à favoriser les gens qui appartiennent à un même groupe comparativement aux personnes qui n'en font pas partie.

Exemple

Au sein d'une entreprise, les collaborateurs d'un même département montrent davantage de soutien, de compréhension et de valorisation mutuelle, même en cas d'erreurs ou de propositions peu pertinentes, tandis qu'ils se montrent plus critiques à l'égard des idées émises par des collègues d'autres services.

Croyance en un monde juste

Il s'agit de la tendance à croire que le monde est juste et que les gens méritent ce qui leur arrive. Différents processus cognitifs entrent en œuvre pour préserver la croyance que la société est juste et équitable malgré les faits qui montrent le contraire. Cette croyance répond souvent à un important besoin de sécurité.

Exemple

Un sans-abri se trouve dans une situation sociale déplorable car il consomme de l'alcool et de la drogue.

Effet de simple exposition

On a plus de chance d'éprouver des sentiments positifs envers quelqu'un ou quelque chose si on y a été exposé d'une manière répétée. L'effet de simple exposition se manifeste également dans l'industrie pharmaceutique, notamment à travers les stratégies publicitaires répétitives visant à renforcer la notoriété et la confiance envers une marque ou un produit spécifique.

Exemple

Dans le cas d'un médicament en vente libre, tel qu'un analgésique, les laboratoires pharmaceutiques investissent massivement dans des campagnes publicitaires télévisées, diffusant à plusieurs reprises des spots mettant en avant leur produit. Cette exposition répétée vise à ancrer le nom du médicament dans l'esprit des consommateurs, augmentant ainsi la probabilité qu'ils le choisissent lorsqu'ils recherchent un soulagement de la douleur.

Cette stratégie s'appuie sur l'effet de simple exposition, où la familiarité accrue avec le nom et l'image du produit génère des sentiments positifs et une préférence inconsciente chez les consommateurs. Ainsi, même en l'absence d'une différenciation significative par rapport aux concurrents, le médicament bénéficie d'une part de marché accrue grâce à cette répétition publicitaire.

Effet boomerang

Ce phénomène renvoie à une tentative de persuasion qui a un effet inverse de celui attendu et qui renforce les attitudes de la cible plutôt qu'elle ne les modifie. Avec le biais de confirmation (cf. supra), l'être humain est enclin à accepter sans esprit critique des informations, qu'elles soient vraies ou fausses, pourvu qu'elles correspondent à ses croyances antérieures. Le phénomène de renforcement collectif régule également la rationalisation en ce sens que l'on donne plus de poids à ses convictions initiales lorsqu'on présume l'existence d'autres informations dont on ne dispose pas mais qui soutiennent sa croyance.

Exemple

Cet effet se rencontre chez les croyants, les militants politiques les plus engagés ou même certains chercheurs.

Biais de responsabilité

Voltaire disait que dans une avalanche de neige, aucun flocon ne se sent responsable. En effet, on a tendance à percevoir son rôle comme minime par rapport à des événements globaux, dangereux ou émotionnellement engageants. En groupe, on a aussi tendance à imaginer qu'une autre personne peut prendre la responsabilité d'intervenir et/ou de gérer la situation.

Exemple

Lorsqu'on a besoin d'aide en cas de chute, il vaut mieux interpeller une personne particulière («Monsieur en manteau beige, aidez-moi s'il vous plaît») plutôt que de s'adresser à l'ensemble des passants («À l'aide»).

Jugements sur des événements passés, présents ou futurs

Biais rétrospectif

Il s'agit de la tendance, une fois un événement survenu, à surestimer ses capacités prévisionnelles.

Exemple

Chacun connaît quelqu'un qui dit toujours juste après l'événement : «Je le savais», par exemple dans les tentatives de remonter le temps avant la pandémie de Covid-19 pour mettre en lumière les éléments prédisant la survenue des événements graves.

Biais de négativité

Ici, on donne plus de poids aux informations et aux expériences négatives qu'aux positives et on a tendance à s'en souvenir davantage. Le vocabulaire pour décrire la douleur est plus riche que celui pour décrire le plaisir.

Exemple

Une amie a fait preuve d'une fidélité incontestable un nombre incalculable de fois. Mais le jour où elle a oublié le rendez-vous du dernier concert prévu de longue date marque la mémoire d'une manière plus forte. L'amitié n'est pas remise en cause mais elle n'échappe pas à la tendance à changer de poids et de mesure pour évaluer le positif et le négatif.

Biais d'« ici et maintenant »

Il désigne la tendance à accorder plus d'importance aux bénéfices immédiats qu'aux avantages futurs, même si ces derniers sont potentiellement plus importants. Ce biais pousse à privilégier la gratification instantanée au détriment de décisions plus rationnelles sur le long terme. Il peut engendrer des comportements impulsifs, comme dépenser aujourd'hui au lieu d'épargner pour demain, ou prendre des décisions à court terme sans tenir compte des conséquences futures.

Exemple

Dans une structure de soins, le biais d'« ici et maintenant » peut se manifester lorsque l'encadrement privilégie des gains rapides au détriment d'investissements durables. Par exemple, un manager décide de ne pas allouer de budget à la formation continue des employés pour économiser immédiatement. À court terme, cela réduit les coûts, mais à long terme, cela freine le développement des compétences des collaborateurs, impactant la productivité et l'innovation.

Biais de normalité

Ce biais cognitif pousse les individus à croire que les événements futurs se dérouleront de la même manière qu'ils se sont toujours déroulés, en suivant un schéma habituel et prévisible. Il conduit à minimiser les risques d'événements exceptionnels ou catastrophiques et à ignorer les signaux d'alerte qui pourraient indiquer un changement majeur. Par conséquent, les personnes touchées par ce biais ont tendance à rester passives face aux dangers potentiels, convaincues que tout reviendra à la normale.

Exemple

Dans le milieu professionnel, le biais de normalité peut se manifester lorsque les dirigeants sous-estiment les risques liés à des changements majeurs dans leur secteur d'activité. Ainsi, une structure de soins bien établie dans son secteur peut ignorer les signes avant-coureurs de la transformation numérique. Les dirigeants et les soignants pensent que leur modèle économique actuel continuera de fonctionner indéfiniment car il a toujours réussi par le passé. Ils perçoivent les nouvelles technologies, telles les plateformes de commerce en ligne ou l'intelligence artificielle, comme des tendances temporaires qui n'affecteront pas leur activité. Ce biais de normalité les pousse à négliger les signaux de rupture technologique qui, pourtant, mettent en péril leur modèle économique.

Biais d'optimisme

Voici une tendance inverse à instaurer un filtre et à accorder plus d'attention aux bonnes nouvelles qu'aux mauvaises. Le biais d'optimisme est une habitude de surestimer la probabilité d'événements positifs et de sous-estimer la probabilité d'événements négatifs. Lorsque l'on pense à l'avenir, on a tendance à supposer qu'il sera meilleur que le présent. Cette tendance peut amener les gens à tergiverser sur des objectifs financiers ou professionnels.

Exemples

- Un excès de confiance peut pousser un collaborateur à penser que, grâce à son projet, *lui* aura une prime tandis que les autres n'en auront pas.
- Faire trop confiance à son *business model* et ne pas suffisamment anticiper le changement.

Biais intervenant dans les prises de décision

Aversion pour la dépossession

Il s'agit d'une tendance à attribuer une plus grande valeur à un objet que l'on possède qu'à un même objet que l'on ne possède pas.

Exemple

Le propriétaire d'une maison pourrait estimer la valeur de celle-ci comme étant plus élevée que ce qu'il serait disposé à payer en tant qu'acquéreur pour une maison équivalente.

Aversion au risque

Ce biais psychologique est le plus facilement illustré à partir d'un exemple d'investissement. Il définit l'attitude de l'investisseur qui privilégie spontanément des placements peu risqués. Un individu averse au risque préfère ainsi un placement sûr à faible rendement à une option proposant un retour sur investissement plus important mais plus risqué.

Exemple

Si l'on propose un jet de dé où l'on gagne 1 € pour les nombres pairs et perd 1 € pour les nombres impairs, ce jeu est refusé la plupart du temps. Pour accepter d'y participer, il faut offrir une « compensation du risque », par exemple gagner 2 € si c'est pair versus perdre 1 € si c'est impair. Plus l'on est averse au risque, plus cette compensation, le « prix du risque », doit être importante [44].

Biais de statu quo

Ce biais explique la réticence à changer. On préfère souvent laisser les choses telles qu'elles sont, et le changement apparaît comme apportant plus de risques et d'inconvénients que d'avantages possibles. Il est donc intimidant et surtout inconfortable. Cette peur de changement explique des choix qui ne sont pas les plus rationnels. Le biais du statu quo peut rendre difficile la construction de bonnes habitudes financières parce que l'on suppose que les changements à apporter sont importants.

Exemple

Se montrer frileux dans ses choix de retraite ou de régime de santé au travail, de remboursement de la dette ou de rééquilibrage d'un portefeuille d'investissements.

Biais d'omission

Certains considèrent que causer éventuellement un tort par une action est pire que causer un tort par l'inaction. Tout simplement parce que l'on pense que l'action a plus de chances de causer un tort que si l'on attend sa survenue d'une façon passive. C'est aussi un problème de responsabilité que l'on fuit.

Exemple

Dans l'incertitude, certains choisissent de refuser la vaccination pour leurs enfants.

Biais de cadrage

La manière dont un problème est présenté est cruciale pour déterminer ses choix.

Exemple

La décision d'accepter une chirurgie peut être affectée par le fait qu'elle est décrite en termes de taux de succès ou en termes de taux d'échec, même si les deux chiffres fournissent la même information.

Biais d'ancrage

L'effet d'ancrage décrit la tendance à « s'accrocher » aux informations reçues initialement sur un sujet donné et à les utiliser comme référence. Il s'agit généralement du premier élément d'information acquis sur le sujet.

Exemple

Dans les négociations, les soldes des magasins ou les menus de restaurant, le client reste cognitivement bloqué sur la première offre.

Biais cognitifs les plus répandus dans les soins

Les biais cognitifs peuvent conduire à des erreurs diagnostiques, thérapeutiques ou dans la prise en charge globale des patients. Les exemples concrets présentés ici sont issus de travaux de recherche récents.

Exemple de biais d'ancrage

Dans une étude menée par Pirot sur les raisonnements des médecins urgentistes à La Réunion, le biais d'ancrage est mis en évidence lorsque les professionnels de santé restent ▶

fixés sur leur première hypothèse diagnostique, même lorsque de nouvelles informations apparaissent [45]. Par exemple, un patient souffrant de douleurs thoraciques est rapidement diagnostiqué comme ayant une crise d'angoisse car le médecin s'ancre sur ses antécédents psychiatriques. Ce biais conduit parfois à négliger des diagnostics plus graves comme l'infarctus du myocarde.

Exemple de biais de confirmation

Toscani discute du biais de confirmation dans le cadre de la prise de décision médicale [46]. Un médecin qui pense qu'un patient présente une infection pulmonaire cherche des éléments confirmant ce diagnostic (comme une ombre sur une radiographie pulmonaire), même si d'autres pathologies possibles, telles qu'un cancer pulmonaire ou une embolie, doivent être envisagées. Ce biais peut entraîner un surdiagnostic ou une erreur diagnostique.

Exemple de biais de disponibilité

Sader met en lumière le biais de disponibilité, où les médecins sont influencés par les cas récents ou marquants qu'ils ont rencontrés [47]. Par exemple, un médecin ayant récemment traité plusieurs cas de Covid-19 est plus susceptible d'attribuer les symptômes respiratoires d'un nouveau patient à cette maladie, même si une pneumonie bactérienne ou une embolie pulmonaire sont également des diagnostics plausibles.

Exemple d'effet de halo

Un article montre que les perceptions initiales d'un patient influencent les décisions cliniques [48]. Par exemple, un patient bien habillé et parlant couramment peut être perçu comme ayant un risque plus faible de trouble lié à une addiction, conduisant le médecin à sous-évaluer les symptômes d'alcoolisme.

Les biais cognitifs sont omniprésents dans le processus décisionnel médical et peuvent entraîner des conséquences importantes sur la qualité des soins. Il est essentiel que les professionnels de santé soient formés à les reconnaître et à adopter des stratégies pour les atténuer, comme la réflexion critique, l'utilisation de *checklists* et le recours à l'avis d'autres collègues.

Erreurs induites par les biais

Une histoire fascinante qui s'est produite pendant la Seconde Guerre mondiale est rapportée par Weinberg dans son livre *Superthinking* [53]. Les analystes militaires cherchaient à renforcer le blindage de leurs avions. Ils avaient remarqué que, de retour sur la base, de nombreux avions étaient criblés de balles au niveau des ailes, de la queue et du fuselage. L'idée venue immédiatement était de renforcer ces zones. Est-ce bien logique ?

Cependant, un statisticien américain, Wald, a fait une remarque très pertinente [54] : il était question des avions qui étaient *rentrés* à leur base, c'étaient donc des survivants. Les avions qui n'étaient revenus avaient dû être frappés à d'autres endroits plus cruciaux, comme le moteur. Ainsi, en se concentrant uniquement sur les survivants, on rate une information cruciale pour la compréhension des faits. L'idée de Wald consistait à renforcer les zones où il n'y avait pas de trous de balles sur les avions qui étaient retournés à la base. Pourquoi ? Tout simplement parce que les avions frappés dans ces zones-là n'étaient pas revenus.

Que retenir ?

- Ne jamais se focaliser uniquement sur les cas de réussite. C'est tentant de se laisser entraîner par le biais d'optimisme excessif ou par le biais de survivant. Mais il est indispensable de comprendre ce qui n'a pas marché.
- Se méfier des évidences. Une réponse évidente n'est pas toujours la bonne. Il faut toujours prendre de la distance pour voir l'ensemble du tableau et envisager le problème à partir des angles différents. Se poser la question « et si l'opposé était la vérité ? » est toujours utile.

Les biais cognitifs peuvent induire des choix stratégiques responsables de performances négatives pour une entreprise. Une autre histoire plus contemporaine mais non moins spectaculaire porte sur le refus par Excite d'acquérir Google, une plateforme émergente à la fin des années 1990. À l'époque, Excite occupait la deuxième position dans le rang des moteurs de recherche. Page, fondateur de Google et chercheur à Stanford, a souhaité retourner à l'université pour travailler sur sa thèse et cédé sa plateforme pour 750 k$ à une seule condition : Excite devait remplacer leur technologie de recherche par celle de Google. Cette offre a été refusée et on connaît bien la suite de l'histoire aujourd'hui : Google a pris 60 % du marché des moteurs de recherche aux États-Unis et une part bien plus large à travers le monde, alors qu'Excite a été racheté par Ask.com qui n'a que 2 % du marché.

La raison pour laquelle l'offre initiale a été refusée par le PDG de l'époque, George Bell, est que la proposition de Page apparaissait comme un véritable cheval de Troie : une fois introduit chez Excite, l'algorithme de Google risquait de supplanter le cœur du métier de l'entreprise, c'est-à-dire son savoir-faire d'ingénierie et sa technologie. D'un point de vue culturel, les ingénieurs d'Excite tenaient beaucoup à leur système. Par ailleurs, les experts en interne n'ont pas trouvé de différence en termes d'efficience des deux systèmes.

Levy, dans son livre *In the plex*, avance une hypothèse différente : Excite n'était pas intéressé à l'algorithme Back Rub car celui-ci réduisait radicalement le temps que les utilisateurs passaient sur le site de recherche d'informations. Cela peut paraître incroyable aujourd'hui où l'on cherche à optimiser la navigation et à gagner du temps. À l'époque, la mesure la plus convoitée était l'adhésivité, ou le temps que l'utilisateur restait sur le site [55].

Exemples de biais cognitifs pouvant influencer négativement les décisions stratégiques dans l'industrie pharmaceutique ou les assurances

- Le biais de confirmation pousse les individus à privilégier les informations qui confirment leurs croyances préexistantes, tout en ignorant celles qui les contredisent. Dans l'industrie pharmaceutique, ce biais peut conduire à des erreurs d'interprétation des données, à des décisions reposant sur des préjugés plutôt que sur des faits, et à une vision étroite des possibilités. Par exemple, un chercheur convaincu de l'efficacité d'un nouveau médicament pourrait minimiser les données indiquant des effets indésirables, compromettant ainsi la sécurité des patients. Un dirigeant convaincu du potentiel d'un nouveau médicament pourrait ignorer les études cliniques défavorables, conduisant à des investissements coûteux dans un produit non viable.
- Le biais d'ancrage se manifeste lorsque les décisions sont influencées par une information initiale, même si celle-ci est peu pertinente. Dans le secteur des assurances, ce biais peut se traduire par une évaluation erronée des risques reposant sur des données historiques, sans tenir compte des évolutions récentes. Par exemple, un assureur pourrait sous-estimer les risques liés aux cyberattaques en s'appuyant sur des données obsolètes, négligeant ainsi les menaces actuelles.
- Le biais d'optimisme est le fait de surestimer ses chances de succès ou de sous-estimer les risques dans une situation donnée. Dans le secteur des assurances, ce biais peut conduire à des prises de risques inconsidérées. Par exemple, un assureur pourrait proposer des polices à des tarifs trop bas, en surestimant la probabilité que les sinistres soient rares, mettant ainsi en péril la rentabilité de l'entreprise.

Ces exemples montrent l'importance de reconnaître et de gérer les biais cognitifs pour améliorer la qualité des décisions stratégiques dans ces secteurs.

Selon l'expression de Silberzahn, «la culture dévore la stratégie au petit-déjeuner» [56]. Si de nombreux dirigeants ont effectivement conscience que la stratégie purement analytique et désincarnée constitue une impasse, et qu'elle ne peut réussir sans un lien avec l'identité de l'entreprise, ils sont cependant souvent désemparés quant à la façon de relier les deux. Silberzahn fait remarquer que la culture d'entreprise tend à être normative au point que cela peut pousser l'organisation à s'aligner sur un point qui n'est pas pour autant essentiel, limitant ainsi sa capacité à explorer des solutions alternatives. Par ailleurs, la culture impose un choix binaire qui peut se révéler contraignant : soit l'organisation reste fidèle à ses pratiques et valeurs existantes, soit elle doit s'en éloigner pour adopter une approche nouvelle, ce qui peut être perçu comme une menace pour son identité. Silberzahn cite l'exemple de Nestlé, dont la culture d'innovation et de conviction envers ses produits a conduit à ignorer les études de marché négatives lors du lancement de Nespresso®, car l'entreprise croyait fermement en son potentiel disruptif. À l'inverse, Excite a probablement fait face à une situation similaire lorsqu'elle a refusé d'intégrer la technologie de recherche de Google, préférant rester fidèle à son système interne, par crainte que l'introduction d'un nouvel algorithme ne mette en péril son savoir-faire existant.

Exemples

- Un exemple pertinent dans l'industrie pharmaceutique serait celui de Pfizer avec le développement du Viagra®. À l'origine, le médicament était conçu comme un traitement pour l'hypertension et les maladies cardiaques. Lors des essais cliniques, les effets indésirables inattendus ont révélé un potentiel dans un tout autre domaine. Plutôt que d'abandonner le projet en raison des résultats initiaux décevants dans le domaine cardiovasculaire, Pfizer a fait le choix culturellement audacieux d'explorer cette nouvelle application.

• Un autre exemple pourrait être lié à la résistance initiale de certains laboratoires à adopter les thérapies géniques, perçues comme trop risquées ou trop éloignées des pratiques traditionnelles. Certains dirigeants ont préféré rester fidèles aux approches conventionnelles, tandis que d'autres ont choisi d'embrasser cette nouvelle technologie malgré les incertitudes.

Si la culture collective reste un concept aussi difficile à appréhender et à manier, c'est qu'il s'inscrit au niveau d'un système collectif et non plus au niveau individuel. C'est un concept composé de croyances et de mythes partagés par un collectif, qui assure en même temps son identité et, par la même occasion, l'homéostasie (et donc la survie !) du système. La culture repose donc sur une mémoire autobiographique collective qui retrace et remodèle l'identité collective. Elle comporte aussi des biais cognitifs sous-tendant les croyances et les mythes qui la constituent. Certes, ils reflètent la vision du monde d'un collectif donné, tout comme ce qui le rend unique. En même temps, lorsqu'on se trouve à l'intérieur du système, il est difficile de s'apercevoir de ses dysfonctionnements latents, tant que la souffrance d'un des membres n'impacte pas la survie de l'ensemble. Il est également difficile de saisir la manière dont il faut changer les rouages en cas de dysfonctionnement.

Comment un dirigeant peut-il briser le silence de ses collaborateurs et/ou obtenir des commentaires critiques nécessaires pour prendre les bonnes mesures stratégiques ? Même les managers avertis sont en proie à des biais cognitifs individuels et organisationnels qui entravent la prise d'une bonne décision.

Exemple

Une industrie disposant de deux unités fabrique en interne les composants accessoires pour un produit qui est le cœur du métier. La production de ces composants représente un risque de perte, puisque ces unités enregistrent une baisse de performance inquiétante. Par ailleurs, la technologie de production est en voie d'évolution. La tendance générale des collaborateurs serait de laisser le dirigeant s'exprimer et de garder le silence : ils se sentent plus à l'aise de suivre la tendance lancée par la hiérarchie que de s'y opposer. Éventuellement, les directeurs des unités concernées pourraient défendre leur cause en évoquant la solidité du portefeuille produits ou encore des bénéfices potentiels associés à la préservation des activités. Comment le dirigeant peut-il mettre en perspective sa stratégie ?

Ce qui permet de prédire la prise d'une bonne décision, c'est bien la qualité des discussions et du débat. Les techniques consistant à recourir à des experts tiers et à constituer des équipes qui poussent une idée à ses extrêmes en la défendant ou en s'y opposant ont tout leur intérêt pour faire émerger les biais latents. Ces plaidoiries « pour ou contre » sont un outil favori de Buffett pour choisir notamment l'investissement optimal : les équipes sont ensuite récompensées sur la base du résultat final.

Synthèse

Les biais cognitifs sont des distorsions systématiques de la pensée qui influencent les décisions, les jugements et les comportements (tableau 3.11). Bien que ces raccourcis mentaux soient souvent nécessaires pour traiter rapidement les informations, ils peuvent conduire à des erreurs importantes, notamment dans les soins et la gestion des équipes.

Points clés à retenir

• **Les biais cognitifs affectent toutes les décisions** : que ce soit dans la vie quotidienne, en entreprise ou dans le domaine des soins, ils influencent fortement les jugements et décisions.

• **Les biais cognitifs peuvent conduire à des erreurs** : en raison de ces distorsions, les décisions prises peuvent être inefficaces, injustes ou non adaptées à la réalité.

• **La prise de conscience des biais est essentielle** : les reconnaître permet de minimiser leur impact, d'améliorer la prise de décision et d'adopter une réflexion critique.

• **Certains biais sont plus fréquents dans les soins** : les biais d'ancrage, de confirmation, de disponibilité et l'effet de halo sont particulièrement présents dans le domaine médical.

• **Il existe des stratégies de réduction des biais** : utiliser des *checklists*, adopter une réflexion critique et rechercher des avis externes sont des moyens efficaces pour limiter l'impact des biais cognitifs.

Tableau 3.11. Synthèse sur les biais cognitifs.

Biais cognitif	Description	Exemple	Conséquences
Biais d'ancrage	Tendance à se fixer sur la première information reçue	Un médecin reste sur le diagnostic initial même après de nouvelles informations	Peut conduire à un diagnostic erroné
Biais de confirmation	Recherche d'informations qui confirment ses croyances préexistantes	Un médecin qui pense à une infection cherche des signes confirmant ce diagnostic	Peut entraîner un surdiagnostic
Biais de disponibilité	Jugement influencé par des cas récents ou marquants	Un médecin associe des symptômes à une maladie récemment traitée	Peut mener à des erreurs diagnostiques
Effet de halo	Perception influencée par les impressions initiales	Un patient bien habillé est perçu comme ayant moins de risques de troubles addictifs	Sous-évaluation de certains symptômes
Biais rétrospectif	Surestimation de sa capacité à prévoir un événement après sa survenue	Dire « Je le savais » après un événement imprévu	Peut fausser l'analyse des causes d'un problème
Biais d'optimisme	Surestimation des probabilités de succès et sous-estimation des risques	Un dirigeant surestime les bénéfices d'un projet et minimise les risques	Prise de décisions risquées sans anticipation des conséquences
Biais d'omission	Préférence pour l'inaction par peur des conséquences d'une action	Un parent refuse de vacciner son enfant par crainte des effets indésirables	Peut conduire à des erreurs par passivité
Biais de statu quo	Préférence pour maintenir les choses telles qu'elles sont	Une entreprise refuse d'adopter de nouvelles technologies	Freine l'innovation
Biais de cadrage	Décisions influencées par la manière dont un problème est présenté	Accepter une chirurgie lorsque le taux de succès est présenté plutôt que le taux d'échec	Influence la perception et la prise de décision
Effet Zeigarnik	Tendance à se souvenir davantage des tâches inachevées	Se focaliser sur un projet abandonné malgré de nombreuses réussites	Peut générer de la frustration et de la culpabilité
Effet « Ikea »	Valorisation accrue des tâches auxquelles on a contribué	Un collaborateur valorise davantage un projet auquel il a personnellement participé	Peut entraîner une évaluation biaisée des projets
Biais de conformisme	Tendance à penser et agir comme les autres	Suivre une tendance sans évaluer sa pertinence	Peut limiter l'originalité et l'innovation
Biais de normalité	Sous-estimation des risques liés aux changements majeurs	Ignorer les signaux de rupture technologique	Peut entraîner un manque de préparation face aux transformations
Effet Barnum	Acceptation de descriptions générales comme s'appliquant spécifiquement à soi	Croire aux horoscopes	Peut renforcer des croyances erronées

Importance pour les managers

La compréhension des biais cognitifs est cruciale pour les managers, car elle permet :

- **d'améliorer la prise de décision** en limitant les erreurs dues à des distorsions cognitives ;
- **de favoriser une culture de réflexion critique** au sein des équipes ;
- **de promouvoir une meilleure gestion des risques** grâce à une analyse plus objective des situations ;
- **de mieux comprendre les dynamiques sociales** et les comportements des collaborateurs.

Focus sur le raisonnement émotionnel

Le raisonnement en mode affectif repose non pas sur des considérations logiques mais sur un vécu émotionnel propre à un instant donné. Quand un individu suit ce raisonnement, il ignore ou déforme la réalité. En voici quelques exemples classiques.

« Tu (me) dois faire telle ou telle chose, parce que j'ai tellement fait d'efforts pour toi. »

Cet exemple concerne des situations où un individu surinvestit les schémas de dépendance et de protection : il donne trop aux autres et se sent en droit d'attendre un retour même sans aucun accord initial. Une variante encore plus dure (et immature !) peut être la suivante : « Tu m'as fait de la peine, donc je peux te prendre quelque chose. » Si un individu se sent blessé, il considère qu'il est juste de prendre quelque chose à l'autre et de rétablir ainsi ses droits.

« J'aime cette personne, donc elle ne peut pas être mauvaise. »

Cet exemple est une version idéalisatrice du raisonnement. On parle plutôt des schémas de dépendance, voire de codépendance. Quand on éprouve un sentiment fort à l'égard d'un individu, il est difficile d'accepter la part de la réalité où l'on constate des faits préjudiciables. Donc, celui qui raisonne en mode affectif cherche des moyens de justifier le comportement d'autrui, parfois en culpabilisant soi-même.

« Je veux être ton ami, donc on va devenir ami. »

C'est un exemple d'attitude collante, qui peut s'avérer dangereuse car le souhait de la personne en face n'est pas respecté. Cela revient à dire : « Je vais te forcer à souhaiter cette amitié. » Les contrats reposant sur la confiance font aussi appel à une logique affective : dans la famille, on s'aime, on se veut du bien et il n'y a donc aucune nécessité de cadrer la relation d'une manière plus juridique.

« Tu as l'air en détresse, donc je vais t'aider. »

C'est un exemple typique de **raisonnement affectif biaisé**, où l'émotion prend le pas sur une évaluation rationnelle de la situation. En pensant « Je sais mieux que toi ce dont tu as besoin », on risque de proposer une aide qui n'est ni sollicitée, ni réellement adaptée, et qui peut, au lieu de soulager, **renforcer le sentiment d'impuissance** chez l'autre. Lorsque l'empathie glisse vers la pitié, la personne aidante ne parvient plus à évaluer avec justesse les **ressources concrètes** qu'elle peut raisonnablement mobiliser. Elle perd également la capacité de distinguer ce qui relève d'une aide nécessaire de ce qui, au contraire, alimente une dynamique de **dépendance**. Ainsi, un geste né d'une intention bienveillante peut involontairement priver l'autre de son pouvoir d'agir et de sa dignité.

« Si vous ne payez pas immédiatement, votre compte sera bloqué et vous aurez des poursuites. »

C'est un exemple de manipulation fondée sur la peur, où l'émotion prend le dessus sur le raisonnement, poussant la personne à obéir sans vérifier la véracité de la menace. Les escrocs jouent souvent la carte de raisonnement affectif pour faire peur. « Je vais obéir parce que j'ai peur » : c'est ainsi que l'on accepte de faire ce qui est demandé dans des situations de manipulation ou de harcèlement. Le raisonnement critique disparaît au profit d'un blocage cognitif.

« Je suis désolé, c'est sûrement ma faute... » suivi aussitôt de « Mais si tu m'avais prévenu plus tôt, je n'aurais pas fait cette erreur. »

C'est un exemple typique où la culpabilité désactive l'analyse rationnelle et bascule soit dans la soumission, soit dans la défense agressive, au lieu de permettre une réflexion lucide sur ce qui s'est réellement passé. Le sentiment de culpabilité peut pousser à s'excuser ou... à se défendre. La culpabilité empêche le raisonnement critique et produit le même effet que la peur : on peut ainsi accepter les conditions contraires à son propre intérêt ou se montrer agressif alors qu'il aurait plutôt fallu analyser ses erreurs.

Est-on réellement aussi intelligent qu'on le pense ?

Les personnes sont des êtres sociaux et, à la manière d'une ruche, l'intelligence humaine est une œuvre collective et non pas individuelle, comme on aurait aimé le croire. Le partage des connaissances et des compétences au sein d'une communauté fait croire que l'on sait beaucoup plus qu'en réalité [49]. L'esprit a évolué de sorte à réduire au strict minimum tout effort pour améliorer sa performance, les habilités étant « externalisées ». Le résultat est que, pris individuellement, les individus sont de piètres penseurs et stockent peu d'information en tête. L'effet de l'intelligence collective est beaucoup plus puissant, même si on l'ignore.

Les psychologues et les économistes parlent plus volontiers de la « malédiction du savoir » [50] : non seulement les individus qui possèdent un savoir ont du mal à imaginer que les autres n'y ont pas forcément accès, mais ils pensent aussi avoir la connaissance parce que c'est le cas des autres.

Cette dernière conviction devient plutôt une illusion de compréhension. Une expérience très simple démontre comment cela fonctionne. On a posé aux sujets une question portant sur le fonctionnement des objets du quotidien (« Comment fonctionnent les toilettes ? », « Comment fonctionne un hélicoptère ? »). Ils étaient d'abord invités à évaluer leur compréhension de la question, puis à écrire une explication détaillée pour y répondre, et à réévaluer leur prestation à la fin. Alors que les notes de l'autoévaluation initiale étaient plus qu'optimistes, les scores chutaient dramatiquement à la fin de l'exercice. Les participants étaient persuadés de pouvoir écrire une dissertation entière sur le sujet mais, dans leur immense majorité, ils ne parvenaient à produire que quelques lignes médiocres. Une confiance excessive en ses capacités provenait du fait qu'il était extrêmement facile de s'imaginer le concept en question. La facilité avec laquelle les participants déroulaient leur film mental sur un hélicoptère en vol leur donnait plus de confiance quant à leur capacité d'expliquer la mécanique de ses mouvements.

L'illusion du savoir ou de la compréhension peut affecter la position dans plusieurs domaines. Au travail, par exemple, cela peut mener à une surévaluation de ses compétences dans un entretien de recrutement, à sous-estimer la contribution de ses collègues ou encore à prendre des postes où l'on est totalement incapable d'être performants.

La disponibilité des ressources digitales à portée de main ne fait que nourrir cette confiance excessive, puisque l'on prend l'abondance des connaissances disponibles sur internet pour celles qui sont inscrites dans sa mémoire. Les individus qui ont utilisé internet dès le début de leur réponse à la question posée faisaient preuve d'une confiance beaucoup plus importante en leurs capacités à accomplir la tâche avec succès.

Mais le biais le plus dangereux reste sans doute l'illusion d'acquisition des connaissances : on est convaincu de pouvoir apprendre beaucoup en observant simplement les autres. Dans une étude, les chercheurs ont demandé aux participants de visionner à plusieurs reprises – environ 20 fois – des vidéos montrant des personnes en train de réaliser des tâches variées, comme lancer des fléchettes ou exécuter une chorégraphie [51]. Ces vidéos illustraient des savoir-faire et des compétences pratiques distinctes. L'objectif de l'étude était d'observer si le simple fait de regarder ces démonstrations à de multiples reprises pouvait donner aux participants l'impression qu'ils étaient capables de reproduire ces actions eux-mêmes, sans réelle pratique. Ensuite, ils devaient autoévaluer leurs capacités avant d'essayer d'accomplir la même prouesse. La plupart des participants ont présumé qu'une simple visualisation des extraits filmés leur permettrait d'acquérir un savoir-faire. Et cette conviction grandissait au fur et à mesure qu'ils répétaient la visualisation. La réalité était, sans surprise, beaucoup plus décevante : leur performance actuelle n'a pas démontré un quelconque effet d'apprentissage.

La confiance excessive peut être particulièrement problématique lorsqu'on vise une promotion. En observant les collègues de loin, on peut se dire qu'on sait en quoi consiste tel ou tel métier et qu'on a déjà assimilé les connaissances nécessaires. Une fois le poste accepté, on peut découvrir avec étonnement qu'il faut beaucoup plus de compétences pour assumer le nouveau rôle.

Distorsions cognitives

La notion de distorsion cognitive se rapproche de celle de biais cognitif : elle a été proposée en 1967 par le psychiatre américain Beck, considéré comme le père de l'approche cognitivocomportementale. Elle renvoie aussi à des modalités de traitement des informations qui aboutissent à des erreurs de pensée prévisibles mais qui ont pour conséquence néfaste d'entretenir des pensées et des émotions négatives. Typiquement, ces distorsions conduisent à une triade cognitive négative qui se manifeste par des pensées négatives persistantes portant sur soi, le monde et le futur. La présence de ces distorsions vient signifier la présence d'un état anxiodépressif et nécessite une vigilance particulière tant à l'égard de soi-même que de la santé des collaborateurs. Les six distorsions les plus courantes sont présentées ici.

Pensée dichotomique en tout ou rien

La pensée n'est pas nuancée. On voit le monde en noir et blanc et on classe les choses en deux catégories uniques : les bonnes et les mauvaises. Cela conduit à une idéalisation excessive comme à des critiques accablantes.

Exemple

En conséquence, si l'on échoue à une tâche ou dans une relation, c'est la vie entière qui est remise en question, et on se considère comme un « raté ».

Surgénéralisation

C'est la généralisation à outrance qui consiste à déduire une conclusion à partir d'un seul événement. La surgénéralisation va souvent de pair avec un étiquetage, en ce sens que l'on porte le jugement définitif et négatif sur une personne ou sur soi-même.

Exemples

- « Les relations amoureuses sont vouées à l'échec, tout le monde souffre en amour. »
- « Toutes les femmes sont pareilles. »
- « Je suis nul. »

Abstraction sélective

Le plus souvent, on s'attarde sur un détail qui est généralement négatif mais qui n'est pas forcément pertinent. Cela crée ainsi un effet de filtre et amène à voir toute la situation négativement.

Exemple

« Je fais une présentation devant les clients qui semblent enthousiastes mais mon manager me dit que j'ai tendance à lire mes notes. C'est sans doute parce que je ne suis pas doué pour parler en public. »

Minimisation du positif et maximisation du négatif

Ce phénomène est aussi appelé l'effet de lorgnette. Pour toutes sortes de raisons, on rejette toutes ses expériences positives en affirmant qu'elles ne comptent pas et on dramatise l'expérience négative. On retient une image négative des choses, même si elle entre en contradiction avec l'expérience de tous les jours.

Exemples

- « Non, je ne mérite pas ce compliment, c'est tout à fait normal pour une mère de faire tout cela », alors qu'on gère une famille nombreuse, un travail à temps plein et un déménagement.
- « Si je réussis un examen mieux que mes camarades, c'est parce que j'ai eu de la chance. »

Inférence arbitraire

Cette distorsion cognitive consiste à tirer des conclusions hâtives et négatives, même si aucun fait précis ne peut confirmer cette interprétation. Elle repose sur la pensée magique : il peut y avoir la « lecture des pensées » qui consiste à croire que l'on connaît les pensées des autres personnes ou encore « l'erreur de prévision » qui consiste à faire des prédictions sur le futur et y croire fermement. Cette distorsion repose sur le raisonnement émotionnel lorsqu'on présume que ses sentiments les plus sombres reflètent nécessairement la réalité des choses.

Exemples

- « Je suis sûr que mon manager ne m'apprécie pas, il pense que je suis trop réservé et fais trop d'erreurs, je ne peux pas aborder la question d'évolution professionnelle. »
- « De toute façon, quand je suis rentrée dans le bureau du patron, je le savais, il était contre moi, il ne m'a pas donné mon augmentation. »

Personnalisation

Ici, on pense être responsable d'un événement fâcheux ou d'un comportement d'autrui, sans en être la cause réelle. Cela conduit à un fort sentiment de culpabilité qui est par ailleurs nourri par de nombreux postulats du type « je dois » et « il faut ». À l'inverse, avec le blâme, on attribue la responsabilité à quelqu'un d'autre. Quand on attribue des injonctions tout aussi dures aux autres, « ils doivent » ou « ils devraient », on éveille chez soi un sentiment de colère, de frustration et de ressentiment.

Exemples

- « Je suis un parent terrible. J'ai tout fait rater. Je sais, ça vient de moi, je n'ai aucune patience. »
- « De toute façon, c'est la faute de mon chef, il n'écoute jamais ce que je lui dis. »

Face à un nombre impressionnant de biais, voire de distorsions cognitives, il est d'autant plus important de reprendre de façon rationnelle l'observation des émotions et d'explorer les pensées qui viennent à l'esprit. Ne pas répondre rapidement à une question ou pratiquer un brainstorming de questions avant de formuler des idées d'action permet de penser « à froid ». Une petite astuce, issue des thérapies cognitivocomportementales et proposée par Martin [52], est de demander aux personnes de finir la phrase « Si je pense… alors ça veut dire que… ». Cela permet de remonter à la source, c'est-à-dire à la pensée automatique qui est à l'origine d'une réaction ou d'un comportement donné. Dans un deuxième temps, on peut l'adoucir, la transformer, la rendre plus flexible. Enfin, le fait de nommer tout simplement le(s) biais en question aide à prendre de la distance par rapport à la situation et à réaliser une analyse de ses comportements et décisions.

La quête de cohérence : quand les pensées s'opposent aux actes

La question des dissonances cognitives, c'est-à-dire des incohérences qui existent entre l'autoperception et la réalité, a occupé les chercheurs depuis les années cinquante. Une dissonance cognitive devient un véritable point d'achoppement qui génère un malaise et, par conséquent, doit être résolue. À un certain degré, chacun utilise des biais cognitifs qui permettent de faire de petits arrangements avec sa conscience et de préserver son sens de la valeur de soi.

En 1957, Festinger a publié son livre pionnier *A theory of cognitive dissonance*, dans lequel il avançait l'idée que l'on cherche l'harmonie entre ses croyances, ses attitudes et son comportement [57]. Quand un déséquilibre se produit entre ces trois composantes, on éprouve un inconfort psychique.

Dans une de ses expériences devenues classique, Festinger a attribué aux participants une tâche extrêmement ennuyeuse, pour laquelle certains ont été payés 1 $ et d'autres 20 $. Après avoir terminé la tâche, il a été demandé aux participants de dire à la personne qui effectuerait la tâche après eux que c'était agréable. Festinger a constaté que les sujets qui avaient reçu 1 $ ont déclaré que la tâche était beaucoup plus agréable que ceux qui avaient reçu 20 $. Pourquoi ? Parce que leur ego était en jeu.

Quel genre de personne ferait une tâche dénuée de sens et inutile pour seulement 1 $, à moins que ce ne soit réellement agréable ou que cela fasse vraiment sens ? Pour réduire la dissonance, les participants recevant 1 $ ont ajusté leur jugement sur le caractère de la tâche, alors que ceux qui ont été payés 20 $ ne se faisaient aucune illusion quant à la raison pour laquelle ils l'avaient fait.

Dans une autre expérience, Festinger a demandé à des sujets de manifester des signes de protestation pour des causes auxquelles ils ne croyaient pas réellement. Surprise ! Les sujets ont commencé à sentir que la cause était en fait un peu plus digne qu'ils ne le pensaient au départ.

Apparemment, quand il s'agit de partager une croyance erronée avec d'autres, parfois même les erreurs les plus incroyables peuvent être rationalisées. En fait, la réaction face à des vérités inattendues ou inconfortables consiste à éviter l'inconfort psychique.

Illustration de la dissonance cognitive dans le milieu des soins

Un exemple frappant de dissonance cognitive dans le domaine des soins se manifeste lorsque des professionnels de santé continuent à utiliser des pratiques obsolètes, même après que des études ont prouvé l'efficacité de nouvelles méthodes. Cette résistance au changement ►

peut s'expliquer par leur besoin de préserver l'harmonie entre leurs croyances, leurs habitudes de travail et leur identité professionnelle, tout en évitant l'inconfort psychique lié à l'idée d'avoir commis des erreurs dans le passé.

Par exemple, Semmelweis, médecin hongrois, a, dans les années 1840, démontré que le simple fait de se laver les mains avec une solution chlorée réduisait drastiquement les infections nosocomiales dans les maternités. Pourtant, de nombreux médecins de l'époque ont refusé d'adopter cette pratique. Pourquoi ? Parce qu'admettre que leur manque d'hygiène avait causé la mort de nombreux patients aurait été extrêmement inconfortable sur le plan psychique. Ils auraient dû reconnaître que leurs propres pratiques avaient contribué à ces décès. Pour réduire cette dissonance, ils ont rationalisé leur refus en avançant des arguments tels que : « Les infections sont inévitables » ou « Les médecins ne peuvent pas être porteurs de maladies ».

Un exemple plus récent se trouve dans la résistance de certains professionnels de santé à adopter les recommandations issues des preuves scientifiques les plus récentes. Par exemple, bien que de nombreuses études montrent l'efficacité des traitements non opioïdes dans la gestion de la douleur postopératoire, certains médecins continuent à prescrire des opioïdes par habitude. Cette situation crée une dissonance entre leur croyance initiale – « Je soigne bien mes patients avec des opioïdes » – et les nouvelles connaissances scientifiques – « Les opioïdes peuvent entraîner une dépendance dangereuse. » Pour éviter cet inconfort, ils rationalisent leur comportement en affirmant que les alternatives sont moins efficaces ou que leurs patients présentent des cas particuliers.

Ainsi, la dissonance cognitive peut pousser les professionnels de santé à rationaliser leurs pratiques pour éviter un inconfort psychique. Ce phénomène peut ralentir l'adoption de méthodes plus sûres et efficaces, soulignant l'importance d'une réflexion critique et d'un accompagnement du changement dans le domaine médical.

Coping

Stratégies d'adaptation et faux amis

Satir, psychothérapeute éminente, affirmait que les problèmes ne sont pas le problème : c'est la manière de s'y adapter qui constitue un problème [58]. Les biais cognitifs et la mémoire autobiographique définissent les choix et les comportements. Ceux-ci constituent des stratégies de *coping* (*to cope* : s'adapter), c'est-à-dire des stratégies d'adaptation à la réalité.

Les stratégies d'adaptation ne sont pas toujours aidantes : elles peuvent même impacter négativement le bien-être global. Ces comportements évitent de s'engager mentalement, physiquement ou émotionnellement dans des situations stressantes et, paradoxalement, tout en se protégeant, empêchent de résoudre ses problèmes [58, 59].

Même si les stratégies de *coping* prennent leurs origines dans l'enfance, au moment où l'être humain apprend des réponses physiologiques et psychologiques au stress, elles sont susceptibles d'évoluer au cours de la vie, grâce aux contacts sociaux et à la nécessité de résoudre des problèmes. Une issue favorable des premières expériences consolide les stratégies de *coping*, renforcées par les apprentissages répétitifs successifs. Cependant, des expériences marquantes ou traumatiques peuvent induire l'installation des mécanismes inadaptés. Globalement, la sensibilité aux informations qui parviennent de l'extérieur dans les débuts de la vie contribue à l'instauration des problèmes de santé physique et mentale à l'âge adulte [60].

Dans les premières années de la vie, on commence à utiliser des stratégies de *coping* pour s'adapter aux relations avec les personnes qui prodiguent des soins. Sucer le pouce ou détourner le regard sont des exemples de comportements de régulation précoces. Dans les décennies qui suivent, l'individu devient plus indépendant et développe une boîte à outils plus ou moins appropriée pour gérer le stress qui fait partie de la vie.

Vers l'âge de 6–8 ans, l'enfant développe une meilleure conscience de ses émotions, alors que ses fonctions cognitives supérieures sont plus matures. L'être humain s'engage dans la résolution des problèmes et dans la reformulation cognitive (métacognition), c'est-à-dire dans des tentatives d'envisager les situations autrement. Ces situations sont naturelles et essentielles car elles encouragent à se développer en y répondant et à grandir en établissant une approche plus équilibrée de la vie. Ainsi, à l'entrée dans l'âge adulte, on possède un répertoire de stratégies de *coping* sain incluant les suivantes [60] :

1. actives : résolution des problèmes, recherche d'un soutien adapté, planification, reformulation ;
2. accommodatives : ajustement des attentes et des préférences en fonction de la situation pour réduire le stress (pardon et compromis) ;
3. émotionnelles : régulation des réponses émotionnelles au stress et aux situations difficiles ;
4. comportementales : utilisation du comportement pour gérer le stress (aller se promener, prendre une inspiration profonde, parler à un ami) ;
5. cognitives : activités mentales qui aident à gérer le stress (avoir une vision plus large de la situation, imagerie mentale positive, capacité de voir des bénéfices potentiels dans une situation).

Le moment où ces stratégies sont implémentées et la manière dont elles sont déployées dépendent du contexte et répondent aux questions suivantes (fig. 3.2) :

- à quel point une situation est stressante ?
- à quel point est-elle urgente ?
- est-ce que j'ai le contrôle ?

Être trop rigides dans les stratégies de réponse au stress peut être coûteux. Typiquement, des stratégies sont assemblées en fonction des situations et de l'état d'esprit (tableau 3.12).

Les stratégies inadaptées peuvent prendre la racine dans le déséquilibre d'une séquence de réponses à des situations de [60] :

1. stress débordant (conflits familiaux, difficultés financières, perte d'un être cher, etc.) ;
2. maltraitance (fait d'avoir grandi dans un environnement violent ou de ne pas avoir reçu suffisamment de soins et de soutien parental, etc.) ;
3. dévalorisation des émotions (fait d'avoir entendu ses émotions contestées comme infondées, illégitimes ou incompréhensibles, etc.).

Ce type de situations entravent le développement d'un savoir-être indispensable à l'adaptation, c'est-à-dire la capacité de gérer ses émotions et de résoudre les problèmes. À la place des comportements adaptés viennent des stratégies moins matures, telles que l'évitement et le déni.

Quand l'individu est confronté à des situations stressantes comme la solitude, la violence ou des

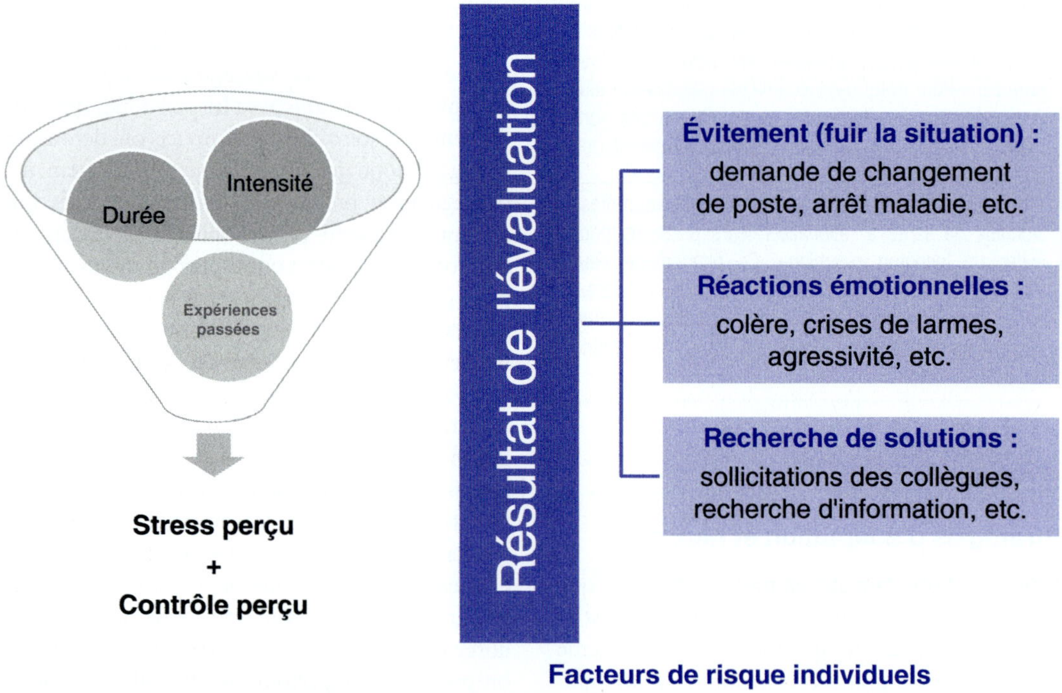

Fig. 3.2. Évaluation cognitive et stratégies de *coping*.

Tableau 3.12. Niveaux de stress et effets correspondants.

Niveau de stress	Effet sur le champ des perceptions	Effet sur la capacité d'attention à la réalité	Effet sur la capacité d'apprendre et s'adapter
Faible	La personne est alerte, voit, entend, comprend plus que d'habitude	Affrontement de la situation, capacité de synthèse Liens entre son comportement et les facteurs environnementaux	Le sujet apprend quelque chose à son propos Motivations stimulées Observation, description, analyse formation des significations et des relations, validation de ces relations avec une autre personne, intégration et emploi du produit de l'apprentissage
Modéré	Le champ perceptif est rétréci : elle voit, entend, comprend moins bien, mais peut être dirigée Elle peut rester plus alerte, plus apte à se concentrer sur un élément spécifique	L'attention diminue, l'individu ne voit plus ce qui se passe à la périphérie de son objectif immédiat	Motivation stimulée Filtrage des stimuli +
Haut	Le champ perceptif est encore plus réduit, la personne se centre sur un ou des détails	L'individu, pris dans son malaise, ne peut plus tenir compte de son environnement	Filtrage des stimuli ++ Processus de raisonnement entravé
Extrême	Une terreur s'installe, le détail est agrandi à tel point qu'il devient exclusif Les détails de la situation sont faussés, la capacité de concentration est perturbée L'individu peut avoir l'impression que sa personnalité se désintègre	Des tendances à la dissociation apparaissent en vue de prévenir la panique Impossibilité de voir ce qui se passe Incapacité d'évaluer les événements de façon réaliste	Avec ou sans capacités bien développées, la personne s'oriente vers une réduction immédiate de l'anxiété par des comportements automatiques, qui ne nécessitent pas la pensée

événements traumatisants qui induisent le sentiment d'anxiété, de panique et de stress extrême, il recourt à un éventail assez large de réponses allant de conduites relativement inoffensives (une rêverie diurne occasionnelle ou une procrastination) à des attitudes agressives ou autoagressives et à l'usage de substances.

Les stratégies de *coping* nocives varient en termes de fréquence à laquelle l'individu y recourt et de niveau d'impact négatif. De telles variations sont une bonne indication de la capacité de certains à s'adapter à la réalité et du temps nécessaire pour se rendre compte de leurs ressentis et difficultés. Mis à part les comportements extrêmes, on pourrait qualifier d'inadaptées les stratégies suivantes [58-61] : des ruminations portant sur des issues négatives, le fait de réprimer ses émotions ou de fuir certaines situations, des rêveries diurnes qui durent des heures, la procrastination, une recherche de responsables à blâmer ou des autoaccusations, une attitude de désengagement (*quiet quitting*), une prise de risques, une hypervigilance, une recherche de réassurance permanente. Ces attitudes empêchent l'individu d'affronter ses peurs ou de venir à bout de ses croyances dysfonctionnelles, et elles sont associées à des niveaux de détresse psychologique importants, comprenant l'anxiété et la dépression chez les adultes [58].

Ainsi, le *coping* consiste en deux approches [62] :

1. une approche orientée « évitement » est une manière d'ignorer l'existence ou l'impact d'une situation ;
2. une approche orientée « rapprochement » est focalisée sur la gestion émotionnelle ou le changement de la situation vers un état marqué par un moindre stress.

Une amélioration des stratégies de *coping* reste possible et permet de diminuer la détresse psychologique, l'anxiété, la dépression et d'améliorer la résilience globale [58].

Utilité pour le management hospitalier

Les stratégies de *coping*, bien qu'elles soient initialement étudiées dans un cadre psychologique individuel, ont une utilité cruciale dans le management hospitalier (tableau 3.13). La gestion d'un environnement hospitalier repose sur la capacité à faire face aux situations stressantes, à anticiper les crises et à encadrer des équipes confrontées à des

Tableau 3.13. Stratégies de *coping* en milieu hospitalier.

Stratégie	Description	Exemple en milieu hospitalier	Impact sur le management
Active	Résolution de problèmes, recherche de soutien	Organiser un débriefing post-crise	Réduit le stress lié aux situations critiques
Accommodative	Ajustement des attentes et des préférences	Accepter une charge de travail temporairement accrue	Améliore la flexibilité et l'adaptation aux changements
Émotionnelle	Régulation des réponses émotionnelles	Encourager l'expression des émotions après un événement traumatisant	Réduit le risque de *burnout*
Comportementale	Utilisation de comportements pour gérer le stress	Faire une pause, marcher, parler à un collègue	Améliore la gestion immédiate du stress
Cognitive	Activités mentales pour ajuster la perception du stress	Réfléchir aux bénéfices possibles d'une réforme	Facilite l'acceptation des changements
Inadaptée (à éviter)	Évitement, déni, ruminations négatives	Ne pas discuter des erreurs médicales	Peut aggraver les risques psychosociaux et réduire la qualité des soins

défis émotionnels quotidiens. Voici pourquoi ces stratégies d'adaptation sont essentielles.

Dans le management hospitalier, il est crucial de comprendre les stratégies de *coping* pour anticiper les comportements des équipes, prévenir les RPS, et favoriser une culture organisationnelle résiliente. En adoptant une approche proactive et en encourageant des stratégies d'adaptation positives, les managers peuvent améliorer la QVT et, par conséquent, la qualité des soins prodigués aux patients.

Gestion du stress en milieu hospitalier

Les professionnels de santé sont exposés à un stress constant : surcharge de travail, décisions urgentes, confrontation avec la souffrance humaine. Une connaissance des stratégies de *coping* permet aux managers hospitaliers de mieux comprendre les mécanismes d'adaptation de leurs équipes et de promouvoir des pratiques qui diminuent l'épuisement professionnel (*burnout*) et le *turnover*.

Exemple pratique

Encourager les soignants à utiliser des stratégies de *coping* actives, comme la planification et la recherche de soutien social, plutôt que recourir à des stratégies d'évitement ou de déni, peut réduire les erreurs médicales et améliorer la qualité des soins.

Adaptation aux changements organisationnels

Les hôpitaux sont des environnements soumis à des changements fréquents : adoption de nouvelles technologies, réformes des politiques de santé, crises sanitaires. Les stratégies de *coping* permettent aux managers d'aider les équipes à gérer ces transitions sans générer d'anxiété ou de résistance excessive.

Exemple pratique

Former les équipes à la reformulation cognitive (changer la perception d'une situation stressante) peut aider à transformer une réforme perçue comme une contrainte en une opportunité d'amélioration.

Prévention des risques psychosociaux

Les stratégies de *coping* inadaptées, comme le déni ou l'évitement, peuvent aggraver les risques psychosociaux au sein des hôpitaux (stress chronique, dépression, conflits interpersonnels). En identifiant les signes de *coping* nocifs, les managers peuvent intervenir plus efficacement pour prévenir ces risques.

Exemple pratique

Mettre en place des groupes de soutien ou des séances de débriefing émotionnel permet de réduire les ruminations négatives et d'améliorer la résilience des équipes face aux événements traumatisants.

Amélioration de la communication et de la cohésion d'équipe

Les stratégies de *coping* influencent la manière dont les soignants gèrent les relations interpersonnelles. Des stratégies inadaptées peuvent conduire à des tensions, des malentendus ou un désengagement des équipes. Les managers doivent promouvoir des comportements de rapprochement et de régulation émotionnelle pour maintenir une bonne dynamique d'équipe.

Exemple pratique

Encourager les soignants à exprimer leurs émotions de manière constructive (plutôt que les réprimer) favorise un climat de confiance et améliore la coopération interprofessionnelle.

Renforcement de la résilience organisationnelle

La résilience d'un hôpital ne dépend pas uniquement des ressources matérielles disponibles, mais aussi de la capacité des équipes à s'adapter face à l'adversité. Les managers doivent cultiver une culture organisationnelle qui valorise les stratégies de *coping* positives.

Exemple pratique

Implémenter des programmes de formation sur la gestion du stress et le bien-être émotionnel contribue à renforcer la résilience des soignants, réduisant ainsi les absences pour cause de maladie et augmentant la satisfaction au travail.

Conclusion

Ce chapitre a exploré les modèles de personnalité, les biais cognitifs, et leur impact sur la prise de décision dans différents contextes, notamment en milieu professionnel. Il a mis en évidence que, bien que les outils de profilage tels que le Big Five ou le MBTI soient largement utilisés, ils présentent des limites importantes. Ces modèles simplifient souvent à l'excès la complexité humaine et peuvent être biaisés par des erreurs de perception et d'interprétation.

Les biais cognitifs, quant à eux, jouent un rôle central dans les décisions. Ils influencent la manière d'interagir avec les autres et de percevoir les situations, pouvant ainsi conduire à des erreurs de jugement significatives. Comprendre ces biais et leur interaction avec les caractéristiques de personnalité est essentiel pour éviter les erreurs et optimiser la gestion des équipes dans les organisations.

L'accent a également été mis sur la nécessité de promouvoir la diversité des profils dans les équipes. Une gestion attentive de cette diversité permet de tirer parti des forces individuelles tout en limitant les effets négatifs des biais cognitifs.

Points clés à retenir

Modèles de personnalité

Les modèles tels que le Big Five, le MBTI ou le modèle de Cattell offrent des cadres pour comprendre la personnalité. Cependant, le modèle des psychotypes développé par Ponomarenko propose une approche originale en identifiant sept types de personnalité fondés sur des traits psychologiques fondamentaux.

Psychotypes selon Ponomarenko

Chaque psychotype est associé à des caractéristiques et comportements spécifiques qui influencent la manière dont les individus interagissent avec leur environnement et prennent des décisions :

- **alarmiste** : prudent et vigilant. Ces individus sont particulièrement sensibles aux signaux de danger et tendent à anticiper les risques. Leur vigilance peut être un atout pour éviter des crises, mais ils peuvent aussi avoir tendance à amplifier les inquiétudes. Ils apportent une grande valeur dans les contextes où la gestion des risques est cruciale, à condition que leurs craintes soient canalisées de manière constructive ;
- **hystéroïde** : orienté vers les relations sociales et la recherche d'attention. Ces individus sont souvent charismatiques, mais peuvent avoir des difficultés à gérer les critiques ;
- **paranoïaque** : concentré sur ses objectifs et ses convictions, avec une forte volonté de réussir. Cependant, ce type peut être inflexible et manquer d'empathie ;
- **épileptoïde** : rigoureux, méthodique et orienté vers les détails. Ces profils excellent dans les tâches nécessitant une organisation stricte, mais peuvent être perçus comme rigides ;
- **émotif** : très sensible aux émotions, tant les siennes que celles des autres. Ces personnes favorisent un climat de coopération, mais peuvent être submergées par les émotions ;
- **schizoïde** : introverti et orienté vers la réflexion. Ce profil apporte des idées innovantes, mais peut avoir des difficultés à s'intégrer socialement ;

▶

- **hyperthymique** : énergique, optimiste et sociable. Ces individus sont motivants pour les équipes, mais peuvent parfois manquer de réalisme.

Biais cognitifs et prise de décision

Les biais cognitifs influencent fortement la manière dont les personnes perçoivent la réalité et prennent des décisions. Parmi les plus fréquents, on retrouve :

- **le biais de confirmation** : tendance à rechercher des informations qui confirment les croyances préexistantes ;
- **le biais d'ancrage** : influence disproportionnée de la première information reçue sur la prise de décision ;
- **le biais de disponibilité** : tendance à surévaluer la probabilité d'événements récents ou marquants ;
- **le biais d'optimisme** : surestimation des chances de succès tout en minimisant les risques.

Ces biais peuvent conduire à des erreurs stratégiques importantes, notamment dans la gestion d'entreprise et la prise en charge des patients dans le secteur de la santé.

Gestion des équipes et santé

Dans le domaine de la santé, le modèle des psychotypes de Ponomarenko peut être particulièrement utile pour adapter la gestion des équipes médicales. Par exemple, les profils *émotifs* peuvent être plus enclins à adopter une approche empathique avec les patients, tandis que les profils *paranoïaques* peuvent exceller dans la gestion de projets complexes.

Gestion du changement et adaptation

La reconnaissance des biais cognitifs est également essentielle dans la gestion du changement organisationnel. Les résistances au changement peuvent souvent être expliquées par des biais tels que le biais de normalité (tendance à penser que les choses resteront toujours comme elles sont). En sensibilisant les équipes à ces mécanismes, les dirigeants peuvent mieux accompagner les transitions stratégiques.

Diversité et inclusion

Promouvoir la diversité des profils de personnalité et des points de vue au sein des organisations permet d'enrichir les débats, de favoriser l'innovation et de réduire les risques de pensée de groupe. Cette démarche est particulièrement importante dans les secteurs où la créativité et l'adaptabilité sont essentielles, comme les industries de la santé et pharmaceutiques.

Pourquoi ces informations sont-elles importantes (tableau 3.14) ?

Tableau 3.14. Points clés à retenir et leur utilité pour le manager

Point clé	Description	Utilité pour le manager
Modèles de personnalité	Comprendre les traits de caractère et les comportements	Adapter la gestion en fonction des profils individuels
Biais cognitifs	Influence des perceptions sur la prise de décision	Réduire les erreurs de jugement et améliorer les décisions
Diversité des profils	Valoriser les différences au sein des équipes	Favoriser la créativité, l'innovation et la cohésion
Gestion du changement	Comprendre les résistances et accompagner les transitions	Assurer une adoption fluide des nouvelles pratiques
Importance en santé	Application dans les environnements de soins	Garantir des décisions rapides et précises pour la sécurité des patients

La connaissance des biais cognitifs et des profils de personnalité, notamment à travers le prisme des psychotypes de Ponomarenko, permet aux dirigeants d'améliorer la prise de décision stratégique et de mieux gérer les équipes. Cela est particulièrement pertinent dans des environnements complexes comme le secteur de la santé, où des décisions rapides et justes sont cruciales.

En prenant en compte les biais cognitifs, les dirigeants peuvent éviter des erreurs coûteuses et mieux accompagner le changement. Par ailleurs, reconnaître et valoriser la diversité des psychotypes dans une équipe favorise l'innovation, améliore la dynamique de groupe et renforce l'efficacité organisationnelle.

Références

[1] Paty M. Mesure, expérience et objet théorique en physique. Instruments de mesure. Philosophies de la mesure ; 1993. p. 159–74. Lyon.

[2] Curhan J, Labuzova T, Mehta A. Cooperative criticism : when criticism enhances creativity in brainstorming and negotiation. Organ Sci 2021 ;32:1256–72.

[3] Grodin EN, White TL. The neuroanatomical delineation of agentic and affiliative extraversion. Cogn Affect Behav Neurosci 2015 ;15:321–34.

[4] Holmes AJ, Lee PH, Hollinshead MO, Bakst L, Roffman JL, Smoller JW, Buckner RL. Individual differences in amygdala-medial prefrontal anatomy link negative affect, impaired social functioning, and polygenic depression risk. J Neurosci 2012 ;32:18087–100.

[5] Depue RA, Fu Y. On the nature of extraversion: variation in conditioned contextual activation of dopamine-facilitated affective, cognitive, and motor processes. Front Hum Neurosci 2013;7:288.
[6] Olsen Laney M. The introvert advantage : how quiet people can thrive in an extrovert world. New Yorg: Workman Adult; 2002.
[7] McCord MA. Sounds of silence : using the stereotype content model to understand perceptions of introverts and extraverts at work. Occup Health Sci 2025.
[8] Abbasi M, Gidwani SV. Personality differences in thinking and feeling between introverts and extroverts. Int J Neurolinguistics Gestalt Psychol 2022;2.
[9] Abed LG. Introvert and extrovert differences in workplace communication and whether this affects performance : a case of Saudi Arabia. Psychology 2024;15:1742–59.
[10] James W. The principles of psychology. Vol. 1. New York: Henry Holt and Company; 1890.
[11] Croisile B. Tout sur la mémoire. Paris: Odile Jacob; 2009.
[12] Conway MA. Memory and the self. J Mem Lang 2005;53:594–628.
[13] Cermak LS, Stiassny D, Uhly B. Reconstructive retrieval deficits in Broca's aphasia. Brain Lang 1984;21:95–104.
[14] Tulving E. Memory and consciousness. Can Psychol 1985;26:1–12.
[15] Squire LR. Specifying the defect in human amnesia : storage, retrieval and semantics. Neuropsychologia 1980;18:369–72.
[16] Tulving E. Episodic and semantic memory. In: Tulving E, Donaldson W, editors. Organization of memory. New York: Academic Press; 1972. p. 381–403.
[17] Van der Linden M, Lardi C. Les interventions cognitives focalisées sur la mémoire autobiographique et la projection mentale dans le futur : l'exemple de la dépression. In Van der Linden M, Ceschi G, Billieux J. Interventions psychologiques en psychopathologie cognitive. Paris : De Boeck Solal. p. 83-122.
[18] Rasmussen AS, Berntsen D. The unpredictable past: spontaneous autobiographical memories outnumber autobiographical memories retrieved strategically. Conscious Cogn 2011;20:1842–6.
[19] Loveday C, Conway MA. Using SenseCam with an amnesic patient: accessing inaccessible everyday memories. Memory 2011;19:697–704.
[20] Singer JA, Salovey P. The remembered self: emotion and memory in personality. New York: Free Press; 1993.
[21] Bluck S, Liao HW. Creating self-continuity through remembering our personal past. Memory 2013;21:61–75.
[22] Ross M, Wilson AE. The identity function of autobiographical memory: time is on our side. Memory 2003;11:137–49.
[23] Tulving E. Episodic memory: from mind to brain. Annu Rev Psychol 2002;53:1–25.
[24] D'Argembeau A, Raffard S, Van der Linden M. Remembering the past and imagining the future in schizophrenia. J Abnorm Psychol 2008;117:247–51.
[25] Addis DR, Wong AT, Schacter DL. Remembering the past and imagining the future : common and distinct neural substrates during event construction and elaboration. Neuropsychologia 2007;45:1363–77.
[26] D'Argembeau A, Lardi C, Van der Linden M. Self-defining future projections: exploring the identity function of thinking about the future. Memory 2012;20:110–20.
[27] Barthélemy J. Myths of strategy : dispel the misconceptions and deliver a winning strategy. London: Kogan Page; 2022.
[28] Grant A. Originals : how non-conformists move the world. New York: Viking; 2016.
[29] Collège d'expertise sur le suivi des risques psychosociaux au travail. Mesurer les facteurs psychosociaux de risque au travail pour les maîtriser. Ministère du Travail, de l'Emploi et de la Santé; 2011. https://travail-emploi.gouv.fr/sites/travail-emploi/files/files-spip/pdf/rapport_SRPST_definitif_rectifie_11_05_10.pdf.
[30] Dejours C. Ce qu'il y a de meilleur en nous : travailler et honorer la vie. Paris: Payot; 2021.
[31] Keeves GD, Westphal JD, McDonald ML. Those closest wield the sharpest knife : how ingratiation leads to resentment and social undermining of the CEO. Adm Sci Q 2017;62:484–523.
[32] Jacquinet C. L'intérim médical dans les hôpitaux publics est le symptôme d'un mode de pilotage à changer radicalement. Le Monde 26 avril; 2023. www.lemonde.fr/idees/article/2023/04/26/l-interim-medical-dans-les-hopitaux-publics-est-le-symptome-d-un-mode-de-pilotage-a-changer-radicalement_6171128_3232.html.
[33] Pouille J. À l'hôpital de Vendôme, deux médecins mis en examen pour agressions et harcèlement sexuels. Le Monde 20 juillet; 2024.
[34] Lee TH. 5 examples of great health care management. Harv Bus Rev 2014. November 06.
[35] Fava GA. Well-being therapy : la psychothérapie du bien-être. Concepts, traitement, applications cliniques. Paris: Elsevier Masson; 2018.
[36] Jahoda M. Current concepts of positive mental health. New York: Basic Books; 1958.
[37] Finzi E, Wasserman E. Treatment of depression with botulinum toxin A : a case series. Dermatol Surg 2006;32:645–9.
[38] Tseng J, Poppenk J. Brain meta-state transitions demarcate thoughts across task contexts exposing the mental noise of trait neuroticism. Nat Commun 2020;11:3480.

[39] Lydon-Staley DM, Kuehner C, Zamoscik V, Huffziger S, Kirsch P, Bassett DS. Repetitive negative thinking in daily life and functional connectivity among default mode, fronto-parietal, and salience networks. Transl Psychiatry 2019;9:234.
[40] Leahy RL. The worry cure. Seven steps to stop worry from stopping you. Strasbourg: Harmony; 2005.
[41] Shirvalkar P, Prosky J, Chang EF. Chronic brain recordings reveal objective biomarkers of chronic pain. Nat Neurosci 2023;26:820–9.
[42] Hashmi JA, Baliki MN, Huang L, Baria AT, Torbey S, Hermann KM, et al. Shape shifting pain : chronification of back pain shifts brain representation from nociceptive to emotional circuits. Brain 2013;136:2751–68.
[43] Hulbert JC, Henson RN, Anderson MC. Inducing amnesia through systemic suppression. Nat Commun 2016;7:11003.
[44] Andries M. L'aversion au risque, composante essentielle du prix du risque, est-elle stable dans le temps? Rev Econ Financ 2019;1:45–59.
[45] Pirot A. Étude qualitative des raisonnements cliniques et biais cognitifs des médecins urgentistes lors des prises en charge préhospitalières à La Réunion [thèse de doctorat]. Université de La Réunion; 2023.
[46] Toscani P. Les biais cognitifs : entre nécessité et danger. Paris: Futuribles; 2019.
[47] Sader J. Biais cognitifs dans le contexte médical : comment notre raisonnement influence nos décisions. Hôpital du Jura: Journée interjurassienne; 2023.
[48] Weil-Dubuc PL. Un soin indifférencié est-il possible? Rev Fr Ethique 2019;2:5–7. Appl.
[49] Sloman SA, Fernbach P. The knowledge illusion : why we never think alone. New York: Riverhead Books; 2017.
[50] Rozenblit L, Keil F. The misunderstood limits of folk science : An illusion of explanatory depth. Cogn Sci 2002;26:521–62.
[51] Fisher M, Goddu MK, Keil FC. The curse of expertise : when more knowledge leads to miscalibrated explanatory insight. Cogn Sci 2015;39:1508–27.
[52] Martin S. Le programme ECCCLORE : Une nouvelle approche du trouble borderline. Louvain-la-Neuve: De Boeck Supérieur; 2022.
[53] Weinberg G, McCann L. Super thinking : the big book of mental models. New York: Portfolio; 2019.
[54] Wald A. A method of estimating plane vulnerability based on damage of survivors. New York: Columbia University; 1943.
[55] Levy S. In the plex. New York: Simon & Schuster; 2011.
[56] Silberzahn P. Stratégie et identité : les trois problèmes avec la notion de «culture d'entreprise»; 2021. septembre 27 https://philippesilberzahn.com.
[57] Festinger L. A theory of cognitive dissonance. Redwood City: Stanford University Press; 1957.
[58] Thompson RJ, Mata J, Jaeggi SM, Buschkuehl M, Jonides J, Gotlib IH. Maladaptive coping, adaptive coping, and depressive symptoms : variations across age and depressive state. Behav Res Ther 2010;48:459–66.
[59] Enns A, Eldridge GD, Montgomery C, Gonzalez VM. Perceived stress, coping strategies, and emotional intelligence : a cross-sectional study of university students in helping disciplines. Nurse Educ Today 2018;68:226–31.
[60] Wadsworth ME. Development of maladaptive coping : a functional adaptation to chronic, uncontrollable stress. Child Dev Perspect 2015;9:96–100.
[61] Tapu M. Maladaptive coping strategies : a conceptual overview. Bucharest: University of Bucharest Publishing House; 2016.
[62] Bawalsah J. Stress and coping strategies in parents of children with physical, mental, and hearing disabilities in Jordan. Int J Educ 2016;8:1–22.

Chapitre 4

Y a-t-il un pilote à bord ?

Qu'est-ce qui distingue un grand leader d'un simple gestionnaire ? À travers l'histoire et les recherches en psychologie du leadership, une constante émerge : les meilleurs dirigeants excellent à la fois dans leur capacité à anticiper l'avenir, mobiliser les individus et obtenir des résultats concrets. Pourtant, conjuguer ces trois exigences est un défi redoutable, car le leadership n'est ni une compétence innée ni une science exacte.

La majorité des managers sont confrontés à des biais cognitifs, des injonctions contradictoires et des attentes irréalistes, les poussant parfois à osciller entre micromanagement et laxisme, entre surcontrôle et désengagement. De nombreux dirigeants, persuadés de bien faire, finissent par créer sans le vouloir un environnement oppressant, démotivant ou dysfonctionnel.

Ce chapitre explore les mécanismes essentiels du leadership efficace, identifie les pièges psychologiques qui entravent les leaders et analyse comment il est possible de développer un équilibre subtil entre vision stratégique, intelligence relationnelle et efficacité opérationnelle. Car si les mauvais managers sont facilement reconnaissables par les effets délétères qu'ils génèrent, les leaders inspirants, eux, se distinguent par leur capacité à donner du sens, à insuffler confiance et à guider leur équipe vers l'excellence.

Le leadership est un art qui s'apprend – et ce chapitre tente de faire découvrir comment en maîtriser les subtilités.

Leadership : combo gagnant

Que faut-il faire pour maîtriser l'art du leadership ? Les chercheurs ont identifié trois domaines fondamentaux dans lesquels un leader doit exceller : être tourné vers l'avenir, être à l'aise avec les gens, et obtenir des résultats. Mais comment décliner toutes ces exigences en pratique et déjouer les pièges que tend son cerveau ? Le leadership une capacité qui n'est pas forcément innée mais qui peut être développée, en connaissant quelques astuces.

La capacité à se projeter dans l'avenir est plus limitée qu'on ne le pense. Les cerveaux sont naturellement câblés pour répondre aux besoins immédiats, ce qui restreint l'aptitude à anticiper le long terme. L'*illusion de fin de l'histoire*, mise en évidence par Quoidbach et al. [1], montre la tendance à percevoir ses acquis passés comme stables et définitifs, en sous-estimant les évolutions et transformations futures. De plus, comme l'explique Markman, le cerveau est davantage programmé pour traiter des problèmes immédiats, rendant difficile l'élaboration de stratégies à long terme [2]. Ainsi, à peine un tiers de la population pense à son avenir au-delà de 5 ans [3], alors même que la capacité de se projeter et d'anticiper les tendances futures est cruciale pour un leader. Malgré cette importance, peu de programmes de développement du leadership intègrent une réflexion approfondie sur l'avenir. Pour pallier cette lacune, il est essentiel d'adopter une approche proactive en définissant une vision claire de l'avenir pour son équipe et en élaborant un plan stratégique à rebours en remontant progressivement jusqu'au présent.

Il est essentiel de trouver un équilibre entre les résultats à atteindre et l'attention portée aux collaborateurs. Des études montrent que le rapport entre les objectifs et l'attention portée aux personnes doit être équilibré [4]. Parmi les leaders qui sont considérés comme de grands dirigeants, seulement 1 % excellent dans les deux domaines [5]. La clé est de maintenir un équilibre en accordant volontairement de l'attention aux membres de son équipe.

Lorsque les leaders prennent conscience de leur pouvoir, ils ont tendance à adopter un optimisme accru, ce qui peut les amener à fixer des attentes irréalistes. En reconnaissant cette inclination, ils peuvent la tempérer en s'appuyant sur une diversité de perspectives et en gardant un lien avec la réalité. Solliciter l'avis des membres de l'équipe aide à établir des objectifs et des délais plus réalistes, mieux adaptés à leurs compétences et aux ressources disponibles.

Le leadership ne se réduit pas à un simple titre : il s'agit d'une combinaison de compétences et de style qui a le pouvoir soit de propulser une équipe vers de nouveaux sommets, soit de la conduire au bord du gouffre. S'il reste assez difficile de définir les traits d'un bon leader, on est généralement d'accord sur ce qui en définit un mauvais : l'impact d'un mauvais leadership se fait lourdement ressentir, affectant tant le moral des employés que la réputation de l'entreprise.

Les mauvais dirigeants manquent de compétences relationnelles et d'empathie nécessaires pour guider efficacement leurs équipes. Ils peuvent être mauvais communicants, faire preuve de favoritisme ou manquer de courage, fuir les conflits ou résister au changement. Leur incapacité à inspirer et à soutenir leur équipe peut engendrer un environnement de travail toxique, entraînant un fort taux de *turnover* et une faible productivité. Les leaders dépourvus d'empathie peinent à comprendre ou à apprécier les différents points de vue, ce qui érode la confiance de leur équipe.

Leur difficulté à assumer les responsabilités sape la confiance au sein de leurs équipes : la fiabilité est directement associée au besoin de se sentir en sécurité, d'avoir le pilote dans l'avion, et cette attente s'étend bien au-delà des sociétés paternalistes.

Un manque de vision laisse les équipes dans l'incertitude, sans direction claire. Les problèmes de transparence engendrent confusion et inefficacité, tandis qu'une mauvaise gestion du temps conduit à l'épuisement professionnel, dû à une délégation inadéquate. Le micromanagement étouffe la créativité et démotive les équipes, là encore privées de confiance en leur autonomie et leurs talents. Quant à la manière de fixer des attentes irréalistes qui génère du stress pour tous, et au fait de ne pas encourager une culture centrée sur l'humain, ces comportements compromettent l'engagement et la fidélisation des employés. Finalement, l'incapacité à écouter les conseils des autres ou à apprendre de leurs expériences témoigne d'une difficulté du leader à se remettre en question, à apprendre de ses erreurs et à grandir.

Toujours dans la liste des comportements dommageables aux collaborateurs, l'attitude opposée du micromanagement consiste en un désengagement et un laxisme : cette distance excessive envoie un signal négatif aux collaborateurs quant à l'avenir de leur entreprise. Un leader désengagé donne à son équipe l'impression d'être sous-estimée, et l'ignorance des retours des clients finals ou des usagers peut entraîner une perte de confiance et de chiffre d'affaires. Le leadership absentéiste, où les dirigeants se désengagent des interactions significatives avec leurs équipes, peut être particulièrement néfaste. Les recherches montrent que se sentir ignoré par son supérieur est plus aliénant que d'être maltraité [6], ce qui entraîne une baisse de la satisfaction au travail, une augmentation du stress et une diminution de la productivité.

L'impact d'un mauvais leadership est profond. Lorsque les dirigeants échouent, les employés se désengagent, la productivité chute et la réputation de l'entreprise en pâtit. Cela n'affecte pas seulement les résultats financiers, mais entraîne également la fuite des talents, provoquant un taux de *turnover* élevé et une augmentation des coûts liés au recrutement et à l'incertitude quant à la fidélisation des talents nouvellement acquis. Dans les cas les plus extrêmes, un mauvais leadership peut pousser les employés à se désinvestir mentalement, ce qui se traduit par un phénomène connu sous le nom de *quiet quitting* ou « démission silencieuse » (encadré 4.1).

Faire face à un mauvais leadership peut être difficile, mais c'est essentiel pour maintenir un environnement de travail sain et productif. Aborder

Encadré 4.1

Démission silencieuse (*quiet quitting*)

Ce terme désigne une attitude où les employés se limitent strictement aux tâches définies dans leur description de poste, sans investir d'efforts supplémentaires ou d'engagement émotionnel. Ce phénomène, bien que récemment popularisé, n'est pas nouveau. Une étude de 2022 révélait ainsi qu'environ **50 % de la main-d'œuvre américaine** pourrait être considérée comme des « quitteurs silencieux », traduisant un désengagement significatif au travail [7].

Les causes de cette tendance sont multiples. La pandémie de Covid-19 a exacerbé le stress et l'épuisement professionnels, poussant de nombreux employés à **réévaluer leur équilibre entre vie professionnelle et personnelle**. Parallèlement, une culture managériale déficiente, caractérisée par un **manque de reconnaissance et de communication**, contribue à ce désengagement. **Seulement un manager sur trois** se sent lui-même engagé dans son travail, ce qui influence directement la motivation des équipes [8].

Il est essentiel de distinguer la « démission silencieuse » d'un simple manque d'ambition. Pour certains employés, cette approche vise à **préserver leur santé mentale** et à éviter l'épuisement en refusant de constamment dépasser les attentes professionnelles sans reconnaissance adéquate [9]. Cependant, cette attitude peut avoir des **conséquences négatives**, tant pour l'employé, en limitant ses opportunités de carrière, que pour l'entreprise, en réduisant la productivité globale.

Ce phénomène ne se limite pas aux entreprises. Il est également observable dans le milieu hospitalier, où les soignants, sous pression constante, adoptent parfois une approche de retrait progressif. Dans un contexte où les charges de travail sont élevées, les ressources limitées et la reconnaissance insuffisante, **de nombreux professionnels de santé se contentent d'accomplir strictement leurs tâches obligatoires, sans investissement supplémentaire**.

Face aux **sous-effectifs chroniques**, aux **horaires épuisants** et à un **manque de soutien managérial**, certains soignants adoptent cette posture de repli comme **un mécanisme de survie**. Ils cessent de faire des heures supplémentaires non rémunérées, évitent les responsabilités additionnelles et réduisent au minimum les interactions avec la hiérarchie, ce qui peut impacter la qualité des soins et la cohésion des équipes.

Ce phénomène est d'autant plus préoccupant dans les hôpitaux où le **manque de reconnaissance** est flagrant. Les soignants, souvent considérés comme dévoués par vocation, sont parfois poussés à donner toujours plus sans compensation adéquate, ce qui accentue leur frustration.

Pour inverser cette tendance, il est crucial que les directions hospitalières, tout comme les managers de proximité, mettent en place un encadrement plus engageant, en reconnaissant et en valorisant les initiatives des soignants, tout en améliorant les conditions de travail. Cela passe par une répartition plus équitable des charges et une attention accrue au bien-être des équipes, car leur motivation et la qualité des soins en dépendent directement. Pour lutter efficacement contre le désengagement, les établissements doivent adopter une approche proactive, en formant les managers à des pratiques de leadership bienveillantes, en instaurant une culture de reconnaissance et en favorisant des échanges transparents au sein des équipes. En s'attaquant aux causes profondes du mal-être professionnel, il devient possible de réengager les soignants et de créer un environnement de travail plus équilibré et stimulant.

les problèmes directement avec le dirigeant concerné, solliciter l'avis des membres de l'équipe et des parties prenantes pour en comprendre pleinement les répercussions, offrir des opportunités de formation et de développement, faire appel aux ressources humaines pour une médiation, évaluer le rôle du dirigeant et, éventuellement, le réaffecter à un autre poste ou à une autre équipe, toutes ces étapes sont cruciales pour remédier à un mauvais leadership.

Vers un nouveau management hospitalier : allier vision, innovation et humanité

Le secteur hospitalier est en pleine transformation. Face aux défis d'un système parfois rigide et épuisant pour ses acteurs, de nouveaux modèles émergent en France et en Espagne, mettant en avant une gestion plus humaine, plus agile et plus tournée vers l'avenir. Certains établissements ont amorcé un virage décisif en repensant leurs structures, leurs financements et leur organisation du travail.

L'une des transformations les plus significatives du monde hospitalier contemporain réside dans la redéfinition profonde de ses logiques spatiales, fonctionnelles et organisationnelles. Loin des structures monolithiques où les services fonctionnaient en silos, de nouveaux modèles émergent, portés par une vision intégrée et évolutive des soins. Désormais, les établissements privilégient des unités plus flexibles, conçues pour fluidifier les parcours patients, faciliter la coopération interdisciplinaire et optimiser l'utilisation des espaces. Cette mutation dépasse la simple innovation technologique : elle repose sur la centralisation des plateaux techniques, l'intégration de modules adaptables et la délégation des tâches logistiques, permettant ainsi aux professionnels de santé de se recentrer sur leur mission première – soigner. Bien que parfois discrète, cette évolution s'incarne de manière tangible dans des initiatives emblématiques menées en France, en Suisse, au Canada, en Espagne ou encore dans des structures à gestion mixte public-privé.

Exemples

Hôpital Nord Franche-Comté, Trévenans – France

Inauguré en 2016, c'est l'un des premiers hôpitaux français à avoir adopté une approche « monospace ». Conçu sans murs porteurs fixes, l'établissement mise sur la flexibilité architecturale pour anticiper les mutations des pratiques médicales. Les unités de soins sont organisées autour d'un plateau technique centralisé, où les blocs opératoires, laboratoires et services d'imagerie sont mutualisés, facilitant ainsi la coordination médicale. Par ailleurs, le recours à des systèmes logistiques automatisés – tunnel souterrain, véhicules autoguidés, puces de radiofréquence – permet de décharger le personnel soignant de tâches répétitives, recentrant leur activité sur le soin direct.

Clinique Cecil, Lausanne – Suisse

Au sein du groupe Hirslanden, cette clinique illustre comment un acteur privé peut conduire une modernisation efficace de l'hôpital autour de la polyvalence et de la performance. En 2015, la clinique inaugure une salle d'opération hybride combinant chirurgie et imagerie en temps réel, ainsi qu'un centre ambulatoire structuré pour gérer des interventions complexes avec un retour rapide à domicile. L'intégration de l'unité de soins intensifs et d'un centre de la douleur dans un circuit fluide renforce la continuité des soins. L'accent est mis ici sur l'interdisciplinarité et la rapidité de traitement, au service d'une prise en charge « sans couture ».

Hôpital Maisonneuve-Rosemont, Montréal – Canada

Face aux besoins croissants en lits et en soins différenciés durant la pandémie de Covid-19, cet établissement public québécois a été doté en moins d'un an d'un complexe modulaire de plus de 3 000 m². Cette extension temporaire est devenue un levier permanent de transformation spatiale, apportant des chambres d'isolement à double pression, des espaces de soins flexibles et une meilleure sectorisation des flux. Elle démontre que la modularité n'est pas qu'une réponse d'urgence, mais peut préfigurer de nouveaux standards en matière de construction hospitalière, adaptés à l'incertitude sanitaire.

Hospital de Emergencias Enfermera Isabel Zendal, Madrid – Espagne

Conçu comme un hôpital modulaire et scalable, le Zendal a vu le jour en 2020, au pic de la crise sanitaire. Plus qu'un hôpital de campagne sophistiqué, il s'agit d'une infrastructure pérenne pensée pour l'hyperspécialisation et la résilience logistique. L'ensemble est organisé en modules interconnectés, capables d'évoluer selon les besoins (urgence infectieuse, vaccination de masse, soins intensifs, etc.). Son centre logistique intégré, combiné à une gestion numérique centralisée des équipements et consommables, en fait un prototype d'hôpital flexible à vocation régionale.

Ribera Salud et modèle d'Alzira, Communauté valencienne – Espagne

Lancé en 1999, le modèle d'Alzira propose une gestion intégrée de la santé publique, combinant soins primaires, hospitaliers et spécialisés dans une seule organisation sous concession privée. Le groupe Ribera Salud, gestionnaire de cette « unité de santé intégrée », applique un système de paiement capité (forfait annuel par patient), incitant à la prévention et à l'optimisation des ressources. L'organisation spatiale suit cette logique intégrative : centralisation des plateaux techniques, coordination des services par dossier médical unique, et souplesse dans la répartition des flux selon les besoins. Ce modèle a été appliqué à plusieurs hôpitaux en Espagne, avec des résultats probants sur les coûts, les délais et la satisfaction des usagers – bien qu'il ait suscité un débat politique sur la légitimité du privé dans la gestion publique.

Synthèse

Ces expériences convergent dans leur volonté de sortir d'un modèle hospitalier figé, hiérarchisé en silos, pour adopter une approche plus fluide, modulaire, centrée sur les parcours de soins. Qu'ils soient publics, privés ou hybrides, ces établissements traduisent une même ambition : créer un environnement hospitalier capable de s'adapter, de coopérer et de répondre aux besoins croissants en matière de santé, sans sacrifier l'efficience ni l'humanité des soins.

Dans cette dynamique, l'approche financière évolue également. Plutôt que de rémunérer les établissements en fonction du volume d'actes médicaux réalisés, certains modèles privilégient une approche axée sur la prévention et l'efficience des soins. En assurant un financement global et non plus à l'acte, ces nouvelles pratiques favorisent une gestion plus durable des ressources, en mettant l'accent sur la prise en charge précoce et la réduction des hospitalisations évitables. Cette évolution incite les équipes à optimiser les parcours de soins et à renforcer la coordination entre les services, évitant ainsi la surcharge des urgences et la démultiplication d'examens superflus.

Parallèlement, la révolution numérique transforme le rapport au soin. L'intelligence artificielle et les thérapies numériques s'intègrent progressivement dans les pratiques hospitalières, offrant des outils d'aide à la décision, optimisant la gestion du temps médical et améliorant le suivi des patients à distance. Grâce à ces avancées, il devient possible de mieux répartir la charge de travail, de limiter l'épuisement professionnel et d'assurer une prise en charge plus personnalisée.

Mais au-delà des infrastructures et des technologies, c'est le rôle du leadership hospitalier qui se redéfinit. Le management ne peut plus se limiter à une gestion administrative cloisonnée ; il doit devenir une force d'accompagnement et de vision, capable d'inspirer et de donner du sens. Là où certains modèles de gestion ont pu générer méfiance et désengagement, les nouvelles approches privilégient la transparence, la délégation intelligente et la reconnaissance des talents. Plutôt que d'exercer un micromanagement qui étouffe l'initiative ou, à l'inverse, un leadership absent qui laisse les équipes livrées à elles-mêmes, un équilibre est recherché entre autonomie et soutien.

Ces transformations, bien que progressives, ouvrent une voie prometteuse. Elles démontrent qu'un hôpital bien dirigé peut conjuguer efficience et humanité, en offrant aux soignants des conditions de travail plus dignes et aux patients une prise en charge plus fluide. Elles questionnent aussi les pratiques encore en place dans de nombreuses structures : pourquoi certaines restent-elles enfermées dans des schémas obsolètes alors que des alternatives efficaces existent ? Comment garantir que les évolutions technologiques ne prennent pas le pas sur l'humain mais, au contraire, le servent ?

L'hôpital de demain se construit dès aujourd'hui, en plaçant l'innovation au service du bien-être des soignants et de la qualité des soins. Il repose sur une conviction simple mais essentielle : un management hospitalier éclairé n'est pas seulement un levier de performance, c'est aussi une question de respect et de dignité, pour ceux qui soignent comme pour ceux qui sont soignés.

L'une des qualités essentielles d'un grand leader est sans aucun doute sa capacité à écouter, à entendre la vérité et à agir en fonction des retours d'information qu'il reçoit. Plutôt que de deviner ce que les employés pensent du leadership, il est préférable de leur demander directement leur avis. Les résultats des enquêtes dites 360° sur l'engagement des salariés fournissent aux dirigeants des données précieuses pour prendre des mesures concrètes. Cependant, cette approche semble être rare dans les structures de soins françaises, encore fortement hiérarchisées. Si les managers de proximité sont fréquemment en contact avec le terrain et reçoivent un feedback régulier de leurs équipes, ce n'est pas toujours le cas des strates hiérarchiques plus éloignées. La difficulté des managers à entendre la vérité n'est pas toujours une question de mauvaise volonté, mais une conséquence naturelle de la distance psychologique qui se crée dans les grandes structures. Comprendre ces mécanismes permet d'adapter le leadership hospitalier pour renforcer l'écoute des équipes et prendre des décisions plus alignées avec les besoins du terrain (encadré 4.2).

Le fait de pouvoir entendre et exprimer la vérité, aussi désagréable qu'elle soit, est sans doute le meilleur conseil que l'on puisse donner à un leader émergent. Les individus sont câblés pour rechercher des informations qui confirment les croyances existantes, tout en rejetant ou en ignorant les points de vue divergents. Ce scepticisme entrave non seulement la prise de décision, mais perpétue également le conformisme en renforçant les préjugés. La capacité à remettre en question les normes et à développer l'esprit critique peut booster l'innovation et conduire à des décisions stratégiques originales.

Encadré 4.2

Feedback et vérité : une question de distance psychologique

Dans les organisations, et en particulier dans les structures complexes comme les hôpitaux, les managers de haut niveau sont souvent éloignés du terrain, tant physiquement que cognitivement. Cette distance n'est pas uniquement géographique ou organisationnelle ; elle est aussi psychologique et conceptuelle, ce qui influence leur manière de percevoir et de traiter l'information qui leur parvient.

La théorie des niveaux d'abstraction (*construal-level theory* – CLT), développée par Trope et Liberman [10], suggère que plus une personne est éloignée d'une situation – que ce soit dans le temps, dans l'espace ou socialement –, plus elle a tendance à en faire une interprétation abstraite plutôt que concrète. Cela signifie qu'un directeur d'hôpital ou un manager d'une grande organisation perçoit souvent les problèmes remontés par ses équipes sous un prisme général, stratégique et conceptuel, sans en saisir les nuances concrètes et les implications directes sur le terrain.

Éloignement des managers : un filtre à la réalité du terrain

Lorsque des soignants ou des cadres intermédiaires tentent d'alerter sur une surcharge de travail, une gestion inefficace des ressources ou des conditions qui nuisent à la qualité des soins, ces remontées d'informations peuvent être déformées ou minimisées à mesure qu'elles progressent dans la hiérarchie. Cela s'explique par plusieurs phénomènes liés à la distance psychologique :

1. *l'abstraction des décisions* : plus un manager est éloigné du terrain, plus il traite les informations de manière conceptuelle plutôt que factuelle. Un problème de sous-effectif dans un service d'urgences peut être vu comme une question de gestion budgétaire, alors que sur le terrain, il s'agit d'un risque immédiat pour les patients et les soignants ;
2. *la surestimation des capacités organisationnelles :* la CLT montre que la distance psychologique peut favoriser un excès d'optimisme dans l'évaluation des capacités à résoudre un problème. Un dirigeant peut ainsi exiger une réduction du temps d'attente aux urgences sans comprendre les contraintes réelles (manque de lits, personnel en sous-effectif, procédures administratives lourdes) ;
3. *le filtrage de l'information :* plus un manager est éloigné du terrain, plus l'information qui lui parvient passe par des intermédiaires, chacun ayant tendance à reformuler, simplifier ou édulcorer les problèmes pour éviter les conflits ou donner une image plus positive de la situation. Ainsi, un directeur général peut ne jamais entendre directement un soignant expliquer qu'il craque sous la pression ;
4. *la résistance à la remise en question :* lorsque des retours du terrain vont à l'encontre des orientations stratégiques déjà décidées, il devient difficile pour un manager de les accepter sans remettre en cause ses propres décisions. Cette dynamique peut conduire à une attitude défensive ou à une minimisation des problèmes signalés.

Conséquences de cette déconnexion managériale

- Désengagement du personnel : les soignants qui ne se sentent pas entendus adoptent souvent une posture de démission silencieuse, où ils se limitent strictement à leurs missions sans s'investir davantage.
- Décisions inadaptées : un management fondé sur des interprétations trop abstraites conduit à des décisions déconnectées des réalités du terrain, entraînant frustration et inefficacité.
- Culture de méfiance : lorsque les équipes constatent que leurs remontées d'informations ne sont pas prises en compte, elles cessent progressivement de signaler les dysfonctionnements, aggravant ainsi les problèmes structurels.

Comment réduire cette distance et améliorer l'écoute ?

- Créer des canaux de communication directs : encourager les échanges réguliers entre managers et soignants pour éviter la déformation des messages.
- Expérimenter la réalité du terrain : mettre en place des immersions managériales, où les décideurs passent du temps sur le terrain pour mieux comprendre les défis quotidiens.
- Favoriser la transparence : s'assurer que les remontées des équipes ne sont pas filtrées ou minimisées à travers les différents niveaux hiérarchiques.
- Éviter l'excès d'abstraction : former les managers à relier leurs décisions stratégiques à des cas concrets et humains, pour éviter une gestion trop éloignée des réalités.

Pour contrer le conformisme, qu'il s'agisse de suivre des idées qualifiées de « farfelues » ou d'oser exprimer un désaccord avec ses collègues, les leaders peuvent encourager une culture où la diversité des perspectives est valorisée. Plus simple à mettre en œuvre que cela ne puisse paraître, il s'agit par exemple de mettre fin à un enchaînement interminable de courriels qui étouffent la créativité, et de privilégier des réunions brèves de 15 minutes en face-à-face, où un véritable dialogue peut s'épanouir.

Cependant, la quête de non-conformisme ne doit pas se faire au détriment de l'excellence. Si les règles et processus sont indispensables à la performance opérationnelle, il est tout aussi crucial de questionner les pratiques obsolètes. Il ne faut pas oublier que le biais de conformité et la peur du risque exercent une influence particulièrement forte. En cultivant une culture fondée sur la curiosité et l'esprit critique, on peut trouver un juste équilibre entre respect des normes et capacité d'innovation.

Crise d'attractivité des postes de cadres de santé et de chefs de service : un malaise grandissant depuis une dizaine d'années

Le système de santé traverse une profonde mutation qui affecte la trajectoire professionnelle des soignants et la gestion des hôpitaux. Deux phénomènes émergent de manière préoccupante :

- d'un côté, un nombre croissant de jeunes infirmiers choisissent de devenir cadres de santé non pas par vocation managériale, mais pour s'éloigner du soin clinique ;
- de l'autre, les postes de chefs de service médicaux peinent à attirer des candidats en raison de la lourdeur administrative, du manque d'autonomie et d'un dialogue difficile avec l'administration.

Éloignement progressif des infirmiers du soin clinique

Le passage rapide des infirmiers vers des postes de cadres de santé traduit un malaise dans la profession. Nombre d'entre eux, après seulement quelques années de pratique, se tournent vers des rôles managériaux moins exposés aux contraintes du terrain, notamment pour échapper aux conditions de travail difficiles. En privé et dans les secteurs peu attractifs (p. ex. la gériatrie), beaucoup prennent en charge les postes en mode « faisant fonction », sans disposer de formations et de compétences relationnelles nécessaires, ce qui complique encore plus le pilotage des équipes. Cette évolution s'explique par plusieurs facteurs :

- **un épuisement rapide en début de carrière** : de nombreux jeunes infirmiers rencontrent un choc de la réalité lorsqu'ils entrent dans le métier, confrontés à un rythme soutenu, à une pression constante et à une charge de travail souvent excessive [11] ;
- **un manque de reconnaissance et de valorisation** : l'engagement clinique des soignants est rarement récompensé, ce qui les pousse à chercher des alternatives mieux perçues en termes de statut et d'évolution professionnelle [11] ;
- **une opportunité d'améliorer leur qualité de vie** : les postes de cadres de santé, bien qu'exigeants, offrent une organisation du travail souvent plus prévisible et moins physiquement éprouvante que les postes en soins directs [12].

Désintérêt croissant pour les postes de chefs de service

Dans le même temps, les postes de chefs de service médicaux deviennent de moins en moins attractifs. Pourtant considérés autrefois comme le sommet d'une carrière hospitalière, ces rôles peinent aujourd'hui à trouver des candidats motivés. Parmi les raisons principales :

- **une lourdeur administrative croissante** : les chefs de service sont accaparés par des tâches bureaucratiques toujours plus complexes, limitant leur temps dédié à la médecine et à l'innovation [12] ;
- **une autonomie réduite** : là où ces postes permettaient autrefois une gestion souple et adaptée aux réalités médicales, les décisions sont aujourd'hui encadrées par des protocoles rigides et une gouvernance hospitalière centralisée, laissant peu de marge de manœuvre aux responsables médicaux [13] ;
- **un dialogue difficile avec l'administration** : le manque de communication entre la direction hospitalière et les chefs de service crée un climat de frustration et d'incompréhension, certains professionnels ayant le sentiment d'être contraints par des décisions déconnectées des réalités du terrain [13].

Vers une révision des parcours professionnels ?

Face à cette situation, des réformes s'imposent pour rendre ces carrières de nouveau attractives. Cela pourrait passer par :

- **une meilleure reconnaissance des soignants**, avec des perspectives d'évolution qui ne reposent pas uniquement sur un éloignement du soin clinique ;
- **un allègement des tâches administratives des chefs de service**, leur permettant de se recentrer sur leur mission médicale et scientifique ;

▶

- **un dialogue renforcé entre les médecins et l'administration**, favorisant une gouvernance plus équilibrée et adaptée aux réalités du terrain.

Ces évolutions sont essentielles pour garantir l'efficacité du système de santé et assurer une meilleure cohérence entre les aspirations professionnelles des soignants et les besoins des établissements hospitaliers.

La diversité est un sujet largement débattu, mais elle ne doit pas se limiter aux seules pratiques de recrutement. L'entreprise doit s'attacher à intégrer des profils variés, issus de parcours et d'expériences différents, mais aussi capables de penser autrement, de réagir différemment et d'aborder la résolution des problèmes sous un angle nouveau. C'est de la confrontation des points de vue et des approches que naît l'innovation.

Si la remise en question peut parfois être inconfortable, elle constitue un puissant levier de progrès. Le désaccord, loin d'être un obstacle, favorise l'exploration de nouvelles idées, permet de défier les certitudes et d'approfondir la réflexion pour aboutir à des solutions plus pertinentes. En cultivant un environnement où les perspectives contrastées sont valorisées, l'entreprise se donne les moyens de s'adapter et d'évoluer avec agilité.

Bien que de nombreux dirigeants soient réticents à accepter des comportements qui s'écartent des normes établies, les recherches montrent que favoriser une culture de non-conformité constructive peut avoir de réels bénéfices [14, 15]. Les études indiquent que ceux qui osent remettre en question le statu quo sont souvent perçus comme plus innovants et plus confiants [16]. De plus, encourager les employés à exprimer librement leurs opinions et à agir avec authenticité renforce leur engagement, stimule leur créativité et améliore leurs performances.

Comment définir ce qu'être un bon manager en 2025 ?

La qualité du management influence profondément la performance économique, aussi bien à l'échelle des entreprises et des institutions qu'à l'échelle des pays. Pourtant, identifier ce qui fait un bon manager demeure un défi : c'est que décrypte une récente étude [17]. Les entreprises se fient souvent au jugement des managers en place ou à des critères tels que les traits de personnalité, le niveau d'éducation ou les capacités cognitives. Ces méthodes, cependant, sont souvent biaisées et ne permettent pas toujours d'identifier les managers les plus performants.

Une méthode expérimentale originale a été mise au point pour mesurer l'impact causal des managers sur la performance d'une équipe. L'expérience repose sur l'assignation aléatoire répétée des managers à plusieurs équipes, ce qui permet de contrôler les compétences individuelles des membres d'équipes et d'isoler l'effet propre du manager. Ce cadre expérimental est mis en œuvre dans un laboratoire où des participants, regroupés en équipes de trois (un manager et deux travailleurs), doivent résoudre des tâches de production collaborative dans différents domaines comme le raisonnement numérique, spatial et analytique.

L'étude montre que les bons managers peuvent significativement augmenter la performance de leur équipe, avec un impact d'environ 0,23 écart type par rapport à la moyenne [17]. Cet impact est presque deux fois plus important que celui d'un bon travailleur, soulignant l'importance cruciale d'un bon management pour maximiser la productivité.

Cependant, les résultats révèlent aussi que les managers qui se portent volontaires pour diriger, les autopromus, ont en moyenne des performances inférieures à celles des managers désignés de manière aléatoire. L'écart de performance entre les équipes dirigées par des managers autopromus et celles dirigées par des managers choisis au hasard est de 0,1 écart type. Les autopromus tendent à être excessivement confiants, en particulier concernant leurs compétences sociales, ce qui nuit à leur efficacité en tant que managers.

Les chercheurs ont également identifié que les compétences en prise de décision économique et l'intelligence fluide sont les meilleurs facteurs prédictifs de la performance managériale. Ces compétences se révèlent bien plus déterminantes que des critères comme le genre, l'âge ou l'origine ethnique. À l'inverse, les managers autopromus montrent souvent une surestimation de leurs compétences, notamment en matière de gestion des relations sociales, mesurée par des tests spécifiques.

L'étude suggère que la sélection des managers sur la base de leurs compétences spécifiques, telles que la capacité à prendre des décisions économiques et l'intelligence fluide, est bien plus efficace que la promotion reposant sur le volontariat ou des critères démographiques [17]. Adopter une approche de sélection des managers fondée sur les compétences pourrait améliorer de manière significative la productivité des équipes et des organisations.

L'article apporte plusieurs contributions majeures. D'abord, il propose une nouvelle méthode pour évaluer les managers en assignant aléatoirement ces derniers à différentes équipes tout en contrôlant les compétences individuelles, permettant ainsi de mesurer avec précision leur contribution à la performance d'une équipe. Ensuite, l'expérience montre que les méthodes de sélection reposant sur les compétences des individus, plutôt que sur des critères subjectifs ou démographiques, conduisent à de meilleurs résultats en matière de management. Par ailleurs, il souligne le rôle crucial des managers dans l'optimisation de l'allocation des tâches en fonction des avantages comparatifs des travailleurs, évitant ainsi le gaspillage d'efforts et maximisant la productivité de l'équipe. Enfin, l'étude montre que les méthodes de sélection des managers ont un impact significatif sur la performance des équipes. Par exemple, les femmes, bien qu'aussi efficaces que les hommes dans des rôles de leadership, sont moins susceptibles de s'autopromouvoir, ce qui met en lumière l'importance d'une sélection objective. En conclusion, cette étude souligne l'importance cruciale d'un bon management pour la performance des équipes et plaide pour une sélection des managers fondée sur des critères objectifs de compétences, plutôt que sur le volontariat ou les caractéristiques démographiques. Une telle approche pourrait transformer la manière dont les organisations choisissent leurs leaders, avec des implications significatives pour la productivité globale.

Extraverti ou introverti : quel est le meilleur profil pour un leader ?

Il persiste toujours une croyance selon laquelle les leaders doivent nécessairement être extravertis, charismatiques et ouverts. Les extravertis, naturellement enclins à s'imposer et à se mettre en avant, sont souvent privilégiés lors des recrutements et des promotions. Leur aisance sociale et leur assurance leur confèrent une image de leaders efficaces, tant aux yeux de leurs supérieurs que de leurs collaborateurs. Alors que seulement 50 % de la population générale est extravertie, 96 % des managers et cadres affichent le trait d'extraversion [18]. Et plus on monte dans la hiérarchie d'une entreprise, plus on a de chances de trouver des individus très extravertis.

Cependant, des études montrent que les dirigeants surpassant les attentes des investisseurs et des administrateurs sont en réalité majoritairement introvertis [19]. En fait, ce sont sans doute des compétences en communication, et non l'extraversion, qui constituent le moteur le plus important pour un leadership performant.

Les leaders extravertis possèdent indéniablement des atouts. Cependant, ils ont aussi tendance à accaparer la parole et à attirer l'attention sur eux.

Dans un environnement en constante évolution, les introvertis se révèlent souvent plus efficaces, notamment lorsque leurs équipes sont composées de collaborateurs proactifs, capables de proposer des idées et d'améliorer les processus. Un dirigeant discret sait tirer pleinement parti de ces initiatives, là où un extraverti pourrait se sentir déstabilisé par une trop grande autonomie de son équipe. Ainsi, les managers extravertis et loquaces sont plus à leur aise avec des équipes qui fonctionnent mieux quand on leur dit quoi faire.

Un manager extraverti fait-il plus de chiffre ?

Cette hypothèse a été testée par Grant et al. [20]. Les auteurs ont envoyé un questionnaire à 130 pizzerias livrant à domicile. Les managers devaient s'autoévaluer comme extravertis ou introvertis, alors que les collaborateurs devaient évaluer la fréquence avec laquelle leurs managers amenaient des idées d'amélioration ou d'innovation. Ces verbatims ont été confrontés aux données de profitabilité de chaque enseigne, en contrôlant des variables comme le positionnement d'une franchise dans une ville universitaire. Les résultats ont montré que, dans les enseignes où les collaborateurs n'étaient pas proactifs, les managers extravertis avaient réussi à augmenter les bénéfices de 16 % par rapport à la moyenne. Mais dans les enseignes où les salariés étaient force de proposition, les managers extravertis étaient associés à une baisse des profits de 14 %. Associer une équipe proactive à un leader extraverti peut finir en échec, notamment pour les corps de métier qui se démarquent par une autonomie de conception et une créativité.

À l'hôpital, cette problématique prend une dimension singulière. Si le respect des protocoles et des directives claires est essentiel pour garantir la sécurité et la qualité des soins, il ne doit pas pour autant brider la capacité des soignants à analyser, anticiper et innover face à des situations complexes. Une gestion trop directive ou trop tournée vers l'alignement et la conformité peut poser problème, notamment dans des domaines où la réflexion clinique et l'adaptabilité sont cruciales. En effet, si le soin repose sur des protocoles, il est aussi un art nécessitant discernement, intuition et initiative.

Les équipes hospitalières doivent parfois sortir du cadre pour :

- faire face à des cas médicaux complexes, où une approche standardisée ne suffit pas ;
- anticiper des complications, en analysant des signaux faibles que seule une approche proactive permet d'identifier ;
- proposer des améliorations aux pratiques existantes, par l'expérience et l'échange avec d'autres professionnels.

Or, les managers extravertis trop directifs peuvent inconsciemment décourager la prise d'initiative. En occupant un espace trop central dans la prise de décision, en imposant un cadre rigide où toute divergence est perçue comme un obstacle, ils risquent de freiner la créativité et d'appauvrir le raisonnement clinique des équipes.

Cependant, les personnalités introverties peuvent avoir un biais culturel majeur sur leur chemin vers le succès. Dans un sondage de 2006, 65 % de managers seniors travaillant dans de grandes entreprises considéraient l'introversion comme une barrière au leadership [21].

Cependant, les personnes introverties sont susceptibles de dépasser les attentes des parties prenantes en termes de résolution des problèmes et de performance. L'étude « CEO génome » a mis en évidence un décalage significatif entre le profil idéal du cadre exécutif tel qu'imaginé par les directeurs et les qualités personnelles réelles qui assurent une performance élevée dans la pratique [19]. Le charisme, la confiance en soi et le parcours académique avaient finalement très peu de poids.

En revanche, quatre comportements spécifiques sont essentiels pour assurer une performance efficace :

- **établir un lien fort avec les parties prenantes** et favoriser la collaboration ;
- **faire preuve d'une grande adaptabilité** face aux changements ;
- **être fiable et constant**, plutôt que de rechercher des performances exceptionnelles mais difficilement reproductibles ;
- **prendre des décisions rapidement et avec assurance**, même si elles ne sont pas toujours parfaites.

Les leaders introvertis écoutent souvent mieux et pratiquent une véritable écoute active : ils sont plus réfléchis et se montrent plus réceptifs aux suggestions. Un bon leadership peut être défini par des environnements sains où les gens peuvent s'exprimer au plus haut niveau. La tendance naturelle des introvertis à communiquer en petits groupes par rapport aux extravertis signifie également qu'ils préfèrent les conversations en tête-à-tête aux réunions en grand groupe, ou en tout cas sont moins susceptibles de convoquer une réunion d'équipe lorsqu'un échange en petit comité suffit. Pour cette raison, ils ont tendance à se retrouver beaucoup plus souvent dans des conversations aux allures de coaching que les dirigeants extravertis.

Les dirigeants introvertis ont tendance à accorder plus facilement de l'attention aux membres extravertis de leur équipe que leurs homologues extravertis. Ils n'éprouvent aucune gêne à laisser d'autres occuper le devant de la scène.

Ils ont également tendance à moins adopter une attitude réactive que les dirigeants extravertis. Ils sont capables de rester calmes et posés sous pression, ce qui les aide à prendre de meilleures décisions dans des situations de stress élevé.

De nombreux dirigeants introvertis possèdent une forte capacité d'introspection et une grande conscience de soi. Ils prennent le temps d'analyser leurs actions et décisions, ce qui leur permet de diriger avec davantage d'assurance. Cette réflexion personnelle les aide également à repérer les axes d'amélioration et à affiner leur leadership.

Cette capacité d'introspection et de prise de conscience favorise également une meilleure écoute des émotions et ressentis des autres. Les leaders introvertis, dotés d'une grande tolérance, cultivent une culture de sécurité psychologique au sein de leur équipe, où chacun se sent libre de s'exprimer, d'oser prendre des initiatives et d'être pleinement inclus. Cela ne signifie pas l'absence de désaccords, mais plutôt des échanges plus constructifs, où la compréhension mutuelle permet de transformer les divergences en leviers d'amélioration collective.

Une des grandes forces des leaders introvertis réside dans leur capacité à favoriser la proactivité au sein de leur équipe. Attentifs à donner la parole à chacun, ils veillent à ce que tous les membres se sentent écoutés et pris en compte. Cette dynamique encourage les collaborateurs à exprimer plus librement leurs intentions et à prendre des initiatives sans attendre d'instructions directes. Progressivement, ils adoptent une posture plus proactive, sollicitant des retours sur leur travail et agissant de manière autonome plutôt que simplement exécutant des ordres. Cette autonomie accrue renforce la créativité, la motivation et la résilience de l'équipe, lui permettant d'être plus efficace et alignée sur ses objectifs.

Leader introverti : quels atouts pour l'organisation et la qualité des soins ?

Dans un environnement aussi exigeant que l'hôpital, où la pression est constante et où les décisions ont un impact direct sur la vie des patients, le leadership introverti présente des atouts indéniables. Contrairement à l'image classique du leader charismatique et extraverti, les dirigeants introvertis peuvent s'avérer particulièrement efficaces dans la gestion des équipes médicales et soignantes, en raison de leur approche réfléchie, posée et inclusive.

Un leadership qui valorise tous les profils

L'hôpital est un lieu où les dynamiques d'équipe sont essentielles, impliquant une collaboration entre des personnalités très diverses : soignants, médecins, cadres, personnel administratif. Les dirigeants introvertis, plus enclins à écouter et valoriser leurs collaborateurs, savent donner de l'espace à ceux qui s'expriment davantage, sans chercher à monopoliser l'attention. Ils permettent ainsi aux membres de l'équipe de s'épanouir pleinement, tout en veillant à ce que chaque voix, y compris celles des plus réservés, soit entendue.

Un calme essentiel en situation de stress

Les hôpitaux sont des environnements où les situations critiques sont fréquentes : urgences, décisions complexes, tensions liées aux contraintes de temps et de ressources. Contrairement à certains leaders extravertis qui peuvent réagir de manière impulsive ou sous l'émotion, les dirigeants introvertis sont souvent plus posés et réfléchis, ce qui leur permet de :

- prendre des décisions éclairées sous pression, sans se laisser submerger par l'urgence du moment ;
- apaiser les tensions au sein des équipes, en adoptant une posture calme et mesurée ;
- favoriser un climat de travail plus serein, essentiel pour maintenir la concentration et la qualité des soins.

Une culture de sécurité psychologique favorisant l'innovation et la cohésion

L'un des défis majeurs du monde hospitalier est de maintenir un environnement de travail où chacun se sent en confiance pour s'exprimer, proposer des solutions et signaler des problèmes sans crainte de jugement ou de répercussions. Les leaders introvertis, attentifs aux émotions et aux ressentis de leurs équipes, favorisent cette sécurité psychologique car :

- ils encouragent l'expression des idées, quel que soit le statut du professionnel ;
- ils créant un climat où l'erreur est perçue comme une opportunité d'apprentissage, et non comme un facteur de sanction ;
- ils facilitent des échanges constructifs, permettant aux équipes de transformer les divergences d'opinions en leviers d'amélioration des pratiques.

Toutefois, la réussite de ces personnalités dépend de leur capacité à équilibrer leur posture avec une communication claire et une autorité affirmée, pour éviter qu'une gestion trop discrète ne mène à un manque de leadership visible. Lorsqu'ils trouvent cet équilibre, les leaders introvertis contribuent à un hôpital plus efficace, plus humain et plus propice à l'excellence médicale et soignante.

En fin de compte, quel que soit le type de personnalité, ce sont des compétences relationnelles à cultiver et à développer. Ce faisant, il est possible de devenir un meilleur leader et de diriger une équipe plus susceptible de faire de son mieux.

Et l'autorité là-dedans ?

Le leadership n'est pas un concept rigide; il varie en fonction des situations, des individus et des objectifs à atteindre. Comprendre les différents styles de leadership permet à tout manager ou dirigeant d'ajuster son approche pour optimiser la performance et le bien-être de son équipe. Le modèle situationnel de Hersey et Blanchard, devenu un grand classique des livres sur le management et les compétences relationnelles, met en avant quatre styles de leadership principaux, chacun correspondant à un niveau de maturité de l'équipe, dont les points essentiels sont rappelés ici [22].

Un style de leadership directif repose sur une supervision stricte et, comme son nom l'indique, sur des directives claires. Il est particulièrement adapté aux équipes inexpérimentées ou face à une situation de crise qui nécessite des décisions rapides et une exécution immédiate. L'objectif est de donner un cadre solide aux collaborateurs pour leur permettre d'acquérir progressivement les compétences nécessaires.

Exemples

- **Application :** mise en place d'une nouvelle procédure urgente.
- **Dans un contexte de soins :** lors d'une urgence vitale, le médecin responsable impose une organisation stricte, assigne les rôles avec précision et s'assure que chaque membre de l'équipe exécute les tâches immédiatement et efficacement.

Dans une approche plus persuasive, le leader joue un rôle de guide et de motivateur. Il ne se contente pas de donner des directives, mais explique, convainc et encourage. Ce style est idéal lorsque l'équipe a besoin d'être engagée dans un changement ou dans l'adoption de nouvelles pratiques.

Exemples

- **Application :** introduction d'un nouveau logiciel dans l'équipe.
- **Dans un contexte hospitalier :** lors de l'introduction d'un nouveau système de dossier patient informatisé, le cadre explique les avantages du changement, organise des formations et motive les soignants à s'adapter progressivement.

Si le style dominant du manager est participatif, il encourage la collaboration et l'implication des membres de l'équipe dans le processus de prise de décision. Ce style est efficace lorsque l'équipe possède un certain niveau d'autonomie et d'expertise, et qu'il est pertinent d'encourager la créativité et l'engagement.

Exemples

- **Application :** résolution d'un problème commun.
- **Dans un hôpital :** lors de l'amélioration des protocoles de soins en unité de réanimation, le cadre de santé sollicite les infirmiers, aides-soignants et médecins pour recueillir leurs retours et intégrer leurs suggestions dans l'amélioration des procédures.

Le leader qui s'inscrit plutôt dans un style délégatif fait confiance à son équipe et lui laisse une grande autonomie. Ce style fonctionne bien avec des collaborateurs hautement compétents et responsables. Le rôle du manager devient alors celui d'un facilitateur qui s'assure que les conditions sont réunies pour que l'équipe atteigne ses objectifs de manière indépendante.

Exemples

- **Application :** gestion de projet par des experts.
- **Dans un contexte de soins :** un chef de service confie la coordination d'un projet d'amélioration de la prise en charge de la douleur à une équipe pluridisciplinaire composée de spécialistes (anesthésistes, infirmiers spécialisés, psychologues) qui possèdent une expertise approfondie sur le sujet.

Le leadership doit s'adapter aux besoins de l'équipe et aux exigences de la situation. Aux deux extrêmes, la prise de décision peut aller d'un mode **autocratique**, où le leader impose ses choix sans consultation, à un mode **autogéré**, où les décisions sont prises collectivement, souvent par consensus. Dans l'autocratie, le leader centralise l'autorité et impose ses directives, ce qui est efficace dans des situations de crise ou d'urgence. En revanche, dans l'autogestion, les membres de l'équipe participent activement à la prise de décision, ce qui favorise l'engagement, l'innovation et l'appropriation des responsabilités.

Il est donc crucial de se poser les bonnes questions pour choisir le style de leadership le plus pertinent :

- **quel est le niveau d'autonomie de l'équipe ?**
- **le style de leadership actuel est-il adapté à la situation ?**
- **comment ajuster son approche pour mieux accompagner ses collaborateurs ?**
- **le manager est-il un modèle exemplaire pour son équipe ?**
- **quels outils et systèmes de suivi mettre en place pour accompagner son équipe efficacement ?**

Un bon leader ne se limite pas à un seul style de management. Il doit savoir analyser chaque situation et ajuster son approche en fonction du contexte et du niveau de maturité de son équipe pour viser une meilleure performance collective dans un environnement de travail plus harmonieux.

Il est donc clair qu'un leadership efficace est le moteur de la réussite d'une organisation. Cependant, l'un des styles les plus puissants est… le ***leadership fondé sur l'autorité ou leadership d'autorité*** [23]. Cette approche se distingue par une posture engageante visant à entraîner les équipes vers une direction définie, illustrée par l'invitation : « Suivez-moi ». Elle repose sur une motivation inspirante et une orientation des équipes fondée sur une vision claire et une forte intelligence émotionnelle.

Les dirigeants au style fondé sur l'autorité se distinguent par trois qualités essentielles : la confiance en soi, l'empathie et la capacité d'adaptation. La confiance en soi leur permet de concevoir et de transmettre une vision inspirante. L'empathie favorise une compréhension fine des émotions de leur équipe, leur permettant d'y répondre avec justesse. Enfin, leur capacité d'adaptation leur donne les moyens de surmonter les obstacles et d'accompagner le changement, assurant ainsi le progrès et la réussite collective.

Il est important de différencier le leadership d'autorité du leadership autoritaire. Alors que le leadership d'autorité s'attache à guider les équipes vers des objectifs communs en leur donnant les moyens d'agir, le leadership autoritaire s'appuie sur le commandement et s'attend à la conformité. Bien que les deux styles aient leur place, notamment pendant les temps de crise, le leadership d'autorité est souvent plus positif et responsabilisant.

Leadership d'autorité en milieu hospitalier : l'art de l'équilibre

Le leadership d'autorité, souvent qualifié de transformationnel, repose sur une idée simple : inspirer et motiver les équipes en leur donnant une vision claire et les moyens d'agir. Dans le secteur de la santé, ce style de management a été particulièrement mis en lumière pendant la pandémie de Covid-19.

Une étude menée dans deux hôpitaux de la région de Montréal a mis en évidence l'impact des styles de leadership sur le soutien apporté aux soignants [24]. La gestion de la crise dans les hôpitaux a varié selon que le leadership reposait sur une prise de décisions centralisée par le leader ou sur une approche plus collaborative, favorisant l'adaptation et l'écoute active des équipes. Ces choix ont eu un impact direct sur la mobilisation et le bien-être du personnel.

Un leadership structuré : décision et contrôle

Certains responsables se sont positionnés au centre des processus et ont opté pour une **approche hiérarchique**, où les décisions sont prises au sommet et appliquées sans consultation. Ce style, souvent perçu comme plus rigide, voire autoritaire, met l'accent sur le respect strict des protocoles et des règles. En situation de crise, cette approche permet une réactivité immédiate et une mise en œuvre rapide des mesures.

Mais à long terme, cette rigidité peut peser sur les équipes. Le manque d'autonomie et de dialogue peut conduire à une **démobilisation**, voire à un sentiment de frustration chez les soignants, qui ne se sentent pas écoutés ni impliqués dans les décisions qui impactent leur quotidien.

Un leadership engagé : écoute et adaptabilité

D'autres dirigeants ont adopté une **démarche plus inclusive**, centrée sur les capacités des collaborateurs ▶

▶ à s'adapter aux défis rencontrés et fondée sur une écoute active des soignants. Ce type de leadership se rapproche davantage du style fondé sur l'autorité et valorise l'expertise des équipes, favorisant ainsi leur engagement et leur bien-être.

Pendant la pandémie, cette approche a eu un effet positif : en impliquant davantage les équipes, on a renforcé leur motivation et leur adhésion aux nouvelles pratiques. Les soignants, se sentant plus en confiance car plus autonomes, ont mieux géré la pression et su s'adapter plus efficacement aux évolutions de la situation.

Ainsi, la distinction entre un **style autoritaire**, qui impose les décisions, et un **style fondé sur l'autorité**, qui guide en donnant du sens et de la responsabilité, est essentielle pour construire un environnement de travail équilibré et performant.

Pour incarner efficacement le style de leadership d'autorité, les cadres dirigeants doivent développer des caractéristiques clés qui favorisent la clarté, la confiance, la communication ouverte, la responsabilité et la responsabilisation au sein de leurs équipes. Il est essentiel de clarifier la vision et les objectifs. En les argumentant pour convaincre les équipes et en posant des objectifs clairs, les dirigeants donnent aux membres de leur équipe un sens de l'orientation et un but, ce qui favorise l'unité d'action et la motivation. Une communication régulière de la vision et des objectifs garantit l'alignement et la compréhension au sein de l'équipe.

Les leaders s'appuyant sur l'autorité doivent savoir inspirer confiance et faire preuve de détermination. Prendre des décisions réfléchies et adaptées permet de guider l'équipe vers le succès tout en renforçant son sentiment de sécurité et de stabilité. Cette confiance se construit en développant ses compétences, en sollicitant des retours constructifs et en percevant chaque défi comme une opportunité d'évolution.

La communication ouverte et la collaboration sont essentielles. Les dirigeants et les managers doivent écouter activement les membres de l'équipe, les encourager à partager leurs idées et leurs préoccupations et favoriser un environnement de confiance et de respect. Accepter les différents points de vue et encourager la collaboration permet aux membres de l'équipe d'apporter leurs compétences et leurs idées uniques pour atteindre des objectifs communs.

L'instauration d'une culture de responsabilisation et de transparence est un autre aspect fondamental. Les leaders doivent s'assurer que les membres de l'équipe comprennent leur rôle et leurs responsabilités, et qu'ils sont tenus responsables de leurs actions et de leurs résultats. Des attentes clairement définies, des objectifs mesurables et des systèmes permettant de suivre les progrès et de fournir un retour d'information constructif favorisent une culture de l'excellence.

La responsabilisation des membres de l'équipe est essentielle. Il est essentiel de savoir déléguer des tâches et des responsabilités aux membres compétents de l'équipe, en leur offrant l'opportunité de valoriser leurs compétences et de progresser professionnellement. Le fait de fournir aux membres de l'équipe les ressources, les conseils et l'autonomie nécessaires leur permet de prendre des décisions en connaissance de cause et de s'approprier leur travail.

Le leadership d'autorité présente de nombreux avantages, parmi lesquels un engagement renforcé des équipes, une productivité accrue et de meilleures performances pour l'organisation. En adoptant cette approche, chacun est encouragé à adhérer aux objectifs et à la vision collective, ce qui renforce le sentiment d'utilité et d'implication. Cette dynamique favorise une motivation et une satisfaction accrues au travail, contribuant ainsi à la réussite globale de l'organisation.

Maîtriser un leadership d'autorité repose sur l'autoévaluation, le mentorat, la pratique et un perfectionnement constant. Il est essentiel de commencer par une évaluation honnête de ses forces et de ses faiblesses afin d'identifier les aspects à améliorer. Échanger avec des professionnels expérimentés, reconnus pour leur maîtrise du leadership d'autorité, permet d'acquérir des perspectives précieuses et un soutien adapté. Rechercher activement des opportunités pour piloter des projets et prendre des décisions aide à renforcer la confiance en soi et à affiner ses compétences. Adopter un état d'esprit axé sur le développement personnel et s'engager dans une démarche d'amélioration continue permet d'exploiter pleinement son potentiel et d'atteindre des résultats probants.

Bien gérer son temps

La gestion du temps est un sujet de prédilection dans les ouvrages dédiés à la performance et au management. Les conseils sont axés sur l'optimisation du temps de travail, ce qui compréhensible. Une mauvaise organisation peut facilement gâcher tout le plaisir que l'on tire de son travail. Pour y remédier, il est essentiel de hiérarchiser ses tâches, d'adopter un planning structuré et d'améliorer son hygiène de vie, notamment en veillant à son sommeil, à ses horaires de lever et de coucher, ainsi qu'à son activité physique. Ces conseils semblent évidents, mais leur mise en pratique s'avère souvent difficile en raison des erreurs que l'on commet au quotidien. Pourtant, on ne prête pas toujours suffisamment attention à ces maladresses qui impactent directement la gestion du temps.

La *première erreur* consiste à fixer des objectifs trop globaux, généralistes et long-termistes, qui découragent facilement. Les étapes qui permettent de les atteindre ne sont pas identifiées. La clé réside en un travail progressif sur des obstacles actuels.

Exemple

Si l'on doit rendre un rapport à la fin du mois, il est plus raisonnable de le diviser en modules, sur lesquels il est possible de travailler chaque semaine. Et on profite beaucoup plus du résultat.

Gérer son temps efficacement, c'est avant tout savoir où mettre son énergie en premier. La matrice d'Eisenhower, par exemple, est un outil redoutable pour classer ses tâches selon leur urgence et leur importance, permettant ainsi de se concentrer sur l'essentiel et de déléguer ce qui peut l'être (cf. infra) [25]. Une fois les priorités définies, la technique du *time blocking* entre en jeu : elle consiste à réserver des plages horaires précises pour chaque activité, limitant ainsi les interruptions et stimulant la concentration [26]. Enfin, pour éviter de procrastiner sur les missions les plus ardues, la méthode *eat the frog* recommande de commencer la journée par la tâche la plus complexe ou la plus redoutée [27]. Une fois ce « crapaud » avalé, tout le reste semble plus facile et la motivation grimpe en flèche. En combinant ces approches, on façonne une gestion du temps fluide et efficace, propice à la productivité sans l'épuisement.

De manière générale, on a tendance à sous-estimer l'importance d'une planification efficace pour maximiser sa productivité. Il n'est pas nécessaire d'organiser chaque minute de sa journée, mais il est essentiel de définir des objectifs quotidiens clairs, en identifiant les tâches à accomplir et en les classant par ordre de priorité.

Les *to-do lists* sont un excellent outil à condition qu'elles soient intégrées dans le planning professionnel et que le temps que l'on pense y accorder soit estimé et posé. Les *to-don't lists* peuvent également être un outil efficace pour éviter les erreurs de priorisation, éliminer les sources de distraction et se défaire de mauvaises habitudes, comme l'excès de caféine. Le fait de passer quelques minutes le soir à ranger ses vêtements et à préparer ses repas pour le lendemain, la révision du calendrier prépare mentalement, fait gagner du temps le matin et réduit la fatigue décisionnelle.

La *deuxième erreur* est de prioriser les mauvaises tâches, car on a du mal à faire des sacrifices. Ainsi, il est préférable de répondre à une urgence et de terminer un dossier, plutôt que d'accepter un rendez-vous supplémentaire. C'est là que la frustration est plus facile à supporter si les tâches sont bien segmentées et si l'on prévoit des plages horaires spécifiques pour les urgences.

Cependant, encore faut-il savoir distinguer « l'urgent » et « l'important ». La matrice d'Eisenhower est un outil intéressant pour hiérarchiser les tâches afin de ne pas laisser l'urgence prendre le contrôle de l'emploi du temps. Elle consiste à prendre toutes ses tâches et les placer en quatre quadrants (fig. 4.1) :

1. à faire en premier. Ce sont les responsabilités les plus importantes qui doivent être assumées aujourd'hui ou demain ;
2. à décaler. Les tâches importantes qui ne sont pas urgentes peuvent être programmées dans le calendrier ;
3. à déléguer. Des tâches essentielles qui ne sont pas importantes peuvent être remises remettre à quelqu'un d'autre ;
4. à ne pas faire. Quelles tâches ne sont pas importantes ou urgentes ? Elles peuvent être supprimées des listes ou ajoutées à un « j'aimerais le faire si jamais j'en ai l'occasion ».

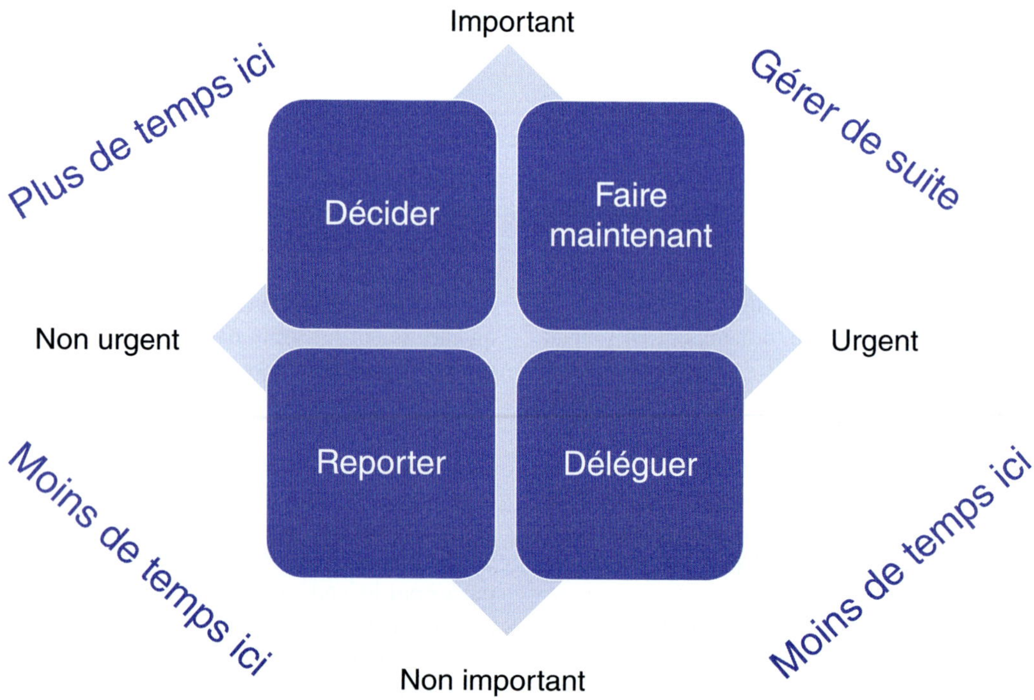

Fig. 4.1. Matrice d'Eisenhower : priorisation.

Pourquoi l'organisation est si importante ?

Dans le management hospitalier, l'organisation ne se résume pas à une question d'efficacité ; elle devient une nécessité vitale. Travailler dans un environnement où l'urgence est la norme, où les décisions se prennent sous pression et où l'on jongle en permanence entre exigences médicales, contraintes administratives et gestion des équipes, impose une rigueur absolue. Sans une gestion maîtrisée du temps et des priorités, la surcharge mentale s'installe rapidement, augmentant le risque d'erreurs, de fatigue décisionnelle et d'épuisement.

Mais au-delà de la productivité, c'est aussi une question de bien-être, et là réside un paradoxe : dans un lieu où l'on prend soin des autres, on oublie trop souvent de prendre soin de soi et de ses équipes. La pression constante, les horaires imprévisibles et l'exposition à des situations parfois traumatisantes poussent nombre de soignants à sacrifier leur équilibre personnel, au point d'en faire une norme tacite. Et pourtant, un manager hospitalier a un rôle clé à jouer dans cette dynamique. S'il est capable d'anticiper, d'organiser et de structurer son propre travail, il crée un cadre où ses équipes peuvent souffler, retrouver du temps pour se recentrer sur l'essentiel et éviter cette sensation d'être perpétuellement submergées.

L'effet pervers, c'est que ceux qui sont censés donner l'exemple sont souvent les premiers à négliger ces principes. Pris dans l'urgence du quotidien, ils finissent par subir leur propre organisation, laissant peu de place à la réflexion, à la délégation ou même à de simples moments de respiration. Or, comment demander à ses équipes de veiller à leur équilibre si l'on ne montre pas soi-même l'exemple ? Un manager qui incarne une organisation sereine, qui sait quand accélérer et quand ralentir, qui respecte son propre temps et celui des autres, envoie un message fort : ici, on ne se contente pas de soigner les patients, on veille aussi à la santé de ceux qui les soignent.

La *troisième erreur* consiste à se laisser distraire trop facilement. Seule une petite proportion des individus est véritablement multitâche. L'éparpillement peut inclure les médias sociaux, les amis, la famille et tout autre événement qui fait accorder moins d'attention à ses objectifs. Les tentatives de fonctionner en mode multitâche ne font que baisser la productivité, en diminuant les ressources cognitives disponibles.

La *quatrième erreur* est liée à une mauvaise installation et un équipement inadapté qui font perdre un temps colossal, contribuent à la fatigue et à la déconcentration. Des espaces trop encombrés ou, au contraire, dépersonnalisés, participent à la déconcentration. Dans le premier cas, il y a trop de distracteurs dans le champ visuel. Dans le second, il est impossible de créer son espace interstitiel, une sorte de bulle de sécurité qui aide à plonger pleinement dans la tâche courante à réaliser. Négliger les aspects ergonomiques est également une erreur.

Ergonomie à l'hôpital

Dans un environnement hospitalier, l'aménagement de l'espace de travail ne se limite pas à une question d'ergonomie ; il doit permettre aux soignants de mieux s'approprier leur cadre professionnel malgré un rythme exigeant et des contraintes fortes. La territorialité joue ici un rôle essentiel : disposer d'un espace identifié et personnel, même temporaire, contribue à renforcer le sentiment d'ancrage et d'appartenance, ce qui est crucial dans des lieux où l'on partage souvent les bureaux et les espaces de repos. Dans cette logique, il est nécessaire de penser des zones où les professionnels peuvent poser leurs affaires, se recentrer et structurer leur travail sans être en permanence en mouvement.

Les espaces interstitiels et informels prennent une importance particulière dans le cadre hospitalier, où les moments d'échange spontané sont souvent aussi productifs que les réunions formelles. Cafétérias, couloirs et petites salles de pause ne sont pas de simples lieux de transition ; ils permettent la communication informelle, la collaboration et le soutien mutuel, essentiels dans un contexte où le travail d'équipe est primordial. Pourtant, ces espaces sont trop souvent relégués au second plan, alors qu'ils contribuent non seulement à la coordination des soins, mais aussi au bien-être des équipes en offrant des respirations indispensables dans des journées chargées.

Face à la fatigue inhérente aux métiers hospitaliers, il est crucial de proposer des zones adaptées à la récupération. Du mobilier ergonomique, des fauteuils relaxants, des espaces dédiés au repos avec un éclairage tamisé et une acoustique apaisante peuvent offrir aux soignants de véritables pauses régénératrices. Trop souvent, les espaces de repos sont limités ou inadéquats, alors qu'un aménagement réfléchi peut favoriser une meilleure récupération et réduire l'épuisement physique et mental. Ces espaces doivent être pensés pour offrir du confort sans nécessiter un effort logistique excessif de la part des équipes.

Enfin, l'environnement hospitalier nécessite également des bureaux conçus pour la concentration et la confidentialité. Dans un contexte où les échanges sur les patients doivent rester confidentiels et où certaines tâches administratives exigent un haut niveau d'attention, il est indispensable de proposer des espaces isolés du bruit et des interruptions. Des bureaux fermés ou semi-ouverts, des cabines individuelles et des zones de travail dédiées aux tâches sensibles permettent non seulement une meilleure efficacité, mais aussi un respect accru des règles de confidentialité et de déontologie. Un hôpital bien pensé ne se contente pas de soigner les patients, il prend aussi soin de ceux qui y travaillent, en leur offrant un cadre structuré, fluide et apaisant.

La *cinquième erreur* consiste à forcer le travail en se concentrant sur une seule mission sans ajuster son rythme de travail, ce qui peut aussi conduire à un essoufflement rapide et à un abandon des habitudes plus saines de la gestion du temps. Ne pas prendre des pauses s'avère contre-productif et nocif pour la santé mentale. Nombre de professionnels sont fiers d'avoir consacré un nombre fou d'heures à leur travail. Mais même une pause de 10 minutes entre deux réunions peut aider à se « débrancher » complètement.

Se déplacer au bureau peut aussi aider, tout comme marcher pendant une conversation téléphonique. Dans tous les cas, le fait de se lever toutes les heures pendant quelques minutes améliore la posture et réduit le risque d'apparition des troubles musculosquelettiques. Certains exercices simples comme des étirements, des rotations et surtout le fait de tenir la tête droite réduit la charge sur les vertèbres et la compression des organes. Ce bien-être physique est directement lié à la performance.

Impact des cycles de travail prolongés en milieu hospitalier

Dans de nombreuses structures de soins, les cycles de travail de 12 heures sont devenus une norme pour les paramédicaux et les sages-femmes, alors que médecins fonctionnant au forfait cadre font preuve de débordements très fréquents.

Une organisation en 12 heures vise à optimiser les ressources, réduire le nombre de jours travaillés et améliorer la continuité des soins. Cependant, si elle présente certains avantages, elle soulève aussi de véritables inquiétudes quant à la santé et à la sécurité des professionnels, notamment lorsque les pauses et le repos ne sont pas respectés.

Le passage aux cycles de **12 heures** en hôpital est souvent présenté comme une source d'économies, notamment en réduisant le nombre de relèves et en optimisant les effectifs. Moins de transmissions entre équipes limitent les pertes d'informations et permettent une meilleure continuité des soins. De plus, les soignants effectuent leur temps plein en **3 jours au lieu de 5**, réduisant les coûts liés aux déplacements et à la gestion des plannings. Certaines estimations avancent une diminution des effectifs nécessaires de **3,5 à 15 %** [28].

Cependant, ces économies sont souvent **illusoires**. En pratique, les dépassements horaires sont fréquents, entraînant des heures supplémentaires coûteuses. La fatigue accrue des soignants augmente les **arrêts maladies**, les **erreurs médicales** et le ***turnover***, générant des dépenses supplémentaires [29]. Paradoxalement, certains hôpitaux ont même constaté des **surcoûts** liés aux besoins accrus de récupération et aux remplacements. De plus, une rigidité excessive des plannings complique la gestion des urgences et nuit à la cohésion des équipes.

Ainsi, si les **12 heures** peuvent sembler avantageuses sur le papier, leur impact réel dépend surtout des **conditions de travail** et du **respect des temps de repos**. Sans une organisation adaptée, les économies espérées peuvent rapidement se transformer en un **coût humain et financier considérable**.

Des études ont montré que les longues périodes de travail augmentent le risque d'erreurs médicales et affectent la qualité des soins. Une enquête menée aux États-Unis sur plus de 22 000 infirmiers a révélé que les postes de plus de 12 heures entraînaient une dégradation de la prise en charge des patients et un taux accru de *burnout* [30]. En France, l'Institut national de recherche et de sécurité met en garde contre les conséquences de ces horaires sur la santé physique et mentale des soignants, allant des troubles musculosquelettiques à la fatigue chronique et aux erreurs professionnelles [29].

Le non-respect des pauses pendant ces longues heures amplifie ces dangers. Selon la réglementation française, une pause de 20 minutes est obligatoire dès 6 heures de travail consécutives [31]. Pourtant, dans la réalité, les infirmiers et médecins peinent à prendre ces moments de répit en raison d'une charge de travail élevée et de l'urgence des soins. Cette privation de repos impacte leur concentration et entraîne une prise de décision altérée, mettant en péril la sécurité des patients [32]. Il est documenté que le risque d'erreur augmente considérablement à partir de la 9e heure de travail, et devient critique au-delà de la 11e heure, notamment en raison de la baisse de vigilance et des altérations des fonctions cognitives [33].

Chez les médecins, le dépassement des limites horaires est fréquent, exacerbé par la pénurie de personnel, avec des heures additionnelles non comptabilisées malgré les tentatives du législateur à les réguler, et une surcharge cognitive croissante. Les gardes prolongées de 24 heures et le manque de repos conséquent exposent les médecins à un risque élevé d'épuisement professionnel et de *burnout*.

Pour garantir un temps de travail sécurisé, il est impératif de respecter les pauses et d'instaurer des mécanismes de récupération efficaces. Les microsiestes de 10 à 20 minutes sont reconnues comme un moyen efficace de restaurer la vigilance et d'améliorer la prise de décision [29]. En outre, les pauses régulières au cours des longues périodes de travail permettent de maintenir une performance cognitive optimale et de réduire la probabilité d'erreurs critiques.

Face à ces constats, les établissements de santé doivent impérativement assurer le respect des temps de repos, mettre en place des aménagements favorisant la récupération et sensibiliser les professionnels aux risques encourus. Intégrer les pauses dans la planification quotidienne, déléguer certaines tâches administratives et favoriser des systèmes d'assistanat peuvent contribuer à atténuer les effets néfastes des cycles prolongés. Le bien-être des soignants est un enjeu majeur pour garantir une prise en charge sûre et efficace des patients.

La *sixième erreur* est de chercher la perfection. Certes, un travail de haute qualité apporte une grande satisfaction, mais la perfection ne doit pas être un facteur limitant la gestion du temps. Là encore, la priorisation et la capacité d'identifier des tâches mineures aident, puisque l'effort est focalisé sur le principal. Chacun s'efforce de fournir un travail de qualité, mais viser constamment la perfection est irréaliste. Souvent, la pression exercée pour « être parfait » amène à faire pression sur les autres. Cela n'en vaut pas la peine et détruit l'ambiance sociale au travail.

La *septième erreur* est de ne pas savoir déléguer : c'est un véritable handicap qui peut faire des ravages au niveau de la gestion du temps. Sans doute, cela donne l'illusion du contrôle sur la situation ou permet de rester occupé. Ainsi, on a rapidement l'impression de travailler tout le temps sans pour autant produire un résultat que l'on désire.

Les managers sont fiers d'être un touche-à-tout. Mais il n'est pas nécessaire d'être impliqué dans chaque tâche et instance ! Il faut être conscient de ce qui se passe, mais laisser sa manie de contrôle à la porte et déléguer les bonnes tâches aux personnes appropriées. L'automatisation de certaines tâches chronophages (plannings) ou à faible valeur ajoutée peut être intéressante.

La *huitième erreur* est de ne pas respecter son rythme. Aujourd'hui, l'hygiène de vie est souvent prônée comme stricte et rigoureuse : se lever une heure plus tôt permet, certes, de prendre de l'avance sur sa journée en planifiant ses tâches, en faisant de l'exercice ou en traitant ses mails sans distractions. Pourtant, la véritable clé de l'efficacité ne réside pas dans une discipline rigide, mais dans **l'identification et l'exploitation de ses pics de productivité**.

Un manager avisé doit apprendre à **optimiser son emploi du temps en fonction de ses moments de pleine énergie**. Plutôt que d'imposer un rythme contre nature, il est plus judicieux de programmer ses tâches stratégiques aux heures où l'on est le plus performant. Si l'on est concentré en fin d'après-midi, ce créneau doit être réservé pour les missions essentielles plutôt que d'essayer de forcer une productivité matinale artificielle. Travailler **avec** son horloge interne, et non contre elle, est une stratégie bien plus efficace que s'épuiser à suivre des règles génériques qui ne tiennent pas compte de son fonctionnement naturel.

La *neuvième erreur* réside en un excès de planification. Même avec la meilleure organisation, il est essentiel de **rester flexible**, car les imprévus sont inévitables. Le planning doit intégrer une **marge de manœuvre** pour absorber ces interruptions sans bouleverser l'ensemble de la journée. Par exemple, tout peut se dérouler comme prévu jusqu'à l'arrivée d'un patient en état critique ou l'appel d'un interlocuteur signalant un problème urgent.

Il est utile de prévoir **un créneau tampon** d'une heure, utilisable pour gérer les mails, rattraper un éventuel retard ou faire face à un imprévu. Cette approche permet de **maintenir le cap** sans perturber le reste de l'agenda et sans se retrouver sous pression au moindre contretemps.

Enfin, il est fréquent d'avoir du mal à **évaluer avec précision le temps nécessaire** pour accomplir une tâche. On pense qu'elle prendra une heure, mais elle en requiert finalement deux, voire plus. Parfois, c'est l'inverse, mais dans tous les cas, ces erreurs d'estimation viennent **désorganiser l'ensemble du planning** et compliquer la gestion du temps. Tout ce qui était censé être fait aujourd'hui doit être repoussé jusqu'à demain. Il n'est pas toujours facile de déterminer combien de temps il faut pour terminer une tâche – mais généralement, cela prend plus de temps que prévu. La meilleure idée est de tenir un journal de temps pendant au moins une semaine pour voir comment le temps est occupé, éventuellement en utilisant un logiciel de suivi du temps.

Établir les priorités

Cet exercice simple mais puissant aide à clarifier ses priorités et à mieux comprendre ce qui capte réellement son attention. Il consiste à lister sur une feuille toutes les choses, préoccupations ou personnes qui occupent actuellement son esprit. Pour chacune, une note de 1 à 5 est attribuée selon trois critères : niveau de satisfaction à son égard, importance qu'elle revêt et temps qui lui est consacré. Ensuite, il faut se demander si la motivation à son sujet est guidée par l'envie d'atteindre un objectif ou plutôt par le désir d'éviter une situation. Une fois ces réflexions posées, on analyse les réponses : correspondent-elles aux véritables priorités ? Cet exercice est une invitation à ajuster son attention et son énergie vers ce qui compte réellement.

Décider vite ou décider bien ?

L'individu est confronté à une **multiplication des décisions à prendre**, tandis que l'afflux constant d'informations rend son quotidien plus complexe. Submergés par cette surcharge de données, beaucoup perdent en **clarté et en confiance**, ce qui complique la prise de décision et finit par **altérer leur qualité de vie**.

Selon une étude menée par Oracle, qui a interrogé plus de 14 000 employés et dirigeants dans 17 pays, il apparaît qu'un paradoxe se dessine : malgré une époque où les prises de décision sont plus nombreuses que jamais, des difficultés à décider persistent tant dans la sphère personnelle que professionnelle [34]. Soixante-quatorze pour cent des personnes interrogées affirment que le nombre de décisions qu'elles doivent prendre quotidiennement a été multiplié par dix ces trois dernières années. En parallèle, 78 % disent être submergées de données provenant de sources toujours plus nombreuses. Quatre-vingt-six pour cent des répondants pensent que ce volume de données complique les décisions tant personnelles que professionnelles, et 59 % admettent faire face à un dilemme décisionnel – ne sachant pas quelle décision prendre – plus d'une fois par jour.

Par ailleurs, 35 % des personnes ne savent pas quelles données ou sources utiliser, et 70 % ont abandonné une décision parce qu'elles se sentaient submergées par la quantité de données. Quatre-vingt-cinq pour cent des sondés affirment que cette incapacité à prendre des décisions a un effet néfaste sur leur qualité de vie, provoquant notamment des pics d'anxiété (36 %), des occasions manquées (33 %) et des dépenses inutiles (29 %).

La détresse décisionnelle crée une inertie organisationnelle. Les managers reconnaissent l'importance des données pour le succès de leur organisation, mais nombre doutent de disposer des outils nécessaires pour réussir, ce qui affaiblit leur confiance et leur capacité à prendre des décisions en temps opportun. La gestion des sources d'information a nécessité des ressources supplémentaires pour la collecte des données (40 %), ralenti la prise de décision stratégique (36 %) et introduit plus de risques d'erreurs (26 %).

La collecte et l'interprétation des données poussent les individus à leurs limites, alors que les enjeux pour les dirigeants et les managers n'ont jamais été aussi élevés. Soixante-dix pour cent des personnes interrogées estiment que le processus de collecte et d'interprétation des données est devenu trop complexe. Soixante-dix-huit pour cent des dirigeants disent que les collaborateurs prennent souvent des décisions, puis cherchent des données pour les justifier. Cela évoque tout de suite le fameux biais de confirmation, très périlleux pour une prise de décision juste. La situation est tellement problématique que 64 % des individus – et 70 % des dirigeants – préféreraient déléguer ces décisions à un robot.

Dans ce contexte, la capacité à résoudre des problèmes est une qualité précieuse et recherchée. Mais, en réalité, a-t-on besoin de recueillir d'une manière exhaustive les informations pour prendre une bonne décision organisationnelle ?

La méthode employée par Jeff Bezos, fondateur et PDG d'Amazon, repose sur un principe simple : **prendre des décisions dès que 70 % des informations nécessaires sont disponibles**. Loin d'être une approche improvisée, elle permet de limiter les erreurs tout en évitant la paralysie liée à la recherche d'une certitude absolue.

Dans de nombreux domaines, **une décision tardive peut être plus dommageable qu'une décision imparfaite**. Idéalement, on attendrait d'avoir 90 % des données pour garantir une prise de décision optimale mais, dans la réalité, obtenir un tel niveau d'information prend souvent trop de temps. Or, dans un environnement où la réactivité est essentielle, **attendre trop longtemps peut faire perdre des opportunités ou aggraver une situation**.

Appliquer cette règle revient donc à **trouver un équilibre entre analyse et action** : agir sur la base d'informations suffisamment solides, tout en restant flexible pour ajuster la trajectoire si nécessaire. Dans un contexte de gestion et d'organisation, cette approche permet de **gagner en efficacité** et de s'adapter rapidement aux imprévus, sans se laisser piéger par l'attente d'une certitude qui, bien souvent, n'arrive jamais.

Vers un hôpital plus agile ?

Dans la gestion hospitalière, l'agilité et l'approche *test and learn* sont essentielles, alors que les soins requièrent une rigueur et une sécurité parfaites. Plusieurs domaines peuvent bénéficier d'une adaptation plus rapide et d'une prise de décision itérative pour améliorer l'efficacité et répondre aux défis quotidiens. Dans un hôpital en perpétuel mouvement, ajuster sans cesse et tirer des enseignements des expérimentations permet de transformer les contraintes en opportunités et d'assurer une prise en charge toujours plus efficace et humaine. Pour y parvenir, il n'est pas nécessaire d'attendre une vision exhaustive : 70 % des informations et des retours d'expérience suffisent pour prendre des décisions éclairées, ajuster au fil du temps et garantir une amélioration continue sans freiner l'action.

Organisation des flux de patients

L'afflux de patients varie selon les périodes (épidémies, crises sanitaires, pics saisonniers). Tester de nouvelles organisations des admissions, des circuits de soins ou des stratégies de désengorgement permet d'améliorer la fluidité et de limiter les délais d'attente.

Gestion des ressources humaines et des plannings

Les contraintes de personnel sont un défi majeur en milieu hospitalier. Expérimenter des modèles d'horaires (12 vs 8 heures, gestion des gardes, roulements adaptés aux pics d'activité), de nouveaux modes de recrutement ou des dispositifs de fidélisation peut permettre d'améliorer les conditions de travail et la rétention des soignants.

Logistique et gestion des stocks

L'approvisionnement en matériel médical, en médicaments ou en équipements est un secteur où l'adaptabilité est clé. Tester de nouvelles méthodes de gestion des stocks (commande prédictive, automatisation, mutualisation des ressources entre services) aide à éviter les pénuries ou le gaspillage.

Digitalisation et outils technologiques

L'intégration de nouveaux logiciels (dossier patient informatisé, intelligence artificielle pour l'aide au diagnostic, applications mobiles pour la gestion des lits) nécessite des ajustements progressifs. Tester des solutions sur un périmètre limité avant un déploiement global évite les erreurs coûteuses et optimise l'adoption par les équipes.

Communication et coordination interservices

Les hôpitaux sont de vastes structures où l'information doit circuler rapidement. Expérimenter de nouveaux outils de communication interne (plateformes collaboratives, briefings quotidiens, messageries sécurisées entre services, outils de suivi des patients à distance) peut fluidifier la transmission d'informations et améliorer la prise de décision.

Parcours patient et expérience utilisateur

Optimiser l'accueil, l'orientation et le suivi des patients est un enjeu majeur. Tester de nouvelles approches d'accompagnement (simplification administrative, prise de rendez-vous en ligne, suivi post-hospitalisation via des applications) permet d'améliorer l'expérience des patients et l'efficacité du parcours de soins.

Développement durable et gestion énergétique

Les hôpitaux sont de grands consommateurs d'énergie et de ressources. Tester des solutions écoresponsables (optimisation des circuits de stérilisation, réduction des déchets, amélioration de la consommation énergétique) permet d'adopter progressivement des pratiques plus durables et économiques.

L'agilité en gestion hospitalière est utile dans l'organisation, la logistique, les ressources humaines et l'innovation technologique. Adopter une approche *test and learn* permet d'expérimenter à petite échelle, d'ajuster en fonction des retours **en temps réel** et de généraliser les solutions efficaces. Dans un environnement aussi complexe que l'hôpital, cette capacité d'adaptation est un levier de performance et d'amélioration continue.

Prendre des décisions trop lentement peut être coûteux. En plus de perdre des opportunités, les concurrents peuvent profiter de cette lenteur pour résoudre les problèmes plus rapidement, en implémentant, par exemple, des innovations technologiques. De nombreux exemples d'organisations, grandes ou petites, montrent que tarder à prendre des décisions peut mener à des échecs. Enfin, il convient de se dire que les décisions finales ne sont pas définitives. Les circonstances évoluent, ce qui peut nécessiter de réévaluer les choix et, éventuellement, de changer de direction. C'est une leçon importante pour les dirigeants et les managers, qui ont souvent tendance à voir la prise de décision comme un processus linéaire, sans retour possible.

Comment savoir si 70 % des informations nécessaires sont effectivement disponibles ? Sur quoi repose ce calcul ? En réalité, il s'agit d'une simple estimation. Pour réussir cet exercice et atteindre le seuil de 70 %, les méthodes suivantes peuvent s'avérer efficaces :

1. bien utiliser le temps disponible. Si 10 jours sont alloués pour une décision, il est conseillé de peser toutes les informations et de faire un choix au 7e jour ;
2. établir une liste des critères de contrôle, c'est-à-dire énumérer toutes les exigences pour le résultat final espéré et, une fois 70 % validés, prendre la décision. Il serait judicieux de prioriser cette liste et de s'assurer que les aspects les plus critiques sont couverts ;
3. demander de l'aide, notamment en sollicitant l'avis de l'équipe ou d'experts compétents.

Un point final à considérer est que de nombreux leaders estiment qu'une décision, même si elle mène à un résultat médiocre, vaut mieux que l'inaction.

Peur comme moteur intrinsèque

La peur a évolué comme un mécanisme de survie pour nos ancêtres, déclenchant une réponse de combat ou de fuite face aux menaces physiques. Bien que l'on ne soit plus confronté à des prédateurs dangereux, les stress modernes, tels que la perte d'emploi ou l'incertitude économique, continuent de susciter des réponses de peur.

Cette émotion très primaire peut soit paralyser, soit propulser. Elle est un signal vital d'autopréservation. C'est un instinct inné qui a accompagné l'homme tout au long de l'évolution, le protégeant des dangers et l'incitant à la prudence. Dans certains cas, la peur peut devenir un moteur puissant pour performer et réussir, car cette émotion traduit l'existence d'une pression, d'un stress qui oblige à réagir. S'il est impossible de se débarrasser entièrement de la peur, il est essentiel d'en comprendre les nuances pour en maîtriser l'influence et la contrôler.

La peur fonctionne comme un système d'alerte corporelle, activé par des menaces réelles ou perçues. Elle provoque des symptômes physiques tels qu'une accélération du rythme cardiaque, de la transpiration et une montée d'adrénaline. Cette réponse peut aussi être liée à des expériences positives, comme le frisson des sports extrêmes ou des films d'horreur. Une peur excessive ou chronique peut entraîner des problèmes de santé mentale et physique, notamment l'épuisement, l'épuisement professionnel et des difficultés à prendre des décisions.

Lorsque la peur devient omniprésente, elle ne se contente pas d'affecter le bien-être physique et mental ; elle influence également les choix et la manière d'agir. Elle peut ainsi jouer un rôle déterminant dans ce qui motive au quotidien, qu'il s'agisse d'un moteur intérieur ou d'une pression extérieure.

La motivation peut être de deux types :

- interne : provenant des intérêts et valeurs personnels, ce qui engendre un sentiment d'accomplissement et de joie. Par exemple, travailler pour une cause qui tient à cœur peut être très gratifiant ;
- externe : liée aux récompenses externes ou à l'évitement des punitions. La perspective d'une promotion ou la peur de perdre son emploi peuvent pousser à travailler plus dur.

À court terme, la peur peut améliorer la performance en renforçant les sens et la persévérance. Par exemple, la peur de rater une échéance peut aider à rester concentré et productif. Mais à long terme, une peur persistante peut avoir des effets négatifs, comme favoriser la pensée négative, des niveaux élevés de cortisol et une baisse de la productivité. Elle peut aussi engendrer un état constant d'alerte ou d'autocritique, nuisant à l'estime de soi et au bien-être mental.

La peur est une émotion puissante et inévitable. En apprenant à la gérer et à l'utiliser à bon escient, il est possible de tirer parti de son pouvoir motivant tout en évitant ses effets négatifs potentiels.

La perception de soi joue un rôle monumental dans la réaction à la peur. Le fait de se projeter dans un avenir positif ou négatif a un impact significatif sur la motivation. Le fait de prendre des mesures concrètes en vue d'un avenir souhaité permet de combler le fossé entre le Moi actuel (ce que je suis actuellement) et le Moi potentiel (ce que je voudrais être). Lorsque l'individu cultive une image positive de lui-même, il se dote de résilience et de courage. Une faible estime de soi alimente souvent des peurs exagérées, ce qui conduit au doute et à l'hésitation.

Adopter une image positive de soi implique de reconnaître ses points forts, de tirer les leçons de ses échecs et de visualiser ses succès futurs. Cultiver l'estime de soi agit comme un bouclier contre l'amplification des peurs irrationnelles. Les perspectives extérieures offrent un éclairage, tandis que le partage des émotions et des expériences accroît l'engagement et les chances de réussite.

Une perception positive de soi est plus qu'un simple état d'esprit. C'est un catalyseur de croissance, qui permet aux individus d'affronter les défis avec confiance et optimisme. Elle encourage à prendre des risques, à saisir les opportunités et à tirer les leçons des échecs.

Il est bien établi que l'utilisation de la peur et de l'intimidation pour motiver les employés comporte de nombreux risques et s'avère souvent contre-productive. Bien que la peur puisse parfois susciter une réaction immédiate et une vigilance accrue, elle tend à étouffer la créativité, à affaiblir le travail d'équipe et à nuire à la productivité à long terme. Une culture d'entreprise fondée sur la peur peut rapidement mener à l'épuisement professionnel, à une baisse de l'engagement des employés et à une augmentation des erreurs, les salariés étant trop inquiets pour signaler leurs propres fautes.

Management par la peur

Certaines entreprises bien connues comme Netflix sont souvent présentées comme un modèle d'équilibre entre **autonomie et exigences élevées**, mais cette liberté s'accompagne d'une pression constante. Malgré des **avantages sociaux attractifs**, comme des congés illimités et une transparence totale des décisions, l'entreprise cultive un climat où **la peur de l'échec** est omniprésente. Le management repose sur une logique de performance implacable, où les employés sont évalués de façon continue. Ceux jugés insuffisamment performants ou non essentiels peuvent être écartés à tout moment, parfois de manière publique, renforçant l'idée que personne n'est véritablement à l'abri, quelle que soit sa contribution passée. Dans ce système, les managers appliquent régulièrement ce que l'on appelle le « **test du gardien** » (*keeper test*). Il consiste à se poser une question simple mais décisive : « Si ce collaborateur annonçait aujourd'hui son départ, est-ce que je ferais tout pour le retenir ? » Si la réponse est non, cela signifie que la personne n'est pas jugée indispensable – et peut donc être invitée à quitter l'entreprise. Ce mécanisme, présenté comme un moyen de maintenir un haut niveau d'exigence, installe en réalité une forme de management par la peur, où la pression constante d'être « remplaçable » pousse chacun à se justifier en permanence. Plutôt que valoriser la loyauté ou les résultats passés, ce modèle privilégie une évaluation froide, fondée sur la valeur perçue à l'instant présent. L'ambition affichée est de ne conserver que les éléments jugés incontournables – mais au prix d'une insécurité permanente, qui peut fragiliser la confiance et la cohésion d'équipe.

Entre **pression budgétaire, effectifs réduits et attentes croissantes**, les hôpitaux fonctionnent avec une logique qui, sans être aussi tranchante que dans le monde de la haute technologie, peut mener à des **formes de sélection et de précarité**, impactant directement la qualité de vie des soignants.

La pression sur les soignants est omniprésente, bien que **les mécanismes diffèrent** de ceux du secteur privé traditionnel. L'exigence de **performance, de rapidité et d'efficacité** est constante, notamment en raison des **contraintes budgétaires, du manque de personnel et des attentes des patients**. Dans le secteur hospitalier privé, où les établissements doivent être rentables, les **indicateurs de performance** (nombre d'actes réalisés, durée moyenne de séjour, taux d'occupation des lits) peuvent accentuer cette pression, créant un climat où **la rentabilité influence directement les conditions de travail**.

Si les licenciements « spectaculaires » sont quasiment impossibles en France, une **autre forme d'instabilité existe** : celle des **contrats précaires, des pressions sur les renouvellements et des difficultés à obtenir un poste fixe**. Dans le **secteur privé**, les soignants peuvent se voir pousser vers la sortie s'ils ne répondent pas aux attentes de rentabilité, même si cela reste moins brutal que dans d'autres domaines.

La peur, lorsqu'elle domine un environnement de travail, peut entraver l'apprentissage et l'innovation. Une étude du MIT (Massachusetts Institute of Technology) a révélé qu'un environnement de travail toxique est un facteur de démission beaucoup plus puissant que la rémunération [35]. Dans des situations extrêmes, la peur peut provoquer une paralysie cognitive, empêchant les employés d'explorer des solutions créatives. De plus, la peur dissuade de signaler les erreurs, ce qui conduit à une augmentation des fautes sur le long terme. Contrairement à une idée reçue, les émotions au travail ne sont pas de simples distractions ; elles sont des indicateurs précieux de la manière dont les employés se sentent, réfléchissent et se comportent.

Contrairement à la peur, l'espoir et les émotions positives sont beaucoup plus efficaces pour encourager la créativité, la confiance en soi et le bien-être général. Il est crucial que les entreprises cherchent à créer des environnements où l'espoir et les encouragements prennent le pas sur la peur.

Plutôt que de recourir à la peur pour motiver, il est plus efficace dans une perspective de long terme de proposer des solutions et de susciter l'inspiration. Fournir des stratégies concrètes pour atteindre des objectifs est plus bénéfique que susciter la peur, car cela favorise des résultats positifs et des idées créatives.

Émotions négatives

Les émotions sont plus que de simples sentiments éphémères ; elles façonnent profondément les décisions. Des recherches fascinantes montrent comment des émotions telles que la colère, la peur, le dégoût et l'anticipation influencent les choix et l'organisation au quotidien.

Colère : un allié surprenant dans la prise de décision

Ressentir de la colère peut sembler contre-productif, mais les recherches de Maimaran révèlent son avantage caché [36]. Sous l'emprise de cette émotion, les consommateurs prennent des décisions orientées vers des objectifs, résistent aux compromis et finissent par être plus satisfaits de leurs choix. Maimaran remet en question l'idée selon laquelle le calme est essentiel, mettant en avant le potentiel de la colère pour se concentrer sur ce qui compte vraiment.

Quel en est l'enjeu pour une structure de soins ? Lorsqu'un patient est confronté à une situation frustrante (temps d'attente long, difficulté à obtenir un rendez-vous, manque d'explication sur son traitement), sa colère peut influencer ses décisions : il pourrait chercher une alternative plus efficace, être plus exigeant dans ses attentes ou même quitter un établissement pour un autre. Un établissement qui comprend cela peut agir en anticipant les sources de frustration : **fluidification des parcours, meilleure communication sur les délais et les traitements, personnalisation des interactions**. Transformer la colère en engagement, en proposant des solutions claires et rapides, permettrait ainsi d'accroître la satisfaction et la fidélisation des patients.

D'un point de vue managérial, la colère constitue une variable ambivalente, pouvant à la fois motiver et perturber la dynamique de groupe. Lorsqu'elle est mal maîtrisée, elle altère la communication et accroît les conflits interpersonnels, ce qui nuit à la coopération et à l'atteinte des objectifs organisationnels. Un manager en proie à la colère peut adopter un mode de gestion autoritaire, ce qui entraîne une réduction de l'engagement des collaborateurs et une augmentation du stress au sein de l'équipe. À l'inverse, une colère canalisée peut servir de catalyseur pour des prises de décisions plus affirmées et orientées vers la résolution de problèmes. Il est essentiel d'adopter une approche régulatrice en transformant cette énergie émotionnelle en un levier d'amélioration : structurer le feedback, formuler des attentes claires et éviter la personnification des désaccords.

Peur et dégoût : se diriger vers le familier

Une récente étude de Carpenter révèle comment la peur et le dégoût poussent vers ce qui est familier, surtout lors d'épidémies [37], alors que la peur incite à agir pour contrôler la situation et que le dégoût éloigne de la nouveauté.

Les patients sont souvent anxieux lorsqu'ils entrent dans un environnement médical inconnu. Un établissement pourrait exploiter cette tendance en renforçant les repères rassurants : personnalisation de l'accueil, mise en avant des retours d'expérience positifs, valorisation de l'expertise médicale à travers des témoignages et des recommandations. Un cadre chaleureux, des espaces de soins standardisés et une continuité dans la prise en charge peuvent également contribuer à créer un environnement familier qui réduit l'anxiété des patients.

Dans le domaine de la gestion des équipes, la peur engendre une aversion au risque et favorise une culture de l'immobilisme. Lorsqu'un manager est soumis à un contexte incertain, il peut privilégier la prudence excessive, limitant ainsi l'innovation et la prise d'initiative. De manière similaire, un collaborateur animé par la peur de l'échec a tendance à éviter les responsabilités et à adopter des comportements passifs. Quant au dégoût, il peut mener à un rejet des interactions difficiles, notamment dans la gestion des conflits. Pour surmonter ces effets, il est impératif d'instaurer un climat de travail où l'échec est perçu comme un apprentissage et où la confrontation constructive est encouragée, afin de favoriser une culture organisationnelle résiliente et adaptable.

Influence de l'humeur sur la prise de décision

Les recherches de Labroo remettent en cause l'idée selon laquelle une personne de mauvaise humeur serait plus attirée par des expériences amusantes. En réalité, la tristesse **réduit la capacité à se projeter** dans des activités agréables, ce qui peut conduire à les éviter plutôt qu'à les rechercher. Son travail met en évidence l'importance de **valoriser les bénéfices futurs d'une activité** pour surmonter cette inertie émotionnelle et encourager l'engagement.

En milieu de soins, cela peut se traduire par un manque d'implication des patients dans leur propre parcours de soins (oubli des rendez-vous, non-observance des traitements). Pour contrer cet effet, les établissements peuvent **favoriser un cadre qui encourage une projection positive des soins** : mise en avant des bénéfices du traitement, interactions empathiques du personnel soignant, encouragements personnalisés pour valoriser chaque progrès du patient.

Dans un cadre organisationnel, une humeur négative diminue la capacité de projection et l'engagement dans des initiatives de long terme. Un collaborateur triste est plus enclin à adopter un comportement réactif plutôt que proactif, ce qui impacte négativement la dynamique collective. De même, un manager influencé par une humeur morose peut instaurer un climat délétère, renforçant la démotivation des équipes. Afin d'atténuer ces effets, il est essentiel d'instaurer une reconnaissance systématique des efforts individuels et d'adopter une communication engageante, mettant en avant les perspectives d'évolution et les succès à venir.

Anticipation : déformateur de temps

Rucher explore l'effet du « **voyage de retour** », un phénomène selon lequel le trajet du retour semble souvent plus court que l'aller, même si la distance et la durée sont identiques [38]. Ses recherches mettent en évidence le rôle de **l'anticipation** et des attentes dans la perception du temps : lorsque l'on connaît déjà le chemin du retour, la tendance est de moins se concentrer sur la durée, ce qui donne l'impression qu'il passe plus vite. Qu'elle soit positive ou négative, une anticipation accrue prolonge le voyage. Les résultats de Rucker soulignent l'importance de la perception du temps dans l'amélioration des expériences client.

En établissement de soins, cela signifie que les patients qui connaissent clairement leur parcours de soins et ce qui les attend perçoivent moins négativement le temps d'attente. Les établissements de santé peuvent exploiter ce levier en rendant les délais plus prévisibles : notifications en temps réel sur les rendez-vous, affichage du temps d'attente estimé, ou encore explication détaillée des étapes du parcours de soins pour réduire l'impression d'incertitude et améliorer la satisfaction globale.

Dans un cadre managérial, l'anticipation constitue un levier essentiel dans la régulation du stress et la performance collective. Lorsqu'un manager structure efficacement la planification des tâches et communique les objectifs à long terme, il diminue le sentiment d'incertitude et optimise l'engagement des collaborateurs. De même, un collaborateur capable d'anticiper les défis à venir est mieux préparé à gérer la pression et à ajuster ses priorités de manière proactive. À l'inverse, un déficit d'anticipation entraîne une accumulation de charges imprévues, exacerbant le stress et compromettant la performance globale. L'intégration de mécanismes de planification stratégique, de points d'étape réguliers et de retours d'expérience constructifs constitue une approche efficiente pour garantir une gestion fluide et dynamique des équipes.

Émotion dans les avis clients

L'analyse de Nordgren et Rucker sur les avis en ligne révèle le pouvoir de l'émotion pour évaluer le succès d'un produit ou d'un service [39]. Leur étude a constaté que les avis contenant un langage émotionnel fort sont des indicateurs plus fiables de la réussite sur le marché que les simples évaluations par étoiles. Cette découverte souligne que la charge émotionnelle des commentaires en ligne peut prédire avec précision le comportement des consommateurs et le succès commercial des produits ou services évalués.

Dans le domaine médical, cela signifie que les patients accordent plus de crédit aux témoignages authentiques qu'aux simples notes chiffrées. Un établissement pourrait encourager ses patients à partager leur expérience de manière détaillée et sincère, en mettant en avant des récits de soins positifs et des histoires de guérison. En maîtrisant mieux l'image véhiculée en ligne, les établissements renforcent leur attractivité et instaurent un climat de confiance.

Ces recherches soulignent l'importance de **l'émotion dans le parcours patient** et offrent des pistes concrètes pour les établissements souhaitant améliorer leurs services. **Anticiper la frustration, rassurer par la familiarité, adapter la communication aux émotions des patients et structurer une attente plus fluide** sont autant de leviers pour optimiser l'expérience des soins et renforcer la satisfaction des patients. En intégrant ces enseignements, les établissements médicaux peuvent passer d'une logique purement organisationnelle à une approche plus humaine et engageante, où chaque interaction est pensée pour créer un lien positif et durable avec les patients.

Maîtriser ses émotions

Il arrive de faire des progrès significatifs dans la réalisation d'objectifs et d'être soudainement interrompu par une vague de pensées négatives, telles que « Je ne suis pas fait pour ça », « Je ne suis pas assez bien » ou même « Je ne serai jamais assez bien », pouvant détruire la motivation et l'élan de faire quoi que ce soit. Ces pensées intrusives découlent souvent d'expériences passées ou de critiques émanant de figures d'autorité, ce qui pousse à ruminer et à développer des croyances limitatives. La peur est souvent un moteur intrinsèque qui génère ces pensées. Et s'il existait un moyen de changer d'optique et de retrouver sa confiance en soi ?

Des techniques psychologiques puissantes inspirées de la programmation neurolinguistique, de l'imagerie mentale, de la thérapie cognitivocomportementale et de la pleine conscience exploitent le pouvoir de l'imagerie multisensorielle pour puiser dans les motivations et permettre d'imaginer de manière vivante un avenir positif. Voici comment contrer les discours négatifs sur soi et se diriger vers l'apaisement et une vision plus positive de la situation :

Penser de manière critique à ses cinq principales valeurs

Les valeurs d'une personne sont la boussole qui guide ses actions et ses décisions. Pour identifier ses cinq principales valeurs, elle doit se poser des questions difficiles, de choisir :

- la liberté plutôt que la famille ?
- la santé plutôt que la richesse ?
- la communauté plutôt que l'autonomie ?
- **le respect de ses convictions plutôt que la réussite sociale ?**
- **l'honnêteté plutôt que la loyauté envers ses proches ?**

Il est essentiel de faire la distinction entre ce qui est important et ce qui est essentiel pour la personne. Ses valeurs ne sont pas seulement de nobles idéaux ; elles constituent le fondement de son processus de prise de décision et influencent sa pratique de l'imagerie mentale. Cet exercice aide à comprendre ce qui la motive et comment elle peut utiliser cette connaissance pour combler le fossé entre sa situation actuelle et celle qu'elle souhaite atteindre.

Développer ses sens

Dans le domaine de l'imagerie mentale, les sens jouent un rôle crucial. Sept sens sont l'objet de la concentration : le goût, le toucher, l'odorat, l'ouïe, la vue, l'émotion et le mouvement. En améliorant la capacité à utiliser ces sens, on augmente celle à imaginer et à façonner un avenir positif. Par exemple, si l'on souhaite améliorer son imagerie auditive, on peut essayer une tâche de prise de conscience au cours d'une routine quotidienne, comme les trajets quotidiens ou l'entraînement. Écouter quelque chose, puis baisser progressivement le volume jusqu'à ce qu'il soit éteint, et continuer à « écouter » dans son esprit. Cette pratique peut rendre les pensées plus vivantes et plus claires.

Penser aux scénarios les plus favorables

En étant confronté à des décisions difficiles, le dialogue interne, les valeurs et l'imagerie multisensorielle jouent un rôle crucial. Le meilleur scénario possible peut être imaginé : le soulagement et la confiance après une conversation difficile, les relations solides nouées grâce à des discussions honnêtes ou la satisfaction d'un travail bien fait. Cette imagerie positive peut permettre de prendre des mesures conformes à ses objectifs, au lieu d'être freiné par la peur et le doute.

Choisir un geste d'amorçage

Parfois, un repère peut être nécessaire pour créer une pause entre les stimuli stressants et ses réactions. Il peut s'agir d'une respiration profonde, d'un tapotement du poignet, d'un mot ou d'une phrase, qui sert de signal ou de repère pour s'apaiser et garder le focus sur la situation. Cette pause permet de revenir au présent, d'activer une imagerie positive et de choisir une réponse qui soutienne ses objectifs. Par exemple, avant une conversation difficile avec son supérieur, une personne peut s'entraîner à associer son repère à une imagerie positive. Lorsque le moment arrive, elle utilise son repère pour activer cette imagerie et faire face à la situation en toute confiance.

● Exemple

Une personne a prévu d'aller nager tôt le matin, mais l'idée de quitter son lit chaud pour affronter l'eau froide de la piscine la décourage. Plutôt que de céder à l'envie de rester sous la couette, elle peut se projeter mentalement dans l'expérience : sentir le contact frais de l'eau sur sa peau, imaginer la fluidité de ses mouvements, le rythme apaisant de sa respiration et la sensation de légèreté qui l'envahit à chaque longueur. Visualiser la montée progressive de chaleur dans son corps, ce flot d'énergie positive qui lui procure une sensation de bien-être naturel et qu'elle ressent grâce à la libération des **endorphines**. Anticiper aussi la satisfaction de sortir de l'eau revigoré, le plaisir d'enfiler un peignoir chaud et la sensation d'équilibre et de clarté mentale qui l'accompagnera tout au long de la journée.

En activant ses sens et en se concentrant sur ces sensations positives, elle rend l'effort plus attrayant et diminue la tentation d'y renoncer. Cette technique permet de dépasser les hésitations liées à la fatigue ou à la paresse, en ancrant sa motivation dans le **plaisir immédiat et le bien-être physiologique** que procure l'exercice.

La peur n'est pas l'ennemi : elle fait naturellement partie de l'expérience humaine. Associée à une perception positive de soi, elle devient un tremplin vers le développement personnel et la réussite. Dans un monde en constante évolution, le poids du stress quotidien est souvent lourd à porter. Les obligations familiales, les pressions professionnelles et les attentes de la société peuvent laisser aux prises avec un tourbillon d'émotions : colère, confusion, peur, solitude et tristesse. Mais la bonne nouvelle est qu'il est possible de gérer ces états d'âme.

Tout d'abord, accepter ses émotions procure un apaisement en réduisant la frustration et la culpabilité face à un échec ou une situation difficile. Par ailleurs, les nommer permet de mieux les comprendre, facilitant ainsi leur gestion et la prise de recul nécessaire pour avancer.

Étapes inspirées de la pleine conscience

- Remarquer où l'on ressent l'émotion dans son corps.
- Accepter toutes les émotions comme étant valables et informatives.
- N'en ignorer ni n'en repousser aucune : chercher à les réguler et non à les réprimer.
- Privilégier les formulations du type « C'est de la colère » au lieu de « Je suis en colère ».
- Se donner les moyens de rester détaché en accueillant les sentiments difficiles avec compassion. Se traiter comme un ami dans le besoin.

Il est également utile de constater que les émotions ne sont pas des états permanents : elles sont semblables à la météo qui change et des nuages qui passent, et il est important de noter la durée pendant laquelle elles sont éprouvées. Tout se termine : même les émotions pénibles et douloureuses. Se poser les questions : « Quel est ce sentiment et où se trouve-t-il ? » « De quoi ai-je besoin maintenant ? »

Ce n'est que dans un deuxième temps qu'on recherche à s'informer et enquêter sur ce qui a déclenché l'émotion. Est-ce le résultat de l'esprit critique ou une réaction à ce que quelqu'un a dit ou fait ? S'agit-il d'un schéma qui se répète ? Existe-t-il une autre explication ?

Il est important de s'autoriser à laisser tomber le besoin de contrôler les émotions. Il faut rester ouvert, quel que soit le résultat, et continuer à s'entraîner pour en voir les résultats.

La maîtrise des émotions peut devenir une culture collective qui sous-tend la confiance mutuelle. La confiance est le fondement de presque tout ce que l'on fait. Elle est à la base des lois et des contrats, elle guide les relations personnelles et façonne les interactions professionnelles. C'est la confiance qui permet aux dirigeants et aux managers de créer des environnements dans lesquels les employés peuvent réaliser pleinement leur potentiel, notamment grâce à la sécurité psychologique indissociable de cette notion.

Inspirer la confiance

Pour cultiver un leadership solide, trois piliers fondamentaux sont à développer : **l'authenticité, la logique et l'empathie**. Voici comment ces qualités s'expriment concrètement et quelles actions les leaders peuvent mettre en place pour les renforcer.

Authenticité

Les gens font confiance à quelqu'un lorsqu'ils pensent qu'ils interagissent avec la vraie personne. L'authenticité implique d'être fidèle à soi-même et transparent avec les autres. Un exemple marquant de redressement en leadership est celui d'un ancien dirigeant d'une entreprise technologique de premier plan. Bien que son entreprise ait révolutionné son secteur, elle s'est retrouvée confrontée à une crise de confiance due à une culture interne toxique et à des manquements éthiques. Face à ces défis, ce dirigeant a entrepris une réflexion sincère sur ses propres faiblesses en matière de leadership et s'est engagé à les corriger, marquant ainsi un tournant décisif dans son approche managériale.

Logique

Les dirigeants et les managers doivent être capables d'exprimer leur vision de manière concise, en rendant accessibles les idées même les plus complexes. Ils doivent également prendre en compte les dynamiques propres aux équipes où certaines informations sont partagées par tous, tandis que d'autres restent spécifiques à certains membres. En effet, les individus ont naturellement tendance à se focaliser sur les connaissances communes, ce qui renforce leur sentiment d'appartenance au groupe mais peut limiter la diversité des points de vue. Dans des équipes hétérogènes, où les expériences et les connaissances varient davantage, une gestion plus proactive est nécessaire pour valoriser cette pluralité et favoriser une prise de décision réellement enrichie par ces perspectives variées.

Empathie

Elle consiste à faire sentir aux autres que l'on se soucie sincèrement d'eux. Les dirigeants et les managers très performants ont souvent du mal à faire preuve d'empathie, ce qui peut entraver la confiance. Dans de nombreuses structures hospitalières, la pression liée à la croissance des activités, aux contraintes budgétaires et aux exigences de performance laisse souvent peu de place à un management bienveillant et empathique. Cette approche, axée avant tout sur l'efficacité et la rentabilité, peut engendrer un climat de travail toxique, où l'insatisfaction des équipes soignantes et des personnels de soutien s'intensifie. Le manque de reconnaissance, la surcharge de travail et l'absence de dialogue sont autant de facteurs qui alimentent ce malaise, impactant à la fois le bien-être des soignants et la qualité des soins délivrés aux patients.

L'empathie peut se manifester par une écoute active, l'appréciation du point de vue des autres et un souci sincère de leur bien-être. Les managers peuvent favoriser l'empathie en étant présents dans les conversations, en éliminant les distractions et en veillant à ce que chacun se sente entendu et valorisé.

Synthèse

La confiance peut s'effondrer lorsque l'un de ces trois piliers fondamentaux vacille. Il est essentiel d'identifier ces faiblesses et d'y remédier. Un leader réellement responsable doit faire le point sur ses faiblesses, non seulement dans ses relations avec les autres, mais aussi dans ses relations avec lui-même.

La confiance se construit d'abord en soi : en développant sa propre assurance, on facilite celle des autres. Ce processus ne se limite pas au leadership individuel, mais vise aussi à créer un environnement où chacun peut s'épanouir. Être un leader ne signifie pas mettre sa personne au centre, mais plutôt **donner aux autres les moyens de grandir** grâce à sa présence et faire en sorte que son impact perdure, même en son absence.

Des initiatives telles que des sessions de formation obligatoires pour les cadres ont permis d'améliorer les compétences de ces derniers et de favoriser une culture d'amélioration continue et de collaboration.

Et si l'on cultivait la joie de vivre ?

Le plaisir et la joie sont essentiels à une vie équilibrée et épanouie. Ils favorisent la créativité, soulagent le stress et renforcent les relations. Les dirigeants qui cultivent une attitude positive et trouvent du temps pour s'amuser et prendre du plaisir dans leurs activités quotidiennes sont plus dynamiques, plus heureux et plus influents. C'est possible en célébrant les petites victoires, explorer ses centres d'intérêt et faites de la place pour le plaisir. Il ne s'agit pas seulement d'une distraction, c'est vital pour bien vivre !

Une conférence récente sur les enjeux de la santé publique en Suisse a fait émerger une thématique de longévité comme cible de recherches scientifiques [40]. Plutôt que de parler de l'espérance de vie, on préfère parler aujourd'hui d'une espérance de vie en bonne santé, ce qui traduit une approche préventive et holistique. Cette vision inclut une activité sportive, un diagnostic précoce et la prévention des troubles, ainsi qu'une bonne santé mentale, gage d'une vitalité et d'une grande qualité de vie. Quand on songe au caractère inflammatoire des processus impliqués dans certains troubles mentaux, dont la dépression, il devient primordial de prévenir son apparition et surtout son installation. La psychoéducation passe également par l'installation des bonnes habitudes, inspirées du hygge danois, un savoir-vivre permettant de chercher et de trouver du bonheur dans toutes les sphères de la vie.

Chacun y va de ses astuces personnelles. Voici une manager qui garde toujours une playlist énergisante sur son portable, prête à être lancée à tout moment. Chaque fois qu'elle a besoin de motivation ou de relâcher la pression, elle met sa musique préférée et danse quelques instants, insufflant une énergie contagieuse autour d'elle. Ce rituel spontané lui procure une joie immédiate, lui permettant d'aborder ses responsabilités avec dynamisme et bonne humeur. Une autre manager a eu un moment de réflexion profonde lorsqu'un collaborateur lui a demandé : « Qu'est-ce qui vous amuse ? » Incapable de se souvenir de la dernière fois où elle s'était réellement amusée, elle a pris du recul et s'est replongée dans ses souvenirs. Elle s'est alors rappelé à quel point chanter lui procurait de la joie, une passion qu'elle avait peu à peu mise de côté avec le temps. Décidée à renouer avec ce plaisir, elle a commencé à intégrer le chant dans son quotidien, en prenant des cours particuliers et en rejoignant une chorale. Ce simple geste lui permet non seulement de se reconnecter à elle-même, mais aussi de diffuser une énergie positive autour d'elle, inspirant son équipe à cultiver ses propres sources de bien-être. Les jeux olympiques 2024 abondent d'exemples allant dans ce sens : de nombreux athlètes, malgré un âge que l'on aurait jadis considéré comme un frein, continuent de performer au plus haut niveau, prouvant que l'épanouissement personnel et la réussite ne sont pas limités par le temps.

De même, un investisseur en capital-risque s'est récemment tourné vers des cours de soir de philosophie, non pas pour maîtriser la discipline, mais pour le simple plaisir de réfléchir et d'apprendre. Ces histoires montrent qu'il n'est jamais trop tard pour réintégrer le plaisir dans la vie. Qu'il s'agisse de revisiter d'anciens passe-temps ou d'essayer de nouvelles activités, il est essentiel de s'accorder des moments de pure joie.

Dans le monde d'aujourd'hui, où les réalisations professionnelles définissent souvent le succès, le plaisir peut sembler frivole. Pourtant, les recherches montrent que la pratique d'activités de loisirs est essentielle pour la santé mentale, la créativité et le bien-être général. L'American Psychological Association souligne que les activités de loisirs peuvent réduire de manière significative le stress et la dépression [41]. Une étude a révélé que les personnes qui s'adonnaient à des activités de loisirs étaient 34 % moins stressées et 18 % moins tristes [42].

Intuition d'expert

Il s'agit d'une valeur très prisée sur le marché d'emploi. Ce sixième sens est censé se forger et s'approfondir au fil des années grâce aux expériences professionnelles. L'intuition s'assimile à un pouvoir quasi magique, capable de protéger l'entreprise, les collectifs et les individus de terribles erreurs de jugement. L'histoire abonde d'anecdotes illustrant la force de l'intuition.

Quand l'intuition perce la perfection [43, 44]

Au tournant du XXe siècle, dans un atelier discret de Rome, un sculpteur du nom de Dossena façonnait le marbre avec un talent rare. Son œuvre, marquée par une maîtrise impressionnante des styles gothique, Renaissance et antique, séduisait tous ceux qui la voyaient. Mais Dossena ne signait pas, et ne revendiquait jamais la paternité de chefs-d'œuvre. Il laissait cette tâche à d'autres, à des marchands qui, bien moins innocents, vieillissaient ses sculptures, les attribuaient à des maîtres disparus et les revendaient à prix d'or à de grands musées.

Ainsi, au fil des années, ses œuvres entraient dans les collections prestigieuses de New York, Londres ou encore Cleveland. Une Vierge à l'Enfant devenait un Pisano, une Athéna retrouvait l'aura d'une pièce antique. Les experts, pour la plupart, validaient les acquisitions. Les analyses techniques confortaient les certitudes. Le marché de l'art, avide de trésors anciens, applaudissait.

Mais parfois, un simple doute suffit à tout faire vaciller.

Concernant les experts impliqués dans la révélation de la supercherie, l'historien de l'art Woodbury Parsons, alors en poste au musée de Cleveland, joua un rôle clé. En 1925, intrigué par deux sculptures attribuées à Martini, il lança une enquête discrète. Les œuvres, selon lui, respiraient une étrangeté subtile : les formes étaient parfaites, mais sans mémoire. En les examinant de plus près, il constata que l'émotion qu'elles dégageaient appartenait au présent, non au passé. L'analyse stylistique, plus encore que la matière, indiquait une main contemporaine. Très vite, il en vint à une conclusion glaçante : ces sculptures n'étaient pas de Martini, mais bien d'un artiste vivant.

Ses soupçons s'amplifièrent à mesure que d'autres pièces, toutes issues du même réseau de marchands, révélaient des indices similaires. La vérité finit par éclore : ces œuvres venaient de l'atelier de Dossena. Le sculpteur, choqué d'apprendre que ses créations servaient à escroquer les musées, dénonça ses revendeurs et livra à la justice toute l'étendue du stratagème.

Le scandale éclata en 1928. Les musées furent contraints de reconnaître leur erreur, les marchands poursuivis pour fraude, et Dossena, bien qu'innocent des intentions malhonnêtes, resta marqué par l'affaire. Il fut reconnu comme un artiste de génie, capable de rivaliser avec les plus grands, mais aussi comme un symbole troublant d'un art où l'authenticité se mesure parfois au regard de ceux qui savent encore douter.

Ce fut l'une des leçons majeures de cette époque : même face à la perfection technique, l'intuition des experts demeure une arme précieuse. Car parfois, un soupçon né d'un simple frisson suffit à fissurer le masque d'un faux chef-d'œuvre.

Comment fonctionne l'intuition ? Que se passe-t-il dans cette boîte noire qu'est le cerveau ? Certains chercheurs envisagent un double processus cognitif où les mécanismes décisionnels sont à la fois intuitifs (expérientiels et tacites) et analytiques (rationnels et délibérés) [45]. Les processus intuitifs se déploient à la vitesse d'un clin d'œil, rendus possibles par l'appel à des connaissances implicites. Cependant, pour qu'une décision intuitive soit de bonne qualité, il est nécessaire que ces processus s'appuient sur des connaissances solides d'expert. Hogarth suggère que l'intuition fascine par sa capacité à fournir des réponses avec un effort minimal, souvent sans que l'individu en ait conscience [46]. Epstein approfondit cette observation en soulignant que l'intuition se manifeste comme une sensation de savoir sans que l'on sache comment ce savoir est acquis, reposant sur un traitement inconscient de l'information [47].

Une intuition apparaît comme une vision globale : cette vision provient de la combinaison de multiples sources d'information sont combinées, même si les données initiales paraissent limitées. L'intuition contribue à rendre les processus cognitifs plus « économiques », en servant de véritable raccourci dans la prise de décision. Dès 1955, Simon introduisait le concept de « rationalité limitée » (*bounded rationality*), selon lequel les individus, contraints par leurs capacités mentales et l'information disponible, ne recherchent pas nécessairement la solution optimale, mais une option suffisamment satisfaisante. Dans ce cadre, Simon montre que les décisions s'appuient souvent sur des heuristiques et des raccourcis mentaux, qui permettent de simplifier la complexité du réel [48]. Ces heuristiques, c'est-à-dire les règles empiriques, accélèrent la prise des décisions, sans attendre le recueil des informations complètes, et permettent des réponses tout à fait acceptables et correctes [47].

Les mécanismes de reconnaissance jouent également un rôle central dans le fonctionnement de l'intuition. Lorsqu'une tâche vient d'être apprise, elle repose généralement sur des connaissances déclaratives : chaque geste, chaque action nécessite une attention consciente. Avec l'entraînement et l'expérience, ces connaissances s'automatisent et deviennent procédurales. Ainsi, des tâches similaires peuvent ensuite être réalisées de manière fluide, sans mobilisation consciente, ce qui permet de réduire l'effort cognitif et d'économiser les ressources mentales. Cela permet également de prédire une séquence d'événements pour baisser la charge cognitive et gagner en rapidité et efficacité [46]. Cette capacité de prédire repose sur l'apprentissage, c'est-à-dire sur des situations que la plupart ont déjà rencontrées plusieurs fois auparavant.

Toutefois, le recours à la pensée automatique peut également engendrer des biais. En s'appuyant sur des connaissances et des expériences passées, il existe une tendance à adopter des comportements conformistes et à raisonner par proximité, c'est-à-dire en mobilisant les informations les plus accessibles ou les plus fréquemment utilisées, sans remettre en question la validité de son savoir. Cela peut conduire à des biais et à des préjugés dans les décisions, comme constaté supra.

Les notions d'intuition, d'instinct et de logique apparaissent souvent dans le même contexte et sont souvent opposées. L'intuition est définie comme une connaissance immédiate sans recours au raisonnement conscient. En revanche, l'instinct est une réponse innée et automatique à des stimuli spécifiques, héritée de l'évolution. Par exemple, en entendant un rugissement, on sursaute et fuit sans réfléchir. La logique s'appuie sur l'analyse et le raisonnement structuré. Par exemple, pour planifier un itinéraire de voyage, on consulte une carte ou une application GPS, compare les durées, évalue le trafic, et choisit le trajet le plus efficace – plutôt que simplement « sentir » quelle route serait la meilleure.

L'intuition est autant i[illegible] processus de raisonnement quotidiens que dans les décisions plus complexes. La qualité de ce raisonnement dépendra de la quantité d'expériences similaires acquises précédemment, de la qualité et de la précision des apprentissages. Cela fonctionne au mieux lorsque la réponse à donner doit être rapide, ciblée et « augmentée » d'informations inconscientes la précisant (p. ex. un bateau qui coule ou le sol qui s'effondre dans une maison qui brûle [49]). Toute situation nouvelle nécessite une action prudente et l'engagement du raisonnement logique. Ce raisonnement peut être représenté sous forme d'une matrice (fig. 4.2).

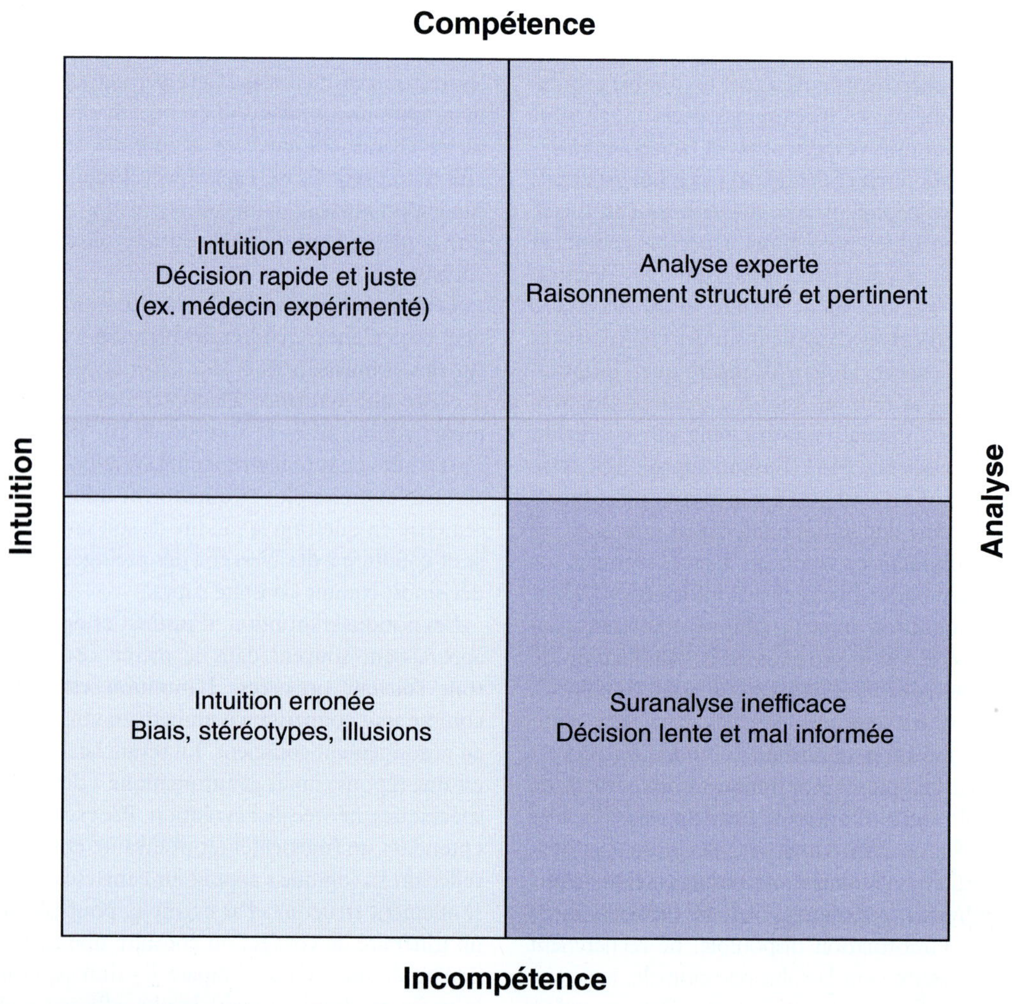

Fig. 4.2. Matrice « analyse/intuition – compétence/incompétence ».
Adapté de Lufityanto et [illegible] 2016 [49].

Un ét[illegible]

La situation [illegible] al., [illegible]e relève pas de la science-fiction mais a été vécue un week-end d'été. Le soleil tape fort sur les plages et, en cette période de festivals, la ville vit au rythme de la musique, des foules joyeuses, des corps libérés, et... d'un hôpital en alerte silencieuse.

Comme chaque année, les urgences de l'hôpital local savent qu'elles seront mises à rude épreuve. Rien de nouveau sous le soleil – sauf qu'en ce samedi, la chaleur dépasse les 33 °C à l'ombre, et une foule de festivaliers bien plus nombreuse que prévu afflue. Entre coups de chaleur, malaises liés à la déshydratation et petits accidents de foule, les brancards commencent à s'aligner dans les couloirs dès la fin d'après-midi.

À cela s'ajoute une autre complication, plus insidieuse. Vers 20 h, une trentaine d'adolescents arrivent en groupe, victimes de troubles digestifs soudains. Vomissements, vertiges, douleurs abdominales. L'équipe comprend rapidement qu'ils ont tous consommé des wraps provenant du même food-truck sur le site du festival. Les signes d'une intoxication alimentaire collective sont manifestes.

Dans la salle de régulation, Isabelle, cadre de santé depuis 17 ans, observe la situation d'un œil exercé. Les chiffres sont inquiétants, mais ce n'est pas ce qui la pousse à réagir immédiatement. C'est autre chose. Le silence inhabituel dans la salle des transmissions, les visages crispés de ses collègues, et la fatigue qu'elle devine derrière les sourires

professionnels. Elle sent, presque physiquement, que l'équilibre est en train de basculer.
C'est ici que son **intelligence situationnelle** entre en jeu. Pas une procédure apprise, pas une consigne sortie d'un manuel. Une capacité fine à capter l'instant, à anticiper sans paniquer, à lire les signaux faibles dans un environnement instable.
Sans attendre une alerte officielle, Isabelle active le « plan chaleur renforcé », mobilise deux infirmières en astreinte et réquisitionne une salle habituellement utilisée pour les consultations ambulatoires, qu'elle transforme en unité de tri rapide pour les patients mineurs. En parallèle, elle organise un circuit d'accueil pour les patients âgés déjà présents, fragilisés par la chaleur : hypotensions, altérations de l'état général, chutes à domicile, confusion légère. Ces tableaux cliniques, fréquents chez les personnes âgées en période de canicule, nécessitent une prise en charge spécifique, rapide mais rassurante.
Elle prend également contact avec les organisateurs du festival. Ensemble, ils mettent en place une cellule de communication pour prévenir d'autres cas d'intoxication. Des messages sont diffusés sur les écrans géants du festival : « Hydratez-vous », « Ne consommez que des produits identifiés et autorisés », « En cas de malaise, alertez immédiatement un bénévole ».
L'intuition d'Isabelle se confirme lorsqu'une deuxième vague de patients seniors se présente, cette fois envoyée par les services de secours à domicile : les appels ont doublé en moins d'une heure, notamment pour des personnes isolées, en perte d'autonomie, ou souffrant de pathologies chroniques décompensées par la chaleur.
Grâce à cette anticipation, les urgences parviennent à absorber le pic sans effondrement. Le personnel reste en tension, certes, mais jamais dépassé. Les patients sont orientés rapidement, les cas graves identifiés en amont, les familles rassurées. L'hôpital évite la saturation.
En fin de nuit, alors que le calme revient progressivement, Isabelle prend quelques minutes pour souffler. Elle sait qu'aucun tableau prévisionnel n'aurait pu détecter ce moment critique. Ce qui a fait la différence, c'est sa lecture fine du contexte, son ressenti, sa capacité à agir dans l'incertitude.
C'est cela, l'intelligence situationnelle. Une compétence humaine, silencieuse mais décisive, qui transforme l'expérience en action juste, au bon moment.

Faut-il se donner à fond ?

On a souvent appris que plus on s'investit, meilleurs seront les résultats. Pourtant, cette idée mérite d'être remise en question. Pour vraiment donner le meilleur de soi-même, il ne s'agit pas de forcer davantage… mais un peu moins. L'idéal, étonnamment, serait de viser environ 85 % d'effort. Cela peut sembler contre-intuitif, mais c'est justement quand on ne cherche pas à être constamment à 100 % qu'on optimise ses performances. Travailler à plein régime en permanence mène inévitablement à l'épuisement, et finalement, à des résultats moins probants. Alors, plutôt que de se juger sur ce qu'il reste à faire, il faut se réjouir d'avoir atteint huit objectifs sur dix ce trimestre : c'est déjà une victoire.

Les femmes sont particulièrement exposées au risque d'en faire trop, alors que les femmes perfectionnistes sont moins bien vues que leurs homologues masculins se distinguant par le même trait de caractère. Lorsque les grands PDG exigent la perfection, ils sont exaltés en tant que génies dans leurs domaines respectifs. C'est rarement le cas des femmes perfectionnistes, qui sont plus souvent qualifiées de « difficiles ».

Le perfectionnisme est nourri par l'explosion des réseaux sociaux où les points de comparaison et les choix disponibles semblent infinis : en lisant des articles sur le travail de rêve d'un camarade de promotion sur LinkedIn, en regardant une mère préparer un déjeuner parfait pour son enfant sur TikTok. Les comparaisons constantes signifient souvent qu'aucun résultat final n'est jamais assez bon.

Et si l'on essayait d'en faire un peu moins ? Si ce projet est rendu sans insérer un jeu de diapositives supplémentaire, est-ce que quelqu'un s'en soucie vraiment ? Si l'on prend une décision avec seulement 85 % des informations en main, quel est le résultat ? Le succès sans effort auquel tant de personnes aspirent provient souvent d'une attitude détendue et confiante et, surtout, d'une tolérance à l'ambiguïté.

L'être humain a besoin d'un travail pour structurer ses journées, lui donner une raison d'être et une estime de soi. Mais il n'est pas en soi indispensable. La recherche met en évidence un détail intéressant : les personnes qui travaillent entre 1 et 8 heures/semaine bénéficient de la même amélioration de leur santé mentale que celles qui travaillent entre 44 et 48 heures/semaine [50].

Le fait de trouver le juste milieu entre 85 et 100 % peut aussi aider à progresser. Si une tâche est trop difficile, les humains sont démotivés. Si l'on ne commet jamais d'erreurs, on ne peut pas apprendre. Et on doit absolument apprendre à s'arrêter. En fait, le principe de Pareto stipule que 80 % des résultats sont expliqués par 20 % des causes (encadré 4.3). Il peut s'appliquer à toute

Encadré 4.3

Faire mieux avec moins : principe de Pareto appliqué l'organisation des soins en Ehpad

Dans le quotidien exigeant d'un Ehpad (établissement d'hébergement pour personnes âgées dépendantes), chaque minute compte. Les équipes sont engagées, souvent épuisées, et les besoins des résidents évoluent sans cesse. Il peut sembler que tout est prioritaire, que chaque tâche mérite autant d'attention que la précédente. Pourtant, c'est précisément cette impression d'urgence permanente qui freine parfois la fluidité des soins.

Et si l'on osait une autre approche ? Si l'efficacité ne résidait pas dans « faire plus », mais dans **mieux répartir l'effort** ?

C'est ici qu'intervient le **principe de Pareto**, un outil de pensée puissant et contre-intuitif, trop rarement mobilisé dans le champ médicosocial.

Principe de Pareto : 80 % des résultats viennent de 20 % des causes

Issu des travaux de l'économiste italien Pareto, ce principe repose sur une observation simple : dans de nombreux domaines, **une minorité d'actions produit la majorité des effets**. Autrement dit, tout ne se vaut pas.

Cela ne signifie pas qu'il faille négliger certaines tâches, mais plutôt qu'il est possible – et souhaitable – de concentrer son énergie là où elle porte réellement ses fruits. Appliqué à la gestion du temps, de l'énergie ou des priorités, le principe de Pareto permet de **détecter les leviers à fort impact**.

Dans un Ehpad, où la pression temporelle est constante, cette logique peut faire toute la différence.

Identifier les 20 % d'activités qui concentrent 80 % de l'impact

À quoi ressemblent ces fameux 20 % dans le contexte des soins en établissement ? Le tableau 4.1 illustre quelques exemples concrets.

Cette lecture pragmatique permet de poser un regard neuf sur l'organisation du travail : **où va l'énergie des équipes ? Et où pourrait-elle être utilisée plus intelligemment ?**

Repenser les priorités : fluidifier sans épuiser

Dans cette optique, quelques ajustements ciblés peuvent transformer le quotidien :

- **concentrer les forces sur les soins lourds et récurrents**, en organisant des binômes stables pour les moments les plus exigeants (toilettes du matin, levers complexes, changes de nuit) ;
- **réorganiser les transmissions** en instaurant des outils partagés (tablettes, briefings visuels) et des temps de synthèse courts mais structurés ;
- **aménager des marges de manœuvre** dans les plannings pour absorber les imprévus : prévoir 20 à 30 minutes « tampons » par demi-journée pour gérer une chute, un appel urgent d'un médecin, ou un résident en crise ;
- **repenser la circulation dans l'établissement** : réduire les trajets inutiles en réorganisant les postes de soins, en rendant le matériel plus mobile (chariots multiusages), et en s'appuyant sur des repères visuels clairs pour limiter les allers-retours ;
- **identifier les activités les plus bénéfiques** pour les résidents : souvent, quelques animations bien ciblées suffisent à stabiliser l'ambiance, apaiser les tensions et favoriser la coopération aux soins.

L'ergonomie comme alliée du soin

Optimiser, ce n'est pas aller plus vite à tout prix. C'est **préserver l'énergie des équipes**, éviter les gestes inutiles, et fluidifier le parcours de soins. Cela passe aussi par des aménagements concrets :

- des **supports muraux** bien pensés pour limiter les déplacements (gants, désinfectants, documents essentiels) ;
- des **lits réglables et fiables**, qui réduisent les troubles musculosquelettiques ;
- des **kits de soins standardisés**, préparés à l'avance selon les situations types (pansements, toilettes, perfusions) ;
- une **meilleure organisation des espaces**, pour rapprocher ce qui est souvent trop éloigné : matériel, linge, aides techniques.

En conclusion : moins, mais mieux

Appliquer le principe de Pareto à l'organisation d'un Ehpad, c'est accepter que l'efficacité n'est pas une question de quantité, mais de discernement. Cela ne signifie pas abandonner certaines tâches, mais reconnaître que **toutes ne méritent pas le même niveau d'investissement**. En se concentrant sur **les 20 % qui comptent vraiment**, on protège à la fois le bien-être des équipes, la qualité des soins et l'équilibre de vie dans l'établissement.

Tableau 4.1. Loi Pareto en EHPAD

Activité ou situation	Fréquence	Impact observé
Soins d'hygiène lourds (toilettes complètes)	20 % des interventions	80 % de la charge physique et du temps
Transmissions incomplètes ou mal organisées	20 % des communications	80 % des erreurs ou pertes d'information
Va-et-vient entre zones mal agencées	20 % des déplacements	80 % de la fatigue cumulée
Résidents nécessitant un accompagnement comportemental spécifique	20 % des personnes accueillies	80 % des tensions et perturbations
Imprévus médicaux (chutes, malaises)	20 % des incidents	80 % de la désorganisation des plannings

Ehpad : établissement d'hébergement pour personnes âgées dépendantes.

une série de situations en dehors de la distribution des richesses, y compris les principes commerciaux et le développement professionnel. La règle des 80/20 peut aider à déterminer où la majorité de son temps ou de son énergie est le mieux employée. Elle peut être utilisée pour déterminer des objectifs réalisables et définir des tâches spécifiques pour les atteindre et rester concentré sur ce qui a le plus d'impact.

Réussir : question de volonté ?

Tout le monde connaît cette expérience emblématique où un enfant, seul face à une friandise – le plus souvent un marshmallow – doit choisir entre la manger immédiatement et attendre patiemment le retour de l'expérimentateur, une quinzaine de minutes plus tard, pour en recevoir une seconde en récompense [51]. L'objectif est d'établir d'une manière empirique l'âge à partir duquel l'être humain est capable de réfréner ses pulsions. Mais la question suivante est de savoir si la volonté est une ressource limitée.

Bien que cette expérimentation puisse expliquer la capacité à retarder la gratification, une autre théorie connue sous le nom d'épuisement de la volonté a émergé pour expliquer ce qui se passe après avoir résisté à une tentation après l'autre.

Chaque jour, sous une forme ou une autre, on exerce sa volonté : en résistant à l'envie de surfer sur le web au lieu de terminer sa note de frais, en prenant une salade en ayant envie d'un hamburger, en se mordant la langue lorsque l'on a envie de faire une remarque sarcastique. Pourtant, résister aux tentations répétées a des conséquences sur le plan mental. Certains experts comparent la volonté à un muscle qui peut se fatiguer à cause d'une utilisation excessive.

Les premières preuves de cet effet proviennent du laboratoire de Baumeister en 1998 [52]. Dans une de ses premières études, il a amené des sujets dans une pièce imprégnée d'arôme de biscuits fraîchement sortis du four. Sur une table, les participants voyaient une assiette de biscuits et un bol de radis. Certains sujets ont été invités à goûter les biscuits, tandis que d'autres ont été invités à manger des radis. Ensuite, ils ont eu 30 minutes pour achever un puzzle géométrique impossible à terminer. Baumeister et al. ont découvert que les personnes qui mangeaient des radis (et résistaient aux alléchants biscuits) abandonnaient le puzzle après environ 8 minutes, tandis que les chanceux mangeurs de biscuits ont persévéré pendant près de 19 minutes en moyenne. Il semble que faire appel à la volonté de résister aux cookies ait épuisé la maîtrise de soi nécessaire pour se concentrer.

Dans une autre expérimentation, des volontaires à qui il a été demandé de réprimer leurs sentiments lorsqu'ils regardaient un film émouvant ont abandonné plus tôt un test d'endurance physique que les volontaires qui regardaient le film et réagissaient normalement [52]. Pour donner encore un exemple, les personnes qui réprimaient activement certaines pensées étaient moins capables d'étouffer leur rire lors d'un test de suivi conçu pour les faire rire [52].

Malheureusement, les événements dévastateurs sont bien trop fréquents : en faisant preuve de diplomatie avec un collègue insistant, en forçant un sourire lors d'une visite prolongée de sa belle-famille, en résistant à la proposition d'amis de boire un dernier verre à la fin du repas, etc. Toutes ces interactions sociales exigent de la maîtrise de soi. En effet, les recherches montrent qu'interagir avec les autres et entretenir des relations peuvent également épuiser la volonté. Vohs et al., de l'Université du Minnesota, ont découvert que les personnes à qui l'on demandait de convaincre un public hostile qu'elles étaient sympathiques souffraient d'un plus grand manque de volonté que celles à qui l'on demandait d'agir naturellement devant le public [53].

Faire face à un public hostile peut sembler épuisant, mais l'épuisement n'est pas simplement une question de fatigue. Vohs a soumis la moitié de ses sujets d'étude à 24 heures de privation de sommeil avant de leur demander de réprimer leurs réactions émotionnelles face à un extrait de film. Elle a ensuite testé la force de maîtrise de soi des sujets. À sa grande surprise, elle a découvert que les participants qui étaient restés debout toute la nuit n'étaient pas plus susceptibles de perdre leur volonté que ceux qui avaient passé la nuit confortablement dans leur lit [53].

Alors, si l'épuisement n'est pas une simple fatigue physique, qu'est-ce que c'est ? Des scientifiques de l'Université de Toronto ont découvert que les personnes dont la volonté était épuisée par les tâches de maîtrise de soi présentaient une activité réduite dans le cortex cingulaire antérieur, une région du cerveau impliquée dans la cognition [54]. Lorsque la volonté a été mise à l'épreuve, le fonctionnement du cerveau change. Mais que se passe-t-il au juste ? Le cerveau est un organe à haute énergie, alimenté par un apport constant de glucose. L'épuisement de la volonté serait un manque de « carburant » ? Est-ce que les cellules cérébrales consomment du glucose plus rapidement que sa réserve ne peut être reconstituée ? Dans une étude, les chiens qui parvenaient à résister à la tentation avaient des taux de glycémie inférieurs à ceux des chiens qui n'exerçaient pas de maîtrise de soi [55]. Des études chez l'homme ont trouvé des schémas similaires [56]. De plus, la restauration du glucose semble aider à relancer la volonté épuisée. Une étude a par exemple révélé que la consommation de limonade sucrée rétablissait la force de volonté chez les individus épuisés, contrairement à celle de limonade sans sucre [57]. Cependant, des recherches ultérieures ont remis en question cette hypothèse. Par exemple, une étude a suggéré que les croyances des individus concernant la volonté influencent l'effet du glucose sur le contrôle de soi, remettant en cause l'idée que le glucose est un carburant direct pour la volonté [58].

Cerveau et sucre [59]

Le cerveau humain utilise le glucose comme principale source d'énergie pour ses fonctions physiologiques. Une altération des niveaux de glucose dans le sang entraîne des conditions d'hypo/hyperglycémie. En conséquence, le cerveau subit une dérégulation du métabolisme du glucose, qui est également associée à divers troubles pathologiques provoquant des déficiences cognitives et une perte des fonctions cérébrales essentielles. Le métabolisme du glucose est relié à plusieurs autres voies métaboliques afin de générer une énergie adéquate pour permettre aux cellules neuronales d'accomplir leurs fonctions. Par conséquent, l'homéostasie du glucose joue un rôle prépondérant dans le maintien de la physiologie saine du cerveau. Elle est régulée par différents facteurs, notamment les transporteurs de glucose, l'hypothalamus, les interactions entre neurones et astrocytes, ainsi que les hormones endocrines. De plus, le glucose ne sert pas uniquement de source d'énergie pour le cerveau, il participe également à d'importantes fonctions régulatrices, notamment en tant que substrat pour les précurseurs de la synthèse des neurotransmetteurs, la promotion de la neuroplasticité, la gestion du stress oxydatif, l'apprentissage et la mémoire.

Pourtant, les données suggèrent également que l'épuisement de la volonté peut être maîtrisé par les convictions et les attitudes. La théorie d'épuisement de cette énergie mentale expliquant quelques indulgences concédées à soi-même a été quelque peu bousculée. Une étude récente impliquant plus de 2 000 participants, a tenté de reproduire les résultats de Baumeister mais n'a trouvé aucune preuve d'épuisement de l'ego [60]. De plus, d'autres essais supplémentaires n'ont pas pu reproduire les résultats de l'étude originale [61].

Muraven et al., de l'Université d'Albany, ont découvert que les personnes qui se sentaient obligées de se maîtriser pour plaire aux autres étaient plus facilement épuisées que celles qui étaient motivées par leurs propres objectifs et désirs [62]. Muraven, Baumeister et al. ont également exploré les effets de l'humeur [63]. En remontant le moral de leurs sujets avec des vidéos comiques et des cadeaux surprises, ils ont montré qu'une bonne humeur pouvait surmonter certains effets d'épuisement de la volonté normalement observés après avoir exercé la maîtrise de soi.

Les croyances fondamentales d'une personne concernant la volonté peuvent être importantes. Dans une étude menée par la psychologue de Stanford Dweck et ses collègues, les signes d'épuisement du Moi n'étaient observés que chez les sujets qui pensaient que la volonté était une ressource limitée [58]. Les participants qui ne considéraient pas la volonté comme limitée n'ont pas montré de signes d'épuisement de leur ego. Une autre étude réalisée en 2010 par Job, chercheuse à l'Université de Stanford, et ses collègues est arrivée au même constat : les personnes qui pensaient que la volonté était une ressource limitée risquaient de voir leur volonté s'épuiser [64]. Mais les personnes qui ne croyaient pas que la volonté était facilement épuisable ne montraient pas de signes d'épuisement après avoir essayé de se maîtriser.

Dans un deuxième volet de cette étude, les chercheurs ont manipulé les croyances des participants concernant la volonté en leur demandant de remplir des questionnaires subtilement biaisés. Ceux à qui l'on avait fait croire que la volonté était une ressource limitée montraient des signes d'épuisement, tandis que ceux à qui l'on avait fait croire que la volonté n'était pas limitée ne montraient aucun signe de diminution de la maîtrise de soi.

Certes, l'humeur et les croyances peuvent transformer la réalité, mais ces constats nécessitent encore des études approfondies. Cela dit, l'hypothèse de l'épuisement de l'ego comporte le risque de rendre les gens moins à même d'atteindre réellement leurs objectifs, car cela leur donne une raison d'arrêter alors qu'ils pourraient persister. Inzlicht, professeur de psychologie à l'Université de Toronto et chercheur principal au Laboratoire de neurosciences sociales de Toronto, estime que la volonté n'est pas une ressource limitée mais agit plutôt comme une émotion [65]. Tout comme on ne « manque » pas de joie ou de colère, la volonté fluctue en fonction de ce qui arrive et de ce que l'on ressent. Voir la volonté sous cet angle a de profondes implications. Si l'énergie mentale ressemble plus à une émotion qu'à du carburant dans un réservoir, il est possible de la gérer et l'utiliser comme telle et d'apprendre à surmonter les mauvais sentiments. De même, lorsque l'on doit accomplir une tâche difficile, il est plus productif et plus sain de croire qu'un manque de motivation est temporaire. Cependant, pratiquer une écoute de soi est particulièrement important car l'épuisement mental peut être un indicateur d'épuisement chronique ou d'une simple perte d'intérêt envers l'activité que l'on pratique. En écoutant son manque de volonté comme on le ferait avec une émotion – en tant qu'assistant décisionnel utile travaillant de concert avec ses capacités logiques – il est possible de trouver de nouvelles voies qui n'obligeront peut-être pas à faire des choses que l'on ne veut fondamentalement pas faire. Au lieu de se concentrer sur la volonté, on devrait se tourner vers le pouvoir de la volonté.

Hôpital : la volonté à l'épreuve

Chaque jour, dans les services hospitaliers, la volonté est mise à une rude épreuve. Elle se manifeste dans un sourire retenu, un mot apaisant, une présence assurée malgré la fatigue. Elle s'exerce dans 1 000 petits gestes de retenue, de patience, d'adaptation. Pourtant, dans ces lieux où l'on soigne les corps et accompagne les vulnérabilités, cette force discrète est constamment mise à l'épreuve.

Il ne s'agit pas seulement de répondre aux exigences techniques du métier. Il faut aussi réguler ses émotions, contenir son agacement, faire preuve de diplomatie, absorber les tensions, rester professionnel face à l'adversité, supporter des rythmes hachés, des nuits écourtées, des urgences successives. Tout cela mobilise ce que l'on pourrait appeler la volonté – cette capacité à se maîtriser, à persévérer, à rester aligné avec ce que l'on juge juste, même lorsque l'on est tenté de baisser les bras.

Une ressource mentale sollicitée sans relâche

La volonté peut être vue comme une énergie mentale disponible pour affronter les tentations, réguler ses émotions ou accomplir une tâche difficile. Dans un environnement hospitalier, cette ressource est mobilisée en continu. Retenir un mot trop franc lors d'une réunion tendue, garder son calme face à une famille en détresse, ne pas fuir un soin particulièrement éprouvant, convaincre un patient d'accepter le traitement qu'on lui propose, revenir malgré la fatigue : autant d'exemples quotidiens d'un effort de gestion de soi.

Mais ce que l'on oublie souvent, c'est que cette énergie n'est pas illimitée. Lorsque les sollicitations s'accumulent sans pauses réelles, sans temps de récupération, la volonté se fragilise. Ce n'est pas un manque de professionnalisme ni un défaut de caractère : c'est une réalité humaine.

Le poids invisible des environnements hospitaliers

Dans les hôpitaux, plusieurs facteurs viennent épuiser ce capital de maîtrise de soi :

- **la charge émotionnelle** : faire face à la souffrance, à la détresse, à la mort, au désarroi des proches – tout cela laisse des traces ;
- **le contrôle émotionnel imposé** : devoir sourire quand on est vidé, rester calme face à des comportements agressifs, cacher ses doutes ou sa tristesse ;
- **les interruptions constantes** : appels téléphoniques, alertes, demandes simultanées, sollicitations en chaîne qui empêchent de terminer ce qui a été commencé ;
- **les horaires discontinus et sur appel** : journées à rallonge, nuits hachées, cycles de repos incomplets ;
- **les pauses sacrifiées** : grignotées par l'urgence, repoussées ou simplement ignorées.

Ces éléments, pris séparément, paraissent parfois anodins. Ensemble, ils forment un terrain propice à l'usure. Et cette usure, souvent silencieuse, peut altérer la qualité des soins, mais aussi le rapport que chacun entretient avec son métier, avec les autres, avec soi-même.

Écouter les émotions

Plutôt que de voir la volonté comme une ressource dans laquelle on doit sans cesse puiser, il peut être plus juste de la considérer comme une faculté fluctuante, au même titre que ses émotions. Elle augmente quand on se sent soutenu, aligné, reconnu. Elle diminue quand on se sent isolé, vidé, ou contraint de faire sans comprendre pourquoi.

Dans cette perspective, le manque de volonté n'est pas forcément un signe de faiblesse ou de lassitude. Il peut être un signal utile, qui indique un besoin de réajustement : de rythme, de sens, de soutien. L'écouter, c'est éviter de franchir le seuil de l'épuisement chronique. C'est aussi donner une place à l'humain dans l'organisation du soin.

Repenser l'environnement de travail

Pour préserver cette ressource mentale essentielle qu'est la volonté, il ne suffit pas de dire aux soignants de « prendre soin d'eux ». Cela passe par des aménagements concrets :

- **des temps de récupération réguliers** : des pauses respectées, non négociables, pensées comme une nécessité et non un luxe ;
- **moins d'interruptions inutiles** : des organisations qui limitent les doubles sollicitations, qui centralisent les informations, qui permettent de finir ce qui a été commencé ;
- **une reconnaissance de la charge émotionnelle** : des espaces où parler, partager, déposer ce qui pèse ;
- **une autonomie dans la gestion des tâches** : pour retrouver du contrôle sur son travail et renforcer le sens de l'action ;
- **des formes de soutien informel** : du tutorat entre pairs, des échanges de bonnes pratiques, des moments de régulation collective.

Redonner sens à l'effort

La volonté n'est jamais plus forte que lorsqu'elle est reliée à une motivation profonde. Ce qui épuise, ce n'est pas seulement l'effort à fournir, c'est le fait de ne plus savoir pourquoi on le fait. À l'inverse, se sentir utile, engagé dans une mission qui a du sens, soutenu par une équipe, peut permettre de traverser les phases de tension sans s'écrouler.

Gérer la volonté, ce n'est pas l'économiser à tout prix. C'est la réguler intelligemment, en fonction des cycles de la journée, des moments de vulnérabilité, des ressources disponibles. C'est apprendre à laisser de la place à la fatigue, sans y céder. C'est aussi comprendre que parfois, ne pas en avoir est une manière de se dire qu'il est temps de faire autrement.

Vertu des erreurs

De nombreux cadres pensent que tous les échecs sont mauvais (bien qu'ils soient généralement porteurs d'enseignements) et qu'il est assez simple d'en tirer des leçons. Cependant, dans la vie d'une organisation, certains échecs sont inévitables et peuvent même être positifs. Et il n'est pas simple de tirer des leçons de l'échec : il faut des stratégies adaptées au contexte. Mais les dirigeants doivent d'abord comprendre comment les critiques et les reproches font obstacle pour s'efforcer de créer une culture organisationnelle dans laquelle les employés se sentent en sécurité lorsqu'ils admettent ou signalent un échec.

Les échecs se répartissent en trois catégories (fig. 4.3) :

- les ***échecs évitables dans les opérations prévisibles***, qui s'expliquent par des écarts par rapport au plan préétabli ;
- les ***échecs inévitables dans les systèmes complexes***, qui peuvent résulter de combinaisons uniques de besoins, de personnes et de problèmes ;
- et les ***échecs intelligents***, ou les « bons » échecs, qui se produisent rapidement et à petite échelle,

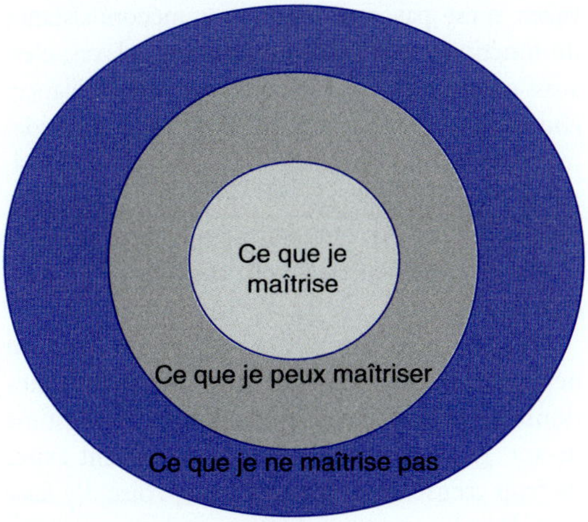

Fig. 4.3. Cercles de contrôle.
D'après Covey SR. The 7 habits of highly effective people. New York : RosettaBooks ; 2013.

fournissant ainsi les informations les plus précieuses.

Un leadership fort peut instaurer une culture de l'apprentissage, dans laquelle les échecs, grands et petits, sont systématiquement signalés et analysés en profondeur, et où les occasions d'expérimenter sont recherchées de manière proactive. Il s'agirait alors d'une culture où c'est une absence d'action qui serait considérée comme une erreur.

Les cadres s'inquiètent souvent, et à juste titre, que l'adoption d'une attitude bienveillante à l'égard de l'échec ne crée un environnement de travail où tout est permis. Mais l'échec est inévitable dans les organisations de travail complexes d'aujourd'hui. Par ailleurs, les échecs ne sont pas analysés de la bonne manière pour permettre en tirer le maximum de profit et d'apprentissage.

Dans certains cas, ces personnes et leurs équipes ont consacré de nombreuses heures à des analyses après action, à des analyses rétrospectives, etc. Demander aux individus de réfléchir à ce qu'ils ont mal fait et les exhorter à éviter des erreurs similaires à l'avenir – ou, pire encore, charger une équipe d'examiner et de rédiger un rapport sur ce qui s'est passé, puis le distribuer dans toute l'organisation –, n'est pas la solution optimale. Les attitudes et les activités requises pour détecter et analyser efficacement les échecs font défaut dans la plupart des entreprises, et la nécessité de stratégies d'apprentissage spécifiques au contexte n'est pas suffisamment appréciée. Les organisations ont besoin de moyens nouveaux et meilleurs pour aller au-delà des leçons superficielles (« Les procédures n'ont pas été respectées ») ou intéressées (« Le marché n'était tout simplement pas prêt pour notre nouveau produit génial »).

L'échec et la faute sont pratiquement inséparables dans la plupart des organisations et des cultures. Chaque enfant apprend un jour ou l'autre qu'admettre un échec, c'est en assumer la responsabilité. C'est pourquoi si peu d'organisations sont passées à une culture de sécurité psychologique dans laquelle l'apprentissage par l'échec peut être pleinement bénéfique. Mais si les gens ne sont pas blâmés pour les échecs, qu'est-ce qui garantit qu'ils s'efforceront de faire de leur mieux ?

Cette préoccupation repose sur une fausse dichotomie. En réalité, une culture qui permet d'admettre et de signaler les échecs en toute sécurité doit coexister avec des normes de performance élevées. Par ailleurs, il existe aussi des causes qui impliquent des actions répréhensibles. La déviance délibérée, première sur la liste, justifie évidemment un blâme. Mais l'inattention ne l'est peut-être pas. Si elle résulte d'un manque d'effort, elle est peut-être blâmable. Mais si elle est due à la fatigue à la fin d'une période de travail trop longue, le responsable qui a assigné la période de travail est plus fautif que l'employé. Au fur et à mesure que l'on descend dans la liste, il devient de plus en plus difficile de trouver des actes méritant un blâme. En fait, un échec résultant d'une expérimentation réfléchie qui génère des informations précieuses peut être louable.

Peu d'entreprises entrent dans cette distinction fine : 70 à 90 % des échecs sont traités comme méritant une répréhension. La conséquence malheureuse est que de nombreux échecs ne sont pas signalés et que les leçons qui en découlent sont perdues. Une compréhension approfondie des causes et des contextes de l'échec permet d'éviter les reproches inutiles et de mettre en place une stratégie efficace pour en tirer les leçons.

La plupart des défaillances dans la catégorie d'erreurs évitables peuvent en effet être considérées comme «mauvaises». Elles concernent généralement des écarts par rapport aux processus très précis et étroitement définis appliqués à des opérations de routine ou de gros volume dans les secteurs de la fabrication et des services. Avec une formation et un soutien appropriés, les employés peuvent suivre ces processus de manière cohérente. Lorsqu'ils ne le font pas, la déviance, l'inattention ou le manque de compétences en sont généralement à l'origine. Mais dans ce cas, les causes peuvent être facilement identifiées et des solutions élaborées. On peut avoir recours à des check-lists, comme celle qui a été proposée dans le récent best-seller de Gawande, chirurgien à Harvard, intitulé *The checklist manifesto*, ou s'inspirer du système de production de Toyota, qui intègre dans son approche de l'amélioration l'apprentissage continu à partir de petites déviations de processus. Ainsi, un membre de l'équipe d'une chaîne de montage Toyota qui repère un problème ou même un problème potentiel est encouragé à tirer sur une corde, ce qui déclenche immédiatement un processus de diagnostic et de résolution des problèmes. La production se poursuit sans entrave si le problème peut être résolu en moins d'une minute. Dans le cas contraire, la production est arrêtée – malgré la perte de revenus que cela implique – jusqu'à ce que la défaillance soit comprise et résolue.

Mais qu'en est-il lorsqu'il s'agit de défaillances inévitables dans les systèmes complexes? Un grand nombre d'échecs organisationnels sont dus à l'incertitude inhérente au travail et surtout à des situations inédites combinant des besoins, des personnes et des problèmes particuliers. Le triage des patients dans une salle d'urgence d'un hôpital, la réponse aux actions de l'ennemi sur le champ de bataille et la gestion d'une start-up à croissance rapide se produisent tous dans des situations imprévisibles. Bien que les défaillances graves puissent être évitées en appliquant les meilleures pratiques en matière de sécurité et de gestion des risques, les petites erreurs de processus sont inévitables. Les considérer comme mauvaises n'est pas seulement une méconnaissance du fonctionnement des systèmes complexes, c'est aussi contre-productif. Pour éviter les défaillances conséquentes, il faut identifier et corriger rapidement les petites anomalies. La plupart des accidents dans les hôpitaux résultent d'une série de petites défaillances qui sont passées inaperçues et qui se sont malheureusement alignées de la mauvaise manière.

Pourquoi l'analyse des échecs est-elle souvent négligée? Principalement parce qu'elle est émotionnellement difficile et peut affecter l'estime de soi. La plupart des individus préfèrent éviter de trop creuser dans leurs erreurs, voire d'y faire face. De plus, cette analyse exige de l'ouverture, de la patience et une tolérance face aux incertitudes. Cependant, les dirigeants sont généralement valorisés pour leur efficacité et leur capacité à agir rapidement, plutôt que pour leur réflexion approfondie, d'où l'importance d'instaurer une culture organisationnelle qui favorise cette démarche.

Le défi n'est pas seulement émotionnel, il est aussi cognitif. On a généralement tendance à rechercher des preuves qui confirment ses croyances plutôt que d'envisager des explications alternatives. En cas d'échec, on minimise souvent sa propre responsabilité, préférant blâmer des facteurs externes, alors que l'on fait l'inverse pour les échecs des autres – un biais psychologique connu sous le nom d'erreur d'attribution fondamentale.

Motiver les équipes à creuser au-delà des explications superficielles pour comprendre les causes profondes constitue un défi majeur [66]. Une approche consiste à former des équipes interdisciplinaires avec des compétences variées. Les échecs complexes sont souvent le résultat d'interactions entre différents départements, disciplines ou niveaux hiérarchiques. Pour éviter leur répétition, il est indispensable de mener des discussions approfondies et des analyses collectives.

Les échecs intelligents, selon la qualification de Sitkin, professeur de gestion à l'Université Duke, peuvent à juste titre être considérés comme «positifs », car ils apportent de nouvelles connaissances précieuses qui peuvent aider une organisation à prendre de l'avance sur la concurrence et à assurer sa croissance future [67, 68]. Ils se produisent lorsque l'expérimentation est nécessaire : lorsque les réponses ne peuvent être connues à l'avance parce que cette situation exacte n'a jamais été rencontrée auparavant et ne le sera peut-être jamais plus. La découverte de nouveaux médicaments, la conception d'un produit innovant et l'essai des réactions des clients sur un tout nouveau marché s'appuient sur ces échecs intelligents. L'expression *test and learn* (tester et apprendre) est couramment utilisée pour désigner le type d'expérimentation nécessaire dans ces contextes. Ce parcours est souvent décrit en français par l'expression « essais et erreurs », ce qui induit également l'idée d'un « bon » et d'un « mauvais » résultats possibles. En réalité, le bon type d'expérimentation produit rapidement de bons échecs : la rapidité est la clé ici, car elle permet de ne pas surinvestir une solution qui ne serait pas viable.

La troisième étape clé pour un apprentissage efficace consiste à générer des échecs de manière stratégique – aux bons endroits et aux bons moments – grâce à une expérimentation systématique. Les chercheurs en sciences fondamentales savent bien que, malgré quelques succès éclatants, une grande partie de leurs expériences (70 % ou plus dans certains domaines) échouent. Pourtant, ils se lèvent chaque matin avec enthousiasme car ils comprennent que l'échec n'est pas optionnel dans leur métier : c'est une composante essentielle de la découverte scientifique. De plus, ils savent que chaque échec recèle des informations précieuses, et ils sont impatients de les découvrir avant leurs concurrents.

En revanche, dans le cadre du lancement d'un nouveau produit ou service, qui constitue un exemple classique d'expérimentation en entreprise, les responsables cherchent souvent à assurer la réussite immédiate du projet pilote. Cette quête de perfection peut cependant compromettre le succès du lancement officiel. Trop souvent, les pilotes sont réalisés dans des conditions idéales plutôt que représentatives, ce qui empêche de détecter ce qui pourrait mal fonctionner.

Exemple issu des télécommunications

C'est ce qui est arrivé à une grande entreprise de télécommunications, Telco, lorsqu'elle a lancé à grande échelle la technologie DSL sur un marché urbain majeur. Le lancement s'est soldé par un désastre : l'entreprise n'a pas respecté 75 % de ses engagements, et elle a accumulé 12 000 commandes en retard, générant frustration chez les clients et surcharge du service après-vente. Comment une entreprise réputée pour son excellence a-t-elle pu en arriver là ?

Le problème est que le projet pilote, mené en banlieue, avait été un succès trompeur. Ce pilote s'était déroulé dans des conditions irréalistes : le personnel était exceptionnellement compétent et les clients bien informés technologiquement. Cependant, la réalité du marché urbain était tout autre, avec une technologie DSL encore nouvelle, des compétences techniques variables chez les clients et une interface avec des ordinateurs domestiques. Un pilote plus pertinent aurait testé la technologie dans des conditions réalistes, avec un soutien limité et des utilisateurs moins avertis, afin de révéler les véritables défis. Les dirigeants de Telco auraient dû comprendre que l'objectif du pilote n'était pas de réussir, mais de générer des échecs intelligents, qui apportent des enseignements précieux rapidement.

Il n'est pas surprenant que les projets pilotes soient souvent conçus pour réussir, plutôt que pour produire des échecs intelligents – c'est-à-dire des échecs qui génèrent des informations utiles. Pour évaluer si un projet pilote est vraiment utile, les responsables doivent se poser plusieurs questions clés :

- le projet est-il testé dans des conditions normales, plutôt qu'optimales ?
- les employés, clients et ressources utilisés représentent-ils la réalité de l'environnement opérationnel ?
- l'objectif est-il d'apprendre le maximum, plutôt que de prouver la valeur du projet ?
- tous les employés et dirigeants comprennent-ils bien cet objectif d'apprentissage ?
- est-il clair que la réussite du projet pilote n'influencera ni la rémunération ni l'évaluation des performances ?

Le slogan «échouer souvent pour réussir plus vite» ne serait pas pertinent dans une unité de production. Trop souvent, un contexte ou un type de travail particulier influence la culture d'une entreprise et sa manière de gérer l'échec. Les entreprises du secteur automobile, par exemple, où les processus sont prévisibles et les volumes élevés, ont tendance à percevoir l'échec comme à éviter à tout prix. Cependant, la plupart des organisations doivent naviguer dans trois types de travail : routinier, complexe et d'avant-garde. Il est crucial pour les dirigeants d'adopter une approche adaptée à chaque type de travail afin de tirer parti des apprentissages issus des échecs. Toutes les organisations apprennent de leurs échecs à travers trois étapes clés : la détection, l'analyse et l'expérimentation.

Si les échecs majeurs, douloureux et coûteux sont faciles à identifier, dans de nombreuses organisations, tout échec qui peut être dissimulé l'est, tant qu'il n'entraîne pas de dommages immédiats ou évidents. L'objectif doit être de le détecter rapidement, avant qu'il ne se transforme en catastrophe.

Peu après son arrivée chez Ford en septembre 2006, Mulally, ancien de Boeing, a mis en place un système de détection des défaillances. Il a demandé aux cadres de coder leurs rapports en utilisant des couleurs : vert pour «bon», jaune pour «attention», rouge pour «problème» — une technique de gestion courante. Pourtant, lors des premières réunions, tous les cadres présentaient leurs opérations en vert, au grand désarroi de Mulally. Rappelant que l'entreprise avait perdu plusieurs milliards de dollars l'année précédente, il a demandé : «Est-ce que quelque chose ne va pas?» Lorsque l'un d'entre eux a enfin signalé un problème en jaune concernant un défaut de produit qui retardait un lancement, Mulally a brisé le silence en applaudissant. Dès lors, les réunions ont pris une toute nouvelle dynamique, devenant plus transparentes.

Cette anecdote souligne un problème commun : bien qu'il existe diverses méthodes pour détecter les défaillances actuelles ou potentielles, elles sont souvent sous-exploitées. Des approches comme la gestion totale de la qualité ou les retours clients sont couramment utilisées pour repérer les défaillances dans les opérations routinières. Les organisations à haute fiabilité (HRO), telles qu'Électricité de France avec ses 58 centrales nucléaires, illustrent comment prévenir les catastrophes dans les systèmes complexes en détectant les anomalies dès qu'elles apparaissent, en enquêtant immédiatement et en partageant les informations avec toutes leurs unités.

Un autre exemple remarquable d'innovation fondée sur l'apprentissage par l'échec se trouve dans l'histoire de Carmat, une entreprise française spécialisée dans la conception de cœurs artificiels totaux. L'ambition de cette société, fondée en 2008 mais dont les premiers travaux remontent à la fin des années 1980, est de répondre à une problématique médicale cruciale : la pénurie de greffons cardiaques et la nécessité de proposer une solution durable pour les patients atteints d'insuffisance cardiaque terminale.

Dès les premières expérimentations, menées initialement sur des modèles animaux, les résultats sont loin d'être encourageants. Les prototypes précoces entraînent des complications, et plusieurs animaux de laboratoire décèdent peu de temps après l'implantation. Ces échecs auraient pu freiner, voire faire abandonner le projet. Au contraire, ils ont servi de catalyseur à une démarche d'amélioration continue. Chaque échec a été traité comme une source de données : une occasion de repenser un composant, de corriger un dysfonctionnement, d'ajuster un algorithme de régulation ou d'améliorer la biocompatibilité des matériaux.

La démarche de Carmat illustre bien ce que l'on appelle les échecs intelligents : des erreurs commises dans un cadre contrôlé, dans le but explicite d'apprendre et de progresser dans un territoire encore inexploré. Loin d'être synonymes de mauvaise gestion, ces échecs sont ici les étapes nécessaires d'un processus de maturation technologique. Chaque version du cœur artificiel a été perfectionnée grâce aux retours de terrain, qu'il s'agisse d'essais animaux, de tests en laboratoire ou d'implants expérimentaux chez l'humain.

Ce travail de longue haleine a fini par porter ses fruits. En décembre 2020, Carmat obtient le marquage CE, qui autorise la commercialisation de son cœur artificiel au sein de l'Union européenne. Une étape historique, tant sur le plan technologique que clinique. À travers ce processus, l'entreprise a non seulement développé un dispositif médical révolutionnaire, mais elle a aussi démontré qu'une culture de l'apprentissage – même lorsqu'elle passe par l'échec – peut conduire à des percées majeures dans le domaine de la santé.

L'exemple de Carmat souligne également l'importance d'un environnement réglementaire et organisationnel capable d'encadrer l'échec sans le sanctionner ▶

systématiquement. Il ne s'agit pas de prendre des risques inconsidérés, mais de créer les conditions dans lesquelles les erreurs peuvent être comprises, documentées, analysées et transformées en savoirs utiles. Dans des domaines aussi sensibles que la médecine, où les enjeux vitaux sont omniprésents, cette approche nécessite un leadership éclairé, une vision à long terme, et une tolérance calculée à l'imperfection.

En ce sens, Carmat rejoint les exemples d'autres organisations pionnières qui savent que l'innovation véritable suppose l'exploration, et que toute exploration comporte son lot d'incertitudes. L'échec, loin d'être un obstacle, y devient un outil stratégique, au service du progrès.

Cependant, le signalement des erreurs n'est pas plus largement adopté parce que de nombreux messagers, même les cadres supérieurs, hésitent à transmettre les mauvaises nouvelles à leurs supérieurs et collègues. Un exemple marquant dans le domaine de la sécurité alimentaire, illustrant les conséquences du non-signalement d'erreurs, est le scandale du lait frelaté à la mélamine en Chine en 2008. Dans cette affaire, des entreprises laitières chinoises ont ajouté de la mélamine, un composé chimique toxique, à du lait pour en fausser les tests de teneur en protéines. Les premières plaintes concernant des problèmes de santé chez les nourrissons sont apparues dès décembre 2007. Cependant, ces signalements ont été ignorés ou étouffés par les producteurs et les autorités locales, soucieuses de préserver l'image de l'industrie laitière nationale. Ce n'est qu'en septembre 2008 que l'affaire a été rendue publique, après la révélation de milliers de cas de bébés malades et plusieurs décès. Cette dissimulation initiale a amplifié la crise sanitaire, entraînant une perte massive de confiance des consommateurs et des répercussions économiques majeures pour le secteur laitier chinois.

Au-delà de cet exemple dramatique, cette dynamique est courante dans de nombreuses organisations, y compris dans les hôpitaux où la disposition du personnel soignant à parler d'échecs varie grandement selon la gestion locale. Cela dépend de l'attitude des cadres intermédiaires : leur réceptivité aux échecs, leur encouragement à la discussion et leur ouverture à la remise en question.

Un exemple tragique est l'explosion de la navette spatiale Columbia en 2003, où les responsables de la NASA ont sous-estimé un incident survenu lors du lancement et ignoré les demandes d'investigations plus approfondies. Les ingénieurs avaient suggéré des solutions qui auraient pu éviter la catastrophe, mais les dirigeants n'avaient pas mis en place la culture et les systèmes nécessaires pour détecter cette défaillance à temps.

L'un des défis majeurs pour les organisations est d'apprendre à leurs membres quand reconnaître qu'une expérience doit être abandonnée. La tendance humaine à espérer un résultat positif et à éviter l'échec à tout prix complique ce processus, et les structures hiérarchiques renforcent souvent cette dynamique. En conséquence, les projets de R&D (recherche et développement) défaillants sont souvent maintenus bien au-delà de ce qui est rationnel sur le plan scientifique ou économique, gaspillant ainsi des ressources dans l'espoir d'un retournement de situation. Les ingénieurs ou scientifiques peuvent percevoir intuitivement que le projet est voué à l'échec, mais la décision officielle de l'abandonner est souvent retardée de plusieurs mois.

La solution réside dans la réduction de la stigmatisation associée à l'échec, et cela ne nécessite pas toujours des moyens considérables. Depuis les années 1990, Lilly organise par exemple des « fêtes de l'échec » pour célébrer les expériences scientifiques intelligentes qui n'ont pas abouti. Ces événements symboliques sont peu coûteux, mais permettent de redéployer rapidement des ressources vers des projets plus prometteurs, économisant ainsi des centaines de milliers de dollars et favorisant de nouvelles découvertes.

Seuls les dirigeants peuvent créer et renforcer une culture qui s'oppose aux réprimandes et fait en sorte que les gens se sentent à la fois à l'aise et responsables de l'émergence des échecs et de l'apprentissage qui en découle. Ils doivent insister pour que leur organisation comprenne clairement ce qui s'est passé – et non « qui l'a fait » – lorsque les choses tournent mal. Pour ce faire, ils doivent signaler systématiquement les échecs, petits et grands, tous les analyser et rechercher de manière proactive des occasions d'expérimenter.

Pour que les employés d'une organisation puissent identifier les échecs existants ou potentiels et en tirer des enseignements, les dirigeants doivent créer un environnement où ils peuvent s'exprimer sans crainte. C'est ce qu'a fait Morath, directrice de l'exploitation du Children's Hospital and Clinics of Minnesota de 1999 à 2009, en menant une initiative réussie pour réduire les erreurs médicales [69] :

- **définir précisément les attentes.** Les employés doivent comprendre les types d'échecs auxquels ils peuvent s'attendre dans leur contexte de travail, qu'il s'agisse de production routinière, d'opérations complexes ou d'innovation, et saisir l'importance de la transparence et de la collaboration pour les identifier et en tirer parti. Cette clarification permet de dédramatiser l'échec. Dans un environnement complexe comme un hôpital, les erreurs majeures sont souvent le résultat d'une série d'incidents mineurs. Pour sensibiliser à cette complexité, Morath a partagé des données sur les erreurs médicales aux États-Unis, organisé des discussions de groupe et constitué une équipe d'influenceurs au sein de l'organisation pour mieux faire connaître ces enjeux ;
- **accueillir les messagers.** Les employés qui signalent des erreurs ou des problèmes doivent être encouragés, pas réprimandés. Il est crucial de reconnaître la valeur des informations qu'ils apportent avant de chercher à corriger les erreurs et à en tirer des leçons. Morath a mis en place un système de « signalement sans reproche », permettant aux employés de signaler anonymement les erreurs médicales et les incidents évités de justesse. L'équipe a ensuite amélioré le rapport de sécurité des patients, demandant aux employés de décrire les incidents dans leurs propres mots et d'analyser les causes possibles. Peu après la mise en place de ce système, le nombre de rapports a fortement augmenté, signe que l'hôpital pouvait désormais apprendre de ces échecs. Des équipes ont été dédiées à l'analyse de chaque incident ;
- **admettre ses limites.** Reconnaître ses propres lacunes, les erreurs commises et le besoin de soutien encourage les autres à faire de même. Dès son arrivée, Morath a affirmé son engagement en faveur de la sécurité des patients, tout en admettant qu'elle avait encore beaucoup à apprendre sur le fonctionnement interne de l'hôpital. Elle a régulièrement sollicité l'aide de tous pour réduire les erreurs, lors de présentations collectives ou d'échanges individuels ;
- **favoriser la participation.** Il est important de solliciter les idées et observations des employés, et de leur donner des opportunités pour identifier et analyser les échecs, tout en encourageant des expériences réfléchies. Cette ouverture permet de réduire les résistances et les attitudes défensives. Morath a mis en place des équipes interdisciplinaires pour analyser les échecs et posait personnellement des questions pertinentes aux employés à tous les niveaux. Elle les a encouragés à réfléchir à leurs récentes expériences en matière de sécurité des soins, les incitant à reconnaître que l'hôpital pouvait encore progresser. Rapidement, les employés se sont impliqués de manière proactive ;
- **établir des limites claires et responsabiliser.** Les employés se sentent psychologiquement plus en sécurité lorsque les dirigeants définissent clairement les comportements à blâmer, avec des conséquences en cas de non-respect. Mais si des sanctions sont appliquées, il est essentiel d'expliquer aux parties concernées pourquoi ces mesures étaient nécessaires. Lorsqu'elle a instauré le système de signalement sans reproche, Morath a précisé que les erreurs signalées ne seraient pas sanctionnées, mais que des comportements tels que la négligence volontaire, la violation des normes ou le refus de demander de l'aide seraient répréhensibles. Si une personne répète la même erreur à plusieurs reprises et est licenciée, ses collègues comprennent que la sécurité des patients était compromise et qu'une plus grande vigilance est nécessaire pour combler les lacunes.

Les organisations exceptionnelles vont au-delà de la simple détection et analyse des échecs : elles les provoquent de manière stratégique dans le but d'apprendre et d'innover. Cela ne signifie pas que leurs dirigeants aiment l'échec, mais ils reconnaissent qu'il s'agit d'un sous-produit inévitable de l'expérimentation. Ils savent également qu'il n'est pas nécessaire de mobiliser de vastes ressources pour générer ces apprentissages ; souvent, un petit projet pilote, un essai ou une simulation suffit.

Intelligence artificielle : apprendre par l'échec

Dans un monde idéal, l'intelligence artificielle (IA) appliquée à la santé serait une solution propre, rapide, fiable, et sans faille. Elle serait intégrée aux pratiques cliniques sans heurts, améliorant les diagnostics, affinant les parcours de soins, réduisant les erreurs médicales. Mais la réalité est plus complexe – et souvent plus instructive. Comme tout domaine innovant, l'IA en santé évolue dans un environnement incertain, complexe, où les erreurs ne sont pas seulement possibles : elles sont nécessaires. Non pas les erreurs de négligence ou de malveillance, mais celles qui émergent des expérimentations réfléchies, des ajustements en contexte réel, des essais ambitieux dans des systèmes vivants, humains, parfois imprévisibles.

Une technologie prometteuse, un contexte exigeant

Les dispositifs fondés sur l'IA – qu'il s'agisse d'outils d'aide au diagnostic, de systèmes de priorisation aux urgences, d'algorithmes de prédiction de complications ou d'assistants à la planification – ne fonctionnent pas dans le vide. Ils doivent interagir avec des professionnels de santé sous pression, des structures informatiques inégales, des parcours de soins hétérogènes et des données souvent imparfaites.

Dans ce cadre, l'approche *test and learn* s'impose comme une méthode essentielle pour introduire ces technologies de manière sécurisée, pertinente et soutenable. Elle consiste à expérimenter rapidement, à petite échelle, dans des conditions réalistes, et à analyser avec rigueur les erreurs pour en tirer des leçons concrètes, sans masquer les imperfections du terrain.

Trois types d'échecs, trois réponses stratégiques

Comme le montre la typologie des échecs évoquée dans ce chapitre, les projets d'IA en santé sont susceptibles d'échouer de plusieurs manières – et chaque type appelle une réponse spécifique :

- les échecs évitables : par exemple, un algorithme de triage qui commet des erreurs car les données d'entrée sont mal codées. Ici, il faut renforcer les protocoles, la qualité des données, la formation ;
- les échecs inévitables dans les systèmes complexes : un outil de prédiction de réhospitalisation qui donne des résultats incohérents dans certains services parce que les pratiques de soins y sont très différentes. Ces échecs sont des occasions de mieux comprendre le système dans sa diversité et d'ajuster l'outil à la réalité ;
- les échecs intelligents : une expérimentation pilote menée dans un service d'urgences, qui permet de détecter, rapidement et à moindre coût, les points de friction entre l'outil d'IA et les pratiques soignantes. Ces échecs sont précieux : ils informent, orientent et améliorent la solution avant un déploiement à plus grande échelle.

Exemples concrets : intelligence artificielle et apprentissage progressif

- Un algorithme d'aide au diagnostic de la pneumopathie, déployé dans un hôpital universitaire, montrait en phase pilote d'excellentes performances sur les images issues de patients jeunes et sans comorbidité. Mais dès que l'on introduisait des cas de patients plus âgés, avec des antécédents pulmonaires complexes, les erreurs se multipliaient. Plutôt que de disqualifier l'outil, l'équipe projet a choisi d'analyser finement les échecs, de revenir à l'échantillon d'apprentissage, de corriger le biais de sélection initial, et d'ajouter une couche d'interprétabilité pour aider les médecins à comprendre les prédictions. Grâce à cette approche adaptative, l'outil a été amélioré, et ses performances réelles ont été consolidées.
- Lors de ses premières semaines de test, un système de priorisation des appels au Samu (service d'aide médicale urgente) reposant sur l'analyse vocale des appelants surestimait la gravité des appels passés par des personnes âgées, et sous-estimait celle des appels exprimés de manière confuse ou émotive. Plutôt que d'occulter ces erreurs, l'équipe de déploiement a collaboré avec les assistants de régulation pour étiqueter et comprendre les cas limites, ce qui a permis d'améliorer la reconnaissance contextuelle du système. Encore une fois, l'échec contrôlé a produit un gain fonctionnel.

Créer un espace sécurisé pour l'expérimentation

Pour que l'approche *test and learn* produise ses effets, elle doit reposer sur une culture organisationnelle spécifique. Dans les hôpitaux, cela signifie :

- accepter que le pilote ne doive pas être parfait, mais réaliste : pas avec l'équipe la plus motivée, mais avec une équipe représentative ;
- protéger les acteurs de l'expérimentation : si l'outil échoue, cela ne doit pas affecter l'évaluation des professionnels qui l'ont testé ;
- privilégier la transparence sur la performance : le but du test n'est pas de valider un produit, mais de générer du savoir utile ;
- assurer un suivi resserré et pluridisciplinaire : intégrer dès le départ des profils techniques, cliniques et gestionnaires pour lire ensemble les signaux faibles.

L'échec comme outil de conception

Un dispositif d'IA ne peut pas être conçu comme un produit fini à installer, mais comme un outil vivant, qui doit s'ajuster, apprendre, évoluer. Chaque dysfonctionnement, chaque retour d'usage, chaque difficulté de terrain est une source d'amélioration si on l'interprète comme telle.

Cela suppose aussi que les décideurs acceptent de piloter sans tout contrôler. L'exigence de fiabilité ne doit pas tuer l'expérimentation : elle doit l'encadrer. Autrement dit, dans un système hospitalier où la sécurité est essentielle, il ne s'agit pas d'ouvrir la porte à l'improvisation, mais de structurer l'exploration.

Conclusion

Le leadership en milieu hospitalier représente un équilibre subtil entre maîtrise opérationnelle, compréhension profonde des dynamiques humaines et gestion efficace des ressources dans des contextes d'incertitude et de complexité (encadré 4.4). Cette partie a souligné qu'un manager efficace ne peut se limiter à appliquer des recettes standards, mais doit avant tout comprendre les mécanismes sous-jacents qui influencent les comportements humains, notamment en matière de volonté, d'émotions et de gestion de l'erreur.

Encadré 4.4

Concepts clés à retenir

- Leadership adaptatif pour combiner vision stratégique et flexibilité pour répondre aux réalités du terrain.
- Importance de la sécurité psychologique pour favoriser la transparence et l'apprentissage organisationnel.
- Reconnaissance et gestion des biais cognitifs pour améliorer la qualité des décisions managériales.
- Leadership autoritatif comme moteur d'engagement et d'autonomie des équipes.
- Approche *test-and-learn* pour favoriser l'innovation et l'amélioration continue.
- Ergonomie et gestion adaptée du temps de travail pour préserver le bien-être des collaborateurs.

En matière de gestion du temps et d'allocation des ressources, les principes tels que la loi de Pareto offrent une perspective précieuse pour le manager hospitalier : en effet, environ 20 % des tâches génèrent souvent 80 % des résultats concrets. Identifier ces tâches prioritaires permet ainsi au leader de déléguer efficacement et d'orienter son énergie et celle de ses équipes vers les actions les plus porteuses de valeur, tout en limitant le gaspillage d'énergie mentale et physique. Toutefois, il est crucial que cette délégation ne se traduise pas par une simple redistribution des charges, mais par une responsabilisation authentique des collaborateurs, leur permettant de trouver du sens et de la motivation intrinsèque dans leur travail.

Par ailleurs, l'efficacité managériale repose aussi sur la prise en compte fine de la dimension émotionnelle et cognitive. La volonté humaine, contrairement à une idée reçue, n'est ni inépuisable ni totalement rationnelle : elle fluctue en fonction des émotions, du contexte et des croyances individuelles. Ignorer cette réalité conduit souvent à une accumulation de fatigue mentale qui nuit à la performance globale. Ainsi, un leadership efficace implique une vigilance constante face aux signaux faibles d'épuisement ou de surcharge émotionnelle. Il requiert également la capacité à créer un environnement de sécurité psychologique où les collaborateurs se sentent libres d'exprimer ouvertement leurs difficultés ou leurs erreurs, sachant qu'elles seront accueillies comme des occasions d'apprentissage et non comme des fautes sanctionnables.

Cette partie insiste particulièrement sur l'importance de la gestion proactive des erreurs. Toutes les erreurs ne se valent pas : certaines sont évitables, issues d'un non-respect de procédures établies, mais beaucoup sont inévitables dans les systèmes complexes et méritent donc une attention toute particulière. Plus encore, certaines erreurs, les « échecs intelligents », doivent être considérées comme une source d'innovation et d'apprentissage organisationnel. Dans cette perspective, adopter une approche systématique *test and learn*, caractérisée par l'expérimentation rapide à petite échelle, permet de transformer les erreurs en savoirs précieux, accélérant ainsi l'innovation et la capacité d'adaptation de l'organisation aux changements et aux crises.

Enfin, pour opérationnaliser ces idées, un leadership à la fois empathique et exigeant est nécessaire. Il ne s'agit pas de banaliser l'erreur ou la fatigue, mais de les intégrer dans une gestion consciente, stratégique et humaine des équipes et des ressources. L'intelligence managériale passe par l'acceptation que l'échec contrôlé et réfléchi constitue une voie essentielle vers l'excellence, et que l'écoute attentive des émotions et de la volonté des équipes contribue autant à l'efficacité qu'à la durabilité de la performance.

Cette approche nuancée et réaliste du leadership, loin des caricatures simplificatrices, constitue probablement l'un des défis majeurs pour les dirigeants des établissements de santé à l'avenir (tableau 4.2). C'est à ce prix qu'ils pourront garantir non seulement la qualité et la sécurité des soins, mais aussi l'épanouissement durable des équipes soignantes et l'efficacité organisationnelle sur le long terme.

Manager avec équilibre : clés d'une santé physique, cognitive et émotionnelle

Dans un monde professionnel en perpétuelle accélération, où les contraintes s'intensifient et où les rythmes de travail atypiques deviennent monnaie courante, la compréhension approfondie des mécanismes liés au bien-être physique, cognitif et émotionnel devient essentielle, notamment pour les managers. Cette partie rassemble et éclaire un ensemble de connaissances clés qui touchent à des domaines variés mais intimement liés : l'importance du sommeil et du chronotype, la pleine conscience, l'activité physique régulière, les méthodes de gestion mentale et émotionnelle comme celles employées par les pilotes de Formule 1, la connexion bénéfique avec la nature, l'impact de la nouveauté sur la créativité, ou encore les techniques efficaces pour favoriser l'apprentissage continu et optimiser la mémoire.

Ces savoirs constituent une véritable hygiène de vie, permettant non seulement de préserver une santé durable mais aussi d'adopter une attitude

Tableau 4.2. Piloter une équipe : exemples à tester et erreurs à éviter.

Outil managérial	Mise en œuvre	Erreurs à éviter
Canaux de communication directs	Réunions hebdomadaires courtes, échanges informels réguliers entre dirigeants et opérationnels	Se limiter aux communications descendantes ou indirectes
Immersion des dirigeants sur le terrain	Participation ponctuelle à des tâches opérationnelles, « journée terrain » mensuelle des cadres	Se contenter de visites rapides sans véritable interaction ou écoute
Systèmes de feedback transparents	Enquêtes régulières, entretiens individuels, plateformes anonymes pour signaler les problèmes	Collecter des feedbacks sans donner de retour ou sans actions correctives visibles
Formation aux biais cognitifs	Ateliers réguliers et cas pratiques d'analyse décisionnelle	Ignorer ou minimiser les effets des biais cognitifs sur les décisions opérationnelles
Approche *test and learn*	Projets pilotes réalistes, analyse systématique des échecs pour ajustements	Éviter les expérimentations ou mener des pilotes dans des conditions idéales non représentatives
Ergonomie des espaces	Aménagement d'espaces adaptés réduisant la fatigue physique et cognitive	Négliger les conditions de travail en pensant que seule la rémunération suffit à motiver les équipes
Techniques de gestion du temps (loi de Pareto, matrice d'Eisenhower)	Identifier les 20 % d'activités clés générant 80 % des résultats ; délégation réfléchie selon priorités	Planification irréaliste, surcharge de travail, absence de délégation efficace
Leadership autoritatif	Définition claire de la vision, encouragement à l'initiative et à l'innovation	Confondre leaderships autoritatif et autoritaire, réduire l'autonomie des équipes
Gestion consciente de la volonté et des émotions	Sensibilisation des équipes à l'épuisement mental, écoute active des signaux faibles de fatigue émotionnelle	Ignorer les signes précoces d'épuisement, minimiser l'impact émotionnel du travail

managériale saine et responsable. Comprendre et appliquer ces principes aide à mieux gérer les défis quotidiens tels que les horaires décalés ou fragmentés, l'absence récurrente de pauses réparatrices, la sédentarité ou les mauvaises habitudes alimentaires, autant de facteurs qui, cumulés, peuvent considérablement détériorer la qualité de vie au travail et la performance individuelle et collective.

En intégrant ces dimensions, le manager peut devenir un modèle exemplaire capable d'influencer positivement son environnement professionnel. Sa propre maîtrise de ces éléments lui permet d'instaurer des pratiques plus humaines et respectueuses, de sensibiliser efficacement ses équipes, et de reconnaître avec lucidité l'impact profond que les comportements quotidiens, même apparemment anodins, peuvent avoir sur le bien-être global et les résultats organisationnels.

Cette partie propose ainsi un voyage éclairant à travers ces connaissances fondamentales, offrant aux leaders d'aujourd'hui et de demain des outils précieux pour transformer leur façon d'agir, d'encadrer et de vivre leur quotidien professionnel dans un équilibre propice à la santé et à la réussite collective.

Un moment de « grandir » pour révéler son potentiel caché

Les professionnels de santé font quotidiennement face à des exigences extrêmement élevées. Comme les pilotes de Formule 1, ils doivent constamment gérer des situations imprévues, prendre des décisions cruciales en un temps record, tout en préservant une concentration optimale malgré la fatigue et la pression. Ainsi, l'étude des stratégies mentales employées par les pilotes peut offrir des perspectives précieuses aux acteurs hospitaliers afin d'optimiser leur performance, leur bien-être et leur résilience dans un contexte souvent extrême.

Lorsque l'on pense à la Formule 1, on imagine souvent la vitesse, la précision et l'ingéniosité technique. Mais derrière ces images impressionnantes, se cache un autre aspect tout aussi fondamental : la force mentale du pilote. Conduire une machine surpuissante à des vitesses vertigineuses exige une concentration sans faille, une prise de décision instantanée et une résistance psychologique à toute épreuve. Le lecteur est invité ici à plonger dans l'esprit des pilotes de Formule 1 et découvrir les stratégies mentales qu'ils adoptent pour performer dans cet environnement exigeant et sous haute pression.

Préparation mentale

Avant chaque course, les pilotes de Formule 1 se livrent à une préparation mentale intense, conçue pour maximiser leurs performances sur la piste. Une des techniques les plus répandues est la visualisation. Elle consiste à passer en revue mentalement tout le déroulement de la course : chaque virage, chaque freinage, chaque dépassement potentiel. En se projetant ainsi, les pilotes anticipent les défis et se conditionnent à y faire face avec calme et efficacité.

Ils pratiquent également des techniques de méditation et de pleine conscience, qui les aident à calmer leur esprit et à gérer leur anxiété. Ces méthodes permettent aux pilotes de rester pleinement concentrés sur l'instant présent, en évitant les distractions extérieures ou les pensées négatives, et en gardant leur esprit affûté pour les moments cruciaux.

Focalisation et concentration

Sur la piste, chaque décision compte. Les pilotes doivent réagir en une fraction de seconde, et cette réactivité peut faire toute la différence entre la victoire et l'échec. Ils entrent dans un état que l'on appelle communément le *flow* ou la « zone ». Dans cet état, ils sont pleinement immergés dans l'action et leur concentration atteint un niveau optimal. Leurs réflexes deviennent presque instinctifs, leur permettant de s'adapter aux changements rapides sur la piste, comme les variations de l'état de la piste ou les mouvements des concurrents.

La capacité à filtrer les distractions est une autre compétence précieuse. Les pilotes pratiquent l'attention sélective, se concentrant uniquement sur les informations critiques – la position des autres voitures, les points de freinage, l'adhérence des pneus – tout en ignorant le superflu. Cette maîtrise de la concentration leur permet d'agir avec une précision chirurgicale, même sous une pression immense.

Se concentrer avec la pleine conscience

Qu'est-ce que la pleine conscience ? Ce concept, simple en apparence, renferme une profondeur qui bouleverse la manière de percevoir et de vivre chaque instant. La pleine conscience consiste à porter une attention particulière au moment présent, avec curiosité, ouverture et surtout sans jugement. Ce n'est pas seulement une pratique méditative, mais une manière d'être, un état de conscience qui, lorsqu'il est cultivé, peut transformer profondément les comportements et le rapport à la vie.

Les interventions reposant sur la pleine conscience (MBI) activent le réseau frontopariétal, en particulier le CPF dorsolatéral, zone clé pour les fonctions exécutives. Des études d'IRMf montrent que cette région du cerveau devient plus active et connectée pendant la pratique de la pleine conscience [70]. Par exemple, un fumeur chez lequel l'envie de cigarette se fait sentir, avec un CPF dorsolatéral renforcé, devient capable de reconnaître cette envie, de faire une pause et de choisir une réponse plus saine, comme boire de l'eau ou respirer profondément.

Au-delà du contrôle cognitif, la pleine conscience agit également sur les émotions. Elle modifie la connexion entre l'amygdale, le centre des réactions émotionnelles, et le CPF ventromédian, responsable de la régulation émotionnelle. Les pratiquants réguliers montrent une diminution de la réactivité de l'amygdale, ainsi qu'une meilleure coordination entre ces deux zones. Par exemple, une personne tentée de manger par pure émotion peut, grâce à une régulation émotionnelle améliorée, reconnaître l'anxiété à l'origine de son envie de manger, l'accepter, et trouver une alternative plus constructive pour gérer son stress.

L'une des découvertes fascinantes concernant la pleine conscience est son impact sur le réseau du mode par défaut (DMN), responsable de la rumination et du traitement autoréférentiel. Les MBI désactivent les régions centrales de ce réseau, en particulier le cortex cingulaire postérieur, permettant ainsi de réduire les pensées répétitives et négatives qui alimentent des états dépressifs. Par exemple, une personne sujette à la rumination peut apprendre à désamorcer ces spirales de pensées sombres, et ce, grâce à une réduction de l'activité dans le DMN, un véritable soulagement pour l'esprit.

Au-delà de la simple gestion des pensées et des émotions, la pleine conscience a le pouvoir de reconfigurer les circuits de motivation. Elle agit sur le noyau accumbens et l'aire tegmentale ventrale, deux régions du cerveau liées à la récompense et à la motivation. En pratique, cela signifie que la pleine conscience peut aider à éteindre les habitudes malsaines tout en favorisant des comportements plus bénéfiques. Par exemple, une personne qui souffre de troubles liés à la consommation d'alcool peut, en s'engageant dans une pratique régulière de pleine conscience, devenir plus consciente de ses déclencheurs et apprendre à les désamorcer, modifiant ainsi en profondeur son rapport à la récompense.

La pleine conscience renforce également la conscience intéroceptive, c'est-à-dire la capacité à percevoir les signaux internes de son corps. Des MBI améliorent le fonctionnement du cortex insulaire, un acteur majeur dans cette perception. En cultivant cette conscience, une personne souffrant de troubles alimentaires comme l'hyperphagie peut mieux reconnaître ses signaux de faim et de satiété, transformant ainsi son rapport à l'alimentation.

La pratique régulière de la pleine conscience module l'activité du DMN et réduit les schémas de pensée répétitifs qui minent le bien-être. Par exemple, une diminution de l'activité dans le cortex cingulaire postérieur est souvent associée à une réduction de la rumination dépressive, libérant ainsi l'esprit des cycles de pensées négatives.

Les pratiques reposant sur la compassion, souvent intégrées aux MBI, stimulent la libération d'ocytocine, l'hormone de l'amour et du lien, tout en renforçant les circuits dopaminergiques de la récompense. Par exemple, une personne qui vient de céder à un écart alimentaire peut, grâce à l'autocompassion, réagir avec bienveillance et renouveler sereinement son engagement envers ses objectifs de santé plutôt que se critiquer durement.

La pleine conscience joue un rôle clé dans l'intériorisation de la motivation pour des comportements sains. Elle module les systèmes dopaminergiques, transformant des activités auparavant perçues comme des corvées en expériences plaisantes. Par exemple, une personne qui trouvait pénible de faire de l'exercice peut, avec la pleine conscience, découvrir un réel plaisir dans le mouvement, grâce à une réévaluation du système de récompense.

Même quelques minutes de pratique quotidienne, comme 10 minutes de respiration consciente, peuvent entraîner des changements significatifs dans le cerveau à long terme. Alors que la pleine conscience gagne en popularité, des questions fascinantes restent à explorer. Comment les variations génétiques influencent-elles la réponse individuelle aux MBI ? La neuro-imagerie pourrait-elle prédire qui en bénéficierait le plus ? Et enfin, quelle est la dose optimale de pratique nécessaire pour induire des changements durables dans le cerveau ?

Autant de questions qui guideront les recherches futures et renforceront la place de la pleine conscience comme outil de transformation personnelle et thérapeutique.

Régulation émotionnelle

La Formule 1 est un sport émotionnellement intense. La montée d'adrénaline, les moments de tension et les frustrations peuvent submerger les pilotes. Pour performer au plus haut niveau, ils doivent apprendre à réguler leurs émotions, à ne pas laisser les hauts et les bas affecter leur jugement.

Des techniques comme la respiration contrôlée, le dialogue intérieur et le recadrage mental sont souvent employées. En respirant profondément et en maîtrisant leur rythme cardiaque, les pilotes peuvent calmer leur système nerveux, même dans les situations les plus stressantes. Le dialogue intérieur positif leur permet de rester confiants et motivés, tandis que le recadrage des pensées négatives en opportunités renforce leur résilience.

Le pouvoir du vert

Et si le secret d'une meilleure santé et d'une productivité accrue se trouvait juste là, dehors, à portée de main ? Des recherches récentes ont mis en lumière une solution simple mais incroyablement efficace [71, 72] : passer 120 minutes par semaine dans la nature.

Selon ces études, 2 heures passées chaque semaine dans des espaces verts suffisent pour améliorer considérablement la santé et le bien-être. Ce chiffre magique ne dépend ni de l'âge, ni du sexe, ni du statut socioéconomique – il est valable pour tout le monde, sans exception [73].

Les bienfaits de l'exposition à la nature se lisent comme une liste de vœux pour quiconque souhaite optimiser ses performances :

- une réduction du stress ;
- une baisse de la pression artérielle ;
- un risque moindre de maladies chroniques ;
- une meilleure santé mentale ;
- une longévité accrue.

En somme, la nature offre un « coup de pouce » à la fois physique et mental, accessible à tous.

Comment faire de ces 2 heures hebdomadaires une réalité dans un emploi du temps déjà chargé ? Voici quelques idées pratiques :

- transformez la pause déjeuner : pourquoi ne pas consacrer trois pauses de 20 minutes/semaine à une promenade dans un parc voisin ? C'est déjà la moitié du temps requis, tout en prenant l'air et en se déconnectant du quotidien ;
- réinventer ses week-ends : plutôt que de passer un après-midi à l'intérieur, consacrer 2 heures à une immersion dans la nature. Que ce soit une randonnée, une promenade sur la plage, ou simplement s'asseoir dans un jardin, ces moments sont revitalisants ;
- proposer des réunions en marchant : inviter ses collègues à échanger tout en marchant. Non seulement l'air frais apporte une nouvelle perspective (et ce n'est pas qu'une métaphore !) mais on en ressort probablement plus créatif ;
- combiner temps en famille et nature : pourquoi ne pas faire d'une pierre deux coups ? Un pique-nique le week-end ou une promenade en soirée sont d'excellentes façons de passer du temps avec ses proches tout en profitant des bienfaits de la nature ;
- mettre du vert dans son trajet : même un petit détour par une rue bordée d'arbres peut faire une différence. Ajouter des éléments naturels à ses trajets quotidiens pour maximiser son exposition à la nature.

En réalité, ces 120 minutes représentent moins de temps que celui que souvent passé à faire défiler les réseaux sociaux. Pourtant, elles ont le pouvoir de transformer la santé et le bien-être. Une grande partie des journées est passée devant des écrans, absorbé par les tâches et les obligations, alors qu'à l'extérieur, la nature attend, prête à offrir une pause salvatrice.

Il est temps de faire une pause, de respirer profondément et de se reconnecter à l'essentiel. La nature est là, juste devant soi, et elle a tant à offrir. Il apparaît qu'elle peut même soulager une douleur.

Depuis peu, la lumière verte émerge comme une solution prometteuse pour le traitement de certaines douleurs chroniques, apportant un nouvel espoir dans un domaine où les options thérapeutiques sont souvent limitées. Des études récentes mettent en évidence les effets bénéfiques de cette thérapie innovante sur des conditions telles que les migraines et la fibromyalgie [74, 75].

Dans l'exemple des migraines, une exposition quotidienne à la lumière verte pendant une période de 10 semaines a montré des résultats impressionnants. Les patients souffrant de migraines épisodiques ont vu le nombre de jours de céphalées diminuer de manière significative, passant de 7,9 à seulement 2,4 jours/mois, et de façon plus marquante en cas de migraine chronique : réduction de 22,3 à 9,4 jours/mois. Cela suggère une amélioration notable de la qualité de vie pour ces personnes, souvent prisonnières d'une douleur invalidante.

La fibromyalgie, une autre affection douloureuse particulièrement difficile à traiter, a également répondu positivement à cette thérapie. Après 10 semaines de traitement par la lumière verte, les patients ont rapporté une diminution de l'intensité de leur douleur, qui est passée de 8,4 à 4,9 sur une échelle de 10 points. Cette réduction significative ouvre des perspectives encourageantes pour les personnes atteintes de cette maladie chronique souvent mal comprise et mal prise en charge.

Mais comment fonctionne exactement cette thérapie? Le secret semble résider dans les connexions entre le système visuel et certaines régions du cerveau responsables de la gestion de la douleur. La lumière verte pourrait jouer un rôle en modulant les niveaux de sérotonine, un neurotransmetteur clé dans la régulation de l'humeur et de la douleur. En parallèle, elle pourrait activer le système opioïde naturel du corps, offrant ainsi un soulagement sans le recours aux médicaments antidouleur, souvent associés à des effets indésirables ou à des risques de dépendance.

Cette découverte a des implications majeures pour le domaine des soins de santé. Une approche non invasive, ne nécessitant pas l'usage de médicaments, pourrait révolutionner la manière dont est traitée la douleur chronique. Elle offre l'espoir d'une réduction de la dépendance aux opioïdes, un enjeu de santé publique majeur dans de nombreux pays, tout en améliorant la qualité de vie des patients souffrant de douleurs persistantes.

Cependant, malgré ces résultats encourageants, la recherche n'en est encore qu'à ses débuts. Les scientifiques s'efforcent actuellement de déterminer quelles fréquences spécifiques de lumière verte sont les plus efficaces pour obtenir ces effets bénéfiques. Il reste également à voir comment cette thérapie peut être intégrée de manière optimale dans les protocoles cliniques. Mais une chose est claire : les premières pistes sont prometteuses, et cette méthode pourrait bien s'imposer comme un outil clé dans la gestion de la douleur à l'avenir.

Cette réflexion sur le potentiel curatif de la lumière verte incite également à s'interroger : quels autres éléments naturels, aujourd'hui encore méconnus ou sous-utilisés, pourraient contenir des solutions pour une santé plus efficace et moins dépendante des produits chimiques? Tandis que la science continue à percer les mystères du corps humain, il est fascinant de penser que des éléments aussi simples que la lumière pourraient jouer un rôle fondamental dans le bien-être.

Les recherches se poursuivent, et avec elles, une meilleure compréhension des mécanismes neurobiologiques complexes qui sous-tendent cette thérapie innovante. Mais déjà, la lumière verte illumine un chemin vers une gestion de la douleur plus douce, plus naturelle et potentiellement révolutionnaire.

Résilience et résistance mentale

Dans la carrière d'un pilote de Formule 1, les échecs sont inévitables. Qu'il s'agisse d'un problème mécanique, d'un accident ou d'une contre-performance, ces revers sont fréquents. La capacité à rebondir après un échec et à rester mentalement fort est cruciale.

Les pilotes adoptent souvent un état d'esprit de croissance, où chaque échec est vu comme une occasion d'apprendre, plutôt qu'une fin en soi. Cette perspective les aide à se perfectionner après chaque défaite. La résilience se manifeste également par leur calme sous pression, en particulier lors de moments critiques comme les dépassements ou les batailles roue contre roue. Dans ces situations, rester serein est essentiel pour prendre les bonnes décisions.

Fixation d'objectifs et motivation

Pour garder le cap et rester motivés, les pilotes de Formule 1 se fixent des objectifs clairs, tant à court terme qu'à long terme. Qu'il s'agisse de monter sur le podium ou d'améliorer leurs performances personnelles comme les temps au tour, ces objectifs les aident à rester concentrés et déterminés.

Se fixer des objectifs est également un excellent moyen de mesurer les progrès accomplis et de maintenir la motivation dans les moments difficiles. En décomposant des objectifs ambitieux en étapes plus petites et réalisables, les pilotes maintiennent leur élan et restent constamment en quête de perfection.

La visualisation, encore une fois, joue un rôle important. Les pilotes s'imaginent franchissant la ligne d'arrivée en vainqueur ou réussissant un dépassement audacieux, renforçant ainsi leur détermination à transformer ces images mentales en réalité.

Travail d'équipe et communication

Même si la Formule 1 peut sembler être un sport individuel, elle repose sur un effort collectif. Les pilotes travaillent en étroite collaboration avec leurs ingénieurs, mécaniciens et stratèges pour optimiser la configuration de la voiture et élaborer des stratégies de course. La communication claire et précise est essentielle, surtout en pleine course, lorsque des informations vitales doivent être partagées rapidement.

Le soutien de l'équipe ne se limite pas aux aspects techniques. Les pilotes puisent également dans la camaraderie et l'esprit d'équipe pour surmonter les moments difficiles. La solidarité qui règne au sein d'une écurie est souvent une source de force et de motivation pour eux.

L'esprit d'un pilote de Formule 1 est un outil extrêmement affûté, capable de résister à des pressions incroyables, de prendre des décisions en un instant et de maintenir une concentration sans faille. Les stratégies mentales qu'ils adoptent – préparation, concentration, gestion des émotions, résilience, fixation d'objectifs, travail d'équipe – jouent un rôle fondamental dans leur réussite.

Ces stratégies leur permettent de s'épanouir dans cet environnement intense où la moindre erreur peut être fatale. Tandis que la Formule 1 évolue, les pilotes continuent à affiner leurs méthodes, repoussant sans cesse les limites de la performance humaine.

Garder la présence de l'esprit lors d'une urgence

Dans le tumulte quotidien d'un service de maternité, les professionnels de santé doivent souvent faire face à des situations complexes, inattendues, parfois émotionnellement chargées. Un après-midi, une patiente malentendante, enceinte de 38 semaines, est admise en urgence pour un début de travail. Dès son arrivée, une tension palpable s'installe : la patiente refuse la prise en charge, semble ne pas comprendre les consignes, et aucun interprète n'est encore disponible. Sa mère, très présente et visiblement angoissée, parle pour elle, occupe l'espace verbal, et empêche, sans en avoir conscience, sa fille de s'exprimer.

Face à cette situation délicate, la sage-femme principale prend un instant pour se recentrer. Inspirée par les stratégies mentales qu'elle avait apprises lors de l'atelier animé par un médecin et un psychologue du service, elle utilise la visualisation : elle imagine la séquence de son intervention, depuis le premier contact visuel avec la patiente, jusqu'aux gestes à privilégier, aux mots à écrire, à la manière d'instaurer un climat de confiance. Elle anticipe les réactions possibles et se conditionne à y répondre avec calme et clarté.

Plutôt que de se laisser happer par le stress ambiant, elle pratique une respiration consciente pendant un bref instant. Elle accueille l'émotion qui monte – frustration, inquiétude, peur de mal faire – mais ne la laisse pas la submerger. En cultivant cette présence attentive, elle reste ancrée dans l'instant. Elle entre alors dans la chambre, concentrée, focalisée sur l'essentiel. Elle ne se laisse pas distraire par les paroles insistantes de la mère, mais s'attache au regard de la patiente, à ses gestes, à son attitude corporelle. Rapidement, elle comprend que derrière l'agitation se cache surtout une peur de ne pas être entendue, une perte de repères dans un environnement inconnu.

Tout au long de la prise en charge, la sage-femme nourrit un dialogue intérieur positif. Au lieu de céder à des pensées négatives du type « elle ne veut rien entendre, je perds le contrôle », elle se rappelle : « elle est en détresse, pas en opposition. Mon calme sera son repère. » Cette posture mentale modifie profondément sa manière d'agir. Elle parvient à apaiser la patiente, à instaurer un début de communication gestuelle, et à rassurer.

Mais soudain, la situation bascule : le rythme cardiaque du bébé chute, une césarienne en urgence est décidée. Dans ce moment critique, où chaque seconde compte, la sage-femme parvient à garder son sang-froid. Grâce à sa préparation mentale et à sa pratique régulière de la pleine conscience, elle prend la bonne décision sans précipitation, informe ses collègues d'un ton calme, clair et rassurant, tout en conservant un contact visuel sécurisant avec la patiente. Elle demande à un collègue d'emmener la mère dans une autre pièce pour alléger la pression émotionnelle dans la salle, et se concentre sur l'essentiel.

Une fois la situation stabilisée, l'équipe retrouve un moment de répit. La sage-femme sort quelques minutes dans le petit jardin de l'hôpital. Elle sait que ces brefs instants en lien avec la nature, cette lumière naturelle, ce silence simple lui permettent de récupérer mentalement. Cette pause dans le vert devient un sas indispensable pour retrouver de l'énergie, évacuer la tension et revenir disponible pour les prochaines urgences.

Cette situation illustre comment les compétences mentales empruntées à l'univers des sportifs performants – telles que la concentration extrême, la régulation émotionnelle, la résilience, la préparation mentale et l'esprit d'équipe – combinées aux pratiques de pleine conscience et de reconnexion à la nature, peuvent transformer une crise en acte de soin pleinement maîtrisé. C'est dans ces instants de chaos que le savoir-être du soignant révèle toute sa puissance, au service d'une relation humaine restaurée, d'une prise en charge sécurisée, et d'un équilibre personnel préservé.

Comment libérer son potentiel cognitif ?

À l'hôpital, en clinique ou en établissement médico-social, chaque journée impose une exigence redoutable : gérer l'intensité émotionnelle des situations cliniques et sociales, rester concentré malgré la fatigue, organiser l'information en temps réel et assurer une transmission claire aux collègues comme aux étudiants et élèves. Cette capacité à penser vite, mais juste, à articuler réflexions cliniques, décisions pratiques et enseignement pédagogique, fait appel à une véritable gymnastique mentale. Mais une fois les émotions apaisées et l'urgence passée, un autre défi se présente : comment structurer ce que l'on vit et apprend pour en faire une connaissance durable, exploitable, transmissible ?

Même si les émotions sont sous contrôle, il est possible de ressentir des difficultés à organiser ses idées ou à retenir des informations provenant des livres et articles que l'on lit. Il existe une solution puissante, bien plus qu'un simple système de prise de notes : la méthode Zettelkasten. Ce système, conçu pour optimiser la mémoire et stimuler la créativité, pourrait bien transformer la façon d'apprendre.

La méthode Zettelkasten tire son nom de l'allemand : « Zettel » signifie « note », et « Kasten », « boîte ». À première vue, cela semble simple : il s'agit de créer et d'organiser de petites notes interconnectées. Mais cette méthode va beaucoup plus loin qu'une simple collection de fiches. En exploitant le principe de la répétition espacée, elle permet de former et de consolider des souvenirs plus rapidement, tout en stimulant la découverte de nouvelles idées.

Le Zettelkasten repose sur quelques principes essentiels qui le rendent si efficace :

- une idée par note : chaque note ne contient qu'une seule idée ou information précise. Cela garantit que chaque note reste claire et bien ciblée, sans être surchargée d'informations ;
- des notes interconnectées : c'est le cœur de la méthode. Chaque note peut être liée à d'autres, formant un véritable réseau d'idées. Les liens peuvent être thématiques, hiérarchiques ou même associatifs. Ce système de connexions multiples permet de relier des concepts en apparence éloignés et d'en découvrir de nouveaux ;
- un système évolutif : contrairement à des notes figées, un Zettelkasten est en constante évolution. Chaque nouvelle note, chaque modification peut changer la signification ou le contexte des autres, favorisant ainsi de nouvelles perspectives et idées. C'est un véritable écosystème intellectuel vivant.

Pourquoi ce système est-il si puissant ? Voici quelques-uns des avantages les plus marquants :

- flexibilité et interconnexion : plutôt que de créer des notes isolées, le Zettelkasten construit un réseau d'idées. Cette interconnexion encourage une pensée globale et ouvre la voie à de nouvelles intuitions, souvent inattendues ;
- récupération facile des informations : une fois bien organisé, le Zettelkasten rend la recherche d'une note ou le suivi d'une idée extrêmement simple. Les fils de pensée peuvent être explorés sans effort, ce qui améliore l'apprentissage et la synthèse des idées ;
- créativité stimulée : en liant des concepts parfois éloignés, la méthode favorise l'émergence de nouvelles connexions et motifs, donnant naissance à des idées originales ou à des solutions novatrices ;
- développement des connaissances : en interagissant régulièrement avec les notes, la compréhension des sujets abordés est approfondie. Ce système favorise un apprentissage actif, stimulant et durable ;
- résilience face à la surcharge d'informations : dans un monde saturé d'informations, le Zettelkasten offre un cadre structuré pour capturer, filtrer et traiter de grandes quantités de données, en leur donnant un sens clair.

Histoire de la méthode Zettelkasten

Si la méthode Zettelkasten est associée au sociologue du XXe siècle Luhmann, ses racines remontent à des pratiques de prise de notes encore plus anciennes. Inspiré par des techniques utilisées par des érudits comme Leibniz, Luhmann a développé un Zettelkasten comprenant plus de 90 000 notes. Ce système a joué un rôle clé dans ses travaux prolifiques en sociologie et en théorie des systèmes.

Luhmann utilisait des fiches indexées et numérotées, reliées par des références croisées, pour explorer des sujets complexes et établir des connexions entre différentes idées. Ce processus structuré a été au cœur de ses contributions majeures à la sociologie.

Dans le tumulte du quotidien hospitalier, les cadres et responsables d'établissement sont confrontés à une densité d'informations aussi vaste que mouvante : comptes rendus de réunions, textes réglementaires, articles de fond, notes issues de la veille stratégique, mais aussi observations de terrain, retours d'équipes, et décisions politiques à interpréter. Organiser ses idées devient un véritable défi.

Exemple

Sophie, cadre supérieur au sein de la direction d'un établissement hospitalier, est chargée ces derniers mois d'un projet délicat : réorganiser les plannings de plusieurs unités de soins pour améliorer la continuité des soins tout en limitant les heures supplémentaires. Elle fait face à des contraintes complexes : pénurie de personnel, attentes des syndicats, équilibre vie professionnelle/personnelle des soignants, exigences budgétaires, enjeux de QVT. L'information arrive de toutes parts : recommandations nationales, retours du terrain, comptes rendus RH (ressources humaines), textes réglementaires, articles scientifiques, échanges informels.

Face à cette surcharge cognitive, Sophie décide de structurer sa réflexion avec la méthode Zettelkasten. Chaque idée issue d'un rapport, d'une réunion ou d'une lecture devient une note autonome, synthétique et claire : une fiche pour le lien entre plannings fragmentés et absentéisme, une autre sur les effets des horaires atypiques sur le sommeil, une autre encore sur les leviers de motivation liés à la souplesse organisationnelle. Chaque note est liée à d'autres via des connexions logiques ou thématiques : « QVT », « efficacité organisationnelle », « contraintes réglementaires ».

Peu à peu, un réseau se forme. Sophie ne croule plus sous les dossiers : elle navigue dans un système vivant d'idées interconnectées. Lorsqu'elle prépare une réunion avec les chefs de service, elle retrouve instantanément la note pertinente sur les expérimentations menées dans un autre hôpital. Lorsqu'un argument syndical soulève un point sensible, elle peut se référer à une fiche recensant les jurisprudences récentes. Et lorsqu'elle doute de la cohérence de ses orientations, elle visualise les chaînes de notes pour en vérifier la logique.

Mais surtout, ce système soutient sa prise de recul. En relisant les liens entre les idées, de nouveaux chemins de pensée émergent. Une solution innovante, jusque-là éparse, prend forme : tester une planification coconstruite, modulable, inspirée de modèles étrangers. Grâce à son Zettelkasten, Sophie ne subit plus la complexité, elle la transforme en clarté stratégique.

C'est là que certaines applications numériques inspirées de la méthode Zettelkasten trouvent toute leur pertinence. Développées à l'origine pour les chercheurs, elles ont évolué pour offrir aujourd'hui des interfaces claires, intuitives et puissantes, parfaitement adaptées aux besoins des managers hospitaliers.

Contrairement aux simples logiciels de prise de notes linéaires, ces outils permettent de structurer la pensée en réseau : chaque idée saisie devient une note autonome, concise, et surtout connectée à d'autres par des liens logiques, thématiques ou stratégiques. On peut ainsi relier, en quelques clics, un retour d'expérience d'un service à une nouvelle réglementation, ou un article de presse à une action en cours dans l'établissement. Ces applications proposent également des visualisations dynamiques des connexions entre les idées, favorisant une lecture transversale des problématiques complexes.

Pour les cadres de santé ou les directeurs d'unité, cela représente un changement de posture : on ne consigne plus simplement ce qu'on a lu ou entendu, on construit un écosystème de connaissances qui évolue en permanence, s'enrichit au fil des lectures, des échanges, des décisions prises. Ce système vivant devient un outil d'aide à la réflexion, à la prise de décision, et même à la transmission, notamment lorsqu'il s'agit de partager une vision, préparer une présentation ou former un collaborateur.

Sans nécessiter de compétences techniques avancées, ces applications s'installent simplement sur un ordinateur ou une tablette, et permettent de structurer le flot d'informations avec une souplesse remarquable. Elles deviennent un véritable prolongement de la pensée, un lieu où l'on dépose, relie et redécouvre ses propres idées, avec un regard neuf. Dans un monde hospitalier de plus en plus exigeant, où il faut penser vite sans renoncer à la profondeur, ces outils numériques offrent aux managers un avantage décisif : celui de mieux penser, pour mieux décider.

Un sommeil du juste

Dans les métiers du soin, le sommeil n'est pas un luxe, mais une condition vitale de sécurité et de performance. Pourtant, il est trop souvent mis à mal par les horaires fragmentés, les gardes prolongées, les nuits hachées par des appels, ou encore par l'alternance entre postes matinaux et postes d'après-midi, parfois dans une même semaine. Ces rythmes de travail changeants perturbent profondément les mécanismes naturels de régulation du sommeil, notamment les rythmes circadiens, dont dépend l'équilibre physiologique et cognitif.

Les données scientifiques sont formelles : le risque d'erreur médicale augmente significativement après 9 heures de travail continu [76]. Une étude a montré que les internes en médecine commettent 36 % d'erreurs médicales graves en plus lorsqu'ils travaillent au-delà de 16 heures consécutives [77]. De même, les soignants fatigués sont plus susceptibles d'être impliqués dans des erreurs de calcul, des oublis de consignes ou des incidents liés à la communication. Après un cycle de travail long de 12 heures ou une nuit de garde pouvant conduire à un cumul de 24 heures de travail consécutif, le risque d'accident de voiture lors du retour au domicile est multiplié par deux à six, selon une étude menée par Barger et al. [78].

Ces constats ont conduit à l'instauration du repos de sécurité, obligatoire après toute garde de nuit ou un cycle de 12 heures, afin de limiter l'enchaînement d'heures de travail prolongées. Ce repos n'est pas une faveur mais une mesure de santé publique et de prévention des risques professionnels. Pourtant, sa mise en œuvre est encore parfois perçue comme contraignante, voire négligée dans les organisations sous tension.

Cette pression sur le sommeil est d'autant plus critique que le corps humain n'est pas conçu pour s'adapter rapidement à des horaires variables. Alterner des changements de poste du matin, puis de l'après-midi, voire de nuit dans la même semaine, fragilise l'organisme, dérègle les hormones du sommeil comme la mélatonine, et détériore la qualité du repos. Ce désalignement chronique avec les rythmes biologiques expose les soignants à un vieillissement prématuré, à des troubles métaboliques, mais aussi à une vulnérabilité psychologique accrue.

C'est pourquoi comprendre les mécanismes du sommeil et l'influence du chronotype naturel – c'est-à-dire la préférence biologique pour des heures d'activité matinales ou vespérales – est devenu un enjeu central.

Le sommeil est un pilier essentiel du bien-être. Pourtant, dans une société où l'on valorise souvent la productivité au détriment du repos, ce besoin fondamental tend à être négligé. Une grande partie de la population se divise en deux groupes : les « matinaux » et les « noctambules ». D'un côté, ceux qui se réveillent avec le lever du soleil, prêts à affronter la journée ; de l'autre, ceux qui aiment prolonger leurs soirées, préférant la quiétude de la nuit pour vaquer à leurs occupations.

Récemment, des chercheurs ont découvert des différences fascinantes entre ces deux chronotypes. Une étude conjointe de Northwestern Medicine et de l'Université de Surrey a révélé que les noctambules, ces personnes qui luttent pour se lever tôt et restent actives tard dans la nuit, ont un risque de mortalité 10 % plus élevé que les lève-tôt [79]. Pourquoi une telle différence ? Selon les scientifiques, les noctambules semblent plus enclins à adopter des comportements malsains, que ce soit un manque d'exercice, une alimentation déséquilibrée, ou même une consommation plus importante de drogues et d'alcool. Ce mode de vie asynchrone par rapport aux rythmes naturels du monde pourrait engendrer des répercussions sérieuses sur la santé, y compris des risques accrus de diabète, de troubles psychologiques et neurologiques.

Mais pourquoi existe-t-il de telles différences en matière de sommeil ? La réponse réside dans ce que l'on appelle le chronotype. Ce concept décrit la tendance naturelle à être plus actif à certaines heures de la journée. Les matinaux se sentent plus en forme au lever du soleil, tandis que les noctambules s'épanouissent après le coucher du soleil. Ce chronotype est fortement influencé par les rythmes circadiens, ces cycles biologiques internes qui régulent le sommeil, l'appétit, les niveaux d'énergie, et même les humeurs. Et si l'environnement, comme l'exposition à la lumière ou les contraintes sociales, joue un rôle, les gènes y sont aussi pour beaucoup. Les chercheurs ont découvert que des variations génétiques spécifiques influencent l'horloge biologique.

Se lever tôt présente de nombreux avantages, aussi bien biologiques que comportementaux, qui peuvent améliorer à la fois la productivité et le bien-être général [80]. Parmi ces bénéfices, la régulation du rythme circadien est essentielle. En effet, l'horloge interne, influencée par l'exposition à la lumière, est optimisée lorsque l'on se réveille au lever du soleil. Recevoir de la lumière tôt le matin indique au cerveau qu'il est temps d'être éveillé. Cette exposition matinale favorise un endormissement plus facile le soir car elle synchronise les signaux internes de veille et de sommeil.

Du point de vue biologique, le cortisol, une hormone clé pour la vigilance et l'énergie, atteint son pic au petit matin, entre 7 et 8 h. Cette montée de cortisol, appelée réponse d'éveil au cortisol (CAR), augmente les niveaux de 38 à 75 % dans les 30 à 45 minutes suivant le réveil. Ce phénomène contribue à stimuler la concentration et la productivité, surtout si l'emploi du temps est aligné sur ce cycle hormonal naturel. À l'inverse, un dérèglement du cortisol, par exemple une montée trop précoce ou une élévation en soirée, peut causer fatigue et irritabilité, ainsi que des troubles du sommeil [81–83].

En résumé, se lever tôt non seulement favorise la régulation du cortisol et du rythme circadien, mais améliore aussi la productivité et la qualité du sommeil à long terme.

Pourtant, la nature ne condamne pas à un mode de vie particulier. Les chercheurs assurent qu'il est possible de modifier ses habitudes. Si l'on est noctambule et que l'on souhaite profiter des bienfaits d'une vie plus matinale, il existe des stratégies simples pour y parvenir. Knutson, chercheuse en neurologie, propose d'exposer son corps à la lumière naturelle dès le matin, d'éviter les écrans lumineux avant de se coucher et de maintenir une routine de sommeil régulière [79, 84]. Avec un peu de discipline, même le plus invétéré des couche-tard peut réajuster son horloge biologique. L'essentiel est d'avancer par étapes, en établissement l'heure du réveil naturel, par exemple pendant les vacances, puis en avançant l'heure du coucher et reculant d'un quart d'heure le moment où sonne le réveil. Le fait de s'activer physiquement juste après le réveil apparaît comme une stratégie intéressante, tout comme l'idée de prendre un petit-déjeuner copieux, à l'anglaise, qui envoie au corps le signal d'activation.

Certaines études mettent en évidence l'importance de respecter son rythme biologique naturel, en particulier en matière de sommeil : lorsque l'on agit à contre-rythme – c'est-à-dire en décalage avec son horloge interne –, le cerveau peut en souffrir, augmentant avec le temps le risque de déclin cognitif, notamment chez les personnes âgées [85]. À l'inverse, une étude récente menée par des chercheurs de l'Imperial College de Londres a révélé que les personnes à chronotype tardif, lorsqu'elles évoluent dans un environnement compatible avec leur rythme naturel, peuvent présenter de meilleures performances cognitives et ce, malgré une durée de sommeil plus courte [86]. Ces résultats convergent vers une même idée : ce n'est pas tant l'heure à laquelle on se couche ou se lève qui importe, mais le fait de pouvoir vivre et fonctionner en accord avec son propre rythme biologique. Le chronotype n'est donc pas une simple préférence, mais un facteur déterminant du bien-être et de la santé cognitive à long terme.

Le sommeil est depuis longtemps reconnu comme un pilier essentiel de la santé. Il permet au cerveau de se reposer, de traiter les informations, de consolider les souvenirs et d'équilibrer les émotions. Un sommeil insuffisant ou de mauvaise qualité peut entraîner une cascade de problèmes, allant de la baisse des fonctions cognitives à des troubles plus graves comme les maladies neurodégénératives.

C'est dans ce contexte que l'équipe de l'Imperial College a mené une étude portant sur plus de 26 000 participants, âgés de 53 à 86 ans [87], dont l'objectif était de comprendre comment la durée du sommeil et le chronotype influencent la cognition, notamment la mémoire, la rapidité de réaction et l'intelligence fluide. Le premier enseignement de cette étude a confirmé une vérité bien connue : la durée idéale de sommeil pour une bonne santé cognitive se situe entre 7 et 9 heures par nuit. Ceux qui dorment moins de 7 heures ou plus de 9 heures par nuit voient leurs capacités cognitives décliner, avec des scores inférieurs lors des tests mesurant la mémoire et la rapidité de traitement des informations. Ce résultat, bien que prévisible, souligne l'importance de maintenir une routine de sommeil stable, sans excès ni carence.

La véritable surprise de l'étude vient cependant de l'analyse des résultats en fonction du chronotype. Les chercheurs ont découvert que les couche-tard, ceux qui préfèrent rester actifs le soir, présentaient de meilleures performances lors des tests cognitifs que les lève-tôt. Cette conclusion va à l'encontre des croyances populaires qui associent souvent les lève-tôt à une meilleure productivité et à une vie plus équilibrée.

Les résultats montrent que les noctambules ont obtenu des scores plus élevés en matière de mémoire et de résolution de problèmes complexes. Plus intéressant encore, les personnes dont le chronotype était neutre – ni exclusivement du matin, ni exclusivement du soir – se sont elles aussi montrées plus performantes que les lève-tôt.

Alors, pourquoi cette supériorité cognitive des couche-tard, en particulier chez les adultes plus âgés ? Les chercheurs avancent l'hypothèse que les rythmes circadiens changent avec l'âge, modifiant ainsi l'influence du chronotype sur la cognition. Si des études antérieures avaient montré que les jeunes lève-tôt avaient tendance à mieux réussir, cette nouvelle recherche indique que l'avantage pourrait s'inverser chez les seniors.

Il est possible que, chez les personnes plus âgées, les rythmes circadiens deviennent plus flexibles, permettant aux couche-tard de bénéficier de périodes de sommeil plus adaptées à leurs besoins cognitifs. Cette flexibilité pourrait aussi expliquer pourquoi les personnes âgées dont le chronotype est plus neutre s'en sortent bien sur le plan cognitif.

Les lève-tôt pourraient être tentés de s'inquiéter face à ces résultats. Faut-il en conclure que préférer les premières heures de la journée pourrait être mauvais pour la santé cognitive ? La réponse est non. L'étude ne montre que des associations, pas des relations de cause à effet. Selon les chercheurs, l'essentiel n'est pas de changer son chronotype, mais de s'assurer de maintenir un bon rythme de sommeil et de respecter ses besoins individuels. Il n'existe pas de chronotype « mauvais » ou « bon », seulement des préférences biologiques différentes.

Comme le souligne West, responsable de l'étude : « La clé est d'obtenir un sommeil de qualité, de comprendre vos propres rythmes naturels et de les respecter. » Qu'il s'agisse de se coucher tôt ou tard, la constance et la qualité du sommeil sont les meilleurs alliés pour préserver les capacités cognitives.

Enfin, l'étude rappelle un point crucial : il est important de veiller à ne pas accumuler de « dette de sommeil ». La dette de sommeil, qui s'accumule lorsqu'on ne dort pas assez de manière répétée, peut avoir des effets dévastateurs sur la santé mentale et physique. S'assurer de dormir entre 7 et 9 heures par nuit est donc une priorité, que l'on soit lève-tôt ou couche-tard.

La véritable leçon de cette étude est que chacun doit apprendre à connaître son propre chronotype et à le respecter. La société peut valoriser les lève-tôt, mais les couche-tard ont aussi leurs forces, notamment en matière de cognition. Ce qui compte avant tout, c'est de s'assurer d'un sommeil régulier et de qualité, adapté aux besoins individuels.

En fin de compte, l'un des meilleurs moyens de préserver sa santé cognitive est peut-être simplement de s'écouter et de respecter les signaux que le corps envoie.

Quelles conclusions un manager hospitalier doit-il en tirer ?

Dans le cadre hospitalier, plusieurs pistes concrètes de réflexion et d'action sont ouvertes.

- **D'abord, repenser l'affectation des horaires pourrait devenir une option** : plutôt que d'imposer des roulements uniformes à tous, il serait pertinent de favoriser – dans la mesure du possible – une meilleure adéquation entre les chronotypes individuels et les horaires de travail. Les soignants à chronotype vespéral pourraient être davantage sollicités sur des prises de poste de fin de journée ou de soirée, tandis que les profils matinaux seraient plus performants sur les premières heures du jour. Cela permettrait de réduire la fatigue cognitive, d'améliorer la qualité des soins et de limiter les erreurs, en particulier dans les services à haute intensité décisionnelle.
- **Ensuite, éviter les alternances brutales** dans les plannings hebdomadaires (p. ex. matin-lendemain-soir-nuit) devient une nécessité. Ces variations violentes dérèglent les rythmes biologiques et altèrent la récupération. Préserver la régularité du sommeil est aussi important que sa quantité.
- **Par ailleurs, il serait utile d'introduire une éducation au sommeil** dans les formations continues ou les parcours

QVT, afin d'encourager les professionnels à mieux connaître leur chronotype, à reconnaître leurs signes de dette de sommeil, et à valoriser des habitudes simples : exposition à la lumière naturelle, pauses respectées, rythme alimentaire stable, réduction des stimulations nocturnes.

- **Enfin, intégrer cette compréhension dans la gestion des risques** devient une stratégie de prévention. Si l'on sait qu'un soignant en décalage avec son rythme biologique peut être moins réactif, plus irritable ou plus exposé aux erreurs après un certain nombre d'heures d'activité, il devient crucial d'anticiper ces risques dans la planification des équipes, en particulier dans les services critiques (urgences, soins intensifs, maternité).

En somme, la leçon essentielle est d'ordre culturel autant qu'organisationnel : il s'agit de passer d'une logique unique et normative à une approche plus individualisée, plus humaine, et fondée sur les données scientifiques. Respecter le sommeil, ce n'est pas céder à une exigence de confort, c'est protéger la santé cognitive des soignants et, par conséquent, la sécurité des patients.

Le manque de sommeil transforme littéralement le cerveau. Lorsqu'on est privé de sommeil, l'amygdale, centre des réponses émotionnelles, s'emballe, rendant plus réactif, impatient et vulnérable aux sauts d'humeur [88]. Sans un sommeil suffisant, le cerveau régresse, adoptant des comportements « primitifs », où il devient plus difficile de contrôler les émotions et de raisonner de manière logique.

De plus, le sommeil ne concerne pas uniquement la régulation émotionnelle. Il joue également un rôle dans la capacité à comprendre les autres. Une étude a révélé que le manque de sommeil nuit à l'aptitude à interpréter les expressions faciales, un élément clé dans les interactions sociales. Ainsi, lorsque l'on ne dort pas assez, on devient non seulement plus irritable, mais aussi plus enclin à mal juger les émotions d'autrui.

Et ce n'est pas tout. Le sommeil, notamment la phase de sommeil paradoxal (REM), aide à gérer le stress et à traiter les événements difficiles. Cette phase spécifique du cycle de sommeil permet d'effacer en douceur les émotions associées à des souvenirs désagréables, agissant comme une sorte de thérapie nocturne. Le fait par exemple de se réveiller après une dispute ou une mauvaise journée, et de se sentir tout à coup moins accablé n'est pas une coïncidence : il s'agit du travail subtil du cerveau pendant le sommeil.

Les effets bénéfiques du sommeil s'étendent au-delà de la santé mentale. De nombreuses études montrent que dormir suffisamment réduit le risque de maladies chroniques comme le diabète, les maladies cardiaques, et même certains cancers. Les entreprises avant-gardistes, telles que Google et Nike, l'ont bien compris et encouragent leurs employés à faire la sieste durant la journée. Des espaces spécialement conçus pour se reposer ont fait leur apparition dans les bureaux, reconnaissant que des employés bien reposés sont plus productifs et créatifs.

Pourquoi est-ce important de le savoir pour un manager hospitalier ?

Un **manager hospitalier** ne peut ignorer les conséquences du manque de sommeil sur le fonctionnement cognitif, émotionnel et relationnel des professionnels de santé – et sur lui-même. Dans un environnement où les décisions doivent être prises rapidement, où les tensions émotionnelles sont constantes, et où les interactions humaines sont au cœur du travail quotidien, la qualité du sommeil devient un levier stratégique de performance, de sécurité et de QVT.

D'abord, en comprenant que le manque de sommeil altère profondément le fonctionnement du cerveau, un manager est mieux préparé à reconnaître les signes de fatigue émotionnelle dans ses équipes. Un soignant irrité, impulsif, ou difficile à mobiliser n'est pas forcément démotivé : il peut être simplement épuisé. En intégrant cette réalité, le manager peut faire preuve de plus de discernement et de bienveillance dans sa posture de gestion.

Ensuite, le sommeil ne joue pas seulement sur l'équilibre personnel, mais aussi sur les **compétences relationnelles essentielles au travail d'équipe**. Lorsqu'un professionnel dort peu, il devient moins capable de décoder les émotions d'autrui – un déficit qui peut provoquer des malentendus, des tensions interpersonnelles, voire des conflits. Dans le domaine des soins, où la fluidité des interactions est cruciale pour la continuité des soins, cette altération devient un risque managérial autant qu'humain.

Le sommeil a également un rôle majeur dans la **gestion du stress**. La phase de sommeil paradoxal permet une sorte de « traitement émotionnel nocturne » : elle amortit la charge affective des événements vécus. Un professionnel qui dort bien récupère aussi émotionnellement, ce qui limite l'accumulation de fatigue psychique, de rancœur ou de surcharge affective face aux situations difficiles.

Enfin, en tant que responsable, le manager hospitalier a un **rôle d'exemplarité**. Encourager ses collaborateurs à respecter leurs temps de repos, à éviter les enchaînements destructeurs de nuits et de journées consécutives, à faire des pauses réelles, implique aussi de donner l'exemple. Certaines entreprises l'ont compris : elles valorisent le repos comme facteur de performance durable. Si des géants comme Google ou Nike intègrent des espaces de sieste dans leurs locaux, c'est qu'ils reconnaissent que des professionnels bien reposés sont non seulement plus productifs, mais aussi plus créatifs, plus empathiques, et plus résilients. Un hôpital, une clinique, un foyer d'accueil d'urgence, pourraient-ils penser un espace dédié à la sieste des professionnels ?

La logique de santé au travail est encore plus urgente dans les structures de soins et médicosociales. Le sommeil ne devrait pas être vu comme un « à-côté » ou un « confort », mais comme un **pilier central de la qualité des soins, de la sécurité des patients et de la santé des soignants**. Tenir compte du sommeil dans l'organisation du travail, ce n'est pas céder à la fatigue, c'est investir dans la lucidité, l'humanité et l'efficacité.

Alors, combien de sommeil doit-on réellement obtenir ? Bien que les besoins varient légèrement selon les individus, les experts recommandent généralement entre 7 et 9 heures/nuit pour les adultes [89]. Pourtant, 30 % des adultes dorment moins de 6 heures/nuit, ce qui expose une grande partie de la population à des risques de santé accrus [90].

Astuces simples pour trouver un bon rythme de sommeil

- Éviter les siestes trop tardives dans la journée.
- Faire de l'exercice quelques heures avant de se coucher, mais pas trop tard, car cela peut maintenir le corps en alerte.
- Limiter la consommation de caféine et d'alcool, qui perturbent la qualité du sommeil.
- Éviter les écrans avant de dormir car la lumière bleue émise par les téléphones et ordinateurs interfère avec la production de mélatonine, l'hormone du sommeil.

En adoptant une routine de sommeil régulière, en respectant son corps et ses besoins, la vie peut littéralement être transformée. Qu'une personne soit matinale ou noctambule, le plus important est de trouver un équilibre qui fonctionne pour elle. Il faut retenir que le sommeil n'est pas une simple pause dans la journée : c'est un allié invisible qui veille à la santé mentale, physique, et émotionnelle.

Il est donc préconisé de se lever avec le soleil, ou de se laisser bercer par la nuit, en se rappelant que bien dormir est le premier pas vers une meilleure vie.

Sommeil et mémoire

Le cerveau humain, un organe extrêmement complexe composé de milliards de cellules et de trillions de connexions, présente des défis monumentaux pour comprendre ses mécanismes, notamment en ce qui concerne le sommeil et la consolidation de la mémoire. Le processus par lequel le cerveau consolide les souvenirs, en les stabilisant pendant le sommeil, est au cœur de cette exploration.

Rôle du sommeil dans la consolidation de la mémoire

Pendant les heures de veille, le cerveau est en mode d'encodage, où il enregistre de nouvelles informations. Cependant, c'est pendant le sommeil que la consolidation de la mémoire a lieu. Les souvenirs créés la journée sont d'abord fragiles et faciles à oublier, mais au cours du sommeil, le cerveau les stabilise en remodelant les synapses, les connexions entre les cellules cérébrales. Ce processus, qui implique le réajustement des synapses, rend les souvenirs plus permanents et permet de créer des mémoires à long terme. La région hippocampique joue un rôle clé en « rejouant » les souvenirs pendant le sommeil, favorisant ainsi leur consolidation.

Mécanismes d'amélioration de la mémoire via le sommeil

Les chercheurs explorent des méthodes pour améliorer la consolidation de la mémoire pendant le sommeil. Ces techniques pourraient être utiles pour des étudiants en période d'examen ou toute personne cherchant à optimiser sa mémoire.

Mémoire déclarative et sommeil

La mémoire déclarative (souvenirs de faits ou d'événements) bénéficie grandement du sommeil. Plusieurs études ont montré que dormir peu de temps après l'apprentissage de nouvelles informations améliore la rétention de ces informations [91]. Les personnes qui se sont endormies juste après avoir appris des paires de mots ou du nouveau vocabulaire ont montré de meilleures performances de rappel après 24 heures par rapport à celles qui ont attendu plus longtemps avant de dormir.

Siestes et mémoire

Bien qu'une nuit complète de sommeil soit idéale, des études montrent que même des siestes courtes peuvent avoir un impact positif sur la mémoire. Une sieste de 90 minutes semble plus efficace que celle de 40 minutes pour améliorer les performances de mémoire [92]. Bien que les études ne s'accordent pas toutes sur les bénéfices des siestes, il semble qu'une sieste bien programmée puisse constituer une aide précieuse pour la consolidation de la mémoire.

Priorité des souvenirs

Le cerveau semble privilégier les souvenirs importants pour l'avenir pendant la consolidation. Des études montrent que lorsque les participants savent qu'un test aura lieu le lendemain, leur mémoire s'améliore davantage pendant le sommeil, ce qui suggère que fournir des incitations ou un objectif pourrait augmenter l'efficacité de cette consolidation [93].

Impact de l'olfaction (odeurs) sur la mémoire

L'odorat est étroitement lié aux régions du cerveau impliquées dans la mémoire et les émotions. Des recherches ont montré que l'exposition à des odeurs spécifiques pendant l'apprentissage et le sommeil (p. ex. une odeur de rose) peut améliorer la rétention des informations apprises, augmentant les performances d'environ 30 % chez certains participants [94]. Ainsi, utiliser des odeurs distinctes pendant l'apprentissage et le sommeil pourrait être une technique simple pour améliorer la mémoire.

Musique et mémoire

Certaines études se sont intéressées à l'utilisation de la musique pour renforcer la consolidation de la mémoire. Dans une expérience, les chercheurs ont diffusé de la musique classique pendant un cours, puis l'ont rejouée pendant le sommeil des participants. Ceux qui ont entendu la musique pendant leur sommeil ont montré de meilleures performances lors d'un test de mémoire [95]. Cette méthode est encore en phase d'expérimentation, mais elle pourrait aider à améliorer la consolidation des souvenirs, même si les facteurs influençant ce processus sont encore mal compris.

Le sommeil ne se limite pas à la mémoire ; il est crucial pour de nombreuses fonctions biologiques. Bien que le sommeil optimal pour la consolidation de la mémoire ne soit pas encore déterminé avec précision, obtenir entre 7 et 9 heures de sommeil par nuit est généralement recommandé. Les chercheurs soulignent que la clé pour améliorer la consolidation de la mémoire réside dans l'amélioration de la qualité et de la quantité de sommeil. Cela implique d'adopter des routines régulières, de dormir dans un environnement sombre et calme, et d'éviter les distractions, notamment les appareils électroniques.

En résumé, si les mécanismes exacts de la consolidation de la mémoire restent partiellement inconnus, plusieurs approches simples et accessibles, comme l'utilisation des odeurs, de la musique, ou encore des siestes bien programmées, pourraient contribuer à renforcer la mémoire. Cependant, une chose est claire : une bonne nuit de sommeil reste essentielle pour une mémoire optimale et une meilleure santé cognitive.

Un manager hospitalier a un rôle clé à jouer dans la promotion d'une culture du sommeil sain au sein de son service (tableau 4.3). Même dans un environnement contraint comme l'hôpital, certaines actions concrètes et réalistes peuvent être mises en place pour stimuler de bonnes pratiques liées au sommeil et à la consolidation de la mémoire, tout en renforçant le bien-être et la performance de son équipe :

Tableau 4.3. Sommeil et hygiène de vie : tous responsables !

Axe d'action	Initiatives concrètes	Objectif
1. Sensibilisation	Organiser des réunions ou formations sur le lien entre sommeil, mémoire et performance cognitive	Faire évoluer les mentalités et légitimer le sommeil comme levier de qualité de soins
2. Gestion des plannings	– Éviter les enchaînements nuit/jour – Respecter les repos post-garde et après des cycles longs	Préserver les rythmes biologiques et limiter les risques d'erreurs et de fatigue chronique
3. Encouragement à la sieste	– Aménager un espace de repos – Autoriser des microsiestes en période creuse ou post-garde	Améliorer la vigilance, la récupération et la consolidation mnésique
4. Optimisation des apprentissages	– Programmer les formations à des moments propices (éviter les fins de poste) – Encourager le repos après	Favoriser une meilleure mémorisation des contenus transmis en formation ou en briefing
5. Expérimentation sensorielle	– Diffuser une musique douce en formation, puis au repos – Associer une odeur à un apprentissage spécifique	Renforcer la mémorisation par l'ancrage sensoriel (musique/odeur)
6. Posture d'exemplarité	– Adopter des rythmes de repos cohérents – Valoriser le sommeil dans les discours managériaux	Insuffler une culture de la récupération et du soin de soi comme pilier de la performance

Une activité physique au bon rythme

L'activité physique n'est pas seulement un outil thérapeutique destiné aux patients. Dans les environnements hospitaliers et médicosociaux, où le stress, la charge mentale et les exigences émotionnelles sont omniprésents, elle représente aussi un levier essentiel pour la santé et la performance des soignants. Trop souvent négligée par manque de temps ou par pression organisationnelle, la pratique régulière d'un sport ou d'un exercice physique devrait pourtant faire partie intégrante de l'hygiène de vie des professionnels. Elle ne se limite pas à un bénéfice physique : elle agit en profondeur sur la régulation émotionnelle, la résilience au stress, la qualité du sommeil et les capacités cognitives.

Ces dernières années, les preuves des bienfaits de l'activité physique sur les fonctions cognitives se sont considérablement accrues [96]. Bien que cette relation soit étudiée depuis des décennies, les progrès techniques dans les méthodes d'évaluation ont permis de résoudre plusieurs questions essentielles, approfondissant ainsi les connaissances. Les études récentes suggèrent également que certaines capacités cognitives spécifiques des athlètes pourraient améliorer leur efficacité et augmenter leurs chances de succès en compétition.

L'utilisation de techniques comme l'électroencéphalographie (EEG), l'IRMf et la tomographie par émission de positons (TEP) a permis de mieux visualiser les processus cognitifs lors de l'exercice physique. Ces techniques ont révélé que les changements dans le cerveau pendant l'exercice influencent non seulement la condition physique, mais aussi les capacités cognitives [97].

À l'intersection du sport et de la performance cognitive : un éclairage neurobiologique

Des études en neurobiologie ont exploré les mécanismes sous-jacents aux changements positifs dans la performance cognitive, comme la neurogenèse et la synaptogenèse, qui sont favorisés par des molécules telles que le facteur neurotrophique dérivé du cerveau (BDNF) et l'*insuline-like growth factor 1* (IGF-1) [98]. C'est important pour la performance cognitive car la neurogenèse et la synaptogenèse sont au cœur de la manière dont le cerveau apprend, s'adapte et se renforce. Ces deux processus – la création de nouveaux neurones (neurogenèse) et la formation de nouvelles connexions entre neurones (synaptogenèse) – sont directement liés à la mémoire, l'attention, la flexibilité mentale et la vitesse de traitement de l'information.

Des molécules comme le BDNF et l'IGF-1 jouent un rôle crucial dans cette dynamique :

- le BDNF est souvent appelé « engrais du cerveau ». Il stimule la croissance des neurones, renforce les connexions synaptiques existantes, et facilite l'apprentissage et la mémorisation. Un taux élevé de BDNF est associé à de meilleures performances cognitives ;
- l'IGF-1, produit notamment pendant l'exercice physique, traverse la barrière hématoencéphalique et agit sur le cerveau en favorisant la plasticité neuronale, en soutenant la survie des neurones et en contribuant à la régulation des fonctions cognitives.

Quand une personne est physiquement active, ces facteurs neurotrophiques sont libérés en plus grande quantité, ce qui optimise le fonctionnement du cerveau. Cela se traduit par une amélioration des capacités d'attention, de concentration, de résolution de problèmes et de mémorisation. En résumé, ces mécanismes biologiques renforcent la base physiologique sur laquelle repose la cognition.

C'est pourquoi promouvoir l'activité physique dans un cadre professionnel – y compris hospitalier – peut être vu non seulement comme un levier de santé physique, mais aussi comme un investissement direct dans la performance intellectuelle, la réactivité mentale et la capacité d'adaptation des professionnels.

Bien que les hypothèses scientifiques sur l'homme soient encore en cours de consolidation, ces découvertes offrent des pistes prometteuses.

L'enfance et l'adolescence sont des périodes cruciales pour le développement du cerveau. Il est bien établi que l'activité physique pendant ces étapes de la vie favorise non seulement la santé physique, mais également la concentration, la mémoire et les fonctions exécutives [99]. Les techniques d'imagerie cérébrale ont révélé des modifications structurelles liées à la condition physique des jeunes, comme une augmentation du volume de l'hippocampe et du corps strié dorsal chez les enfants physiquement actifs.

Chez les personnes âgées, l'exercice physique régulier s'est avéré protecteur contre le déclin cognitif et bénéfique pour des fonctions telles que la mémoire et l'attention. De nombreuses études montrent que l'amélioration de la condition physique pourrait atténuer les effets du vieillissement sur le cerveau [100]. Des recherches récentes se sont concentrées sur le potentiel de l'exercice à retarder l'apparition de maladies neurodégénératives comme les maladies d'Alzheimer et de Parkinson, suggérant que l'activité physique pourrait non seulement améliorer les symptômes, mais également offrir une protection préventive [101].

Dans les sports de haut niveau, le fonctionnement cognitif a pris une place centrale dans la recherche. Des études ont montré que des fonctions exécutives supérieures, telles que la capacité d'attention et la vitesse de traitement cognitif, sont associées à une meilleure performance en compétition [102]. Ces capacités sont particulièrement cruciales dans les sports ouverts, où les athlètes doivent s'adapter à des situations en constante évolution.

Malgré les avancées, de nombreux défis demeurent. Les études actuelles souffrent souvent de la variabilité des échantillons, des interventions hétérogènes, et du manque de contrôle des variables parasites. Les recherches futures devront se concentrer sur l'identification des paramètres d'exercice les plus efficaces en fonction des caractéristiques individuelles.

Le défi majeur des prochaines années sera de déterminer comment entraîner le cerveau de manière optimale pour maximiser les performances physiques et psychologiques, tout en promouvant la santé globale.

Encore une question de chronotype ?

En matière des pratiques sportives, les débats les plus passionnés opposent les adeptes de l'entraînement matinal à ceux qui préfèrent transpirer au coucher du soleil. Mais alors, qui a raison ? Les lève-tôt récoltent-ils vraiment plus de bénéfices physiques ? Ou bien les noctambules tiennent-ils le bon bout ?

Certaines études suggèrent que s'entraîner à jeun le matin pourrait être le moment idéal pour favoriser la perte de poids et améliorer les adaptations de l'entraînement [103]. Toutefois, la question du meilleur moment pour pratiquer une activité physique afin de lutter contre l'obésité reste débattue.

Les recherches révèlent que les personnes qui font partie du « groupe matinal » ont tendance à être moins actives au quotidien et plus sédentaires que celles qui s'entraînent en milieu de journée ou le soir. Cependant, elles semblent mieux suivre des habitudes alimentaires saines, avec un apport calorique globalement plus faible. De plus, ces personnes ont généralement un indice de masse corporelle (IMC) inférieur à celui des autres groupes [104, 105].

On a observé que chez les personnes qui s'entraînent le matin, plus elles font d'activité physique modérée à intense, plus leur niveau d'obésité diminue. Cette relation est claire et directe. En revanche, chez celles qui s'exercent à d'autres moments de la journée, le lien est moins fort et moins régulier. Cela dit, peu importe l'heure de la journée, pratiquer une activité physique modérée à intense reste bénéfique, car cela aide à réduire le risque de développer un diabète de type 2 [106].

Ces résultats renforcent un conseil souvent donné pour maintenir une routine d'exercice régulière : planifier ses séances le matin, avant que les mails, appels ou réunions ne viennent perturber la journée. Mais il n'est pas encore clairement établi si les personnes qui s'entraînent systématiquement le matin diffèrent fondamentalement de celles qui préfèrent d'autres moments. Par exemple, ceux qui choisissent de faire de l'exercice le matin pourraient avoir des emplois du temps plus prévisibles, avec moins de contraintes comme des responsabilités de soins ou des horaires de travail décalés qui compliquent les entraînements matinaux.

S'entraîner le matin peut être une bonne option pour des raisons pratiques, surtout si l'on est du genre à aimer se lever tôt. Certaines personnes, en effet, sont des « chronotypes matinaux » : elles se lèvent à l'aube, accomplissent autant de tâches que possible – incluant leur entraînement et leurs obligations professionnelles – puis se couchent tôt. Mais pour un « chronotype du soir », il se pourrait que l'exercice matinal ne soit pas en phase avec son faible niveau d'énergie matinal ou sa préférence pour les activités de loisir en fin de journée.

Si l'on a la chance de pouvoir s'entraîner à n'importe quel moment de la journée, il peut être utile de faire des essais à différents moments et de prêter attention à la façon dont on se sent après chaque séance. En fin de compte, le meilleur moment pour faire du sport est celui qui s'intègre le mieux à l'emploi du temps et qui permet de rester régulier.

Dans le contexte hospitalier, où les équipes travaillent souvent en cycles de 12 heures, il est essentiel d'adapter l'organisation du travail pour rendre l'activité physique accessible, régulière et compatible avec la fatigue, les horaires irréguliers et les obligations professionnelles (tableaux 4.4 et 4.5).

Comment se motiver ?

Le manque de motivation intrinsèque à pratiquer une activité physique régulière, combiné au manque de plaisir à s'y tenir, entraîne des conséquences importantes pour la santé. L'inactivité

Tableau 4.4. Ce que peut faire un manager hospitalier [1].

Pratiques à instaurer	Objectif	Mise en œuvre concrète
Favoriser les pauses actives	Maintenir la mobilité et l'énergie pendant les longues journées	Proposer des microséances de 5–10 minutes d'étirements ou de marche en équipe (guidées ou libres), notamment lors des transmissions ou des pauses
Inclure l'activité physique dans le planning	Légitimer l'exercice physique comme besoin professionnel	Proposer un créneau optionnel (avant ou après le poste) pour une activité légère (yoga, cardiovasculaire doux), en partenariat avec un coach interne ou un kinésithérapeute du service
Respecter les temps de repos	Préserver les plages où les soignants peuvent s'entraîner	Éviter les changements de planning de dernière minute ou l'enchaînement nuit/jour qui empêche toute récupération et activité physique
Encourager une pratique adaptée au chronotype	Favoriser l'adhésion durable	Laisser aux agents le choix de s'entraîner le matin ou le soir selon leur rythme personnel, plutôt qu'imposer un horaire fixe pour tous
Mettre en place des défis collectifs	Créer une dynamique d'équipe autour du mouvement	Exemple : « 30 jours, 30 minutes d'activité », avec une application ou un tableau de suivi d'équipe

1. Cadre de santé, chef de service, etc.

Tableau 4.5. Ce que peut faire la gouvernance hospitalière [1].

Actions stratégiques	Impact visé	Exemples de mise en œuvre
Créer des espaces dédiés à l'activité physique	Accessibilité directe pour les équipes	Aménager des salles de pause polyvalentes avec tapis, ballons, vélos statiques ou supports vidéo pour 15 minutes de mobilité entre deux patients
Instaurer un partenariat avec des professionnels du sport santé	Encadrement professionnel et prévention des blessures	Collaborer avec des éducateurs APA, kinés ou coachs spécialisés pour proposer des ateliers adaptés aux contraintes hospitalières
Reconnaître l'activité physique dans les politiques de QVT	Légitimation institutionnelle et mobilisation des équipes	Intégrer l'activité physique dans les plans de prévention, les évaluations de bien-être ou les indicateurs RH
Proposer des horaires aménagés pour l'activité physique	Meilleure régularité et adhésion	Permettre à certains agents (sur volontariat) de débuter leur journée 30 minutes plus tôt pour intégrer une session encadrée sans impacter leur service
Communiquer sur les bénéfices validés par la science	Sensibilisation, responsabilisation, culture du soin de soi	Diffuser des affiches, vidéos, ou modules e-learning sur les bienfaits cognitifs et émotionnels de l'exercice pour les soignants

APA : activité physique adaptée.
1. Direction, ressources humaines (RH), qualité de vie au travail (QVT), etc.

physique est un facteur commun aux maladies liées au mode de vie, avec un taux de mortalité moyen atteignant 9 % dans le monde [107]. Ce phénomène est souvent lié à une consommation excessive d'aliments gras et/ou sucrés.

Une étude française révèle que le système endocannabinoïde, et plus précisément les récepteurs cannabinoïdes de type 1 (CB1), joue un rôle essentiel dans le choix entre faire de l'exercice, comme courir, et manger des aliments chocolatés.

Au quotidien, l'individu est constamment confronté à des choix entre différentes formes de récompenses. C'est sur ce principe que les chercheurs ont développé un modèle dans lequel, après une période d'apprentissage, des souris devaient choisir – en échange d'efforts – entre une session d'exercice ou de la nourriture chocolatée. Les résultats montrent que les souris dépourvues de récepteurs CB1, que ce soit de manière générale ou spécifiquement sur les neurones gabaergiques, montraient une motivation bien moindre à courir et préféraient opter pour la nourriture.

Le système endocannabinoïde, via les récepteurs CB1 présents sur les neurones gabaergiques, exerce un contrôle crucial sur la motivation intrinsèque («vouloir») à s'engager dans l'exercice physique, même lorsqu'une autre récompense, comme une nourriture appétissante, est proposée en alternative.

Ce paradigme du choix de récompense devrait faciliter les futures découvertes concernant les mécanismes responsables des déséquilibres pathologiques entre la motivation à faire de l'exercice et celle à se nourrir. Cela pourrait notamment expliquer pourquoi, dans certains cas, ces déséquilibres favorisent l'alimentation plutôt que l'exercice (comme dans l'obésité), ou l'inverse (comme dans l'anorexie mentale restrictive).

Ce que cette étude met en lumière, c'est que les décisions prises entre faire de l'exercice et céder à des tentations alimentaires peuvent être influencées par des mécanismes biologiques profonds, mais aussi qu'il est possible, à terme, d'agir sur ces mécanismes pour encourager un équilibre plus sain.

Le mental au service du corps

De nombreux experts affirment que la clé pour des séances d'entraînement plus régulières et efficaces ne réside pas dans le corps, mais dans l'esprit. Il existe quelques astuces pour tromper le cerveau, souvent réticent, et lui donner la motivation de retourner à la salle de sport ou de s'aventurer sur un sentier de vélo :

1. le cerveau adore les jeux, surtout lorsqu'ils sont imprévisibles ou offrent des récompenses intermittentes. Il est possible d'en tirer parti. Par exemple, certains coachs utilisent un système de tirage au sort pour leurs cours collectifs : les participants tirent un exercice d'un sac et un nombre de répétitions d'un autre, et quoi qu'il en sorte, c'est ce qu'ils font ;
2. le cerveau aime aussi ce qui semble spécialement conçu pour soi. Lindberg, de l'Université d'Agder en Norvège, a observé que les athlètes qui pensaient suivre un programme personnalisé obtenaient de meilleurs résultats que ceux qui croyaient suivre un plan générique [108]. Cependant, les chercheurs ont également découvert que les individus réussissent mieux lorsqu'ils choisissent eux-mêmes leurs objectifs, plutôt que s'ils suivent ceux imposés par un programme ou un coach. Il est préférable d'avoir l'impression d'être impliqué dans le processus, et choisir son propre plan aide à se sentir plus investi ;
3. selon Ekkekakis, psychologue du sport à l'Université d'État du Michigan, les expériences sont souvent mémorisées en fonction des émotions ressenties à la fin [109]. C'est pourquoi il recommande de changer l'ordre des exercices en commençant par la partie la plus difficile après un bon échauffement, et de diminuer progressivement l'intensité. Ainsi, la séance se termine sur une note positive.

Le souvenir d'une séance d'exercice agréable peut motiver à planifier la suivante. Des chercheurs ont demandé à des étudiants de se remémorer un souvenir positif ou négatif lié à l'exercice physique [110]. Une semaine plus tard, ils ont examiné les habitudes sportives des participants. Ceux qui avaient évoqué un souvenir positif d'exercice rapportaient s'être entraînés davantage que d'habitude.

En résumé, la clé pour surmonter la réticence à s'entraîner réside dans la manière dont l'exercice est abordé mentalement. En rendant les séances plus ludiques, en personnalisant ses objectifs et en terminant sur une note positive, il est possible de transformer sa relation avec l'activité physique.

Bâtir des habitudes saines et durables

Construire des habitudes saines sur le long terme, que ce soit autour de l'exercice, du sommeil ou de la nutrition, est un défi. Des gestes simples pour la santé, comme se laver les mains, prennent quelques semaines à se développer. Manger un fruit avec son déjeuner ou courir 15 minutes avant le dîner nécessite en moyenne 66 jours pour devenir une routine. Il faut compter plutôt 2 à 3 mois pour des comportements plus complexes, mais plus l'habitude est compliquée, plus il est difficile de l'installer en pilote automatique. Par exemple, aller régulièrement à la salle de sport peut prendre entre 4 et 7 mois.

Pour augmenter les chances de réussite, il est essentiel de simplifier le processus et de le répéter souvent. Trouver des moyens de rendre cette activité plaisante et définir des attentes réalistes quant au temps nécessaire pour établir l'habitude sont également des clés de succès.

Les individus sont plus enclins à agir en suivant un plan composé d'étapes simples. Avoir un objectif trop large – comme « Je vais mieux manger » – n'est généralement pas efficace. Il vaut mieux choisir une ou deux règles alimentaires précises et s'y tenir, penser à soi comme quelqu'un qui ne fait pas ces choses, par exemple : « Je ne consomme pas de boissons sucrées. Ou je n'ai jamais de plats frits. Ou encore, je ne mange pas de dessert en semaine. »

Pour favoriser une fréquentation régulière de la salle de sport, il est utile de réduire le temps et les efforts requis en intégrant cette activité au trajet domicile-travail. Cela peut signifier choisir une salle de sport entre le domicile et le lieu de travail et garder un sac avec des vêtements de sport propres dans la voiture.

Cependant, une trop grande rigidité peut rendre la persévérance plus difficile sur le long terme. Ceux qui s'entraînent selon un emploi du temps flexible vont en réalité plus souvent à la salle de sport.

On a également tendance à croire que les habitudes saines font immédiatement se sentir mieux – plus énergiques, rassasiés, plus forts ou plus calmes – mais ces sensations ne viennent pas toujours tout de suite. En fait, adopter un nouveau comportement pousse le corps et le cerveau à traverser une phase de réajustement appelée allostasie, un cycle d'ordre, de désordre, puis de réorganisation. C'est pourquoi on se sent souvent moins bien avant de se sentir mieux. Enfin, si l'habitude elle-même n'est pas plaisante, trouver des façons de la rendre amusante peut aider à la maintenir sur le long terme.

Un manager hospitalier ou la direction d'un établissement de santé peut jouer un rôle fondamental dans l'ancrage d'habitudes saines et durables pour les professionnels, en tenant compte des réalités du terrain (tableau 4.6) : horaires longs, fatigue chronique, contraintes logistiques, etc. mais aussi du fonctionnement psychologique des habitudes.

Tableau 4.6. Stratégie santé au travail.

Axe stratégique	Actions concrètes à mettre en place	Pourquoi ça fonctionne
Commencer petit et précis	– Proposer des micro-objectifs (p. ex. 1 fruit/j, 1 verre d'eau toutes les 2 heures) par des rappels/affichages – Défis d'équipe ciblés (p. ex. « pas de soda pendant 7 jours »)	Simplicité = action immédiate Objectif clair = plus de chances de réussite
Répéter dans un contexte stable	– Créer des rituels : pause hydratation, étirement de 5 minutes au début du poste – Intégrer les habitudes aux routines existantes (briefings, pauses)	La répétition dans un cadre fixe favorise l'automatisation
Associer plaisir et ambiance positive	– Activités collectives conviviales (musique, pauses partagées) – Féliciter les progrès, même petits	Le plaisir et la reconnaissance renforcent la motivation intrinsèque
Favoriser la souplesse	– Proposer plusieurs formats : 10 minutes de marche ou 15 minutes de vélo doux – Encourager la pratique selon le chronotype	Flexibilité = moins de pression = plus de constance

(*Suite*)

Tableau 4.6. Suite.

Axe stratégique	Actions concrètes à mettre en place	Pourquoi ça fonctionne
Créer un environnement facilitant	– Mettre à disposition des paniers de fruits, gourdes, tapis de sol – Aménager des espaces visibles pour bouger ou se détendre	L'environnement influence fortement le passage à l'action
Normaliser la phase de réajustement	– Communiquer sur l'allostasie : « c'est normal de ne pas se sentir mieux tout de suite » – Affichage bienveillant dans les salles communes	Anticiper les baisses de motivation = éviter l'abandon prématuré
Impliquer les équipes	– Ateliers participatifs : construire ensemble les règles santé – Ambassadeurs internes : témoignages et relais	L'appropriation collective augmente l'adhésion et la pérennité du changement

Nouveauté et sensations

Les recherches du Dr Pradeep sur la reconnaissance de la nouveauté montrent que les éléments inattendus dans les présentations captent l'attention [111]. Le cerveau est programmé pour prêter attention aux informations nouvelles et surprenantes. La vie d'adulte mène souvent à la monotonie, étouffant la créativité et la joie.

Comment intégrer plus de plaisir dans la vie

- Identifier ce que l'on aime : réfléchir aux activités qui procurent de la joie. En cas de difficulté à s'en souvenir, demander aux autres quand ils ont vu un rire pour la dernière fois.
- Réserver du temps pour le jeu : traiter ses activités de loisirs comme des réunions importantes en leur réservant des plages horaires régulières.
- Essayer de nouvelles choses : s'ouvrir à de nouvelles expériences, même minimes, comme emprunter un itinéraire différent lors d'une promenade.
- Se connecter avec les autres : rejoindre des clubs ou des groupes partageant les mêmes centres d'intérêt. Les interactions sociales peuvent renforcer le plaisir et la motivation.

Plan d'action ludique

- Croire que le plaisir est nécessaire (il l'est vraiment !)
- Revoir les passions de l'enfance, mais être ouvert à de nouvelles découvertes
- Suivre la moindre étincelle d'inspiration
- Éviter de s'imposer des obligations, faire confiance à son instinct
- Être ouvert aux surprises – la prochaine joie pourrait être inattendue.

Il ne faut pas oublier que le cadre dirigeant donne le ton. La création d'environnements dynamiques, créatifs et résilients est bénéfique à la fois pour les dirigeants et pour les équipes.

Le Dr Brown, fondateur de l'Institut national du jeu, affirme que le jeu est essentiel à la résolution des problèmes et à la créativité. Il stimule l'innovation en permettant à l'esprit d'explorer, d'expérimenter et de prendre des risques [112]. Le projet 20 % de Google, qui a conduit à des innovations telles que Gmail, démontre la valeur du jeu dans la stimulation de la créativité.

Le jeu présente également des avantages économiques et sociaux. Les entreprises dotées d'une solide « culture ludique » (encadré 4.5) attirent et retiennent plus efficacement leurs employés. Les activités ludiques renforcent les liens sociaux et améliorent les compétences en matière de communication, ce qui est essentiel dans le cadre personnel et professionnel.

Mais la surprise peut également avoir des effets réducteurs sur la créativité et l'expression de sa singularité lorsqu'elle est associée à l'émerveillement.

Pour leur expérience, les chercheurs Prade, de l'Université d'Aix-Marseille, et Saroglou, de l'Université catholique de Louvain, ont demandé au hasard à 308 participants de se souvenir soit d'un moment où ils étaient « en présence d'un paysage naturel époustouflant » (pour évoquer l'émerveillement), soit d'un « événement particulier au cours duquel [ils] ont ri avec des amis » (pour évoquer l'amusement), soit de la dernière fois qu'ils sont allés faire des courses (neutre) [114]. Il leur a été demandé d'essayer de s'immerger dans le souvenir, puis d'écrire à son sujet. Ils ont ensuite évalué le degré de leurs émotions, y compris celles associées à l'admiration (crainte, fascination et curio-

Encadré 4.5

Gamification

La gamification – c'est-à-dire l'intégration de mécanismes ludiques dans des environnements de travail non ludiques – peut jouer un rôle puissant en milieu hospitalier pour améliorer la gestion des équipes, l'organisation des soins et la fluidification du travail, tout en favorisant la motivation, l'innovation et le bien-être au travail.

En intégrant des éléments de jeu (objectifs clairs, feedback immédiat, progression visible, récompenses symboliques), les tâches quotidiennes – parfois routinières ou perçues comme ingrates – deviennent plus stimulantes et gratifiantes. Par exemple, un service peut utiliser un tableau de bord interactif où les équipes gagnent des points en atteignant des objectifs qualité (transmissions dans les temps, désinfection des surfaces, retours patients positifs). Cela développe un esprit de défi positif, sans pression hiérarchique.

Les mécaniques de jeu aident à clarifier les priorités, structurer les flux de tâches et valoriser la coopération :

- attribution de « missions » pour les soignants (p. ex. résoudre *x* situations avant la fin du poste, valider un certain nombre de transmissions complètes) ;
- systèmes de badges ou niveaux pour les nouveaux arrivants (progression visible dans la montée en compétences).

Cela améliore la répartition des charges, évite les doublons, et rend le travail d'équipe plus fluide.

Les jeux stimulent les interactions positives, la reconnaissance mutuelle et l'humour, des leviers essentiels dans des contextes de tension :

- défis interéquipes « santé-bien-être » (activités physiques collectives, pauses actives, semaines sans sucre, etc.) ;
- « quizz cliniques » ludiques sur les pratiques de soins, avec scores d'équipe affichés en salle de repos.

Les jeux partagés brisent les silos, favorisent la solidarité et améliorent la communication interprofessionnelle.

Comme le montre le projet 20 % de Google, offrir un espace-temps ludique ou expérimental dans les plannings peut déclencher des idées nouvelles pour améliorer les pratiques :

- une demi-journée par trimestre où les équipes peuvent « jouer à inventer » des solutions concrètes pour améliorer leur service (p. ex. simplifier une procédure) ;
- ateliers gamifiés d'amélioration continue, avec des outils visuels, des prototypes, des feedbacks rapides.

Cela valorise l'intelligence collective et transforme les équipes en forces de proposition.

Une atmosphère ludique bien dosée améliore la QVT :

- une étude du MIT souligne que la gamification augmente les niveaux de dopamine et réduit la perception de l'effort [113] ;
- elle favorise aussi la récupération psychique, essentielle dans les métiers de soins où la charge émotionnelle est forte.

La gamification ne signifie pas « jouer pour jouer » : c'est un outil stratégique pour rendre le travail plus humain, plus fluide et plus engageant. Elle redonne du sens, de la légèreté et de la motivation dans un contexte souvent sous tension. En l'adaptant au monde hospitalier, la direction peut insuffler une nouvelle dynamique managériale : efficace, collaborative et durable.

sité). Ensuite, les participants ont lu une série de brèves descriptions de personnes qui mettaient en évidence dix valeurs fondamentales, dont la réussite (« Il est important pour elle de montrer ses capacités. Elle veut que les gens admirent ce qu'elle fait »), l'hédonisme (« Il cherche chaque fois qu'il le peut à s'amuser. Il est important pour lui de faire des choses qui lui procurent du plaisir ») et le conformisme (« Il est important pour elle de toujours se comporter correctement. Elle veut éviter de faire ce que les gens diraient être mal »). Les participants ont évalué dans quelle mesure ils pensaient ressembler à chaque personne. En fin de compte, ceux qui évoquaient un souvenir d'émerveillement s'identifiaient davantage aux personnes qui valorisaient la conformité que ceux qui se rappelaient des souvenirs amusants ou neutres. Cet effet pourrait s'expliquer entièrement par le sentiment d'émerveillement qu'ils ont ressenti après leur souvenir, ce qui suggère que l'expérience de l'émerveillement augmente la valeur accordée à la conformité. Il s'agit de la « première preuve empirique que l'émerveillement favorise la conformité sociale », écrivent les chercheurs. « On a constaté que l'admiration poussait les individus à valoriser le respect des normes sociales. »

La deuxième expérience des chercheurs visait à vérifier si l'émerveillement incite à se conformer à l'opinion de la majorité, en plus de valoriser la conformité. Dans cette expérience, 289 participants ont été répartis au hasard pour visionner une vidéo de 3 minutes suscitant l'admiration, l'amusement ou la neutralité, puis pour évaluer dans quelle mesure ils ressentaient des émotions spécifiques. Les participants ont ensuite vu deux présentations de formes géométriques bleues qui ne différaient que par le contraste entre les formes et l'arrière-plan. Un test réalisé avec d'autres participants avait montré que la plupart des gens préféraient la configuration la plus contrastée, quelle que soit la vidéo qu'ils avaient regardée au préalable, mais les participants à cette expérience ont été informés du contraire (que la plupart des gens préféraient la configuration la moins contrastée). Les participants ont ensuite choisi la configuration qu'ils préféraient. Alors que seulement 37 % des personnes ayant regardé la vidéo amusante et 32 % de celles ayant regardé la vidéo neutre se sont ralliées à la fausse opinion majoritaire, 52 % des personnes ayant regardé la vidéo impressionnante s'y sont ralliées. Les chercheurs soulignent qu'il a suffi de 3 minutes de vidéo pour influencer les participants à adopter l'avis majoritaire. Ce phénomène est particulièrement significatif à une époque où des millions de personnes consomment chaque jour des contenus courts sur les réseaux sociaux.

L'ensemble de ces résultats suggère que l'admiration incite non seulement à vouloir aider les autres, mais aussi à être d'accord avec eux et à adhérer aux normes sociales. Ils sont particulièrement intéressants à la lumière d'autres études qui ont montré que l'admiration renforce l'humilité et réduit à la fois les convictions idéologiques personnelles et les perceptions de polarisation idéologique. L'admiration semble agir comme un levier qui décentre ses propres opinions, encourageant à s'entendre, pour ainsi dire, et à se concentrer sur l'humanité commune.

Le conformisme social comporte des risques bien connus. Lorsqu'il est instrumentalisé, il peut favoriser des dérives graves comme la discrimination ou même des actes de violence collective. Dans de nombreux contextes historiques, la peur a servi de levier pour renforcer ce conformisme, donnant ainsi davantage de pouvoir à certains dirigeants, parfois parmi les plus autoritaires.

D'un point de vue évolutif, il est possible que le sentiment d'admiration soit né de la réaction émotionnelle face à une figure perçue comme dominante ou prestigieuse. Dans des environnements où la survie dépendait souvent de l'appartenance au groupe, imiter ou suivre un leader pouvait représenter un avantage adaptatif. Toutefois, cette disposition à suivre les figures charismatiques peut, dans certains cas, mener à des choix collectifs regrettables.

Malgré ses dérives potentielles, le conformisme social joue aussi un rôle essentiel au quotidien. Il régule une grande partie des comportements, encourageant des attitudes respectueuses et évitant les conflits interpersonnels. Il s'avère particulièrement utile face à l'incertitude, en offrant des repères et un sentiment de cohérence. Dans ce contexte, l'émerveillement pourrait avoir évolué comme un mécanisme émotionnel aidant à naviguer dans des situations complexes ou ambiguës. En reconnaissant ses limites face à l'inconnu, il favorise l'ouverture à la perspective d'autrui et renforce la cohésion au sein du groupe.

Étant donné qu'il s'agit de la première étude explorant le lien entre l'admiration et la conformité sociale, il reste de nombreuses inconnues. Par exemple, il serait intéressant de voir comment les contenus impressionnants influencent le comportement en ligne sur les réseaux sociaux. Le visionnage d'un clip de Planet Earth sur les médias sociaux inciterait-il à soutenir l'opinion ou le candidat majoritaire lors d'un sondage ? Serait-on plus enclin à respecter l'étiquette lorsqu'on est impressionné ? Serait-on plus ou moins susceptible d'interpeller une personne ayant un comportement problématique ?

Des travaux antérieurs ont montré que l'émerveillement renforce la pensée critique, ce qui peut nécessiter d'aller à l'encontre de l'opinion majoritaire, de sorte que des recherches futures pourraient permettre de réconcilier ces résultats. Les chercheurs soulignent certaines limites importantes de leur travail, notamment le fait que la plupart des participants étaient des femmes, que les expériences ont été menées en ligne et en privé, et que seules des expériences positives dans la nature ont été utilisées pour évoquer l'émerveillement.

Dans le management, l'admiration peut être un moteur puissant. Elle pousse à suivre, à s'engager, à se dépasser. Lorsqu'un leader incarne une vision forte, il suscite naturellement un élan collectif. De la même façon, l'émerveillement – cet état d'ouverture face à quelque chose de plus grand que soi – peut renforcer la cohésion, stimuler l'enthousiasme et nourrir la créativité.

Mais ces émotions, si elles ne sont pas encadrées, peuvent aussi mener à des dérives. L'admiration excessive, notamment face à des figures charismatiques, peut inhiber l'esprit critique et conduire à une forme de soumission. L'émerveillement, en suspendant temporairement le jugement, peut renforcer le pouvoir d'un manager au point d'effacer les mécanismes de régulation collective. C'est ainsi que certains leaders toxiques captent toute l'attention, imposent leur vision, et installent des logiques de contrôle sous couvert d'inspiration.

Pour éviter ces pièges, il est essentiel de cultiver une admiration lucide : reconnaître les qualités d'un leader sans perdre sa capacité à questionner. L'organisation doit encourager la pluralité des voix, créer des espaces de réflexion partagée et instaurer des garde-fous face à l'hypercentralisation du pouvoir.

L'émerveillement bien orienté reste un levier managérial précieux, à condition qu'il serve non pas à renforcer un ego, mais à révéler les forces du collectif. Le rôle du manager n'est pas de se faire admirer, mais de donner aux autres des raisons de se sentir fiers de ce qu'ils construisent ensemble.

En fin de compte, l'admiration n'est peut-être pas la seule émotion positive qui favorise l'adhésion aux normes sociales. Cette étude suggère que l'amusement n'augmente pas la conformité, alors qu'un travail précédent avait montré que la gratitude – mais pas la joie – le faisait. Selon Prade et Saroglou, cela pourrait suggérer que les émotions centrées sur les autres, telles que l'admiration et la gratitude, sont plus susceptibles d'encourager la conformité, car le fait de se sentir proche des autres incite à agir par souci du groupe. Ainsi, dans un groupe qui a du mal à parvenir à un consensus, une petite dose d'admiration peut aider.

L'admiration est une émotion relationnelle : elle place l'autre en valeur, mais aussi soi-même dans une position d'ouverture, de respect et d'aspiration.

Lorsqu'un professionnel admire un collègue, un manager ou même une façon de faire, cela renforce l'envie d'apprendre, d'imiter, de coopérer. L'admiration favorise la motivation, sans la pression. Elle crée une dynamique d'élévation. On ne suit pas parce qu'on y est obligé, mais parce qu'on reconnaît une forme de valeur dans le comportement ou la vision de l'autre.

Exemples

- Une infirmière qui admire la rigueur et la bienveillance d'un collègue plus expérimenté est plus encline à adopter spontanément ses méthodes, à poser des questions, à suivre des règles de service non écrites mais porteuses de sens.
- De même, dans une réunion d'équipe où les avis divergent, exprimer son admiration sincère pour un point de vue bien argumenté – même si l'on n'y adhère pas entièrement – peut détendre l'atmosphère, légitimer la personne, et ouvrir la voie au compromis.

Que peut faire un manager ? Il peut utiliser l'admiration comme catalyseur de culture collective, de plusieurs façons :

- valoriser les comportements inspirants, pas seulement les résultats. Dire devant l'équipe : « Ce que j'ai admiré dans ton geste, c'est ta façon d'écouter malgré la pression » donne du sens et oriente les normes implicites ;
- donner de la visibilité à des actions admirables dans le quotidien : une transmission bien faite, un accueil particulièrement humain, un soutien discret à un collègue en difficulté ;
- modéliser lui-même l'admiration : quand un leader exprime ouvertement son respect pour un membre de l'équipe ou une autre fonction,

il ouvre un espace émotionnel où la hiérarchie devient humaine et les relations gagnent en confiance;

- ancrer des rituels positifs : débuter une réunion hebdomadaire en demandant à chacun de partager un petit acte ou comportement qu'il a «admiré cette semaine» peut sembler simple, mais crée une dynamique d'attention et de reconnaissance mutuelle.

L'admiration ou la gratitude sont centrées sur les autres et facilitent l'adhésion aux normes sociales. Elles renforcent le lien au groupe et encouragent les comportements qui préservent l'harmonie collective. Dans une équipe en tension, où le consensus est difficile, faire émerger un moment d'admiration authentique – pour la patience de l'un, la vision de l'autre – peut débloquer une situation, relancer l'écoute et faire baisser les résistances.

L'admiration, bien que discrète, est donc un outil d'influence bienveillante. Elle ne pousse pas, elle attire. Elle ne contraint pas, elle inspire. Et dans un monde du travail qui a plus que jamais besoin de cohésion, de sens partagé et d'humanité, elle mérite une place bien plus grande dans la boîte à outils du manager.

La surprise est une des émotions les plus puissantes, qui est souvent activée, lorsqu'il s'agit d'influencer ou de faire passer un message important. Les dirigeants qui réussissent ne se distinguent pas uniquement par leur maîtrise des compétences communicationnelles, mais aussi par leur capacité à utiliser la surprise comme un levier stratégique et à s'inscrire dans une dynamique de changement. Cette double aptitude à influencer et inspirer par une communication percutante, alliée à une gestion habile des attentes et des moments inattendus, peut jouer un rôle décisif dans la réussite d'une organisation évoluant dans un monde en perpétuelle mutation.

La surprise, en tant que phénomène psychologique, a un impact profond sur la manière de percevoir et de réagir. Elle brise les routines, capte immédiatement l'attention et stimule la concentration. Elle remet en question les hypothèses, déclenche la libération de dopamine – neurotransmetteur associé au plaisir et à la récompense – et intensifie les émotions.

Les leaders qui comprennent ces ressorts émotionnels sont en mesure de délivrer des messages avec une résonance accrue, capables de toucher leur auditoire de manière plus profonde et plus durable. Cette connaissance des fondements neurologiques de la surprise permet de transformer une communication ordinaire en une expérience captivante et mémorable.

La peur du changement est souvent tapie dans l'ombre, bloquant l'innovation et freinant les progrès. Toutefois, la surprise peut jouer un rôle clé pour contourner cette peur. Lorsqu'une révélation inattendue surgit au sein d'un discours ou d'une présentation, elle fonctionne comme une interruption de schéma, perturbant les processus de pensée habituels et suspendant momentanément toute appréhension concernant le changement. Dans cette brève fenêtre d'engagement accru, les leaders ont l'occasion de transmettre leur message avec clarté et conviction.

De plus, les techniques de surprise ont la capacité innée d'évoquer des émotions et de stimuler la curiosité, déplaçant efficacement l'attention de l'appréhension vers l'anticipation.

Incorporer des interruptions de schéma – des déviations stratégiques de la routine – dans la communication peut efficacement réinitialiser l'attention et réengager les audiences (encadré 4.6). Ces interruptions peuvent prendre diverses formes, telles que le changement de conférencier, la formulation de questions, l'introduction d'anecdotes ou l'utilisation de supports visuels.

Le leadership ne se limite pas à surprendre et captiver les audiences; il s'agit aussi de gérer le changement de manière responsable. En impliquant les parties prenantes dans les processus décisionnels, en assurant la transparence et en favorisant des canaux de communication ouverts, les leaders peuvent naviguer plus efficacement dans le changement et garantir l'adhésion des membres de l'équipe.

Apprendre tout au long de la vie

Le potentiel cérébral doit être utilisé, autrement il s'estompe. Le concept «sers t'en ou perds» en ce qui concerne la santé cognitive est largement reconnu, soulignant l'importance de maintenir

Encadré 4.6

L'art de l'interruption stratégique

Une façon pour les dirigeants d'utiliser la surprise consiste à introduire des interruptions stratégiques au sein de leur communication. Ces interruptions peuvent prendre de nombreuses formes : un changement inattendu d'orateur, une question incisive, une anecdote révélatrice ou même l'utilisation d'aides visuelles marquantes. Chacune de ces tactiques agit comme un signal de réinitialisation pour l'auditoire, permettant de revitaliser l'attention et de réengager le public.

Cependant, surprendre ne suffit pas à assurer un leadership efficace. Un bon dirigeant sait également utiliser la surprise tout en gérant le changement avec responsabilité et transparence. Cela passe par l'implication des parties prenantes dans les processus décisionnels et l'établissement de canaux de communication ouverts. L'objectif est de construire un climat de confiance où l'adhésion à la vision de l'entreprise se fait naturellement, même face à l'incertitude.

un esprit actif pour préserver ou améliorer les capacités cognitives avec l'âge. Mais qu'est-ce qui constitue un « style de vie cognitivement actif » ? Les mots croisés et le sudoku sont-ils suffisants ? Participer à des activités mentalement stimulantes peut augmenter la « réserve cognitive », c'est-à-dire la capacité du cerveau à résister aux effets des changements liés à l'âge ou à la pathologie liée à une maladie, permettant ainsi de maintenir la fonction cognitive plus longtemps.

L'entraînement cognitif implique de s'engager dans des tâches qui stimulent l'attention, la concentration, la mémoire et les fonctions exécutives. Il joue un rôle crucial dans la création de nouvelles connexions synaptiques dans le cerveau, favorisant la neuroplasticité, c'est-à-dire la capacité du cerveau à se réorganiser et à former de nouvelles connexions neuronales, cruciale pour maintenir la santé cognitive. La nouveauté est essentielle pour augmenter et préserver la réserve cognitive. Se contenter de naviguer sur internet, de jouer à des jeux de mots ou de société, ou de faire des mots croisés ne suffit pas si tout cela a déjà été fait toute sa vie. Bien sûr, cela ne fait pas de mal, mais cela n'accroît pas nécessairement les capacités cognitives.

Un entraînement cérébral spécifique stimule la neuroplasticité, améliorant la plasticité synaptique dans des zones comme le CPF, essentiel pour les fonctions exécutives. Des recherches ont montré une activation accrue dans ces régions après l'entraînement, indiquant une croissance synaptique [115–117]. Les exercices d'entraînement cérébral sont conçus pour améliorer la vitesse de traitement, l'attention et la mémoire, soutenant ainsi la fonction cognitive globale.

Bien que l'entraînement cérébral ait fait face à du scepticisme, des preuves issues de plusieurs études montrent son efficacité pour améliorer la fonction cognitive et réduire le risque de démence. L'essai ACTIVE a impliqué 2 802 adultes âgés en bonne santé d'âge moyen 74 ans [118]. Les participants ont été divisés en quatre groupes : entraînement cognitif sur la mémoire verbale, le raisonnement, la résolution de problèmes et la vitesse de traitement. Les résultats ont révélé que l'entraînement à la vitesse de traitement réduisait le risque de démence de 29 % sur 10 ans, avec des sessions de rappel abaissant encore le risque. D'autre part, l'essai IMPACT a évalué les effets de l'entraînement sur la fonction cognitive. Il a inclus 487 adultes de 65 ans et plus [119]. Les résultats ont montré que l'entraînement cérébral spécifique entraînait des améliorations significatives de la mémoire et de l'attention par rapport au groupe témoin, indiquant des bénéfices cognitifs cliniquement substantiels.

Évaluer de manière critique les programmes d'entraînement cérébral, soutenus par des recherches solides, est essentiel pour maximiser les bénéfices.

Des études soulignent l'efficacité des interventions multidomaines, combinant entraînement cognitif et exercice, pour améliorer la cognition. Les résultats surpassent ceux des essais pharmaceutiques, mettant en avant le potentiel des interventions liées au mode de vie pour la santé cognitive. Participer à des activités mentalement stimulantes, des puzzles, à l'apprentissage de nouvelles compétences comme la danse ou les langues, peut renforcer la réserve cognitive. La clé réside dans la nouveauté : défier continuellement le cerveau avec de nouvelles expériences favorise la croissance cognitive.

Observer pour mieux apprendre

Dans le domaine de l'observation, la chance ne sourit qu'à un esprit préparé, comme l'a ingénieusement souligné Louis Pasteur. Cette profonde réflexion révèle une vérité puissante : une observation aiguë est le fondement de l'innovation. Mais qu'est-ce qui rend l'observation si cruciale dans la vie professionnelle ?

L'observation est bien plus qu'un simple mécanisme passif – c'est un processus mental actif qui transforme des données brutes en connaissances exploitables. En perfectionnant cette compétence, on cultive un esprit curieux qui voit au-delà de la surface, reconnaissant des motifs et des connexions que d'autres pourraient manquer.

L'observation peut être considérée comme le pont entre l'information et l'innovation. C'est l'étincelle qui déclenche ces moments « Eureka ! », conduisant à des découvertes révolutionnaires et à des solutions novatrices. Des habitudes d'observation bien développées sont plus importantes en recherche que de grandes accumulations de connaissances académiques.

Dans un monde saturé d'informations, la capacité à discerner ce qui est véritablement significatif est inestimable. L'observation apprend à se concentrer, à filtrer le bruit et à se focaliser sur ce qui compte. Elle complète le savoir académique, améliorant l'intuition et les compétences décisionnelles.

La beauté de l'observation réside dans son accessibilité – c'est une compétence que chacun peut cultiver. En abordant l'environnement avec curiosité et attention, l'esprit est préparé à l'intuition et à la découverte. Pour un scientifique comme pour un entrepreneur ou un professionnel créatif, affiner ses compétences d'observation peut changer la donne.

Alors, prendre un moment aujourd'hui pour vraiment regarder autour de soi. Quels motifs remarque-t-on ? Quelles connexions peut-on établir ? Les opportunités et les *insights* qui attendent d'être découverts pourraient surprendre.

Dans la course à l'innovation, l'esprit le plus observateur prend souvent la tête. Est-on prêt à voir votre monde avec des yeux neufs ?

Le réseautage et l'apprentissage entre pairs sont essentiels pour la croissance et le développement professionnel, notamment dans des rôles comme la coordination de projets. Voici quelques conseils stimulants pour donner un élan nouveau à sa vie professionnelle :

- rechercher des organisations professionnelles liées à la gestion de projet ou à son secteur spécifique. Ces organisations organisent souvent des événements, des conférences et des ateliers où il est possible de rencontrer d'autres professionnels, échanger des idées et apprendre des expériences des autres ;
- assister à des rencontres et des événements de réseautage et des séminaires axés sur la gestion de projet ou des sujets connexes. Ces événements offrent des opportunités précieuses pour se connecter avec des professionnels partageant les mêmes idées et élargir son réseau professionnel ;
- rejoindre des communautés en ligne, des forums pour participer aux discussions, poser des questions et partager ses expériences pour apprendre des autres et établir des connexions significatives ;
- rechercher des opportunités de mentorat pour apprendre de gestionnaires expérimentés. Un mentor peut fournir des conseils, des recommandations et un soutien à une personne tout en aidant à améliorer ses compétences et à naviguer dans sa carrière ;
- former ou rejoindre des groupes d'apprentissage entre pairs avec des professionnels dans des rôles similaires. Ces groupes peuvent se réunir régulièrement pour discuter des défis, partager des meilleures pratiques et fournir des retours d'expérience, favorisant ainsi un environnement d'apprentissage solidaire ;
- partager ses propres connaissances, expériences et leçons apprises avec son réseau et ses pairs. Que ce soit par le biais de présentations, d'articles ou de billets de blog, contribuer au partage de connaissances aide non seulement les autres, mais renforce également sa propre compréhension et expertise en coordination de projets.

En s'engageant activement dans des activités de réseautage et d'apprentissage entre pairs, il est possible d'acquérir des *insights* précieux, d'apprendre de nouvelles approches et de construire un solide système de soutien pour améliorer efficacement ses compétences de coordinateur de projet.

Comment demander conseil ?

Demander conseil à des personnes aux expériences diverses permet de s'ouvrir à des solutions innovantes et à des perspectives autrement inaperçues. Cela ne profite pas seulement à tout individu, mais favorise également une communauté plus interconnectée et empathique.

- Diversifier son réseau de soutien : ne pas se limiter aux personnes qui se trouvent dans des situations similaires. Rechercher des personnes de tous horizons qui ont fait preuve de résilience.
- Clarifiez ses besoins : avant de demander conseil, réfléchir à ce dont on a vraiment besoin. Cherche-t-on un soutien émotionnel, de l'aide pour résoudre des problèmes ou simplement une nouvelle perspective ?
- Cultiver les « liens faibles » : parfois, une conversation avec une personne que l'on ne connaît pas bien peut apporter des informations surprenantes.
- Se concentrer sur la similitude émotionnelle : rechercher des personnes qui ont été confrontées à des défis qui suscitent des émotions similaires, même si les circonstances sont différentes.
- Chercher des perspectives multiples : ne pas se fier à une seule source de conseils. Recueillir les points de vue de plusieurs personnes afin d'obtenir une vue d'ensemble.

Cette approche de la recherche de conseils ne s'applique pas seulement à la vie professionnelle – elle est pertinente dans tous les aspects du développement personnel. Que l'on soit en train de nouer des relations, de poursuivre un projet passionnel ou de faire face à une transition de vie, envisager d'élargir son cercle de conseillers.

La prochaine idée qui changera sa vie pourrait venir d'une source la plus inattendue, peut-être de quelqu'un dont la vie ne ressemble pas à sa propre vie en apparence.

Neuroplasticité : base de l'adaptabilité

La neuroplasticité, terme parapluie, décrit la capacité du cerveau à changer et à s'adapter en fonction des expériences vécues, en réorganisant et en construisant des réseaux neuronaux. Cette capacité peut comprendre des changements fonctionnels associés à des endommagements cérébraux, c'est-à-dire un déplacement des fonctions d'une zone lésée vers une zone saine, ou des changements structurels, c'est-à-dire physiques, associés à l'apprentissage. Il existe deux types de neuroplasticité.

Les premières années de vie sont une période où le cerveau croît rapidement. À la naissance, chaque neurone situé au niveau du cortex possède environ 2 500 synapses, de petits espaces relayant les impulsions nerveuses. Vers l'âge de 3 ans, ce nombre passe à 15 000 synapses/neurone. En moyenne, un adulte ne possède que la moitié de cette quantité de synapses [120, 121]. Pourquoi ? Tout simplement parce qu'en grandissant, des expériences nouvelles s'acquièrent, certaines connexions sont renforcées alors que d'autres sont éliminées. Ce phénomène porte le nom d'élagage synaptique.

Les neurones qui sont fréquemment sollicités renforcent leurs connexions. Ceux qui ne sont que peu ou pas utilisés disparaissent. En développant de nouvelles connexions et en « élaguant » celles qui sont les plus faibles, le cerveau s'adapte à son environnement en constante évolution.

Il y a de nombreux avantages à la neuroplasticité. En effet, cette capacité de s'adapter et de changer permet de réaliser des apprentissages, de renforcer les ressources cognitives existantes, de récupérer après un accident vasculaire cérébral (AVC) ou des traumatismes crâniens, de consolider ou de relayer le fonctionnement des zones en déclin ou en perte des capacités, d'améliorer la réactivité et la souplesse du fonctionnement cérébral.

Plusieurs facteurs influencent la qualité de la neuroplasticité. Si elle est à l'œuvre tout au long de la vie, certaines modifications sont prédominantes en fonction de l'âge. Le cerveau se remanie beaucoup pendant les premières années de vie, en mûrissant et en se structurant. Le cerveau du sujet jeune est plus sensible et réceptif à des expériences par rapport aux cerveaux plus matures. Mais cela ne signifie pas que le cerveau adulte ne s'adapte pas. Le facteur génétique joue également un rôle important. Les interactions entre le bagage génétique et l'environnement façonnent la plasticité cérébrale. Celle-ci doit être vue comme un processus constant, qui s'étaye sur d'autres cellules que les neurones, notamment les cellules gliales et vasculaires. Ce processus accompagne l'apprentissage, les expériences vécues, la formation des souvenirs, tout comme des situations de lésions cérébrales.

Pendant longtemps, on croyait que le cerveau arrêtait son développement après un certain âge mais aujourd'hui, de nombreuses recherches ont révélé que les remaniements cérébraux sont un processus permanent en réponse aux apprentissages. Les remaniements sont permanents mais ils ne concernent pas n'importe quelle partie cérébrale. Les lésions concernant les zones clés du cerveau, responsables du mouvement, du langage et de la cognition ne peuvent pas être systématiquement et complètement compensées par d'autres zones intactes.

Il existe une série d'actions à mettre en œuvre pour améliorer la neuroplasticité à tout âge. L'apprentissage d'une nouvelle compétence est une excellente opportunité pour enrichir son environnement, puisque ce processus repose sur une concentration sur un sujet particulier, l'effet de nouveauté et un défi à relever, ce qui permet de stimuler les changements positifs dans le cerveau. Ainsi, on peut apprendre une nouvelle langue, apprendre à jouer d'un instrument musical, voyager et explorer des endroits nouveaux, créer une œuvre d'art ou encore lire.

Se reposer s'avère également efficace. Un sommeil de bonne qualité joue un rôle important dans la croissance des dendrites. Les dendrites sont des excroissances des neurones qui aident à transmettre des informations d'un neurone à l'autre. En renforçant ces connexions, on stimule la plasticité cérébrale. Le sommeil produit un effet très positif sur la santé dans sa globalité, aussi physique que mentale. Certaines recherches suggèrent que la santé est non seulement liée à la génétique mais aussi à la capacité de la matière grise à se restaurer. Une bonne hygiène de sommeil qui repose sur la régularité et un environnement propice à l'endormissement est suffisante pour améliorer cet aspect.

Des exercices physiques réguliers comportent également un bénéfice pour le cerveau. Certaines recherches indiquent que l'exercice prémunit de la perte des neurones dans des zones clés d'hippocampe, responsable de la mémoire, entre autres. D'autres études suggèrent que l'exercice joue un rôle dans la formation de nouveaux neurones dans cette même région.

Une étude réalisée en 2021 souligne que l'exercice physique stimule la plasticité cérébrale à travers son impact sur le BDNF, un facteur neurotrophique dérivé qui détermine la croissance des nerfs, les connexions fonctionnelles et les ganglions basaux, responsables du contrôle moteur et de l'apprentissage [122]. Des études récentes ont montré un effet protecteur à partir de 5 000 pas/jour ou de 150 minutes d'exercices cardiovasculaires d'intensité modérée (marche, danse, natation ou bicyclette) par semaine et d'exercices de renforcement musculaire au moins 2 fois/semaine [123–125].

La pratique de la pleine conscience immerge complètement le cerveau au cœur du moment présent, sans ruminations sur le passé ni contemplation du futur. La prise de conscience de ce que l'on voit, entend et ressent est une clé. De nombreuses études ont montré que cultiver la pleine conscience renforce la neuroplasticité.

Le jeu est également une activité extrêmement favorable pour la plasticité cérébrale et il n'est pas réservé aux enfants.

Le lien étroit entre la neuroplasticité et les apprentissages devient particulièrement saillant dans l'expérience d'une douleur physique chronique. L'apprentissage du traitement du signal douloureux est systématiquement renforcé pour devenir un schéma de réponse privilégié au stress. Ainsi, on apprend non seulement ce qui est bon, mais aussi ce qui est mauvais pour sa propre santé. La bonne nouvelle est que la neuroplasticité permet aussi de « désapprendre » ces schémas dysfonctionnels [126, 127].

Comprendre la neuroplasticité peut profondément transformer la manière dont un manager hospitalier conçoit son rôle, son impact et l'organisation du travail au quotidien. Ce concept, qui désigne la capacité du cerveau à se modifier en fonction des expériences vécues, ne concerne pas uniquement les enfants ou les patients en rééducation : il s'applique à tous, tout au long de la vie, y compris dans un contexte professionnel.

La plasticité cérébrale montre que les compétences, les comportements, mais aussi les états émotionnels et cognitifs, ne sont jamais figés. Le cerveau adulte, bien qu'un peu moins malléable que celui de l'enfant, reste capable d'apprendre, de désapprendre, de créer de nouvelles connexions et de modifier ses habitudes. Cela signifie que toute organisation de travail peut évoluer, à condition que les conditions environnementales soutiennent ces transformations. Un manager peut alors jouer un rôle clé : non pas en imposant des savoirs ou des méthodes, mais en créant les conditions favorables à l'adaptation, à la curiosité et à la consolidation des apprentissages.

Cela commence par une prise en compte des bases biologiques de cette plasticité. On sait aujourd'hui que le sommeil, l'exercice physique, la stimulation cognitive et la qualité de l'environnement émotionnel influencent directement les capacités du cerveau à se réorganiser. Dans un hôpital ou un établissement médicosocial, promouvoir un rythme de travail qui respecte les temps de repos, offrir des espaces pour le mouvement, encourager la nouveauté ou l'apprentissage par l'expérience sont autant de leviers pour renforcer la santé cognitive des équipes.

Mais il y a plus. La pleine conscience, par exemple, ne se limite pas à un outil de bien-être individuel. C'est une pratique qui améliore la concentration, la régulation émotionnelle et la prise de décision. Elle ancre les professionnels dans le présent, réduit la surcharge mentale et optimise l'efficacité. Intégrer quelques minutes de recentrage dans une réunion ou une passation peut, à long terme, modifier durablement les circuits neuronaux associés à l'attention et à la sérénité.

Le manager peut aussi devenir un repère dans la lutte contre les effets délétères du stress chronique. Car si la plasticité du cerveau permet d'apprendre, elle peut également renforcer des schémas négatifs, notamment dans le contexte de douleurs chroniques ou de tensions prolongées. Un environnement professionnel dysfonctionnel inscrit peu à peu des réponses réflexes : évitement, rigidité, fatigue émotionnelle. C'est pourquoi il est fondamental d'intervenir avant que ces circuits ne se stabilisent. Un cadre bienveillant, une reconnaissance sincère, une écoute active peuvent inverser ces mécanismes et restaurer un climat propice à l'engagement.

La neuroplasticité ouvre également des perspectives enthousiasmantes pour le développement professionnel. L'apprentissage d'une nouvelle langue, d'un outil numérique, d'une compétence relationnelle ou pédagogique n'est pas qu'une acquisition technique. C'est un exercice de souplesse cognitive, de renouvellement intérieur. Le manager qui valorise cette dynamique, qui offre des espaces pour explorer, créer ou se tromper, agit comme un catalyseur de transformation.

Enfin, le plaisir, le jeu, la surprise ou l'admiration ne sont pas des distractions dans un contexte hospitalier : ce sont des activateurs de dopamine, d'attention, et donc de plasticité. Créer des moments de respiration, d'étonnement ou de stimulation ludique renforce les liens d'équipe, réduit l'usure, et active les circuits de motivation.

Ainsi, la neuroplasticité n'est pas une simple curiosité neuroscientifique. C'est une boussole. Elle invite les managers à penser leur rôle comme celui d'un jardinier : non pas façonner de force, mais cultiver les conditions de l'épanouissement, de la résilience et du développement durable – au service des soignants comme des soins.

Poser les bonnes questions pour bien choisir son pilote

Potapova, psychologue jungienne, écrivait dans son blog en 2014 : « Toutes les plus belles choses du monde sont faites par des narcissiques. Les choses les plus intéressantes sont faites par des schizoïdes. Les choses les plus gentilles sont faites par des dépressifs. L'impossible est fait par des psychopathes. Les personnes en bonne santé ne contribuent pratiquement pas à l'histoire. » Certes provocateur, ce constat amène à réinterroger le rapport à la normalité et la capacité à discerner les différents types de personnalité. Mais la difficulté majeure consiste à comprendre quelles compétences cognitives et relationnelles répondent aux besoins du collectif. De son côté, Branson, fondateur du groupe Virgin, a beaucoup insisté sur les compétences cognitives des personnes dyslexiques, qui défient la créativité et les schémas de raisonnement traditionnel dans un espace professionnel.

L'évaluation des compétences relationnelles (*soft skills*) offre plusieurs avantages dans le processus de recrutement des cadres et des non-cadres :

- *performance holistique* : les compétences comportementales renforcent la capacité des collaborateurs à travailler en équipe, à inspirer et à motiver leurs collègues, contribuant ainsi à une performance globale de l'équipe et de l'entreprise ;
- *adaptabilité et résilience* : dans un monde en constante évolution, les collaborateurs dotés de bonnes compétences comportementales sont plus aptes à s'adapter aux changements, à gérer le stress et à maintenir un équilibre entre vie professionnelle et vie personnelle ;
- *leadership efficace* : les collaborateurs dotés de compétences comportementales solides sont plus à même de créer un environnement de travail positif, de gérer les conflits de manière constructive et de favoriser l'innovation au sein de l'organisation ;
- *prise de décision éclairée* : les compétences comportementales telles que la pensée critique et la résolution de problèmes aident les collaborateurs à prendre des décisions éclairées, en évaluant diverses perspectives et en anticipant les conséquences de leurs choix ;
- *réduction du turnover* : lorsque les compétences comportementales sont évaluées dès le processus de recrutement, les chances de recruter des collaborateurs qui s'intègrent bien dans la culture de l'entreprise augmentent, réduisant ainsi le risque de *turnover* prématuré.

Pour intégrer efficacement l'évaluation des compétences comportementales dans le processus de recrutement, les entreprises peuvent envisager les approches suivantes :

- entretiens comportementaux : poser des questions ouvertes axées sur des expériences passées pour évaluer comment les candidats ont géré des situations difficiles, travaillé en équipe et résolu des conflits ;
- études de cas : proposer des scénarios réalistes pour évaluer la manière dont les candidats abordent des défis et prennent des décisions ;
- évaluations psychométriques : utiliser des tests psychométriques pour mesurer des traits tels que l'intelligence émotionnelle, la personnalité et le style de communication ;
- références professionnelles : contacter les anciens employeurs pour obtenir des informations sur les compétences comportementales des candidats.

L'évaluation des compétences comportementales associées aux compétences techniques (*hard skills*) dans le processus de recrutement des cadres permet d'optimiser la performance et la prédictivité des recrutements.

Les entretiens d'embauche sont une partie critique du processus de recrutement, mais cet instrument n'est pas dûment exploité. Les questions comportementales permettent de comprendre comment un candidat se comporte dans certaines situations : il suffit de le formuler de sorte que le candidat puisse se révéler comme un créateur de problèmes ou comme quelqu'un qui est capable de les résoudre.

En réalité, les recruteurs signifient clairement aux candidats qu'ils souhaitent entendre des histoires qui illustrent leurs réussites dans l'adaptation, la recherche d'équilibre, la persuasion. Si la question ne comporte pas les éléments de réponse dans sa formulation, plus de la moitié des candidats parlent spontanément non pas de leurs réussites mais… de leurs échecs. L'idée est d'utiliser les mots moins chargés de sens (p. ex. éviter les mots comme s'adapter, persuader, réussir, équilibrer). Puis, il faut éliminer les phrases qui ont pour effet de guider le collaborateur (p. ex. « dites-moi comment vous l'avez fait »). Finalement, une bonne question doit toujours comporter un élément de surprise, par exemple :

- Quel était votre jeu d'enfant préféré ?/Qui vouliez-vous être quand vous aviez 7 ou 8 ans ?
- Si vous jouez à Monopoly, quelle est votre propriété préférée et pourquoi ?
- Parlez-moi de vos échecs.
- Quelle est la plus grosse erreur que vous avez commise ?
- Racontez-moi une expérience où l'on vous a demandé de faire quelque chose que vous n'avez jamais fait.
- Racontez-moi l'expérience où votre manager a pris une décision injuste.
- Si vous voyez que l'équipe est en retard dans un projet, comment pourriez-vous faire accélérer le travail ?
- Rappelez-vous d'un moment où l'on vous a attribué une tâche hors votre fiche de poste.
- Parlez-moi du moment où vous vous êtes vraiment ennuyé dans votre travail.

- Qu'y a-t-il de plus intéressant à savoir sur vous et qui n'est pas sur votre CV ?
- Donnez-moi un exemple où vous avez dû travailler avec quelqu'un de pas commode.
- Pourriez-vous partager une expérience où le projet a radicalement changé de direction à la dernière minute ?
- Parlez-moi du moment de votre carrière où vous avez dû jongler avec plusieurs projets en même temps.
- Parlez-moi de l'expérience où vos collègues n'étaient pas d'accord avec vous.
- Pourquoi je ne devrais pas vous embaucher ?
- À quelle occasion avez-vous demandé votre dernier feedback au manager ?

À l'heure où les organisations évoluent dans des environnements complexes, mouvants, parfois incertains, la performance ne peut plus se résumer à la seule maîtrise de compétences techniques. C'est désormais la qualité des interactions humaines – cette intelligence relationnelle discrète mais décisive – qui façonne l'efficacité collective et la santé des équipes. Empathie, adaptabilité, finesse de communication, gestion des tensions : ces aptitudes comportementales s'imposent comme des piliers du leadership et de la coopération durable.

Mais tous les talents ne font pas grandir. Certaines personnalités, brillantes sur le papier, inspirantes en apparence, peuvent en réalité fragiliser le tissu relationnel d'une équipe. Sous le vernis du charisme ou de l'ambition, des dynamiques plus troubles peuvent se jouer – contrôle, rivalité, manipulation. Il ne s'agit pas ici de pathologiser les comportements, mais d'affiner sa perception : **déceler ce qui, derrière l'éclat, pourrait fissurer le collectif**.

La vigilance du recruteur prend alors une tout autre dimension. Savoir poser les bonnes questions, c'est apprendre à lire entre les lignes, à entendre au-delà des mots bien calibrés, à discerner ce qui relève d'un talent… et ce qui, parfois, l'empoisonne. Les personnalités narcissiques – dans leurs formes les plus subtiles, antagonistes ou névrotiques – peuvent semer division et méfiance là où l'on attendait du lien.

Personnalité narcissique : sujet à controverses

Si quelqu'un espère que le narcissique dans sa vie changera, il devra peut-être attendre très longtemps. Et même dans ce cas, il ne verra peut-être qu'une petite différence.

Une étude récente a analysé 51 études portant sur plus de 37 000 participants afin d'étudier l'évolution du narcissisme au cours de la vie [128]. Bien que les chercheurs aient constaté que le narcissisme a tendance à diminuer avec l'âge, le changement est généralement modeste. Orth, auteur principal de l'étude, note que si le déclin moyen est perceptible au fil des décennies, il n'est pas suffisamment important pour que l'on s'attende à un changement fondamental de comportement.

L'étude révèle également que les niveaux élevés de narcissisme dans l'enfance persistent souvent à l'âge adulte et que le narcissisme diminue rarement sans une intervention significative.

Il existe trois types principaux de narcissisme :

- le narcissisme agentique :
  - cette forme de narcissisme est la plus couramment reconnue. Les individus se focalisent sur le statut, le pouvoir et le succès, avec un sentiment exagéré d'importance personnelle,
  - ils ont soif d'admiration, se considèrent comme supérieurs et visent souvent des rôles de leader. L'assurance et l'affirmation de soi sont des caractéristiques des narcissiques agentiques ;
- le narcissisme antagoniste :
  - ce type est marqué par la compétitivité et l'hostilité. Les individus atteints de narcissisme antagoniste considèrent les autres comme des rivaux,
  - les individus manquent d'empathie et sont prêts à exploiter les autres pour maintenir leur sentiment de supériorité. Ils peuvent être agressifs et manipulateurs, adoptant souvent des comportements qui sapent ou rabaissent ceux qui les entourent ;
- le narcissisme névrotique :
  - ce type implique une hypersensibilité à la critique et un besoin constant de validation. Les narcissiques névrosés éprouvent souvent une grande anxiété, de l'insécurité et de l'instabilité émotionnelle.
  - leurs actions sont motivées par un besoin profond d'être rassurés, ce qui les rend sujets à des sentiments de honte et de doute de soi.

Étant donné la nature persistante du narcissisme, la gestion des relations avec des personnes narcissiques peut s'avérer difficile.

Stratégies pour gérer les relations avec des personnes narcissiques

- Focaliser sur le positif : reconnaître et féliciter les comportements coopératifs ou bienveillants. Ce renforcement positif peut parfois encourager des actions plus souhaitables.
- Utiliser la technique de la pierre grise : limiter l'engagement et faire en sorte que les interactions soient brèves et neutres. Cette technique minimise l'investissement émotionnel et réduit la probabilité de manipulation.
- Instaurer les limites : définir clairement les comportements acceptables et ceux qui ne le sont pas. Il est essentiel de maintenir ces limites de manière cohérente.
- Chercher du soutien : si la relation devient abusive, il peut être nécessaire de chercher une aide professionnelle ou de sortir de la relation.

Conclusion

Si le changement est possible, il nécessite souvent un traitement intensif et à long terme. Comprendre les nuances des différents types de narcissisme et utiliser des stratégies d'adaptation efficaces peuvent aider à atténuer l'impact du comportement narcissique sur sa vie.

Les grandes contributions humaines ne sont pas toujours le fruit de profils « standards ». Richard Branson, fondateur du groupe Virgin, évoque souvent la manière dont sa propre dyslexie l'a conduit à penser différemment, à sortir des cadres, à créer là où d'autres suivaient. À travers son témoignage, comme ceux d'autres figures atypiques, émerge une conviction forte : la diversité cognitive – qu'elle prenne la forme de traits neurodivergents, de parcours non linéaires ou de modes de pensée singuliers – n'est pas un obstacle à la réussite, mais un levier d'innovation. Ce n'est donc pas la normalité qui détermine la valeur d'un profil, mais la façon dont ses particularités s'articulent au service du collectif. Encore faut-il, dans un entretien d'embauche, savoir reconnaître ces nuances et dépasser les critères trop lisses pour entrevoir le potentiel véritable.

L'enjeu n'est donc pas d'écarter les profils atypiques, mais de distinguer l'original stimulant du narcissique destructeur, le non conventionnel du dysfonctionnel. Et cette distinction tient parfois à quelques questions posées avec intelligence et délicatesse.

- Quelle est la personne la plus brillante que vous ayez rencontrée ? Qu'a-t-elle changé en vous ?
  Pourquoi c'est pertinent : un narcissique a du mal à reconnaître la supériorité intellectuelle ou professionnelle d'un autre, ou le fait sans réelle profondeur. Il recentre rapidement la réponse sur lui-même, sur ses propres mérites ou sur ce qu'il a « surpassé ». À l'inverse, un candidat sain parle avec respect, admiration et humilité.
- Racontez-moi un désaccord avec votre supérieur. Comment l'avez-vous traversé ?
  Pourquoi c'est pertinent : le narcissique antagoniste tend à percevoir toute autorité comme une menace. Il risque de se positionner en victime, en incompris ou en héros isolé. Cette question permet de révéler l'aptitude au dialogue, la capacité à gérer l'opposition sans hostilité ou, au contraire, un ressentiment latent vis-à-vis de la hiérarchie.
- Avez-vous contribué à un succès collectif sans en recevoir le mérite ? Qu'en avez-vous tiré ?
  Pourquoi c'est pertinent : un narcissique a un besoin constant de reconnaissance et de validation. L'idée d'avoir contribué sans être reconnu peut susciter chez lui de la rancune ou une réponse rigide (« Je ne laisse jamais passer ça »). Un répondant plus équilibré souligne le plaisir d'avoir œuvré au bien commun ou exprime une satisfaction intérieure plus désintéressée.
- Avez-vous déjà été accusé à tort ? Quelle a été votre réaction ?
  Pourquoi c'est pertinent : cette question explore la tolérance à la critique et à l'injustice. Un narcissique névrotique ou antagoniste a tendance à se justifier longuement, à blâmer les autres, ou à dramatiser la situation. Il cherche à se laver de toute faute. Une réponse plus mature implique reconnaissance des limites du système, gestion émotionnelle ou apprentissage de la situation.

L'intention de ces questions n'est pas de révéler des failles, mais des rapports au monde. Le narcissique antagoniste blâme, se justifie ou s'érige en victime ou en héros. Le professionnel équilibré, lui, sait parler des conflits avec nuance, partager ses erreurs avec honnêteté, évoquer l'altérité sans se perdre dans l'autojustification.

C'est dans ces réponses imparfaites, parfois décentrées, souvent sincères, que se loge ce que tout recruteur cherche à capter : non pas la perfection, mais la solidité intérieure.

Pour conclure…

Dans les environnements exigeants comme ceux de la santé, du soin ou de l'accompagnement social, le rôle de manager ne peut plus se limiter à coordonner des plannings ou à faire respecter des procédures. Il engage quelque chose de plus profond : la compréhension fine du fonctionnement humain – physiologique, cognitif, émotionnel. Le manager qui aspire à un pilotage durable et bienveillant doit devenir un fin connaisseur de ces dimensions. Ce chapitre visait justement à faire le lien entre des savoirs issus des neurosciences, de la psychologie et de la physiologie, et les réalités très concrètes du quotidien des équipes (tableau 4.7).

Tableau 4.7. Points clés à retenir

Point clé	Pourquoi c'est essentiel ?
Neuroplasticité	Le cerveau reste malléable tout au long de la vie : il apprend, désapprend et s'adapte
Sommeil et chronotype	Le respect des rythmes biologiques améliore la vigilance, réduit les erreurs et soutient la stabilité émotionnelle
Activité physique	Protège la mémoire, stimule la motivation, diminue le stress et prévient l'épuisement mental
Pleine conscience	Renforce l'attention, la régulation émotionnelle et la qualité relationnelle dans les équipes
Nature et lumière naturelle	Réduisent l'anxiété, améliorent l'humeur et favorisent la récupération cognitive
Émotion, stress et douleur	Des circuits cérébraux peuvent se figer sous stress chronique : ils doivent être rééduqués
Nouveauté, curiosité, jeu	Stimulent la dopamine, la créativité et l'engagement collectif
Temps de pause et respiration	Nécessaires pour maintenir l'attention, éviter la surcharge mentale et préserver la qualité décisionnelle
Rôle du pilote dans l'équipe	Figure d'ancrage indispensable pour incarner et relayer les repères de sécurité, d'équilibre et de sens
Manager = facilitateur du vivant	Agit comme un régulateur actif du climat cognitif, émotionnel et organisationnel

Parmi les premières clés explorées, le **sommeil** apparaît comme un socle fondamental de la santé cognitive, de l'humeur et de la performance. Or, dans les établissements de santé, les horaires décalés, les gardes de nuit, les pauses sacrifiées sont monnaie courante. Il est crucial que les responsables intègrent ces contraintes dans leur gestion, non comme des fatalités mais comme des paramètres à réguler avec finesse. Respecter les chronotypes, éviter les alternances brutales matin/après-midi dans la même semaine, tenir compte du repos de sécurité, c'est prévenir les erreurs, la fatigue chronique, l'irritabilité, et préserver l'attention clinique et relationnelle.

Autre axe majeur : la **plasticité cérébrale**. Le cerveau de chacun – professionnel de santé, cadre, agent d'entretien ou étudiant – est en constante transformation. Il apprend en fonction de ce qu'il vit. Cela signifie qu'un environnement de travail stressant, flou, conflictuel ou figé peut inscrire, dans les circuits neuronaux des membres d'une équipe, des réactions réflexes de fermeture, de désengagement ou de méfiance. À l'inverse, un cadre de travail stimulant, soutenant et structuré favorise l'émergence de nouvelles connexions bénéfiques. Le manager a donc un rôle actif à jouer dans l'environnement neurophysiologique de ses équipes : il n'est pas seulement un gestionnaire de ressources, il est un **sculpteur d'architectures mentales**.

Cette plasticité est soutenue par plusieurs facteurs. **L'activité physique**, par exemple, n'est pas réservée aux patients : elle est aussi un levier de régulation du stress, de stimulation cognitive et de cohésion. Bouger, respirer, marcher, danser même, sont des actes qui réparent et qui relient. Dans un service, intégrer ces dimensions, même par des gestes simples (pauses actives, accès facilité aux escaliers, encouragement à la mobilité douce), c'est déjà prendre soin du cerveau de ses collaborateurs.

Le chapitre a aussi souligné la puissance de la **pleine conscience**, non comme gadget à la mode, mais comme compétence stratégique. Elle renforce la concentration, calme les réactions émotionnelles excessives, améliore les relations interpersonnelles, et crée un climat d'attention partagée. Loin des clichés, elle peut s'insérer de manière discrète mais efficace dans les pratiques managériales : quelques minutes de silence avant une réunion, des temps de recentrage après un épisode difficile, des espaces de parole sans jugement, etc. autant de leviers puissants pour désamorcer la tension et restaurer la coopération.

Enfin, des éléments plus inattendus, comme l'importance de la **nature**, de la **lumière naturelle**, de la **surprise**, du **jeu** ou de la **gratitude**, ont été mis en lumière. Ce ne sont pas des bonus esthétiques. Ce sont des activateurs de motivation, de créativité, de plasticité. Le cerveau humain ne fonctionne pas en mode linéaire : il a besoin de stimulation, de respiration, d'inspiration. Ces éléments renforcent la rétention d'information, la consolidation des apprentissages, la fluidité des échanges, et la cohérence émotionnelle des équipes.

Le message de fond est donc clair : **mieux connaître le corps et le cerveau humain, c'est mieux manager**. C'est anticiper plutôt que réparer. C'est créer les conditions d'un travail vivant, intelligent, ajusté. Ce n'est pas de la bienveillance naïve, mais une stratégie éclairée pour prévenir l'usure, accompagner les transformations, et restaurer la confiance dans les collectifs.

Un manager équilibré ne cherche pas seulement à éviter les risques psychosociaux ; il cultive un environnement propice à la santé intégrée – physique, mentale, relationnelle – de ses équipes (tableau 4.8). Il comprend que chaque détail (lumière, rythme, respiration, pause, parole, encouragement) peut devenir un signal pour le cerveau de ses collaborateurs, un appui ou une agression, une relance ou un obstacle. En devenant sensible à ces paramètres, il devient plus qu'un chef : il devient un **facilitateur d'équilibre**, un **révélateur de potentiel**.

En somme, la connaissance de ces dynamiques biologiques et psychologiques n'est pas un luxe pour les managers d'aujourd'hui. Elle est un **pilier de leur mission**, un **outil de leadership éthique**, et une **clé pour transformer les organisations de l'intérieur**. C'est peut-être là que commence la vraie révolution du management : dans le respect intelligent du vivant.

Parmi toutes ces dimensions physiologiques et cognitives, il est également essentiel d'évoquer une question souvent négligée pourtant stratégique : **le choix du pilote, ou référent, au sein d'une équipe**. Dans un collectif hospitalier, la personne qui endosse une fonction d'appui ou de régulation – qu'elle soit cadre de proximité,

Tableau 4.8. Managers : quelle conduite à tenir ?

Point de vigilance	Bonnes pratiques managériales	Erreurs à éviter absolument
Rythmes biologiques	Adapter les plannings aux chronotypes ; éviter les alternances brusques matin/soir	Imposer des horaires aléatoires sans tenir compte des effets sur la vigilance et l'humeur
Sommeil et repos	Respecter les repos de sécurité, encourager des transitions post-garde	Valoriser le présentéisme ou la résistance au sommeil comme des preuves d'engagement
Plasticité et apprentissage	Stimuler l'apprentissage progressif, valoriser la curiosité et l'expérimentation	Considérer que les compétences sont fixes ou que certains ne peuvent plus apprendre
Pleine conscience	Créer des espaces de recul : briefing/retour au calme, silence, recentrage collectif	Laisser l'émotion immédiate guider les décisions ou les échanges
Activité physique	Proposer des initiatives adaptées (marche en pause, escaliers, étirements collectifs)	Négliger l'activité physique au profit de la productivité à court terme
Climat émotionnel	Encourager la reconnaissance, la gratitude, l'écoute active	Tolérer les tensions chroniques ou les rapports hiérarchiques fondés sur la peur
Nature et lumière	Faciliter l'accès aux espaces verts, ouvrir les réunions à l'extérieur si possible	Travailler en environnement fermé sans ventilation ni lumière naturelle
Temps de pause et respiration	Protéger les temps de pause et les microcoupures (5–10 minutes)	Organiser les journées en continu sans pause, en surchargeant les agendas
Choix du pilote d'équipe	Sélectionner des figures stables, à l'écoute, formées à la régulation émotionnelle	Nommer un « leader » par ancienneté ou technicité, sans appui sur des compétences humaines
Posture du manager	Se percevoir comme un régulateur d'environnement humain : fluidité, prévention, sens	Réduire son rôle à l'organisation des tâches et à la réponse aux urgences

infirmier coordinateur ou tuteur expérimenté – agit comme un point de référence, un cap dans le tumulte du quotidien. Ce rôle de pilote ne se choisit pas seulement selon l'ancienneté ou la technicité : il doit s'appuyer sur une **stabilité émotionnelle, une capacité à incarner des repères sains, et une aptitude à réguler les tensions avec discernement**.

Un bon pilote est quelqu'un dont la posture inspire confiance, dont les comportements renforcent la sécurité psychologique de l'équipe et qui, par sa manière de penser et de faire, aligne les actes avec les principes managériaux évoqués dans ce chapitre. Ce rôle n'est pas seulement fonctionnel : il est symbolique. Il rappelle que toute équipe a besoin de figures d'équilibre, capables de modéliser un rapport ajusté au travail, à soi et aux autres.

Pour le manager, cela implique de **choisir avec soin, mais aussi d'accompagner et de former ces figures pivots**, en leur donnant des espaces pour réfléchir à leur posture, partager leurs expériences et ajuster leurs pratiques. Le pilote est un relais. Et pour que ce relais soit solide, il doit lui aussi bénéficier d'un environnement nourrissant, où la charge émotionnelle est partagée, et où la lucidité est cultivée.

En intégrant cette dimension, le manager complète sa mission : non seulement il prévient, facilite et développe, mais il **structure son collectif autour de figures d'ancrage**, qui incarnent au quotidien les principes d'un management réellement humain, durable et éclairé.

Références

[1] Quoidbach J, Gilbert DT, Wilson TD. The end of history illusion. Science 2013;339:96–8.

[2] Markman A. Smart change : five tools to create new and sustainable habits in yourself and others. New York: Perigee Books; 2014.

[3] Institute for the future. The American future gap; 2017. Accès : https://legacy.iftf.org/fileadmin/user_upload/downloads/IFTF_TheAmericanFutureGap_Survey_SR-1948.pdf.

[4] Lieberman MD. Social : why our brains are wired to connect. New York: Crown Publishers; 2013.

[5] Management Research Group (MRG). Study on leadership balance : goal vs. social focus. In: Rock D, editor. Find out how many leaders are both goal and people focused; 2013. October. Accès : www.psychologytoday.com/us/blog/your-brain-at-work/201310/find-out-how-many-leaders-are-both-goal-and-people-focused.

[6] Eisenberger NI, Lieberman MD, Williams KD. Does rejection hurt? An FMRI study of social exclusion. Science 2003;302:290–2.

[7] Harter J. Is quiet quitting real? Gallup Workplace, 2022. Accès : www.gallup.com/workplace/398306/quiet-quitting-real.aspx.

[8] Gallup. State of the global workplace report 2022.

[9] Bersin J. Don't let quiet quitting harm your career. MIT Sloan Manag Rev 2023. Accès : https://sloanreview.mit.edu/article/dont-let-quiet-quitting-harm-your-career/.

[10] Trope Y, Liberman N. Construal-level theory of psychological distance. Psychol Rev 2010;117:440–63.

[11] Roy J, Robichaud F. Le syndrome du choc de la réalité en début de carrière. Rech Soins Infirm 2016;127:82–90.

[12] EHESP. Rapport d'analyse sur l'attractivité des métiers de la santé 2025.

[13] France Stratégie. Servir ! L'attractivité de la fonction publique. Rapport final; 2024. Accès : www.strategie.gouv.fr/files/2025-01/rapport_danalyse_-_enquete_qualitative_attractivite_fonction_publique.pdf.

[14] Krupicka A. De la compréhension du biais de statu quo pour accompagner le changement : vers une mobilité des préférences. AFM; 2018. Strasbourg.

[15] Moscovici S, Lage E, Naffrechoux M. Influence of a consistent minority on the responses of a majority in a color perception task. Sociometry 1969;32:365–80.

[16] Asch SE. Effects of group pressure upon the modification and distortion of judgments. In: Guetzkow H, editor. Groups, leadership, and men. Pittsburgh: Carnegie Press; 1951.

[17] Weidmann B, Vecci J, Said F, Deming DJ, Bhalotra SR. How do you find a good manager? IZA Discussion Paper 17165, 2024. Accès : www.nber.org/system/files/working_papers/w32699/w32699.pdf.

[18] Ones DS, Dilchert S. How special are executives? How special should executive selection be? Observations and recommendations Ind Organ Psychol 2009;2:163–70.

[19] https://ceogenome.com/about/.

[20] Grant A, Gino F, Hofmann DA. The hidden advantages of quiet bosses. Harv Bus Rev 2010.

[21] Cain S. Quiet : the power of introverts in a world that can't stop talking. New York: Crown Publishing Group; 2012.

[22] Hersey P, Blanchard KH, Natemeyer WE. Situational leadership, perception, and the impact of power. Group Organ Stud 1979;4:418–28.

[23] Goleman D, Boyatzis R, McKee A. Primal leadership : realizing the power of emotional intelligence. Boston: Harvard Business Review Press; 2002.

[24] Gautier L, Gabet M, Duhoux A, Traverson L, Ridde V, Zinszer K, et al. Soutenir le personnel hospitalier délesté pendant la pandémie de Covid-19 dans deux hôpitaux de la région de Montréal. Quels styles de leadership? In: Ridde V, Traverson L, Zinszer K, editors. Hôpitaux et santé publique face à la pandémie de Covid-19. Québec: Éditions Science et Bien Commun; 2023. p. 195–224.
[25] Lanore P. La matrice d'Eisenhower : gestion du temps et priorisation des tâches. San Francisco: Mustread; 2023.
[26] Newport C. The time-block planner : a daily method for deep work in a distracted world. London, New York: Penguin Business; 2020.
[27] Tracy B. Avalez le crapaud! 21 bonnes façons d'arrêter de procrastiner et d'en faire plus en moins de temps. Québec: Trésor Caché; 2018.
[28] EHESP. Recommandations d'experts autour du travail en 12h en milieu hospitalier; 2023.
[29] INRS. Travail en horaires longs et risques professionnels; 2018.
[30] Aiken LH, Sermeus W, Van den Heede K, Sloane DM, Busse R, McKee M, et al. Patient safety, satisfaction, and quality of hospital care : cross sectional surveys of nurses and patients in 12 countries in Europe and the United States. BMJ 2012;344, e1717.
[31] Direction de l'information légale et administrative (Premier ministre). Temps de pause du salarié dans l'entreprise : quelles sont les règles? Novembre; 2023. Accès : www.service-public.fr/particuliers/vosdroits/F18205.
[32] Stimpfel AW, Sloane DM, Aiken LH. The longer the shifts for hospital nurses, the higher the levels of burnout and patient dissatisfaction. Health Aff (Millwood) 2012;31:2501–9.
[33] Amalberti R. Les roulements en 12h plaisent aux soignants mais sont à plus grand risque pour la sécurité du patient. Juin; 2020. Accès : www.prevention-medicale.org/actualites-revues-de-presse-et-evenements/toutes-les-actualites/paramedical/article-roulements-12h-soignants-securite.
[34] Oracle. The decision dilemma; 2023. Accès : www.enoughtrace.com/enough_trace_dot_com_data/no_clicks/decision_dilemma_global_study_Oracle_Apr2023.pdf.
[35] Sull D, Sull C, Zweig B. Toxic culture is driving the great resignation. MIT Sloan Manag Rev 2022. Accès : https://sloanreview.mit.edu/article/toxic-culture-is-driving-the-great-resignation/.
[36] Khan U, DePaoli A, Maimaran M. The unique role of anger among negative emotions in goal-directed decision making. J Assoc Consum Res 2019;4:65–76.
[37] Galoni C, Carpenter GS, Rao H. Disgusted and afraid : consumer choices under the threat of contagious disease. J Consum Res 2020;47:373–92.
[38] Chen Z, Rucker DD, Hamilton R. The return trip effect : when the journey home seems shorter regardless of the mode of travel. J Consum Psychol 2019;29:193–210.
[39] Rocklage MD, Rucker DD, Nordgren LF. Mass-scale emotionality reveals human behaviour and marketplace success. Nat Hum Behav 2021;5:1319–28.
[40] Future of health grant. Exploring longevity in the future of health. Lausanne: août; 2024. Accès : https://future-of-health.org/conference-2024/.
[41] APA. 11 healthy ways to handle life's stressors. November; 2019. Accès : www.apa.org/topics/stress/tips.
[42] Pressman SD, Matthews KA, Cohen S, Martire LM, Scheier M, Baum A, et al. Association of enjoyable leisure activities with psychological and physical well-being. Psychosomc Med 2009;71:725–32.
[43] Arnau F. L'Art des faussaires et les faussaires de l'art, traduit de l'allemand par Édith Vincent. Paris: Robert Laffont; 1960.
[44] Sox D. Unmasking the forger : the dossena deception. Londres: Unwin Hyman; 1987.
[45] Gladwell M. Blink : the power of thinking without thinking. New York: Little, Brown and Company; 2005.
[46] Hogarth RM. Intuition : a challenge for psychological research on decision making. Psychol Inq 2010;21:338–53.
[47] Epstein S. Demystifying intuition : what it is, what it does, and how it does it. Psychol Inq 2010;21:295–312.
[48] Simon HA. A behavioral model of rational choice. Q J Econ 1955;69:99–118.
[49] Lufityanto G, Donkin C, Pearson J. Measuring intuition : nonconscious emotional information boosts decision accuracy and confidence. Psychol Sci 2016;27:622–34.
[50] Kamerade D, Wang S, Burchell B, Balderson SU, Coutts A. A shorter working week for everyone : how much paid work is needed for mental health and well-being? Soc Sci Med 2019;241, 112353.
[51] Mischel W, Shoda Y, Rodriguez ML. Delay of gratification in children. Science 1989;244:933–8.
[52] Baumeister RF, Bratslavsky E, Muraven M, Tice DM. Ego depletion : is the active self a limited resource? J Pers Soc Psychol 1998;74:1252–65.
[53] Vohs KD, Glass BD, Maddox WT, Markman AB. Ego depletion is not just fatigue : evidence from a total sleep deprivation experiment. Soc Psychol Pers Sci 2011;2:166–73.
[54] Inzlicht M, Gutsell JN. Running on empty : neural signals for self-control failure. Psychol Sci 2007;18:933–7.
[55] Miller HC, Pattison KF, DeWall CN, Rayburn-Reeves R. Zentall TR Self-control without a «self»? Common self-control processes in humans and dogs. Psychol Sci 2010;21:534–8.
[56] Masicampo EJ, Baumeister RF. Toward a physiology of dual-process reasoning and judgment : lemonade,

willpower, and expensive rule-based analysis. Psychol Sci 2008;19:255–60.
[57] Baumeister RF, Vohs KD, Tice DM. The strength model of self-control. Curr Dir Psychol Sci 2007;16:351–5.
[58] Job V, Walton GM, Bernecker K, Dweck CS. Beliefs about willpower determine the impact of glucose on self-control. Proc Natl Acad Sci U S A 2013;110:14837–42.
[59] Nimgampalle M, Chakravarthy H, Devanathan V. Glucose metabolism in the brain : an update. In: Gupta VK, editor. Recent developments in applied microbiology and biochemistry, Vol. 2. London: Academic Press; 2021. p. 77–88.
[60] Hagger MS, Chatzisarantis NLD, Alberts H, Anggono CO, Batailler C, Birt AR, et al. A multilab preregistered replication of the ego-depletion effect. Perspect Psychol Sci 2016;11:546–73.
[61] Lurquin JH, Michaelson LE, Barker JE, Gustavson DE, von Bastian CC, Carruth NP, et al. No evidence of the ego-depletion effect across task characteristics and individual differences : a pre-registered study. PloS One 2016;11, e0147770.
[62] Muraven M, Slessareva E. Mechanisms of self-control failure : motivation and limited resources. Pers Soc Psychol Bull 2003;29:894–906.
[63] Tice DM, Baumeister RF, Shmueli D, Muraven M. Restoring the self : positive affect helps improve self-regulation following ego depletion. J Exp Soc Psychol 2007;43:379–84.
[64] Job V, Dweck CS, Walton GM. Ego depletion – is it all in your head? Implicit theories about willpower affect self-regulation. Psychol Sci 2010;21:1686–93.
[65] Inzlicht M, Schmeichel BJ, Macrae CN. What is ego depletion? Toward a mechanistic revision of the resource model of self-control. Perspect Psychol Sci 2014;9:465–82.
[66] Bohmer RMJ. Fixing health care on the front lines. Harv Bus Rev 2010;88:62–9.
[67] Edmondson AC, Sitkin SB. Strategies for learning from failure. Harv Bus Rev 2011;89:48–55.
[68] Sitkin SB. Learning through failure : the strategy of small losses. In: Staw BM, Cummings LL, editors. Research in organizational behavior, Vol. 14. Greenwich: JAI Press; 1992. p. 231–66.
[69] Bohmer RMJ, Edmondson AC. Children's hospital and clinics (A) (Case No. 9-303-050). Boston: Harvard Business Review Press; 2005.
[70] Tomasino B, Fabbro F. Increases in the dorsolateral prefrontal cortex activity after mindfulness meditation training. Front Hum Neurosci 2016;10:249.
[71] Louv R. Last child in the woods : saving our children from nature-deficit disorder. Chapel Hill: Algonquin Books; 2005.
[72] Zarr R, Cottrell L, Merrill C. Park prescription (Park Rx) : using technology to support access to parks. Am J Prev Med 2017;53:e79–80.
[73] White MP, Alcock I, Grellier J, Wheeler BW, Hartig T, Warber SL, et al. Spending at least 120 minutes a week in nature is associated with good health and wellbeing. Sci Rep 2019;9:7730.
[74] Ibrahim MM, Patwardhan A, Gilbraith KB, et al. Long-term green light exposure reduces headache frequency and intensity in migraine patients : a preliminary study. Cephalalgia 2020;40:460–8.
[75] Martin L, Porreca F, Mata EI, Salloum M, Goel V, Gunnala P, et al. Green light exposure improves pain and quality of life in fibromyalgia patients : a preliminary one-way crossover clinical trial. Pain Med 2021;22:118–30.
[76] Rogers AE, Hwang WT, Scott LD, Aiken LH, Dinges DF. The working hours of hospital staff nurses and patient safety. Health Aff (Millwood) 2004;23:202–12.
[77] Landrigan CP, Rothschild JM, Cronin JW, Kaushal R, Burdick E, Katz JT, et al. Effect of reducing interns' work hours on serious medical errors in intensive care units. N Engl J Med 2004;351:1838–48.
[78] Barger LK, Cade BE, Ayas NT, Cronin JW, Rosner B, Speizer FE, et al. Harvard Work Hours, Health, and Safety Group. Extended work shifts and the risk of motor vehicle crashes among interns. N Engl J Med 2005;352:125–34.
[79] Knutson KL, von Schantz M. Associations between chronotype, morbidity and mortality in the UK Biobank cohort. Chronobiol Int 2018;35:1045–53.
[80] Smarr BL, Grant AD, Zucker I, Prendergast BJ, Kriegsfeld LJ. Morning light exposure is associated with better sleep, mood, and cognitive performance. Sci Rep 2023;13:12985.
[81] Pruessner JC, Wolf OT, Hellhammer DH, Buske-Kirschbaum A, von Auer K, Jobst S, et al. Free cortisol levels after awakening : a reliable biological marker for the assessment of adrenocortical activity. Life Sci 1997;61:2539–49.
[82] Kudielka BM, Hellhammer DH, Wüst S. Why do we respond so strongly to awakening? A systematic review of the cortisol awakening response. Stress 2021;24:1–13.
[83] Stalder T, Oster H, Abelson JL, Huthsteiner K, Klucken T, Clow A. The cortisol awakening response: regulation and functional significance. Endocr Rev 2025;46:43–59.
[84] Knutson KL, von Schantz M. Associations between chronotype, morbidity and mortality in the UK Biobank cohort. Chronobiol Int 2018;35:1045–53.
[85] Fafrowicz M, Lech W, Beldzik E, Domagalik A, Baran A, Sikora-Wachowicz B, et al. Chronic circadian misalignment increases susceptibility to cognitive decline in older adults. Neurobiol Sleep Circadian Rhythms 2019;6, 100033.
[86] West R, Wong RTC, Park JE, Lee SW, Ekanayake Mudiyanselage D, Liu Z, et al. Sleep duration, chronotype, health and lifestyle factors affect cognition:

a UK Biobank cross-sectional study. BMJ Public Health 2024;2, e001000.

[87] West R, Wong RTC, Park JE, Lee SW, Ekanayake Mudiyanselage D, Liu Z, et al. Sleep duration, chronotype, health and lifestyle factors affect cognition : a UK Biobank cross-sectional study. BMJ Public Health 2024;2, e001000.

[88] Yoo SS, Gujar N, Hu P, Jolesz FA, Walker MP. The human emotional brain without sleep – a prefrontal amygdala disconnect. Curr Biol 2007;17(20):R877–8. Oct 23.

[89] Hirshkowitz M, Whiton K, Albert SM, Alessi C, Bruni O, DonCarlos L, et al. National Sleep Foundation's sleep time duration recommendations : methodology and results summary. Sleep Health 2015;1:40–3.

[90] Centers for Disease Control and Prevention (CDC). Short sleep duration among workers – United States, 2010. MMWR Morb Mortal Wkly Rep 2012;61:281–5.

[91] Payne JD, Tucker MA, Ellenbogen JM, Wamsley EJ, Walker MP, Schacter DL, et al. Memory for semantically related and unrelated declarative information : the benefit of sleep, the cost of wake. PLoS One 2012;7, e33079.

[92] Mander BA, Santhanam S, Saletin JM, Walker MP. A daytime nap restores hippocampal function and improves declarative learning. J Neurosci 2011;31:14782–90.

[93] Wilhelm I, Diekelmann S, Molzow I, Ayoub A, Mölle M, Born J. Sleep selectively enhances memory expected to be of future relevance. J Neurosci 2011;31:1563–9.

[94] Knötzele J, Riemann D, Frase L, Feige B, Tebartz van Elst L, Kornmeier J. Presenting rose odor during learning, sleep and retrieval helps to improve memory consolidation : a real-life study. Sci Rep 2023;13:2371.

[95] Cairney SA, Guttesen AÁV, El Marj N, Staresina BP. Memory consolidation is linked to spindle-mediated information processing during sleep. Curr Biol 2018;28:948–954.e4.

[96] Moreau D. The scientific foundation for exercise prescription in cognitive enhancement. Front Psychol 2019;10:2658.

[97] Mekari S, Fraser S, Bosquet L, Bonnéry C, Labelle V, Pouliot P, et al. The relationship between exercise intensity, cerebral oxygenation and cognitive performance in young adults. Eur J Appl Physiol 2015;115:2189–97.

[98] Vaynman S, Ying Z, Gomez-Pinilla F. Hippocampal BDNF mediates the efficacy of exercise on synaptic plasticity and cognition. Eur J Neurosci 2004;20:2580–90.

[99] Chaddock L, Erickson KI, Prakash RS, VanPatter M, Voss MW, Pontifex MB, et al. Basal ganglia volume is associated with aerobic fitness in preadolescent children. Dev Neurosci 2010;32:249–56.

[100] Colcombe S, Kramer AF. Fitness effects on the cognitive function of older adults : a meta-analytic study. Psychol Sci 2003;14:125–30.

[101] Ahlskog JE, Geda YE, Graff-Radford NR, Petersen RC. Physical exercise as a preventive or disease-modifying treatment of dementia and brain aging. Mayo Clin Proc 2011;86:876–84.

[102] Vestberg T, Gustafson R, Maurex L, Ingvar M, Petrovic P. Executive functions predict the success of top-soccer players. PLoS One 2012;7, e34731.

[103] Iwayama K, Kurihara R, Nabekura Y, Kawabuchi R, Park I, Kobayashi M, et al. Exercise increases 24-h fat oxidation only when it is performed before breakfast. EBioMedicine 2015;2:2003–9.

[104] Stein MJ, Weber A, Bamberg F, Baurecht H, Berger K, Bohmann P, et al. Diurnal timing of physical activity in relation to obesity and diabetes in the German National Cohort (NAKO). Int J Obes (Lond) 2025;49:921–30.

[105] Wang Y, Zhang D, Liu Y. Association of timing of moderate-to-vigorous physical activity with body mass index and waist circumference in adults. Obes 2023;31:1009–18.

[106] van der Berg JD, Stehouwer CD, Bosma H, van der Velde JH, Willems PJ, Savelberg HH, et al. Associations of total amount and patterns of sedentary behaviour with type 2 diabetes and the metabolic syndrome : the Maastricht study. Diabetologia 2016;59:709–18.

[107] Lee IM, Shiroma EJ, Lobelo F, Puska P, Blair SN, Katzmarzyk PT. Lancet Physical Activity Series Working Group. Effect of physical inactivity on major non-communicable diseases worldwide : an analysis of burden of disease and life expectancy. Lancet 2012;21(380):219–29.

[108] Lindberg K, Bjørnsen T, Vårvik FT, Paulsen G, Joensen M, Kristoffersen M, et al. The effects of being told you are in the intervention group on training results : a pilot study. Sci Rep 2023;13:1972.

[109] Zenko Z, Ekkekakis P, Ariely D. Can You have your vigorous exercise and enjoy it too? Ramping intensity down increases postexercise, remembered, and forecasted pleasure. J Sport Exerc Psychol 2016;38:149–59.

[110] Biondolillo MJ, Pillemer DB. Using memories to motivate future behaviour : an experimental exercise intervention. Memory 2015;23:390–402.

[111] Pradeep AK. The buying brain : secrets for selling to the subconscious mind. Chichester: John Wiley & Sons; 2010.

[112] Brown S, Vaughan C. Play : how it shapes the brain, opens the imagination, and invigorates the soul. New York: Avery; 2009.

[113] Lazaridis I, Crittenden JR, Ahn G, Hirokane K, Wickersham IR, Yoshida T, et al. Striosomes control dopamine via dual pathways paralleling canonical basal ganglia circuits. Curr Biol 2024;34:5263–5283.e8.

[114] Prade C, Saroglou V. Awe and social conformity : awe promotes the endorsement of social norms and conformity to the majority opinion. Emotion 2023;23:2100–4.

[115] Bliss TV, Lomo T. Long-lasting potentiation of synaptic transmission in the dentate area of the anaesthetized rabbit following stimulation of the perforant path. J Physiol 1973;232:331–56.

[116] Kolb B, Whishaw IQ. Brain plasticity and behavior. Annu Rev Psychol 1998;49:43–64.

[117] Draganski B, Gaser C, Busch V, Schuierer G, Bogdahn U, May A. Neuroplasticity : changes in grey matter induced by training. Nature 2004;427:311–2.

[118] Rebok GW, Ball K, Guey LT, Jones RN, Kim HY, King JW, et al. ACTIVE Study Group. Ten-year effects of the advanced cognitive training for independent and vital elderly cognitive training trial on cognition and everyday functioning in older adults. J Am Geriatr Soc 2014;62:16–24.

[119] Smith GE, Housen P, Yaffe K, Ruff R, Kennison RF, Mahncke HW, et al. A cognitive training program based on principles of brain plasticity : results from the Improvement in Memory with Plasticity-based Adaptive Cognitive Training (IMPACT) study. J Am Geriatr Soc 2009;57:594–603.

[120] University of Maine. Children and brain development : what we know about how children learn. Cooperative Extension Publications; 2001. Bulletin #4356.

[121] Hindley N, Sanchez Avila A, Henstridge C. Bringing synapses into focus : recent advances in synaptic imaging and mass-spectrometry for studying synaptopathy. Front Synaptic Neurosci 2023;15:1130198.

[122] Li X, Qu X, Shi K, Yang Y, Sun J. Physical exercise for brain plasticity promotion an overview of the underlying oscillatory mechanism. Front Neurosci 2024;18:1440975.

[123] Paluch AE, Gabriel KP, Fulton JE, Lewis CE, Schreiner PJ, Sternfeld B, et al. Steps per day and all-cause mortality in middle-aged adults in the coronary artery risk development in young adults study. JAMA Netw Open 2021;4, e2124516.

[124] Piercy KL, Troiano RP, Ballard RM, Carlson SA, Fulton JE, Galuska DA, et al. The physical activity guidelines for Americans. JAMA 2018;320:2020–8.

[125] Tudor-Locke C, Craig CL, Aoyagi Y, Bell RC, Croteau KA, De Bourdeaudhuij I, et al. How many steps/day are enough? For older adults and special populations. Int J Behav Nutr Phys Act 2011;8:80.

[126] Warren S. Comment recycler le système de traitement de la douleur de votre cerveau. Neuroplasticity and chronic pain : learn how to rewire your brain and end chronic pain. Novembre; 2021. Accès : https://somaticmovementcenter.com/fr/neuroplasticity-chronic-pain/.

[127] Rainville P. Rôle potentiel des facteurs psychologiques dans la plasticité cérébrale associée à la douleur chronique. Colloque sur la réadaptation au travail : du Rapport Spitzer à nos jours, 25 ans plus tard, Montréal. IRSST 2012. mars.

[128] Orth U, Krauss S, Back MD. Development of narcissism across the life span : a meta-analytic review of longitudinal studies. Psychol Bull 2024;150:643–65.

Chapitre 5

Piloter les équipes au quotidien

Comme vu supra : être manager aujourd'hui ne se résume plus à fixer des objectifs et à contrôler les résultats. C'est aussi – et peut-être surtout – savoir naviguer dans un espace relationnel dense, parfois incertain, souvent chargé émotionnellement. Dans cet espace, les émotions dites *inconfortables* ou *négatives* (colère, peur, tristesse, frustration, anxiété, sentiment d'injustice) ne sont pas des erreurs de parcours : elles font partie du paysage quotidien du travail. Ces émotions sont des signaux. Signaux d'un besoin non satisfait, d'un désalignement, d'une tension à écouter. Pour le manager, refuser de voir ces signaux, c'est risquer de se couper de ce qui fait l'essence même de la relation humaine au travail. À l'inverse, se laisser submerger par les émotions des autres, c'est tomber dans une posture de sauveur, voire devenir soi-même une source de déséquilibre émotionnel pour l'équipe.

Ce chapitre est une invitation à franchir un cap : celui de la compréhension des frontières émotionnelles. Être à l'aise avec les émotions difficiles ne signifie ni les fuir, ni les absorber. Cela implique d'élaborer une posture juste – à la fois empathique et contenante – qui permet de répondre aux besoins fondamentaux des collaborateurs sans les surprotéger, sans nier leurs vécus, sans se nier soi-même. Il ne s'agit pas d'être un refuge permanent ni un mur impassible, mais un repère stable et humain.

À travers une exploration lucide des pièges tels que la positivité toxique, l'invalidation émotionnelle ou encore la surcompensation affective, ce chapitre montre comment mieux comprendre, accueillir, nommer et canaliser ces dynamiques émotionnelles. L'enjeu est de taille : construire une posture de manager équilibrée, qui favorise la confiance, l'autonomie et la santé psychologique des équipes – sans sacrifier la sienne.

Les émotions au bureau

Les émotions, loin de n'être que des sensations éphémères, jouent un rôle fondamental dans les choix quotidiens, influençant les décisions. Le chapitre 4 a passé en revue des études fascinantes qui révèlent comment des émotions variées telles que la colère, la peur, le dégoût ou encore l'anticipation impactent les comportements, y compris dans la vie professionnelle. Il a exploré comment ces sentiments guident les choix, influençant à la fois la manière dont des solutions familières sont privilégiées en période d'incertitude, et la satisfaction vis-à-vis des décisions. Une plongée dans ces mécanismes émotionnels éclaire d'un jour nouveau le lien entre émotions, décisions et relations interpersonnelles.

Mais une question reste en suspens : que faire, concrètement, de ces émotions – surtout lorsqu'elles sont inconfortables ? C'est ici que s'ouvrent les zones grises émotionnelles, ces situations ambiguës où les repères managériaux vacillent. Ce chapitre montre comment accueillir les émotions négatives sans s'y perdre, quels pièges éviter (minimisation, positivité toxique, fusion émotionnelle), et quelle posture adopter pour rester un repère solide, humain et lucide.

Gérer des frustrations et des déceptions

L'attente d'une grande nouvelle, celle qui pourrait transformer le cours d'une vie, est une expérience partagée par tous. Qu'il s'agisse d'un entretien d'embauche crucial, d'un résultat d'examen, d'une proposition de contrat, ou même d'une élection décisive, ces moments de suspension sont souvent chargés d'incertitude. La question essentielle qui se pose alors est : comment se préparer à une déception qui pourrait tout faire basculer ou du moins modifier les règles du jeu ? Est-il préférable de réfléchir à cette possibilité en amont, ou cela ne sert-il qu'à gaspiller une énergie précieuse et à s'angoisser inutilement ?

La première chose à faire est de se demander si l'inquiétude a une réelle utilité. Il est indéniable que l'anxiété, lorsqu'elle pousse à agir, peut être un puissant moteur. Si elle amène à rassembler des ressources, à anticiper les obstacles et à mieux se préparer, elle devient un outil précieux pour renforcer la résilience. Par exemple, si l'on craint une réorganisation qui pourrait coûter son emploi, ce stress peut pousser à revoir ses finances ou à prendre contact avec des collègues pour explorer d'autres opportunités. Dans ce cas, l'inquiétude sert une fonction : elle incite à l'action. Cependant, lorsque le sort de la situation ne dépend plus de soi, cette inquiétude n'a plus la même valeur. Si l'entretien est terminé, que l'on a déjà voté ou plaidé sa cause, continuer à se tourmenter ne fait qu'ajouter de l'agitation inutile. En thermodynamique, une énergie non canalisée finit en entropie – un désordre inefficace. Les pensées, elles aussi, peuvent se transformer en agitation inutile si elles ne mènent à aucune action. Ruminer ce que l'on ne peut plus changer, c'est comme faire tourner un moteur à vide : toute l'énergie se transforme en chaleur et se perd, sans avancer d'un centimètre. À ce stade, la question à se poser est : est-ce que l'anxiété peut encore changer quelque chose au résultat ?

Une autre façon d'anticiper une potentielle déception est d'imaginer l'issue négative et de s'y préparer en conséquence. Cette méthode, appelée ***pessimisme défensif***, consiste à réfléchir aux ressources qui peuvent s'avérer nécessaires si le pire se produit [1, 2]. Cela peut aider à calmer l'angoisse du moment en permettant de visualiser comment une éventuelle défaite peut être surmontée. Si l'on attend des nouvelles d'un poste, par exemple, on peut se dire : « Si je ne l'obtiens pas, il y aura d'autres opportunités, et j'ai les compétences pour rebondir. » Cette réflexion peut atténuer le choc d'une mauvaise nouvelle et renforcer la préparation mentale.

Mais attention à ne pas en abuser. Bien que le pessimisme défensif puisse se révéler extrêmement efficace pour certains individus anxieux, ses implications sur l'humeur et les interactions sociales méritent d'être examinées avec attention [1, 2]. Cette stratégie repose sur une anticipation mentale soutenue de scénarios négatifs, dans le but de mieux s'y préparer. En apparence, elle fonctionne : ceux qui l'adoptent réussissent souvent à maintenir un haut niveau de performance, précisément parce qu'ils s'obligent à envisager les difficultés avant qu'elles ne surgissent. Mais ce mécanisme de préparation mentale a un coût émotionnel non négligeable.

En se projetant constamment dans des issues défavorables, ces individus sollicitent sans relâche leur système d'alerte interne. Ils vivent dans une forme de tension psychique prolongée, qui, à force, finit par influencer leur humeur. Même en cas de succès, le soulagement ressenti est souvent de courte durée, remplacé rapidement par de nouvelles inquiétudes anticipatoires. Ce cycle d'hypervigilance, bien qu'adaptatif sur le plan cognitif, alimente une forme de morosité chronique. Ce n'est pas l'échec qui pèse, mais la charge mentale d'avoir toujours envisagé le pire.

Dans les relations sociales, le pessimisme défensif peut également générer des incompréhensions. Ceux qui l'utilisent peuvent être perçus comme anxieux, négatifs, voire démobilisateurs par des collègues ou des proches au tempérament plus optimiste. Il peut en résulter un sentiment d'isolement ou une difficulté à se sentir pleinement soutenu. Le décalage entre l'état d'esprit du pessimiste défensif et celui de son entourage peut fragiliser la dynamique relationnelle, en particulier dans les contextes où l'enthousiasme collectif est valorisé comme moteur d'engagement.

Ainsi, si le pessimisme défensif est une ressource précieuse pour affronter les défis, il ne va pas sans risques. L'enjeu n'est pas de l'écarter, mais de le reconnaître pour ce qu'il est : une stratégie parmi d'autres, à manier avec discernement. Elle gagne à être complétée par des pratiques de régulation émotionnelle et par un environnement relationnel capable d'accueillir la diversité des fonctionnements mentaux. Car à trop anticiper les orages, on en oublie parfois la clarté du ciel présent. Et cela aussi, à long terme, pèse sur l'équilibre intérieur.

Pour faire face à une issue défavorable, plusieurs approches validées par la recherche peuvent s'avérer utiles. Les techniques d'affirmation de soi, qui consistent à se rappeler ses valeurs fondamentales et les manières dont on les met en pratique, peuvent accroître la résilience. La pleine conscience, par des exercices simples comme le contrôle de la respiration, permet aussi de réduire les émotions négatives et de lâcher prise sur les pertes potentielles. Ces pratiques aident à prendre du recul et à mieux aborder les défis émotionnels.

Cependant, l'équilibre est crucial : il ne s'agit pas de se concentrer uniquement sur le pire. L'espoir a un rôle à jouer, et il ne faut pas hésiter à imaginer des scénarios positifs. Penser à ce que l'on fera si tout se passe bien peut même aider à mieux traverser cette période d'incertitude. Imaginer ce que l'on ressentira en décrochant ce nouveau poste ou si son projet est accepté représente des visualisations qui ne sont pas des vœux pieux, mais un moyen de maintenir sa motivation et son bien-être. « Espérer le meilleur, se préparer au pire » est une approche équilibrée qui permet d'anticiper les déceptions sans sombrer dans l'excès de confiance.

Modérer sa confiance est essentiel. Si l'on n'admet pas du tout l'éventualité d'un échec, cela peut rendre une chute plus brutale. L'exemple des partisans d'Hillary Clinton lors de l'élection présidentielle de 2016, qui avaient déjà planifié leurs célébrations avant la fin des résultats, illustre bien ce danger. Ils ont été surpris par la défaite car ils ne s'étaient pas préparés à un scénario alternatif. Cultiver un certain réalisme permet d'amortir le choc d'une issue inattendue.

De même, il est vain de tenter de « payer sa douleur à l'avance » en vivant la déception avant qu'elle ne se produise. Ressentir l'angoisse de manière anticipée ne protège pas du choc éventuel. Au contraire, cela peut rendre la déception plus douloureuse, en alourdissant inutilement le fardeau émotionnel avant et après la nouvelle. D'après des recherches sur la « prévision affective », l'intensité et la durée des émotions négatives sont souvent surestimées, et cela conduit à croire que la tristesse ou la frustration sont ressenties plus profondément et plus longtemps que réellement [3].

Recadrer la douleur anticipée peut aussi s'avérer utile. Si la perspective de l'échec est douloureuse, c'est parce que cela signifie que l'on se soucie profondément de l'enjeu. En un sens, cette douleur potentielle est un signe que d'engagement dans quelque chose de significatif, et il est naturel d'en ressentir le poids. En cas de déception, permettre à cette douleur de se manifester, et accepter qu'elle fasse partie du processus, est généralement la première étape vers la guérison. Comme le souligne Markman, la douleur est souvent proportionnelle à l'investissement émotionnel, mais elle n'en est pas moins surmontable. Ce n'est pas parce que l'on échoue une fois que tous les efforts sont vains ; bien au contraire, chaque échec peut préparer à de futurs succès.

Enfin, lorsque tout semble insurmontable, il est parfois nécessaire de se distraire. C'est l'une des stratégies les plus simples et les plus efficaces pour apaiser l'esprit. Un film léger, une course en plein air ou quelques exercices de respiration peuvent suffire à détourner l'attention de l'angoisse. Ces moments de détente ne résolvent pas l'incertitude, mais offrirent une pause nécessaire pour éviter l'épuisement mental.

En somme, la clé pour naviguer dans l'attente d'une grande nouvelle est de trouver un équilibre entre l'espoir et la préparation au pire. Se préparer à une déception ne signifie pas devoir abandonner tout optimisme, mais bien accepter la complexité de la situation. L'incertitude fait partie de la vie, et apprendre à l'affronter, sans laisser l'anxiété paralyser, est peut-être l'un des plus grands défis auxquels on est confronté. Car, qu'importe le résultat, l'important est de continuer à avancer, avec résilience et détermination.

Quelles stratégies concrètes un manager peut-il mobiliser, à la fois pour gérer ses propres émotions en période d'incertitude, et pour accompagner son équipe dans des moments de tension ou d'attente ?

Transformer l'inquiétude en action utile

En tant que manager, il est essentiel de distinguer l'inquiétude fertile de l'agitation mentale stérile. Lorsque l'incertitude grandit (réorganisation, attente d'un contrat, changements d'équipe, etc.), il faut se poser cette question simple : « Mon inquiétude peut-elle encore influencer le cours des choses ? » Si oui, la transformer en plan d'action concret. Sinon, la reconnaître, puis la canaliser pour préserver son énergie mentale.

Astuce

Créer un « rituel de clôture » après une phase d'action (comme un entretien ou une présentation) pour symboliquement poser le dossier et reprendre du recul.

Utiliser le pessimisme défensif avec discernement

Le pessimisme défensif peut être une boussole puissante pour anticiper les difficultés. En tant que leader, il permet de planifier des issues négatives sans être pris au dépourvu. Mais attention : utilisé de manière excessive, il peut miner l'enthousiasme collectif.

Stratégie

L'utiliser en solo pour préparer les plans B, mais adopter un ton mesuré avec l'équipe. Ne pas projeter ses scénarios noirs comme des réalités inéluctables. Toujours les accompagner d'un axe de solution.

Cultiver une culture émotionnelle régulée

Dans une période d'attente ou d'incertitude, les émotions montent – parfois sans mots. Le rôle du manager n'est pas de les faire disparaître, mais de leur donner un cadre d'expression qui évite la contagion négative.

Astuce

Faire des points émotionnels courts en réunion : « Où en êtes-vous émotionnellement ? », « Qu'est-ce qui vous pèse en ce moment ? » Cela permet d'ouvrir un espace sans tomber dans le débordement.

Travailler avec la pleine conscience et l'ancrage

Dans les périodes d'incertitude, la projection mentale constante épuise. Le manager gagne à revenir régulièrement à l'instant présent. La pleine conscience, la respiration consciente ou simplement le fait de marcher sans écran peuvent jouer un rôle de régulation puissant.

Conseil

Intégrer des micropratiques dans sa routine : 3 minutes de respiration avant une réunion stratégique, ou une pause « reset » pour l'équipe après une annonce stressante.

Nourrir aussi des scénarios positifs

L'équilibre émotionnel se construit dans la tension entre lucidité et espérance. Un bon manager ne vend pas du rêve, mais autorise son équipe à se projeter positivement – même en pleine incertitude.

Stratégie

Proposer des questions telles que : « Et si tout se passait bien, qu'est-ce que cela permettrait ? » Cela stimule les ressources internes et favorise un climat d'engagement.

Affirmer ses valeurs pour maintenir le cap

L'un des meilleurs régulateurs émotionnels du manager reste le **rappel de ses valeurs** : « Pourquoi suis-je là ? Qu'est-ce qui fait sens dans cette situation, même inconfortable ? » L'affirmation de soi, par l'ancrage dans ses principes, permet de transformer l'anxiété en alignement.

Astuce

Lors d'un moment de doute, se recentrer sur ce que l'on défend : autonomie, respect, équité, transparence, etc. Cela aide à prendre des décisions justes, même sous pression.

Encadrer le discours collectif pour éviter les amplifications émotionnelles

Une équipe en attente peut rapidement glisser vers la rumeur, la panique ou la démobilisation. Le rôle du manager est de **mettre des mots clairs sur l'incertitude** sans alimenter l'inquiétude.

Stratégie

Tenir un discours lucide et responsable : « Nous ne savons pas encore ce qu'il en est, mais voici ce que nous faisons en attendant. Voici ce qui dépend de nous. »

Accepter de montrer une vulnérabilité encadrée

Un manager n'a pas à être invulnérable. Il a à être lisible. Partager sobrement ses propres émotions (« Je suis aussi dans l'attente », « Ce n'est pas confortable ») peut renforcer la confiance, à condition que cela soit suivi d'une posture claire.

Gérer l'incertitude émotionnelle – pour soi comme pour les autres – ne passe ni par l'ignorance des émotions, ni par leur surexposition, mais par la régulation, l'anticipation raisonnée et l'ancrage dans le sens. Un manager qui sait accueillir les émotions sans s'y perdre devient un repère précieux pour ses équipes, et pour lui-même.

Le stress est-il utile ?

Il arrive parfois que l'on ressente une montée soudaine de stress, cette sensation où le cœur s'emballe et les pensées s'agitent dans tous les sens, sans moyen évident de retrouver sa sérénité ? Chacun a connu ces moments, ces instants où, malgré tous ses efforts, l'anxiété submerge. On se dit peut-être qu'il suffit de se calmer, de respirer profondément et tout ira mieux. Il est indéniable que cela fonctionne rarement.

Et si la clé résidait ailleurs ? Dans une routine, un rituel soigneusement orchestré, semblable à ceux des sportifs de haut niveau qui, eux, sont passés maîtres dans l'art de gérer la pression. Car oui, ces rituels, aussi anodins qu'ils puissent paraître, pourraient bien être un bouclier contre l'agitation mentale.

Il est possible d'imaginer un instant d'être traqué, pris au piège dans une situation où son instinct de survie est en alerte maximale. Essayer de se dire calmement que « Tout va bien » semble alors aussi utile que de murmurer face à un ouragan. C'est précisément dans ces moments, où le corps et l'esprit s'embrasent d'excitation, que les simples paroles ne suffisent plus. La biologie est programmée pour réagir, pour ressentir cette tension, cette énergie débordante qui circule dans les veines. Mais comment alors ne pas se laisser submerger par elle ? Comment retrouver cette lucidité quand tout autour semble vaciller ?

La réponse réside dans les rituels. Par exemple, Serena Williams, la légende du tennis, ou encore Cristiano Ronaldo, l'un des plus grands footballeurs de tous les temps ont chacun développé des rituels qui les accompagnent à chaque match, chaque défi. Pour Serena Williams, c'est le nombre de fois qu'elle fait rebondir la balle avant de servir. Pour Cristiano Ronaldo, c'est ce pied spécifique avec lequel il pénètre sur le terrain. Ces gestes, ces actions répétées avec précision et constance, ne sont pas anodins. Ils sont la clé de leur concentration, la pierre angulaire de leur performance.

Rituels de concentration ou gestes de superstition ?

Les athlètes ne se contentent pas de gestes techniques : ils s'entourent de routines précises, quasi immuables, qui jalonnent leur préparation. Mais que disent ces gestes répétés sur le fonctionnement psychologique ? Sont-ils de simples rituels, des superstitions rassurantes, ou frôlent-ils parfois le trouble obsessionnel-compulsif (TOC) ?

La littérature distingue clairement ces trois concepts, bien qu'ils partagent certains traits communs, comme la répétition ou la recherche de contrôle.

Le rituel : une boussole dans l'incertitude

Dans le contexte de la performance, un rituel est une séquence d'actions symboliques, répétée volontairement, souvent dans un cadre structuré. Il n'a pas nécessairement une fonction logique ou utilitaire directe, mais il stabilise l'attention, réduit l'anxiété et crée un sentiment de maîtrise.

Des recherches menées par Hobson et Inzlicht ont montré que les rituels permettent de structurer l'expérience dans des situations de forte incertitude [4]. Ils augmentent la perception de contrôle, même lorsque celui-ci est objectivement limité. Dans une série d'expériences, les auteurs ont montré que les participants ayant pratiqué un rituel avant une tâche stressante (comme parler en public) présentaient moins de stress et de meilleures performances que ceux n'ayant rien fait ou ayant suivi une consigne neutre.

Ainsi, le rituel – comme rebondir la balle un nombre précis de fois – devient un ancrage attentionnel. Il ne garantit pas la réussite, mais il prépare l'esprit à être pleinement présent.

►

La superstition : quand le rituel devient magique

La superstition, quant à elle, est une croyance selon laquelle une action ou un objet porte-bonheur aurait un pouvoir causal direct sur le résultat. On passe alors du symbolique au magique. De nombreux sportifs ont des t-shirts « porte-bonheur », mangent toujours la même chose avant un match, ou portent les mêmes chaussettes – non pas pour se concentrer, mais parce qu'ils croient que cela influence le résultat.

Les chercheurs ont montré que des objets perçus comme « porte-bonheur » pouvaient effectivement améliorer la performance... non pas par magie, bien sûr, mais parce qu'ils renforcent la confiance en soi [5]. Ainsi, la superstition agit comme une illusion fonctionnelle : elle active le même levier que le rituel – la perception de contrôle – mais en s'appuyant sur une croyance irrationnelle.

Le TOC : quand la répétition devient contrainte

À l'autre extrémité du spectre, le TOC implique une répétition de gestes ou de pensées imposée par une angoisse incontrôlable, souvent déconnectée du contexte. Là où le rituel est choisi et utile, le TOC est intrusif, rigide, source de souffrance. Le sportif ne maîtrise plus la répétition : il la subit, avec la peur que quelque chose de grave arrive s'il ne l'accomplit pas.

Une revue de Gillan et Robbins a montré que les personnes atteintes de TOC présentent un dysfonctionnement dans les circuits cérébraux liés à l'apprentissage dirigé par un but [6]. Leurs actions sont déconnectées du sens ou du résultat, ce qui les distingue fondamentalement des rituels intentionnels des athlètes.

En résumé

- Les rituels sont intentionnels, symboliques, apaisants : ils facilitent la performance.
- Les superstitions sont irrationnelles mais parfois bénéfiques grâce à l'autopersuasion.
- Les TOC sont des compulsions subies, pathologiques, souvent paralysantes.

Ce qui fait la différence, c'est le rapport que l'on entretient avec la répétition : est-elle choisie ou imposée ? Est-elle porteuse de sens ou source de peur ? Dans le cas de Serena Williams ou Cristiano Ronaldo, ces rituels sont des outils mentaux puissants, incarnant la rigueur, l'attention et la confiance. Mais il est essentiel, pour les managers comme pour les athlètes, de rester vigilants : ce qui rassure peut aussi glisser, s'il est mal régulé, vers ce qui enferme.

Et il n'y a pas que les sportifs. Les danseuses étoiles, avant de fouler la scène, ont elles aussi leurs propres rituels, tout comme les écrivains qui, avant de coucher des mots sur le papier, trouvent refuge dans des rituels sacralisés. Les pianistes, quant à eux, ne dérogent pas à cette règle : un geste, une respiration, un instant pour se recentrer, et les notes peuvent enfin s'envoler. Ces rituels, qu'ils soient physiques ou mentaux, confèrent un sentiment de contrôle et de confiance, en permettant de focaliser son énergie là où elle est réellement nécessaire.

Les recherches confirment d'ailleurs que le stress, lorsqu'il est modéré, peut être un allié précieux. La célèbre loi de Yerkes-Dodson l'explique clairement : les performances augmentent avec l'excitation physiologique, mais seulement jusqu'à un certain point [7]. Passé ce seuil, le stress devient un frein. C'est là que les rituels interviennent, comme un guide invisible, aidant à maintenir cet équilibre fragile entre l'excitation productive et l'angoisse paralysante.

Alors, si l'angoisse saisit une personne, au lieu de tenter vainement de se dire de se calmer, elle doit essayer autre chose. Adopter un rituel. Qu'il s'agisse d'une chanson qui motive, d'un geste qui ancre dans l'instant, ou même d'une posture qui donne force et assurance, trouver ce qui résonne en elle et l'intégrer dans son quotidien. Car avec les bons rituels, non seulement elle peut apprendre à dompter le stress, mais aussi découvrir comment briller sous les feux de la rampe. Et ne jamais oublier : ce ne sont pas les circonstances qui définissent un individu, mais la manière dont il choisit d'y réagir.

Dans un poste à responsabilité, l'intensité émotionnelle fait partie du quotidien. Le manager ou le directeur est souvent perçu comme un pilier, mais lui aussi a besoin d'ancrages émotionnels pour rester centré. C'est là que les rituels deviennent des alliés essentiels.

Créer ses propres rituels de stabilité en situation de pression

Le stress fait partie intégrante du quotidien managérial – prise de parole devant un collectif, décision difficile à assumer, pilotage en contexte incertain. Dans ces moments, un rituel personnel, même simple (respiration, ancrage corporel, phrase clé, musique, marche rituelle, etc.) devient un point de repère émotionnel.

Exemple

Avant un comité sensible, un manager peut pratiquer une brève visualisation positive ou répéter un geste (se redresser, respirer trois fois profondément, poser les deux pieds à plat) pour se recentrer.

Pourquoi ça marche ?

Parce que les rituels restaurent une forme de contrôle subjectif, même lorsque l'environnement est objectivement incertain.

Encourager les rituels collectifs pour renforcer la cohésion d'équipe

Les rituels ne sont pas que personnels. En tant que manager, il est possible de structurer des rituels collectifs (réunions d'équipe à heure fixe, ouverture symbolique d'un projet, moments de débrief réguliers, petit geste commun avant un événement).

Pourquoi c'est utile ?

Parce que cela ancre le groupe, renforce l'appartenance, et cadre émotionnellement des moments à fort enjeu.

Astuce

Ne pas chercher à les imposer de manière rigide. Les proposer comme des repères souples, coconstruits avec l'équipe.

Distinguer rituel, superstition et TOC : rester attentif à la fonction psychologique

En tant que leader, il faut être attentif à la fonction du geste répété : aide-t-il à se concentrer ou est-il devenu une compulsion qui rigidifie ? Un rituel est choisi, modifiable, porteur de sens. Une superstition peut être tolérée si elle reste légère. Un TOC doit, au contraire, alerter si la personne souffre de ne pas pouvoir s'en passer.

Dans la pratique

Si un collaborateur semble « dépendant » d'un enchaînement très rigide pour fonctionner, et que ce comportement devient source de souffrance ou de conflit, il est judicieux d'en parler avec bienveillance et, si besoin, d'orienter vers un soutien psychologique.

S'appuyer sur la loi de Yerkes-Dodson pour ajuster le niveau de tension

La fameuse loi de Yerkes-Dodson rappelle que le stress n'est pas l'ennemi : un niveau modéré d'activation améliore les performances. Mais au-delà d'un certain seuil, il désorganise la pensée, altère le jugement, fragilise les relations.

Application directe

En période de tension (projet en crise, pression hiérarchique), le rôle du manager est de réguler le climat émotionnel, de ne pas en rajouter inutilement, et de proposer des micropauses de récupération (récapitulations, rituels, reformulations, humour, silence utile).

Laisser de la place à l'ancrage sensoriel ou symbolique

Certains rituels passent par le sensoriel ou l'artistique : musique pour se mettre en énergie, phrase inspirante dans le bureau, objet sur le bureau qui rappelle une valeur. Ces petits « ancrages » renforcent l'alignement intérieur.

Conseil

Inviter ses collaborateurs à identifier *leur* déclencheur de recentrage : un geste, un mot, une respiration, un souvenir. Le proposer sans obligation. L'essentiel est qu'ils en perçoivent la fonction de soutien à la performance émotionnelle.

Un manager n'est pas seulement un gestionnaire de tâches : c'est un chef d'orchestre, un régulateur émotionnel, pour lui-même et pour son équipe. Intégrer les rituels – personnels et collectifs – permet de transformer le stress en levier, plutôt qu'en menace. Cela construit une culture de sécurité psychologique, tout en développant la lucidité, la concentration et la confiance partagée.

En résumé

- Créer des routines de régulation pour soi-même.
- Introduire des repères collectifs symboliques.
- Rester attentif aux dérives vers des compulsions.
- Apprendre à jouer avec la tension… sans la subir.
- Offrir un cadre émotionnel stable sans étouffer l'initiative.

Émotions et communication : comment délivrer le bon message ?

Pour apprendre à s'exprimer dans le tourbillon des émotions, quoi de plus inspirant que la communication dans les relations amoureuses ? L'intensité des affects est au rendez-vous, et le moindre faux pas peut ouvrir un long dossier : il est facile de se retrouver piégé dans un cycle de malentendus, de reproches et de frustrations. Les mots fusent, les incompréhensions s'accumulent et, soudain, le fossé entre deux êtres qui s'aiment paraît insurmontable. Pourtant, au cœur de ces tempêtes émotionnelles, une technique simple et efficace se dresse comme une bouée de sauvetage : la « déclaration du je ». Alors, si cela marche pour les couples, pourquoi ne pas l'utiliser dans les situations de tension au travail ?

Cette technique n'a rien de spectaculaire, et sa simplicité peut même sembler maladroite au premier abord. Pourtant, elle transforme les conflits en dialogues constructifs. Derrière cette technique se cache un changement subtil, mais puissant, dans la manière dont on choisit de s'exprimer face à l'autre.

La formule de base est étonnamment concise : « Je ressens X lorsque Y se produit. » Une phrase qui pourrait paraître insignifiante, mais qui s'avère très efficace sur le plan relationnel. Pourquoi ? Parce qu'elle se concentre sur l'expression des émotions personnelles, évitant ainsi le piège des accusations. Là où une phrase comme « Tu ne m'écoutes jamais » pourrait enflammer les tensions, une déclaration du type « Je me sens ignoré lorsque tu consultes ton téléphone pendant que je parle » ouvre la porte à une véritable compréhension.

Derrière cette approche réside une philosophie de communication plus respectueuse et apaisée. Les avantages, bien que subtils au départ, sont nombreux.

1. une réduction des réactions défensives. En évitant de pointer du doigt, la « déclaration du je » désamorce cette réaction instinctive de lutte ou de fuite que chacun a en se sentant attaqué. Elle invite l'autre à écouter plutôt qu'à se défendre. Les accusations, si souvent à l'origine des escalades conflictuelles, sont ici mises de côté, au profit d'une écoute plus ouverte ;
2. un dialogue plus respectueux. Avec cette technique, on passe du reproche au partage des émotions. Il ne s'agit plus de savoir qui a tort ou raison, mais de reconnaître ce que l'on ressent face à une situation donnée. Ce basculement peut sembler anodin, mais il ouvre la voie à des échanges plus empathiques et profondément respectueux des sentiments de chacun ;
3. une meilleure résolution des problèmes. Exprimer ses sentiments et ses besoins de manière claire et responsable permet de prendre en charge sa façon de communiquer. La « déclaration du je » rappelle que l'on est maître de ses émotions, et que le but n'est pas de changer l'autre, mais d'améliorer la manière dont on interagit. Cela permet d'aborder les problèmes avec un esprit plus constructif, et non plus dans une optique de confrontation.

Comme pour tout outil de communication, il existe des variantes qui enrichissent et adaptent cette méthode à différentes situations.

- les déclarations XYZ : elles ajoutent une dimension contextuelle à la « déclaration du je », renforçant ainsi la clarté du message. Par exemple, dire : « Je me suis senti blessé lorsque tu m'as critiqué devant nos collègues » permet d'illustrer précisément le moment et le contexte, ce qui aide l'autre à comprendre l'impact de ses actions ;
- le démarrage en douceur : il s'agit d'une variante particulièrement utile pour aborder des sujets sensibles. En combinant l'expression des sentiments, la description d'une situation et l'énonciation d'un besoin, cette approche adoucit l'entrée en matière. Par exemple, la formulation « Je me sens seule sur ce projet. J'ai besoin de ton soutien. », loin d'être une attaque, devient une demande empathique, facilitant une réponse plus positive.

Il est vrai que l'utilisation des « déclarations du je » peut sembler étrange, voire artificielle, au début. Après tout, on est souvent habitué à réagir dans l'instant, à laisser ses émotions guider ses mots. Mais comme toute nouvelle habitude, cette technique requiert un peu de pratique. Au fil du temps, elle devient plus naturelle, plus fluide et, surtout, elle commence à transformer les conversations en profondeur.

Le moment choisi pour utiliser ces déclarations est tout aussi crucial. Il est important de les formuler lorsque l'interlocuteur est dans de bonnes dispositions, et non lorsqu'il est déjà stressé ou préoccupé. C'est ainsi que les « déclarations du je » peuvent révéler tout leur potentiel : dans un climat de calme, elles invitent à une compréhension mutuelle.

Ce qui peut apparaître comme une simple modification dans la manière de s'exprimer peut, finalement, profondément bouleverser la dynamique d'un collectif. En passant du reproche à l'expression de soi, en choisissant de dire « je » au lieu de « tu », la manière de se connecter à l'autre est redéfinie.

Chaque « déclaration du je » devient ainsi une pierre posée sur le chemin d'une meilleure communication, une pierre qui, à terme, peut solidifier les fondations mêmes des relations interpersonnelles au travail. Les mots, après tout, ne sont pas de simples outils pour exprimer des idées. Ils sont la matière première avec laquelle les liens sont construis ou détruis.

La positivité peut-elle être toxique ?

La positivité est la capacité à rester optimistes, même dans les moments difficiles. Elle devient toxique quand elle consiste à rejeter les émotions négatives et à répondre à la détresse par des réassurances automatiques, au lieu de faire preuve d'une réelle empathie. Cette forme toxique de positivité, lorsqu'elle est promue par l'entreprise, impose aux employés de se concentrer uniquement sur les émotions positives et de nier les sentiments négatifs au travail. Ce programme de positivité toxique exige d'être enthousiaste et optimiste, quelle que soit la gravité de la situation. Peu importent les problèmes rencontrés, il est interdit d'exprimer ou de montrer quoi que ce soit qui puisse ressembler à de la négativité. Peu importe l'ampleur du défi, il faut sourire et faire semblant.

Cette culture promue au niveau corporatif, visant à minimiser le négatif au profit du positif et à embrasser le changement à tout prix, peut avoir des effets dévastateurs sur les employés. La pression constante et le stress de devoir ignorer ses propres expériences et de se conformer à un rôle imposé peuvent conduire à un épuisement émotionnel et à la sensation d'avoir trahi son équipe et l'entreprise. Cette positivité à tout prix donne aux individus l'impression que leurs émotions ne sont pas valides, qu'ils ne sont ni vus ni entendus. Quiconque fait l'expérience de cette invalidation émotionnelle est plus susceptible de répondre à la détresse des autres de la même manière, perpétuant ainsi le cycle. Le fait d'être contraint de renier sa véritable personnalité, sans possibilité d'amener son authenticité au travail expose au risque de souffrir de problèmes de santé. Ceux-ci peuvent inclure des troubles de la santé mentale, des maladies récurrentes, un manque de sommeil, des maux de tête, voire pire encore.

La positivité toxique découle parfois d'une peur d'émotions négatives ou d'une vision réaliste, qui apparaît comme trop pessimiste. Aussi appelée « positivité rejetante », elle se manifeste sous la forme d'une exubérance écrasante, souvent en décalage avec la réalité. Les environnements de travail tendent à récompenser ceux que l'on appelle les « porteurs de la culture », ces ***cheerleaders*** qui soutiennent l'équipe, même face à des situations difficiles.

À l'inverse, les meilleurs résultats, que ce soit dans le travail ou dans la vie personnelle, découlent généralement de la recherche et de l'encouragement des opinions divergentes.

Selon Quintero et Long, avec la positivité toxique, les émotions négatives sont perçues comme fondamentalement mauvaises [8]. À la place, la positivité et le bonheur sont poussés de manière compulsive, tandis que les véritables expériences émotionnelles humaines sont niées, minimisées ou invalidées. En substance, il s'agit d'un mécanisme d'évitement. Cela revient à balayer sous le tapis les véritables difficultés et défis auxquels il est nécessaire de faire face.

Lorsque les employés ressentent que la positivité leur est imposée, cela peut avoir l'effet inverse. Par exemple, un salarié qui s'occupe d'un proche gravement malade, inquiet du coût de la garde d'enfants ou des frais liés à un long trajet domicile-travail, après que l'option du télétravail lui a été retirée n'est peut-être pas en état de sourire et de prétendre que tout va bien. Dans une entreprise en proie à des licenciements, à des réductions budgétaires, à un gel des embauches ou qui perd ses meilleurs talents au profit de la concurrence et traverse des difficultés financières, il devient difficile de se rendre au bureau chaque jour avec une attitude joyeuse.

Cela devient lassant lorsqu'un superviseur répète sans cesse des phrases comme : « Le travail acharné finit toujours par payer. Tu es capable de bien plus que tu ne le penses. Le succès appartient à ceux qui se donnent à fond. » Plutôt que de motiver les employés par un enthousiasme forcé, cette approche peut rendre les employés désengagés et frustrés, car ils sont contraints de prétendre être heureux. Cela peut avoir un impact négatif car les vrais problèmes sont ignorés ; personne ne veut signaler les erreurs ou les échecs qui se produisent autour de soi.

La positivité toxique finit par faire culpabiliser les employés. Si tout le monde fait semblant, on a l'impression d'être un marginal. En étant confronté à une tâche difficile, il est naturel de ressentir du stress supplémentaire. Mais le fait qu'un supérieur insiste pour que l'on reste joyeux malgré tout peut entraîner un sentiment d'aliénation et de déconnexion par rapport à l'entreprise.

En définitive, ne pas être sur la même longueur d'onde que les cadres et la direction peut pousser les employés à se replier sur eux-mêmes. Se sentant ostracisés pour ne pas jouer le jeu, la qualité de leur travail s'en ressent. Et comme de nombreux autres employés sont dans la même situation, l'engagement et la productivité globale finissent par chuter.

Le besoin constant de faire semblant peut mener à un véritable épuisement professionnel. Une entreprise ne peut pas exiger que tout le monde soit toujours heureux – ou fasse semblant de l'être – indéfiniment. Tôt ou tard, cette illusion finit par se briser.

Alors que la positivité toxique nie souvent la réalité, la pensée positive voit la réalité telle qu'elle est, et cherche à résoudre les problèmes ou à aborder les difficultés avec un esprit de croissance (encadré 5.1). Contrairement à la positivité toxique, qui réprime et manipule la réalité, la pensée positive est une manière d'envisager la vie qui aide les individus à se concentrer sur les opportunités et à voir le tableau d'ensemble.

Encadré 5.1

Comment équilibrer sa communication ?

Ainsi, au lieu de dire :

- ✗ « Tu t'en remettras. »
- ✗ « Ne sois pas si négatif ! »
- ✗ « Regarde toujours le bon côté des choses. »
- ✗ « Ça pourrait être pire. »

Essayer plutôt de dire :

- ☑ « C'est difficile, mais je crois en toi. »
- ☑ « C'est normal de se sentir mal parfois. »
- ☑ « Il est difficile de voir le positif dans cette situation, mais nous en tirerons un sens quand nous le pourrons. »
- ☑ « Parfois, nous vivons des choses douloureuses. Comment puis-je te soutenir ? »

Il ne faut pas craindre de défendre ses propres intérêts. Fixer des limites strictes si l'on se sent sous une certaine pression sociale pour être joyeux et enjoué. Être honnête sur la manière dont on se sent traité. Faire comprendre à son supérieur et à ses collègues que l'on apprécie leur état d'esprit, mais que cela doit être réciproque : chacun doit pouvoir exprimer son ressenti, même si cela ne correspond pas au récit officiel de l'entreprise.

Les dirigeants d'entreprise doivent prendre des mesures immédiates ; sinon, ils ne se retrouvent qu'avec des suiveurs, trop craintifs pour s'exprimer. Beaucoup commenceront à chercher un nouvel emploi. Il sera difficile de retenir les talents, et encore plus de recruter de nouveaux employés, une fois que le bruit se répandra sur la pression exercée pour prétendre être constamment heureux.

Les managers doivent se tourner vers leurs équipes et initier des conversations ouvertes et sincères. Des leaders empathiques doivent soutenir l'état d'esprit de leurs employés, même si celui-ci ne s'aligne pas avec la culture en place. Ils doivent permettre à leurs collaborateurs de ressentir ce qu'ils ont besoin de ressentir. Le fait de ne pas l'autoriser peut conduire à une fuite des talents vers des entreprises qui les apprécieront pour ce qu'ils sont et où ils n'auront plus besoin de prétendre être quelqu'un d'autre.

Quand la reconnaissance sonne faux : positivité toxique en milieu hospitalier pendant la crise Covid

Au plus fort de la première vague de la pandémie de Covid-19, les professionnels de santé français ont tenu debout dans un système hospitalier déjà fragilisé par des années de restrictions budgétaires. Ils ont absorbé l'inédit : afflux massif de patients, surcharge émotionnelle, manque de matériel, sous-effectifs chroniques. Et pourtant, au milieu de cette tension extrême, une vague d'encouragements a déferlé dans les médias, dans les discours politiques, et jusque dans les hôpitaux : des applaudissements à 20 h, des « mercis » sur les balcons, des banderoles de soutien. Des mots relevant du vocabulaire de guerre comme « héros », « sacrifice » se sont imposés dans la bouche des décideurs et dans les notes de service.

Mais très vite, un malaise s'est installé sur le terrain. Pour de nombreux soignants, ces formes de reconnaissance, aussi visibles soient-elles, sonnaient faux. Elles ne parlaient ni de l'épuisement, ni de la peur, ni du manque criant de moyens humains et matériels. Elles servaient, parfois inconsciemment, à masquer la réalité. Derrière les « tenez bon » ou « vous êtes notre fierté », s'est progressivement installée une forme subtile mais puissante de positivité toxique.

La positivité toxique, dans ce contexte, ne se manifeste pas par un excès de bonne humeur, mais par une injonction implicite à rester fort, optimiste, mobilisé – même lorsque tout vacille. Il ne s'agissait plus seulement de tenir bon, mais de le faire en souriant, avec abnégation, sans faiblir. Exprimer sa fatigue, dire qu'on n'en peut plus, demander de l'aide devenait un aveu de faiblesse, voire une « trahison » par rapport aux collègues. Comme si l'émotion négative, pourtant légitime et prévisible, menaçait l'équilibre de tout le collectif.

Certains managers ont, parfois malgré eux, relayé ce discours au-delà de la première vague. Pour maintenir la cohésion ou éviter l'effondrement, ils ont accentué les messages de bravoure : « On est des battants », « On ne lâche rien », « On ira jusqu'au bout ». Pourtant, sur le terrain, les arrêts maladie se multipliaient, les démissions augmentaient, et les équipes se taisaient. Plus le discours se voulait positif, plus il creusait l'écart avec la réalité vécue.

Cette forme institutionnalisée de positivité toxique a eu plusieurs effets délétères. Elle a invalidé les ressentis : ceux qui exprimaient leur détresse se sentaient culpabilisés, marginalisés ou jugés « moins résilients ». Elle a enterré les signaux faibles : les alertes remontées sur les conditions de travail ont été parfois ignorées ou minimisées. Et elle a renforcé le modèle sacrificiel, selon lequel le bon professionnel est celui qui donne tout – même au prix de sa propre santé mentale.

Cette situation illustre une dérive managériale fréquente en période de crise : confondre mobilisation et surinvestissement émotionnel, croyant préserver la dynamique collective en niant la douleur individuelle. Or, ce qui soutient durablement une équipe, ce n'est pas l'héroïsme, c'est la possibilité d'être pleinement humain dans son engagement.

La reconnaissance, pour être sincère et utile, doit intégrer la complexité des vécus. Elle doit laisser la place à l'ambivalence, à la fatigue, à la peur, à la colère. Elle doit s'accompagner d'actes concrets : soutien psychologique, réajustement des rythmes, écoute active, droit à l'émotion. Car à force de demander aux soignants de « tenir » coûte que coûte, on finit par les briser. Et aucune banderole n'y pourra rien.

Pourquoi s'aime-t-on et comment rendre une collaboration durable ?

Bien qu'il soit essentiel de distinguer la vie privée de la vie professionnelle, les enseignements issus des recherches sur les relations interpersonnelles, y compris amoureuses, peuvent éclairer le sujet sur un point fondamental : ce qui rend une relation fluide, durable et fonctionnelle repose moins sur la ressemblance de surface que sur une compatibilité plus profonde, souvent liée aux valeurs partagées.

Dans le cadre professionnel, il ne s'agit pas de « s'aimer », mais d'apprendre à coopérer efficacement, parfois sur la durée, avec des collègues aux personnalités variées. C'est là que la notion d'affinité prend tout son sens : comprendre ce qui rend une collaboration harmonieuse – ou au contraire, difficile – peut aider à construire des relations de travail plus saines, plus humaines et plus résilientes.

En pensant à ce qu'est un « partenaire compatible », quel genre de personne vient à l'esprit ? Peut-être imagine-t-on quelqu'un qui partage son style ou qui apprécie son sens de l'humour. On peut être attiré par des personnes ayant des centres d'intérêt similaires ou qui communiquent d'une manière qui résonne avec soi. Bien que ces caractéristiques jouent un rôle dans la compatibilité, sont-elles vraiment les éléments essentiels pour définir ce que c'est un partenaire ?

Selon une étude, ces facteurs, bien qu'importants, ne sont pas au cœur de la compatibilité [9]. Les chercheurs suggèrent plutôt que ce sont les valeurs personnelles, ces principes qui guident la vie, qui constituent la base de la véritable compatibilité. Parmi ces valeurs, une en particulier se distingue : la ***transcendance de soi***.

L'étude a révélé que l'adhésion aux valeurs de transcendance de soi – c'est-à-dire des valeurs qui motivent à agir pour le bien des autres et à aller au-delà de ses propres besoins – est fortement associée à une meilleure qualité des relations partenariales. À la base, la transcendance de soi repose sur deux grands principes :

1. l'***universalisme***. Cela inclut des valeurs telles que la préoccupation pour autrui, le respect de la nature et la tolérance des différences. Les personnes qui priorisent l'universalisme s'investissent profondément dans le bien-être de la société et de l'environnement. Dans une relation partenariale, cela peut se traduire par une préoccupation partagée pour les questions sociales, un engagement en faveur du développement durable ou un respect profond des perspectives et des origines de chacun.

   L'universalisme, bien qu'issu du champ des valeurs personnelles, constitue un levier puissant dans les relations professionnelles. Lorsqu'un individu accorde de l'importance à des principes tels que la tolérance, l'équité, la solidarité ou encore la responsabilité sociale, ces valeurs façonnent sa manière d'interagir avec les autres, de prendre des décisions et de résoudre les conflits.

   Dans le cadre du travail, cela se traduit par une capacité accrue à collaborer dans des environnements diversifiés, à faire preuve d'écoute active, et à intégrer différents points de vue sans jugement. Une personne guidée par l'universalisme tend à adopter une posture respectueuse, inclusive et éthique – des qualités fondamentales dans la gestion d'équipe, la coopération interservices ou le leadership transversal.

   Par ailleurs, cette orientation favorise un climat relationnel de confiance et de sécurité psychologique. Travailler avec des collègues qui valorisent l'universalisme, c'est avoir la garantie que les interactions reposent sur la reconnaissance de l'autre, la réciprocité et le souci du bien commun – autant d'éléments qui renforcent la qualité et la durabilité des relations professionnelles ;
2. la ***bienveillance***. Cette valeur se manifeste par des qualités comme la fiabilité, la sollicitude et l'humilité – toutes tournées vers le bien-être de son entourage immédiat, que ce soit la famille, les amis, l'équipe ou le partenaire romantique. Dans une relation partenariale, la bienveillance peut s'exprimer par le fait de mettre les besoins de son partenaire avant les siens, d'offrir un soutien émotionnel dans les moments difficiles et de faire des concessions pour préserver la relation.

   La bienveillance, en tant que valeur centrale orientée vers le soin de l'autre, joue également un rôle fondamental dans les relations professionnelles de qualité. Si, dans le cadre privé, elle se traduit par le soutien émotionnel, l'écoute et le souci de préserver la relation, en contexte professionnel, elle devient une ressource relationnelle et managériale précieuse.

   Dans un environnement de travail, la bienveillance se manifeste par des comportements concrets : savoir se rendre disponible pour un collègue en difficulté, accueillir les erreurs sans jugement, reconnaître les efforts des autres, ajuster son attitude en fonction des besoins relationnels de l'équipe. Elle favorise un climat de confiance, essentiel à la coopération et à l'engagement durable.

   Plus encore, les personnes bienveillantes incarnent souvent des qualités comme la fiabilité, l'humilité et la capacité à faire des compromis – autant de dimensions qui fluidifient les interactions et réduisent les tensions. En management, cette valeur soutient un leadership fondé sur la proximité humaine, la reconnaissance individuelle et le souci de ne pas « écraser » au nom de l'efficacité.

Enfin, la bienveillance, loin d'être synonyme de complaisance, permet de poser des limites claires tout en respectant les personnes, ce qui en fait un socle particulièrement solide pour construire des relations professionnelles équilibrées, solides et respectueuses.

Ces valeurs, lorsqu'elles sont partagées, créent un environnement où le soutien mutuel, l'inclusion et une empathie profonde sont au cœur de la relation. Les partenaires qui s'engagent dans ces valeurs considèrent les conflits non pas comme des batailles à gagner, mais comme des opportunités de progresser ensemble, côte à côte.

L'étude souligne également que chaque valeur a une contrepartie. Pour la transcendance de soi, son contraire est l'amélioration de soi, ce qui signifie une réalisation personnelle et une affirmation de soi. Sans surprise, l'étude montre que l'amélioration de soi a un effet négligeable sur la qualité des relations partenariales. Là où la transcendance de soi améliore la relation, l'amélioration de soi n'apporte que peu, voire aucun, bénéfice tangible. De quoi questionner les programmes de coaching en leadership !

Il est possible de penser que valoriser ses ambitions personnelles plus que son associé ou collègue ne le fait est sans conséquence. Mais même si l'amélioration de soi a un effet neutre, il ne faut pas négliger que la transcendance de soi a un impact positif palpable. Ne pas cultiver cette valeur peut créer des achoppements subtils mais importants.

Pourquoi certains projets d'innovation ne voient jamais jour ?

Par exemple, dans une équipe de direction au sein d'un établissement de santé, en pleine phase de refonte de son offre de soins, deux cadres dirigeants, pourtant complémentaires dans leurs compétences, rencontrent des tensions croissantes. L'un, récemment arrivé dans l'institution, voit ce projet de transformation comme une opportunité de se démarquer, de faire valoir ses idées et d'accélérer son développement professionnel. Il est proactif, propose des orientations stratégiques, mais a tendance à se positionner au premier plan, quitte à minimiser le travail collectif ou à monopoliser les prises de parole. Son binôme, quant à lui, est en poste depuis plus longtemps. Il porte une vision plus collective : ce qui compte à ses yeux, c'est l'adhésion de l'équipe, la fluidité du travail en commun et la cohérence de l'ensemble. Il est attaché à la dynamique partenariale, quitte parfois à s'effacer au profit du groupe.

À cela s'ajoute une autre divergence : tandis que l'un refuse systématiquement de travailler en dehors de ses horaires pour préserver son équilibre personnel, l'autre consacre une part importante de son temps libre à la réussite du projet, avec une réelle générosité… mais aussi une forme d'attente implicite que cela soit reconnu – voire partagé.

Rapidement, les jugements mutuels s'installent : « Il est trop individualiste, il veut juste briller. », « Il veut qu'on fasse tout à sa manière, comme si l'équipe passait avant tout. », « Il ne donne pas assez/en fait trop. »

Derrière ces tensions se cachent moins des conflits de personnalité que des différences profondes de valeurs. L'un est animé par des valeurs de réalisation personnelle, d'autonomie, d'ambition. L'autre par des valeurs de bienveillance, de loyauté, d'implication collective. Aucun n'a tort. Mais sans un cadre de discussion adapté, cette divergence se transforme en confrontation.

Ce que la transcendance de soi changerait

Si les deux dirigeants valorisaient la transcendance de soi, c'est-à-dire cette capacité à dépasser ses intérêts immédiats au nom d'un objectif commun ou d'un respect profond de l'autre, la situation pourrait évoluer autrement. L'un accepterait de ralentir un moment pour laisser de la place à son binôme ; l'autre reconnaîtrait le besoin légitime d'accomplissement personnel et trouverait des moyens d'intégrer cette aspiration dans le projet global.

Ce ne serait pas une question de renoncement, mais d'ajustement dynamique : chacun reconnaît les priorités de l'autre comme légitimes, et accepte de faire des compromis ponctuels pour préserver la relation et le projet.

Dans un partenariat professionnel, ce sont souvent ces petits gestes – céder du terrain, reconnaître la valeur de l'autre, différer un besoin personnel – qui assurent la solidité à long terme. À l'inverse, quand la logique du « chacun pour soi » prend le dessus, même une collaboration prometteuse peut s'éroder silencieusement, malgré des affinités apparentes sur d'autres plans.

La capacité à faire des compromis, à comprendre que de petites concessions ont de bien plus grands bénéfices à long terme que la satisfaction immédiate de ses désirs, est ce qui distingue une relation partenariale fondée sur la transcendance de soi. Si un seul des collaborateurs – ou aucun – ne valorise cette approche, la compatibilité peut s'effriter malgré des affinités apparentes dans d'autres domaines.

La véritable force d'un partenariat ne repose pas seulement sur des compatibilités et des objectifs superficiels, qui fluctuent avec le temps, mais sur un alignement profond des valeurs personnelles. En développant la transcendance, c'est-à-dire la capacité à dépasser leurs intérêts individuels, les partenaires créent un espace relationnel fondé sur l'empathie, le soutien mutuel et le désir partagé d'évoluer ensemble.

Il est tentant de croire que l'ancienneté, les alliances solides ou la bonne entente suffisent à garantir la qualité d'une collaboration. Pourtant, comme en psychologie relationnelle, des biais existent aussi dans le monde du travail. Dans une équipe, il arrive que l'on développe une forme d'attachement qui rend moins critique, moins lucide face aux comportements problématiques d'un collègue ou d'un associé. La loyauté, tout comme l'affinité, peut aveugler. Elle atténue la vigilance, inhibe parfois la capacité à poser des limites ou à nommer des dysfonctionnements.

De façon plus surprenante encore, au démarrage d'une collaboration, il est souvent nécessaire d'idéaliser légèrement l'autre pour créer un climat de confiance. On valorise ses qualités, on minimise ses défauts. Ce biais initial facilite l'engagement mutuel. Mais à long terme, si l'attachement émotionnel n'est pas régulé par un retour au réel, il peut empêcher de faire évoluer la relation. C'est ainsi que certains binômes restent figés, bloqués dans une loyauté excessive, incapables de réajuster leur dynamique malgré les tensions.

Ce phénomène n'est pas sans lien avec ce que la recherche en neurosciences affectives observe dans d'autres contextes. Une étude de Schwartz et Olds, chercheurs à la Harvard Medical School [10], a montré que dans les relations affectives fortes, certaines zones du cerveau responsables du jugement critique et de l'évaluation sociale (en particulier le CPF) s'activent moins. En d'autres termes, l'attachement émotionnel peut désactiver temporairement la capacité à voir les défauts de l'autre, un mécanisme qui, dans un autre registre, pourrait s'observer à moindre échelle dans les relations professionnelles investies affectivement.

Ainsi, sans parler d'amour au travail, on peut faire l'hypothèse qu'au début d'une collaboration, une forme d'idéalisme fonctionnel – proche de l'admiration – facilite l'engagement mutuel. Cette légère « cécité » initiale rend possible la construction d'une alliance. Mais si elle perdure sans être contrebalancée par une régulation consciente, elle peut conduire à des erreurs de jugement, à des loyautés déséquilibrées ou à une incapacité à ajuster les relations.

L'enjeu pour les équipes, et pour les managers en particulier, est donc de maintenir un équilibre entre engagement relationnel et lucidité fonctionnelle. S'attacher, oui – mais sans renoncer à voir. Construire la confiance, sans perdre de vue l'exigence partagée.

Comprendre ces mécanismes permet de cultiver des relations professionnelles fondées à la fois sur la confiance et la lucidité, deux dimensions indispensables à toute collaboration durable.

Les biais, encore ces biais…

Les relations professionnelles peuvent mobiliser les mêmes circuits cognitifs et émotionnels que toutes les relations humaines : attachement, investissement affectif, confiance, parfois excessive. Cette dynamique peut favoriser la cohésion… mais aussi nuire à la lucidité managériale.

Biais d'affinité

Ce biais pousse à accorder davantage de crédit aux personnes semblables ou avec lesquelles existent des affinités personnelles. Cela peut influencer les recrutements, les promotions ou la manière d'interpréter les comportements d'un collègue [11]. L'étude montre que les recruteurs favorisent souvent des candidats avec lesquels ils partagent des traits personnels, ce qui renforce l'homogénéité au sein des équipes.

Loyauté biaisée

Inspirée des travaux sur les relations de couple, cette idée renvoie au fait que l'attachement à une personne ou à une équipe peut inhiber le jugement critique. Comme dans les liens amoureux, des régions du cerveau impliquées dans la vigilance sociale (notamment le CPF) peuvent être moins activées lorsqu'un lien de confiance émotionnelle est fort [12]. Bien que ces travaux portent sur l'amour, ils éclairent la manière dont la proximité émotionnelle modifie la perception de l'autre, en réduisant l'évaluation critique, notamment dans des contextes professionnels chargés d'émotions.

▶

Biais de confirmation relationnelle

Une fois une opinion positive établie à propos d'un collègue, il devient courant d'interpréter ses actions à travers ce prisme, au risque de négliger les signaux contraires. À l'inverse, une relation dégradée tend à amplifier les erreurs perçues [13].

Ce biais cognitif bien documenté affecte aussi bien les jugements relationnels que les décisions stratégiques.

Pourquoi c'est important ?

Dans les environnements à forte charge émotionnelle (p. ex. : hôpital, start-up, ONG [Organisation non gouvernementale]), où la solidarité et l'engagement moral sont valorisés, ces biais peuvent conduire à des aveuglements durables : excuser les comportements d'un collègue loyal mais dysfonctionnel, retarder un recadrage nécessaire, ou maintenir des alliances qui nuisent à l'intérêt général.

Identifier ces biais n'est pas un signe de défiance, mais un exercice de lucidité relationnelle. Cela permet de préserver la qualité des liens tout en assurant un cadre de coopération juste et ajusté.

L'univers de l'amour continue d'être une source d'inspiration pour comprendre les pratiques relationnelles. Il est frappant de constater à quel point la recherche d'emploi ressemble à l'univers des applications de rencontre. La journaliste Kelly Marie Coyne construit un parallèle entre l'univers des applications de rencontre et la recherche d'emploi, qui pourrait être hilarant s'il n'était réaliste [14]. Si l'on y regarde de plus près, certaines expressions de cet univers romantique peuvent être parfaitement transposées à la quête du travail idéal. Ces mécanismes relationnels peuvent également éclairer les comportements dans la vie professionnelle – que ce soit lors du processus de recrutement, d'une prise de poste, ou dans la manière dont les relations au sein d'une équipe sont construites et maintenues :

- *situationship* : le piège d'une relation sans engagement. Dans le monde des rencontres, une *situationship* désigne une relation sans engagement clair : on profite des avantages sans l'exclusivité. C'est exactement ce qui se passe dans l'univers professionnel avec les contrats à court terme et les missions sans réelle sécurité, souvent sans bénéfices sociaux.
  - **Contexte :** lors d'une prise de poste, un cadre fraîchement recruté est accueilli chaleureusement : on parle de « famille », de « culture d'entraide », mais on ne lui donne ni fiche de poste claire, ni cap précis, ni perspective d'évolution.
  - **Risque managérial :** le flou relationnel peut créer une dépendance affective ou un attachement prématuré sans réel engagement mutuel. La collaboration repose sur des attentes implicites, jamais formalisées.
  - **Leçon pour les managers :** clarifier rapidement les rôles, les engagements réciproques et les indicateurs de succès. Une relation professionnelle saine repose sur des **règles du jeu explicites**, même dans une culture conviviale ;
- *imaginationship* : l'illusion du stage non rémunéré. Dans une « *imaginationship*, on fantasme une relation qui n'existe pas vraiment. Dans la recherche d'emploi ou sur des postes précaires, cela peut se traduire par des promesses de la part de l'entreprise, comme faire espérer un poste rémunéré et stable alors que le seul but est de profiter de main-d'œuvre gratuite ou peu coûteuse.
  - **Contexte :** un collaborateur motivé est perçu comme ayant un « grand potentiel ». On l'invite à des réunions, à des projets pilotes, on parle de lui comme d'un futur leader. Mais **aucune de ses idées ou de ses besoins n'est réellement prise en compte**.
  - **Risque :** cette projection valorisante **nourrit l'illusion d'une reconnaissance réelle**, mais laisse le collaborateur sans influence, ni autonomie.
  - **Leçon :** la collaboration ne se nourrit pas d'intentions ou de promesses, mais de **reconnaissance effective, d'écoute active et d'engagement réciproque** ;
- *breadcrumbing* : le processus d'entretien interminable. Le *breadcrumbing* dans les rencontres fait référence à des échanges sporadiques sans engagement réel, où l'on profite des miettes tombées de la table. Sur le plan professionnel et dans l'optique d'une promotion ou d'une formation, cela se traduit par des séries interminables d'entretiens, sans véritable intention d'action immédiate.

- **Contexte :** un collaborateur très engagé se voit souvent dire qu'une promotion est « dans les tuyaux », que son investissement est « remarqué », mais rien n'est formalisé. Les retours sont positifs, mais **aucun acte concret** ne suit.
- **Risque managérial :** cela érode la motivation à moyen terme, fragilise la relation de confiance et pousse à une forme de retrait ou de cynisme.
- **Leçon :** dans la construction d'une relation professionnelle durable, **le feedback engageant doit être suivi d'actions tangibles** : plan d'évolution, objectifs partagés, échéancier ;

- *love-bombing* : les louanges qui cachent le manque de sérieux. Le *love-bombing* survient lorsque quelqu'un couvre une personne de compliments sans vouloir s'engager réellement. En entreprise, cela se manifeste par une flatterie excessive, sans une offre concrète qui suit. On lui dit qu'elle est « la personne parfaite pour ce poste », tout en lui proposant un salaire bien en dessous du marché.
  - **Contexte :** lors de l'intégration d'un nouveau collaborateur, l'équipe multiplie les compliments : « Tu vas tout changer ici », « On t'attendait avec impatience », « Tu es exactement ce qu'il nous fallait ». Mais dans les faits, le soutien est faible, les responsabilités sont floues et les attentes sont irréalistes.
  - **Risque relationnel :** cette **survalorisation initiale** peut créer une pression implicite, un sentiment de devoir prouver sa valeur rapidement, et une désillusion rapide quand la réalité ne suit pas l'euphorie.
  - **Leçon :** dans une équipe, mieux vaut **intégrer avec justesse** qu'avec exaltation. Valoriser, oui, mais aussi **préparer, accompagner, cadrer**, pour éviter les chocs de réalignement ;
- *ghosting & zombieing* : une communication qui brille par son absence. *Ghosting* et *zombieing* sont des termes couramment utilisés dans les rencontres pour décrire des comportements de communication déconcertants et des apparitions/disparitions soudaines. *Ghosting* survient lorsque l'on coupe soudainement toute communication sans explication. Cela arrive aussi dans le cadre d'une recherche d'emploi ou d'une discussion sur un projet de validation des acquis, d'une promotion ou de développement professionnel : un entretien est passé et soudain, silence radio. *Zombieing*, en revanche, désigne le retour inattendu d'une entreprise après des mois de silence, comme si de rien n'était.
  - **Contexte :** dans certaines équipes, des collaborateurs ou des managers « disparaissent » émotionnellement lors de moments clés : refus de traiter un conflit, absence de réponse à une sollicitation, désengagement non verbalisé. Parfois, ils « reviennent » après coup, comme si rien ne s'était passé.
  - **Risque relationnel :** ces comportements altèrent fortement **la sécurité psychologique** et génèrent du flou dans les dynamiques d'équipe.
  - **Leçon :** construire une relation professionnelle fiable, c'est aussi être présent dans les moments tendus. **Dire quand on ne peut pas**, expliquer ses silences, revenir avec clarté. L'absence de communication peut être plus délétère qu'un désaccord exprimé.

Ces analogies, bien que tirées de l'univers romantique, invitent à repenser les pratiques relationnelles dans le monde du travail. La prise de poste, comme toute nouvelle relation, repose sur un équilibre entre enthousiasme initial, cadrage clair et attention continue. De même, les relations d'équipe se construisent non sur l'évitement ou les effets d'annonce, mais sur la cohérence entre les paroles et les actes, le respect des engagements, et une communication sincère, même (et surtout) en cas de désaccord.

Il arrive parfois de ressentir ce malaise sourd, une sorte de blocage dans le travail actuel : ce sentiment de tourner en rond, sans direction, sans véritable satisfaction. Il est même possible d'avoir envisagé de tout quitter pour embrasser une nouvelle carrière. Mais l'hésitation s'installe : il est difficile de savoir comment s'y prendre, ni même par où commencer. Pourtant, comprendre la psychologie des relations peut offrir un éclairage inattendu pour se détacher de sa carrière et trouver un chemin plus épanouissant. Et lorsqu'il est question de quitter son travail, qu'est-ce qu'on éprouve? Comment faire le deuil et tourner la page? Ici encore, l'expérience en matière de relations amoureuses aide à mieux comprendre ce qui se joue. West, professeur de psychologie à l'Université de New York, propose de réfléchir à quelques similitudes [15].

Le processus de rupture avec une carrière peut être aussi délicat qu'une rupture amoureuse. Il requiert du courage, de la réflexion, et souvent une bonne dose d'introspection. Voici quatre leçons clés inspirées des relations, qui peuvent aider à franchir cette étape avec sérénité :

1. comme dans une relation amoureuse qui vacille, les doutes ressentis envers sa carrière peuvent parfois déclencher des sursauts d'engagement : en faisant des heures supplémentaires, en se portant volontaire pour de nouveaux projets ou en se transformant en champion du bureau. Ces périodes d'intense productivité donnent l'illusion d'un renouveau, d'une passion retrouvée pour son travail;
2. cependant, il est essentiel de ne pas se laisser duper par ces fausses étincelles. En réalité, ces efforts ne sont pas toujours un signe de passion retrouvée, mais plutôt une tentative inconsciente de sauver une relation – ici, sa carrière – qui vacille;
3. cette réaction est expliquée par le fait de vivre une ambivalence émotionnelle : parfois motivé, parfois démoralisé. Ces hauts et ces bas donnent l'illusion d'un regain d'intérêt. Mais souvent, c'est le subconscient qui pousse à essayer de prouver que tout cela en vaut encore la peine. Ces efforts, aussi sincères qu'ils puissent sembler, sont parfois mal interprétés, autant par soi-même que par ses collègues ou supérieurs;
4. si les périodes d'effort intense sont ponctuelles, irrégulières, et suivies de périodes de découragement, il est temps de se poser des questions : « Suis-je vraiment excité par mon travail, ou est-ce que j'essaie simplement de prouver quelque chose? » Observer aussi si ses efforts supplémentaires sont réellement reconnus, si des opportunités de croissance, de développement sont offertes en retour. Car si les efforts ne mènent à rien de significatif, il est peut-être temps de tourner la page.

La leçon à retenir

Une relation ne peut pas être sauvée par les efforts d'une seule personne. De même, la satisfaction au travail ne repose pas uniquement sur son propre engagement. Rechercher la réciprocité. Si les efforts ne sont pas récompensés par une reconnaissance tangible ou des évolutions positives, il est peut-être temps de passer à autre chose.

Quand la décision de quitter un emploi est prise, la tentation est grande de ne voir que les aspects négatifs : « Je déteste tout dans ce travail », peut-on se répéter intérieurement. Pourtant, cette phase peut être contre-productive, et se focaliser uniquement sur le négatif peut piéger dans un cycle de ressassement.

Il est crucial, même dans ces moments de transition, de reconnaître les aspects positifs du travail actuel. Cela ne signifie pas renier les difficultés, mais plutôt adopter une perspective équilibrée, qui permet d'avancer de manière constructive.

Il est important de reconnaître le positif parce que cela aide à anticiper les pertes qu'il est possible de ressentir après le départ. Ensuite, cela permet d'identifier ce que l'on souhaite vraiment retrouver – ou éviter – dans son prochain emploi. Cela empêche également ce fameux « retour en arrière » où, face à l'incertitude, il peut être tentant de revenir vers un travail familier mais insatisfaisant.

Parfois, ce sont des petites choses : un bureau calme, un service informatique réactif, ou simplement un lieu de travail bien situé. D'autres fois, il s'agit de facteurs humains : des collègues compréhensifs, un manager à l'écoute. Et puis, il y a les avantages professionnels : des horaires flexibles, des politiques de congé généreuses ou encore des opportunités de développement. Il est utile de consacrer un moment à lister tous les aspects du travail – les grands comme les petits. Réfléchir à la valeur de chacun d'eux dans le quotidien professionnel. Penser à la manière dont ils pourraient être compensés dans un futur poste.

Par exemple, un emploi actuel permet une grande flexibilité pour prendre des congés de dernière minute. Si cela ne compense pas les aspects négatifs, reconnaître cette valeur aide à se préparer à son absence dans votre futur emploi. Ainsi, il est peut-être envisageable de négocier ce type de flexibilité dans un prochain poste.

Ensuite, la manière dont une transition de carrière est préparée est cruciale. Cela ne concerne pas seulement les entretiens d'embauche, mais aussi les discussions avec des contacts professionnels, les mises à jour sur LinkedIn, et même les conversations avec d'anciens collègues. Cette histoire devient une partie de l'identité professionnelle. Elle façonne la manière dont les autres, y compris les futurs employeurs, perçoivent une personne. Elle reflète aussi sa propre compréhension de ce changement. Une bonne histoire de rupture doit donc être équilibrée : elle reconnaît à la fois ce qui a été appris et ce qui est recherché dans l'avenir.

Quitter son job : une lettre d'adieu

Annoncer son départ n'est jamais anodin. Que l'on parte avec enthousiasme ou avec regrets, il s'agit d'un moment charnière dans une trajectoire professionnelle – une parenthèse qui se ferme, et une autre qui s'ouvre. Raconter cette transition avec clarté, tact et cohérence est essentiel, que ce soit dans un entretien, sur LinkedIn ou dans une lettre d'adieu adressée à ses collègues.

Ce récit de départ, souvent négligé ou bâclé, est pourtant une opportunité précieuse de donner du sens à son parcours. Il ne s'agit pas seulement d'expliquer pourquoi l'on part, mais aussi de montrer ce que l'on emporte avec soi, et ce que l'on vise en quittant l'entreprise.

Voici les éléments clés d'une histoire de départ professionnelle bien construite :

1. un équilibre entre reconnaissance et lucidité. Parler de ce qui a été apprécié dans le poste ou l'entreprise, sans occulter les raisons qui poussent à partir. Un bon équilibre entre gratitude et honnêteté est gage de maturité professionnelle ;
2. une réflexion sur son évolution. Mettre en lumière ce qui a été appris : compétences acquises, responsabilités prises, défis relevés. Cela montre la capacité à grandir, même dans un contexte imparfait ;
3. une perspective tournée vers l'avenir. Ancrer son départ dans un projet : une envie d'évoluer, de se recentrer, d'explorer un nouveau secteur. Cela permet à ses interlocuteurs de comprendre que l'on quitte une situation, mais surtout que l'on va vers autre chose ;
4. un ton professionnel, sans reproches ni amertume. Même si l'expérience a été difficile, ce n'est pas le lieu pour régler des comptes. L'élégance d'un départ repose aussi sur la capacité à partir sans heurt, en préservant les relations.

Avant de formaliser ce discours, commencer par identifier les moments clés qui ont conduit à cette décision. Penser à ses réalisations, ses apprentissages et ses prises de conscience. Puis, formuler ses motivations de manière claire et sereine. Enfin, ne pas hésiter à tester ce récit auprès d'amis ou de mentors : cela peut aider à le rendre plus fluide et à l'assumer pleinement.

Par exemple : « Au sein de l'unité, ces dernières années ont été riches de sens. J'ai eu la chance d'accompagner une équipe engagée, de traverser avec elle des périodes intenses, de construire des projets de soins centrés sur le patient, tout en renforçant la dynamique interdisciplinaire. Ce poste m'a permis de développer une posture de management à la fois exigeante et humaine, en apprenant chaque jour à conjuguer qualité des soins et qualité des relations.

Aujourd'hui, j'ai fait le choix d'évoluer vers un poste à l'échelle territoriale, pour travailler davantage sur les enjeux de coordination et d'équité dans l'accès aux soins. C'est une nouvelle étape que j'aborde avec enthousiasme, sans rien renier de ce que cette expérience m'a appris. Je pars avec beaucoup de reconnaissance, pour les collègues, les patients, et les partenaires de terrain avec qui j'ai grandi professionnellement. »

Un départ bien raconté n'est pas qu'un au revoir : c'est une passerelle vers ce qui vient. Savoir le formuler, c'est déjà faire un pas confiant vers la suite.

Et si un des membres de son équipe part ? Un manager attentif ne se contente pas d'organiser un pot de départ. Il accompagne son collaborateur jusqu'au bout du parcours, en lui donnant les moyens de valoriser son expérience et de préparer sereinement la suite. Voici quelques messages clés qu'il pourrait lui transmettre :

1. valorise ce que tu emportes avec toi. « Tu as grandi ici, et tu as fait grandir l'équipe. Même si tu pars, tout ce que tu as construit ici – ton expérience, tes compétences, tes réflexes relationnels – te suivra et nourrira ta prochaine étape. Prends le temps de nommer ce que tu retiens. » ;
2. prépare ton récit de départ. « Ce que tu vas dire de ton départ va poser les bases de ce que tu vises. Sois à la fois juste et fier. Évoque ce que tu as appris ici, sans avoir besoin de lisser ou d'idéaliser. Et explique clairement ce vers quoi tu veux aller. » ;
3. n'hésite pas à demander du feedback. « Avant ton départ, profite de cette transition pour faire le point : ce que tu as bien fait, ce que tu peux continuer à développer. Cela t'aidera à partir en confiance, et à mieux cibler ce que tu veux renforcer dans la suite. » ;
4. garde le lien. « Une équipe, ça ne s'efface pas du jour au lendemain. Même si tu changes de structure, tu restes un professionnel du soin engagé dans une communauté plus large. Reste en contact, donne des nouvelles, et n'hésite pas à revenir vers nous si tu as besoin. »

En quittant un emploi insatisfaisant, il peut être tentant de se précipiter vers une nouvelle opportunité, comme pour tourner rapidement la page. Pourtant, tout comme les relations de rebond, une « carrière de rebond » peut sembler séduisante à court terme mais souvent décevante à long terme. Il est courant de simplement vouloir échapper à la situation actuelle. La peur du chômage, la pression financière ou même la flatterie d'une nouvelle opportunité peuvent pousser à accepter un poste sans réfléchir pleinement aux conséquences.

Pour éviter ce piège, il convient de prendre le temps de définir ses objectifs de carrière avant de commencer à chercher un nouveau travail. Il faut être clair sur ce qui n'est pas négociable. Pendant les entretiens, poser des questions difficiles sur les attentes, la culture de l'entreprise, les perspectives d'évolution et, surtout, s'assurer que ses valeurs s'alignent avec celles de l'organisation.

Le fait d'être pressé d'accepter une offre rapidement ou une description du poste restant floue doit instaurer de la méfiance. Il est nécessaire de prendre du recul en cas d'hésitation à être présenté à l'équipe, ou si les promesses ne semblent pas alignées avec ses objectifs. Une décision précipitée peut enfermer dans un rôle tout aussi insatisfaisant que celui qui est quitté.

La leçon à retenir

Une prochaine carrière mérite d'être choisie avec soin. Prendre le temps de réfléchir à ses options, à ses priorités, et avancer vers un choix éclairé.

Vivre une rupture professionnelle est un processus complexe, mais avec ces leçons inspirées des relations humaines, il est possible de naviguer cette transition avec davantage de clarté. En évitant les fausses étincelles, en reconnaissant le positif, en racontant une histoire réfléchie et en évitant les décisions hâtives, on est mieux préparé à choisir un chemin qui correspond vraiment à ses aspirations profondes.

Pour conclure

Une évidence est bien souvent oubliée : les relations de travail sont profondément humaines, donc forcément traversées d'émotions, de projections, de tensions et de dynamiques d'attachement. Manager aujourd'hui, ce n'est plus seulement organiser le travail, c'est aussi réguler les affects, structurer la communication, et construire un climat relationnel propice à la coopération.

Plusieurs enseignements clés se dégagent :

1. les émotions au travail ne sont pas des perturbations à éliminer : elles sont des signaux. Un manager lucide ne cherche ni à les fuir ni à les surjouer, mais à leur donner un cadre pour éviter la dérive vers la contagion ou l'effondrement ;
2. la régulation émotionnelle passe par des outils concrets : rituels personnels ou collectifs, techniques de pleine conscience, usage stratégique du pessimisme défensif, ou encore maîtrise des biais relationnels. Ces outils permettent de naviguer dans l'incertitude sans y perdre son équilibre ;
3. la positivité toxique est un piège managérial. En niant la légitimité des émotions négatives, elle abîme la confiance, isole les individus et alimente une culture du silence. À l'inverse, reconnaître la complexité des vécus renforce la résilience collective ;
4. les valeurs partagées sont un socle de compatibilité professionnelle durable. La transcendance de soi, la bienveillance et l'universalisme apparaissent comme des piliers invisibles mais puissants pour faire tenir les relations professionnelles, bien au-delà des seules compétences ou affinités de surface ;
5. le rôle du manager est aussi celui d'un « gardien des équilibres » : entre lucidité et espoir, engagement et limites, cohésion et autonomie. Cela suppose de savoir poser des mots justes, créer des espaces de parole régulés, et ajuster sa posture face aux tensions ;
6. enfin, la lucidité relationnelle est une compétence essentielle. Identifier ses biais d'affinité, de loyauté ou de confirmation permet d'éviter les aveuglements affectifs qui nuisent à la justesse managériale.

En définitive, le management d'équipe ne peut plus se penser uniquement en termes d'efficacité, de performance ou de contrôle. Il s'agit de développer une culture du lien, fondée sur la responsabilité émotionnelle, la reconnaissance des différences, et la construction consciente de la confiance.

Manager avec humanité, ce n'est pas « faire du social », c'est créer les conditions d'un engagement durable et authentique. Cela passe par une qualité de présence, une capacité à contenir sans étouffer, à soutenir sans surprotéger, à décider sans imposer. Un équilibre délicat – mais profondément transformateur (tableaux 5.1 et 5.2).

Tableau 5.1. Points clés à retenir.

Point clé	Idée essentielle
Les émotions comme signaux	Les émotions négatives ne sont pas à fuir : elles signalent un besoin ou une tension à écouter
Positivité toxique	Un excès d'optimisme imposé peut invisibiliser la souffrance réelle et miner l'engagement
Rituels	Répétitions choisies qui stabilisent l'attention, réduisent le stress, et améliorent la performance
Pessimisme défensif	Stratégie utile pour anticiper les difficultés, mais à manier avec précaution pour éviter la morosité
Compatibilité relationnelle	Des valeurs partagées comme l'universalisme ou la bienveillance sont plus prédictives qu'une affinité de surface
Effet de loyauté	Un attachement excessif peut inhiber le jugement critique, comme le montrent les biais relationnels
Analogies relationnelles	Des phénomènes comme le *ghosting* ou le *love bombin* existent aussi dans le travail : attention aux déséquilibres
Départ d'un poste	Quitter un emploi avec clarté et gratitude permet une transition plus sereine et professionnelle

Tableau 5.2. Concepts en action.

Concept	Mise en action	Erreurs à éviter
Rituels de régulation	Instaurer des routines personnelles (respiration, visualisation) ou collectives (rituels d'équipe)	Imposer des routines rigides ou inadaptées
Gestion des émotions	Accueillir les émotions sans fusionner, ouvrir des espaces d'expression cadrés	Minimiser, invalider ou nier les émotions difficiles
Préparation aux échecs	Utiliser le pessimisme défensif pour anticiper les plans B	Partager à l'équipe des scénarios trop anxiogènes
Culture émotionnelle	Favoriser l'expression régulée (points émotion, pauses réflexives)	Censurer ou dramatiser les ressentis émotionnels
Compatibilité et valeurs	Identifier les valeurs partagées pour renforcer la collaboration	S'appuyer uniquement sur l'affinité ou l'ancienneté
Communication non violente	Utiliser la « déclaration du je » pour apaiser les tensions	Accuser ou généraliser avec des « tu ne fais jamais… »
Sortie accompagnée	Valoriser les acquis et soutenir jusqu'au départ d'un collaborateur	Ignorer ou rejeter un collaborateur qui part

Instaurer une sécurité psychologique

La sécurité psychologique est un élément essentiel à instaurer pour permettre aux équipes de s'épanouir et d'exprimer pleinement leur potentiel, contribuant ainsi à la performance de l'entreprise. Les actions qu'un leader doit entreprendre pour favoriser cette sécurité sont connues. Cependant, les relations humaines sont marquées par un dialogue constant entre des identités, des croyances et des schémas comportementaux différents. Pour qu'une telle sécurité puisse véritablement s'implanter, il est indispensable de travailler avec une équipe réceptive tout en restant attentif à son propre profil et à la diversité des profils au sein du groupe.

Les rituels qui rapprochent

Les rituels sont une partie intégrante de ce qui fait l'être humain. Ils incarnent ce que l'on fait de manière récurrente, ce sur quoi on peut compter, ce qui donne un sens à ses actions. Ils reflètent ce qui importe pour soi. Selon Schaninger et Hancock, spécialistes du management, les bons rituels en entreprise peuvent revitaliser le sens du travail, en aidant les employés à passer d'une mentalité centrée sur le « moi » à une vision collective du « nous » [16]. Les rituels permettent ainsi de renforcer les liens et la cohésion au sein des équipes.

Mais qu'est-ce qu'un rituel, exactement? Les rituels sont des actes répétés, fondés sur des coutumes, des cérémonies ou des comportements largement acceptés. Ils se définissent par des normes et des valeurs partagées, et selon Schein, célèbre théoricien de la culture organisationnelle, ce sont ces pratiques répétées qui définissent la culture d'une organisation [17]. Ils créent un langage commun, une manière d'être ensemble qui façonne les interactions quotidiennes et renforce un sentiment d'appartenance.

Un des aspects les plus intéressants des rituels est leur dimension communautaire. Contrairement à une simple habitude individuelle, un rituel prend tout son sens lorsqu'il est partagé. Il s'agit de ce qui est fait avec les autres, une action collective qui contribue à tisser des liens entre les membres d'un groupe. Les rituels facilitent cette connectivité; ils agissent comme des points de reconnaissance mutuelle, un rappel des valeurs communes, tout en soulignant également ce qui sort de l'ordinaire. Par ces actions répétées, une forme de familiarité se crée, offrant à chacun un espace où il est possible d'être vu, entendu et reconnu par les autres.

Les recherches menées sur ce sujet montrent que les rituels les plus efficaces en entreprise partagent généralement deux caractéristiques clés :

1. ils favorisent explicitement la construction de la communauté. Cela peut se manifester par des gestes simples mais dotés d'un pouvoir fédérateur : se réunir autour d'un café hebdomadaire, célébrer des réussites collectives, ou même marquer des étapes importantes du parcours d'un collaborateur;
2. ils ont souvent une dimension physique, comme se retrouver en personne, lever son verre lors d'un toast ou même participer à une cérémonie symbolique. Malheureusement, cette dimension physique a été mise à mal par la pandémie de Covid, avec l'impossibilité de se réunir en personne, et peine encore à être rétablie, les jeunes générations n'ayant pas bénéficié de cette intégration sociale importante.

Certaines organisations ont fourni des efforts considérables pour restaurer cette proximité physique, même virtuellement, contrairement à d'autres. Il sera intéressant d'observer si celles qui n'ont pas cherché à recréer ces moments de rassemblement souffrent aujourd'hui d'un manque, d'un vide là où les rituels apportaient autrefois un lien essentiel.

Un autre rôle crucial des rituels en entreprise est d'offrir aux employés un espace où ils peuvent exprimer leurs émotions et leurs ressentis. De nos jours, les collaborateurs s'attendent, à juste titre, à pouvoir être eux-mêmes sur leur lieu de travail et à pouvoir partager leurs sentiments dans un cadre sécurisé. Les rituels jouent ici un rôle fondamental, en offrant une structure qui soutient cette expression émotionnelle. La sécurité psychologique et la capacité à donner un sens à ce que l'on fait étant essentielles à la performance, lorsque les employés se sentent suffisamment en confiance pour partager leurs émotions de manière ouverte, cela contribue non seulement à leur propre bien-être, mais aussi à une plus grande sécurité pour l'ensemble de l'équipe.

Aider les employés à trouver un sens et une raison d'être dans l'organisation est essentiel pour encourager l'engagement, la collaboration et l'innovation. Les rituels sont un levier puissant pour atteindre cet objectif. Lorsqu'ils sont liés aux valeurs fondamentales de l'entreprise, ils deviennent des ancrages concrets de la culture d'entreprise, rappelant aux employés, de manière répétée, pourquoi leur travail compte et comment il s'inscrit dans une vision plus large.

Pour que ces rituels aient un véritable impact, il est crucial que les valeurs de l'organisation soient claires, applicables et communiquées de manière cohérente. Lier ces valeurs à des rituels spécifiques –

qu'il s'agisse de réunions régulières, de célébrations ou de moments de reconnaissance – permet d'intégrer les objectifs de l'entreprise dans l'expérience partagée des employés. Ces moments, aussi simples soient-ils, ancrent les valeurs et renforcent la motivation de chacun.

Des rituels pour tisser du lien : pratiques inspirantes

Dans les établissements de soins, les rituels ne sont pas de simples routines anodines. Lorsqu'ils sont portés collectivement et inscrits dans une culture d'équipe ou d'accompagnement, ils peuvent devenir de puissants leviers de cohésion, d'appartenance et de sens. Que ces rituels concernent les professionnels ou les usagers, ils participent à structurer le quotidien, à réguler les tensions, et à renforcer la qualité de la relation. Voici quelques exemples concrets, en France comme à l'international, qui montrent comment des pratiques apparemment simples peuvent avoir un impact profond et durable.

Un « village » pour vieillir autrement : l'Ehpad de Kersalic à Guingamp

À Kersalic, en Bretagne, l'Ehpad a choisi de repenser l'organisation traditionnelle des soins pour créer un environnement qui ressemble davantage à un village qu'à une institution. Les 72 résidents sont appelés « habitants », et les équipes de soignants, réparties en « bourgs », accomplissent à la fois des soins, des tâches domestiques et des animations. Les espaces de vie sont pensés pour stimuler les interactions sociales : café, poste, jardin, animaux domestiques, etc.

Ici, les rituels du quotidien – ouvrir le courrier ensemble, préparer le repas, arroser les plantes – deviennent des moments structurants et relationnels, à la fois pour les résidents et pour les équipes. Ce choix organisationnel a des effets tangibles : réduction de l'usage des médicaments, allongement de la durée de séjour, et amélioration du bien-être général. Le soin est ainsi réhumanisé, intégré dans un cadre de vie porteur de sens.

Dialogue ouvert : coconstruire le soin en équipe (Finlande)

Dans un tout autre contexte, en Finlande, l'approche du « dialogue ouvert » s'est imposée comme une référence en santé mentale. Développée en Laponie occidentale, cette méthode repose sur un principe simple mais exigeant : face à une situation de crise (notamment psychotique), une équipe interdisciplinaire se mobilise immédiatement pour créer un espace de parole inclusif, dans lequel le patient, sa famille et les professionnels dialoguent ensemble, à égalité. Ces réunions régulières, ritualisées et non hiérarchisées, permettent une prise de décision partagée. Elles nourrissent une dynamique d'équipe profondément collaborative, où chacun est écouté, y compris dans ses incertitudes. Ce rituel collectif renforce la sécurité relationnelle, réduit le recours à l'hospitalisation, et améliore la stabilité à long terme.

Modèle Clubhouse : travailler ensemble pour se reconstruire (États-Unis)

Aux États-Unis, le modèle Clubhouse en réhabilitation psychosociale repose sur une philosophie de cogestion entre bénéficiaires et professionnels. Ensemble, ils assurent les tâches du quotidien, planifient les activités et gèrent l'organisation interne du centre. Ici, le rituel, c'est celui du travail partagé, à valeur égale : faire la cuisine, tenir la comptabilité, animer une réunion, etc.

Ces activités, effectuées dans un esprit de non-jugement et d'entraide, favorisent la reconstruction de l'estime de soi et de l'autonomie. Pour les équipes, cela induit un positionnement non surplombant, horizontal, qui renforce la cohésion. La ritualisation de la collaboration, au-delà du soin, devient un espace de réparation sociale.

Escape game en Ehpad : former autrement pour créer du lien (France)

L'Ehpad Floralys a, quant à lui, misé sur l'innovation ludique pour renforcer la dynamique d'équipe. Dans le cadre de formations internes, le personnel participe à des *escape games* thématiques, mêlant réalité augmentée et jeu de rôle. L'objectif est de résoudre une mission fictive – sauver le monde en trouvant un antidote – tout en intégrant des contenus pédagogiques (sécurité, soins, coordination, etc.).

Ce type de rituel de formation active permet d'apprendre en coopération, de sortir des logiques descendantes et de favoriser les échanges entre métiers. En rendant la formation immersive et collective, on active à la fois l'engagement cognitif et émotionnel, ce qui améliore la mémorisation, la confiance et la cohésion.

Ce que disent ces expériences

À travers ces exemples très divers, une constante se dégage : les rituels sont efficaces lorsqu'ils sont porteurs de sens collectif. Ils peuvent être thérapeutiques, pédagogiques ou organisationnels, mais ont pour point commun de mettre la relation au centre du travail. Que ce soit en créant un village, en instaurant un espace de parole démocratique, en partageant les responsabilités ou en apprenant autrement, ces dispositifs ont un impact réel sur le climat d'équipe, la qualité du soin et la stabilité des parcours.

Pour les managers, ces expériences sont une invitation à repenser la régularité, la forme et la fonction des temps collectifs. Un bon rituel n'est pas une contrainte, mais un repère structurant, qui soutient le lien, sécurise les équipes, et nourrit la culture professionnelle.

La sécurité, c'est aussi une communication non biaisée

Dans le monde professionnel, comprendre et gérer les dynamiques émotionnelles est essentiel pour favoriser des relations harmonieuses et productives. Qu'il s'agisse de percevoir avec précision l'état émotionnel d'un groupe ou de résoudre des conflits interpersonnels, la manière d'interpréter les émotions et d'interagir avec ses collègues a un impact profond sur l'efficacité collective. La manière dont les biais attentionnels influencent la perception des émotions de groupe est explorée ici, avant d'aborder des stratégies concrètes pour gérer les conflits au travail et améliorer la qualité des interactions professionnelles.

Plonger dans le domaine complexe de la dynamique de groupe et de la perception émotionnelle révèle des prises de conscience fascinantes sur la manière dont les biais attentionnels influencent l'interprétation des émotions collectives. En effet, en s'adressant à un groupe, la tendance naturelle est de scruter les expressions faciales pour évaluer les réactions. Cependant, des recherches récentes ont mis en lumière un phénomène captivant : l'intensité émotionnelle du groupe a tendance à être surestimée, en particulier lorsque l'attention est attirée par des visages exprimant des émotions fortes.

Cette tendance se manifeste d'autant plus dans les grands groupes, avec une inclinaison marquée vers les émotions négatives. Les chercheurs Sweeny, Cikara et Gross ont mené une série d'expériences minutieusement conçues pour disséquer ce phénomène complexe [18]. Leurs travaux ont montré de manière constante que les participants surestimaient les émotions du groupe, un effet d'amplification particulièrement prononcé dans les grands groupes.

L'une de leurs expériences les plus emblématiques consistait à présenter aux participants des images de groupes composés de petits et grands rassemblements, jusqu'à 12 individus. Chaque visage dans ces images exprimait des degrés d'émotion différents, et les participants devaient estimer l'état émotionnel moyen du groupe. Les résultats ont révélé un lien frappant : plus le groupe était grand, plus les participants avaient tendance à surestimer son état émotionnel. Ce phénomène s'explique par la distribution aléatoire de visages très expressifs dans les grands groupes, captant l'attention des observateurs et faussant leur perception de l'humeur collective.

De plus, cette recherche a exploré l'impact différencié des émotions positives et négatives sur la perception des participants. Bien que les expressions positives et négatives attirent l'attention, les émotions négatives comme la colère suscitent une attention significativement plus forte, entraînant une distorsion accrue dans la perception. Pour comprendre les mécanismes sous-jacents à ce biais, des études de suivi oculaire ont été menées. Elles ont révélé des schémas de regard cohérents, où les participants fixaient davantage leur attention sur les visages les plus expressifs, ce qui accentuait la surestimation de l'état émotionnel moyen du groupe.

Face à ces découvertes, une solution potentielle pour atténuer ce biais consiste à répartir plus équitablement l'attention entre les visages très expressifs et ceux qui le sont moins. En adoptant cette approche, il devient possible de percevoir avec plus de justesse l'état émotionnel global d'un groupe. Les implications de cette recherche s'étendent bien au-delà des scénarios de prise de parole en public, influençant une variété d'interactions interpersonnelles et de contextes professionnels. Bien que les biais puissent persister, faire des efforts proactifs pour élargir son focus peut permettre une meilleure compréhension des dynamiques émotionnelles collectives.

Une surinterprétation des expressions émotionnelles conditionne également les comportements et surtout l'inclination à s'inscrire dans un dialogue constructif. Des conflits potentiels peuvent émerger car ils se fondent sur des perceptions biaisées.

Dans le cadre professionnel, les conflits interpersonnels sont non seulement courants, mais aussi coûteux. Une étude récente a révélé que 94 % des personnes interrogées avaient travaillé avec une personne « toxique » au cours des 5 dernières années [19]. Une autre enquête menée auprès de 2 000 travailleurs américains a montré que les relations étaient la principale source de tensions sur le lieu de travail [20].

Ces conflits dépassent le simple agacement. Ils peuvent entraîner une réduction de la créativité, une prise de décision plus lente et moins efficace, voire des erreurs fatales. Dans un hôpital, 71 % du personnel interrogé a attribué les erreurs médicales à des comportements perturbateurs, et 27 % les ont même liées à des décès de patients [21].

Pourtant, il est possible de gérer efficacement les collègues difficiles et de retrouver son meilleur niveau de performance. Gallo propose sept stratégies qui peuvent aider à travailler plus efficacement, même avec les collaborateurs les plus compliqués [20]. Ces stratégies se fondent sur l'identification et l'évitement des biais dans la communication.

Remettre en question sa perspective

Lorsque l'on est convaincu de quelque chose, il est difficile d'imaginer que les autres puissent avoir une vision différente. Il est important de se rappeler que son point de vue n'est qu'un parmi tant d'autres. Se poser la question : comment puis-je savoir que mes croyances sont vraies ? Quelles hypothèses suis-je en train de faire ?

Être conscient de ses biais

Des biais inconscients influencent les interactions de chacun. Examiner régulièrement ses propres biais et réfléchir à la manière dont ils pourraient impacter ses relations. Adopter la méthode de l'avocat du diable : retourner la situation pour tester la validité de ses croyances.

Reformuler le conflit

Plutôt que considérer le conflit comme un affrontement entre « soi et eux », essayer de le voir comme un problème commun à résoudre ensemble. Visualiser le conflit comme une entité distincte des personnes concernées.

Clarifier ses objectifs

Être clair sur ce que l'on veut accomplir, que ce soit terminer un projet ou simplement maintenir une relation fonctionnelle. Par exemple, en cas de dispute avec un supérieur anxieux sur les indicateurs à présenter à la direction, les objectifs pourraient être :

1. de trouver des statistiques qui conviennent à chacun ;
2. de démontrer ses compétences à la direction ;
3. d'éviter les désaccords houleux avant les réunions importantes.

Faire attention à la manière de se confier

Bien que discuter des problèmes avec des collègues de confiance puisse être utile, un excès de commérages peut avoir des effets négatifs. Choisir vos confidents avec soin.

L'impact des rumeurs sur le lieu de travail et comment y remédier

L'effondrement récent de la Silicon Valley Bank, en partie alimenté par des rumeurs, fait réfléchir : comment les ragots affectent-ils les environnements de travail, et que peut-on faire pour y remédier ? Les rumeurs sont aussi vieilles que le travail lui-même. Mais attention, elles sont loin d'être inoffensives.

Le coût réel des ragots au bureau

1. Érosion de la confiance : dans la fuite de mails de Sony Pictures en 2014, des courriels remplis de potins ont entraîné des poursuites judiciaires, des dommages à la réputation et des pertes financières.
2. Baisse de la productivité : quand les gens passent leur temps à parler, ils ne travaillent pas. Simple mathématique.
3. Culture toxique : essayer d'innover dans une pièce pleine de chuchotements revient à tenter d'allumer une allumette sous l'eau.
4. Impact sur la clientèle : la négativité interne a une façon étrange de s'infiltrer dans les interactions avec les clients.
5. Pertes financières : sur le long terme, une culture de rumeurs peut affecter les primes, la croissance et même la sécurité de l'emploi.

Que faire en tant que leader ? Comment bâtir un lieu de travail plus sain ?

Briser la chaîne

Lorsqu'un collègue X relate un ragot sur soi dont un autre collaborateur Y est à l'origine, lui répondre : « Merci de m'avoir informé, X. Je vais devoir en parler directement avec Y. À l'avenir, je t'encourage à dire à toute personne ayant un problème avec un collègue de s'adresser directement à lui.»

Pourquoi ça marche? Cette approche stoppe immédiatement les ragots et établit un précédent pour une communication directe.

Chercher à comprendre

Lorsque l'on parle au collègue Y, commencer ainsi : «Y, j'ai entendu dire qu'il pourrait y avoir des préoccupations à propos de mes performances ou de mes qualifications. J'aimerais vraiment comprendre ton point de vue là-dessus. S'il y a des domaines où je peux m'améliorer, je suis prêt à les entendre.»

Cette approche sans confrontation ouvre la porte à un retour honnête et montre son engagement envers son développement personnel.

Fixer des attentes claires

Conclure la conversation avec Y en disant : «À l'avenir, j'apprécierais que tu me parles directement de tes préoccupations. Je te promets de te rendre la même courtoisie. De cette façon, nous pourrons régler les problèmes rapidement et maintenir une relation de travail positive.»

Cela instaure une compréhension mutuelle et encourage une culture de communication directe et respectueuse.

Favoriser une communication ouverte

Mettre en place un déjeuner-échange mensuel où les membres de l'équipe peuvent programmer des réunions confidentielles avec leurs responsables pour discuter de leurs préoccupations. Il est également possible de créer un système de retour anonyme pour ceux qui hésitent à parler directement.

Ces initiatives offrent des canaux officiels de communication, réduisant ainsi le besoin perçu de recourir aux ragots.

Montrer l'exemple

Si quelqu'un relate un ragot à propos d'un autre collègue, répondre : «Je te remercie de m'avoir informé. Cependant, je pense qu'il serait plus productif que nous discutions tous ensemble de ce problème de manière ouverte. Serais-tu d'accord pour que j'organise une réunion avec toutes les parties concernées?»

Cette réponse démontre son engagement envers une communication transparente et la résolution de problèmes, décourageant ainsi les discussions à huis clos.

Traiter les causes profondes

Si l'on remarque des ragots persistants à propos de la répartition du travail, organiser une réunion d'équipe pour discuter des charges de travail et développer des solutions collectives.

En abordant les causes sous-jacentes, non seulement les rumeurs actuelles sont stoppées, mais de futurs problèmes sont également empêchés.

Promouvoir la cohésion d'équipe

Organiser régulièrement des activités de *team building*, où les membres de l'équipe partagent leur expertise, ou des activités trimestrielles en dehors du bureau pour renforcer la camaraderie.

Lorsque les membres de l'équipe se connaissent mieux et entretiennent des relations positives, ils sont moins enclins à participer à des ragots ou à y croire.

Établir des politiques claires

Ajouter une section dans le manuel des employés qui définit ce qu'est un ragot, explique ses impacts négatifs et décrit les conséquences de cette pratique. Cela fixe des attentes claires et fournit une base pour traiter les problèmes persistants.

Les ragots ne sont pas toujours malveillants. Parfois, ils sont simplement une tentative maladroite de partager des informations ou d'exprimer des frustrations. Mais en les affrontant, on ne se contente pas d'éliminer un problème : on établit un nouveau standard de communication au sein de son lieu de travail.

Le résultat? Un environnement de travail plus transparent, respectueux et productif pour tout le monde. Et dans le monde compétitif d'aujourd'hui, ce n'est pas seulement un avantage, c'est une nécessité pour survivre.

Expérimenter de nouvelles approches

Il n'existe pas de solution unique. Tester différentes tactiques, voir ce qui fonctionne, et être prêt à s'adapter.

Rester curieux

Éviter de penser de manière résignée, comme : «ils ne changeront jamais». Poser des questions et garder espoir en une amélioration. Les recherches montrent que la curiosité apporte de nombreux avantages : elle éloigne les biais de confirmation, empêche les stéréotypes et aide à aborder les situations difficiles non pas avec agressivité (combat) ou défensivité (fuite), mais avec créativité. L'essentiel est de passer des conclusions souvent négatives à des questions sincères.

Mettre en pratique ces stratégies requiert des efforts, mais peut transformer même les relations de travail les plus complexes.

L'attachement, un levier méconnu des relations professionnelles

Il arrive parfois que surgisse la crainte de perdre l'amour d'une personne importante, ou le sentiment d'être mis à l'écart dans les relations amicales ou professionnelles. Il peut aussi sembler nécessaire de lutter constamment pour obtenir l'attention des autres, ou encore exister une appréhension face à l'engagement, qu'il soit relationnel ou professionnel. Lorsqu'apparaissent de telles interrogations, il peut être pertinent d'analyser le style d'attachement.

Celui-ci joue un rôle important dans la façon dont on survit ou s'épanouit au travail. Les discussions sur le style d'attachement portent généralement sur le lien entre parents et enfants ou entre partenaires amoureux, mais les individus peuvent également «s'attacher» différemment sur le lieu de travail.

Faire confiance et s'attacher à quelqu'un n'est pas une démarche simple. De nombreuses personnes éprouvent une réelle appréhension à l'idée de créer des liens de proximité, qu'ils soient personnels ou professionnels. Quand on parle de l'attachement, il s'agit de la capacité à nouer des liens et à entrer en relation avec les autres : l'attachement peut être sécure ou insécure. Et c'est bien dans le cas de l'attachement insécure que le fait de s'attacher à quelqu'un peut soulever de nombreuses interrogations. Cela implique d'accepter de faire confiance et de se laisser porter par la relation.

La manière de tisser des liens dépend souvent de l'enfance. C'est là le cœur de la théorie de l'attachement. Ce concept a été introduit par Bowlby, un psychiatre britannique [22]. Selon lui, la qualité des relations vécues avec les figures de soin durant l'enfance influence directement la capacité à établir des liens et des relations saines une fois adulte.

Bowlby parle de «figures d'attachement», qui peuvent être les parents biologiques ou d'autres personnes ayant joué un rôle important dans le développement. Ces figures d'attachement sont les individus qui ont veillé sur une personne dès ses premières années de vie.

Le style d'attachement développé dans l'enfance façonne les relations à l'âge adulte. Ainsi, un style d'attachement anxieux au travail peut se traduire par une hypersensibilité aux commentaires, des réponses défensives aux courriels ou des difficultés à fixer des limites.

La peur de contrarier les autres motive les personnes ayant un style d'attachement anxieux avec un versant préoccupé. Cette approche fondée sur la peur entraîne des comportements contre-productifs – par exemple, une compulsion à vérifier sans cesse les courriels pour s'assurer que tout va bien.

Les personnes présentant ce style d'attachement ont tendance à ne pas être sûres d'elles et à trop analyser ou réfléchir. Elles sont très inquiètes et doutent d'elles-mêmes, ce qui fait qu'elles peuvent passer pour des personnes qui plaisent aux autres ou qui cherchent constamment à être approuvées.

Les personnes ayant un attachement évitant et enclines à adopter une posture hautaine au travail ont tendance à penser qu'elles sont les plus intelligentes. Il est fort probable qu'elles décident de ce qu'elles doivent faire et qu'elles ignorent les souhaits des autres. Cela entraîne des conflits et de la méfiance. La méfiance peut conduire les autres à tenter de les microgérer et de les surveiller, ce qui ne fait qu'accroître leur agacement et leur tendance à rejeter les suggestions.

Les personnes présentant un style d'attachement à la fois craintif et évitant se trouvent souvent dans une impasse intérieure : tiraillées entre le désir de proximité et la peur du rejet, elles oscillent sans parvenir à s'engager pleinement ni à se détacher sereinement. «Coincées», elles ont la même peur que les personnes ayant un attachement anxieux, mais n'ont pas la certitude de pouvoir arranger les choses. Une personne ayant un attachement anxieux ouvrirait rapidement un courriel potentiellement «menaçant» et y répondrait aussi vite que possible pour éviter le danger. Une personne ayant un style d'attachement évitant la peur verrait le courriel, paniquerait à son sujet et ne l'ouvrirait jamais. Elle ne se fait pas confiance et ne fait pas confiance au système, si bien qu'elle se dit «pourquoi essayer» dans son travail quotidien.

Quand l'attachement anxieux s'invite au bureau

Le monde du travail, avec ses attentes, ses interactions hiérarchiques et ses dynamiques d'équipe, constitue un terreau fertile pour rejouer, sans en avoir toujours conscience, ses schémas d'attachement les plus profonds. Parmi eux, le style d'attachement anxieux est particulièrement fréquent et, s'il n'est pas reconnu, peut créer autant de souffrance individuelle que de dysfonctionnements collectifs.

Les personnes présentant un attachement anxieux ne manquent pas d'implication : elles sont souvent perçues comme très investies, très soucieuses de bien faire, et prêtes à prendre en charge plus que leur part du travail. Mais cet engagement cache, en réalité, une peur constante de ne pas être à la hauteur, d'être jugées négativement ou, pire, d'être rejetées.

Plusieurs comportements caractéristiques peuvent alerter :

- un évitement du conflit : par peur de déplaire ou de provoquer un rejet, ces personnes évitent toute forme de désaccord, même mineur ;
- une hypersensibilité à l'évaluation : chaque retour, chaque remarque devient une potentielle source d'anxiété ;
- une vérification compulsive des mails ou des messages, par crainte d'avoir mal fait, ou d'avoir laissé passer une erreur ;
- une interprétation négative des signaux faibles : une question anodine posée par un supérieur peut être perçue comme une remise en cause ou une menace ;
- un surinvestissement professionnel : le relais est souvent pris sur les tâches des autres, sans poser de limites claires.
- une difficulté à prendre des congés : demander du temps pour soi est perçu comme un risque de paraître peu engagé.

Ce profil, s'il n'est pas accompagné, peut glisser vers un épuisement professionnel, voire une forme de dépendance affective à l'organisation. Et du point de vue de l'équipe, il peut induire des tensions invisibles : surcharge d'un côté, culpabilité ou désengagement de l'autre.

C'est pourquoi il est essentiel, pour un manager ou un collègue attentif, de savoir reconnaître ces signaux. Non pour étiqueter ou juger, mais pour ouvrir un espace de régulation, inviter à nommer les besoins, clarifier les attentes, et surtout valoriser des relations professionnelles fondées sur la sécurité psychologique plutôt que sur la peur du rejet. Car derrière l'anxiété relationnelle se cache souvent un besoin fondamental : celui de sentir que l'on a sa place. Et c'est précisément ce sentiment d'appartenance que le management peut contribuer à nourrir – ou à éroder.

Les effets négatifs d'une collaboration

Et si l'épuisement professionnel n'était pas dû à la charge de travail global mais aux exigences de collaboration ?

En 2022, dans le monde entier, 44 % des employés ont déclaré avoir subi beaucoup de stress [23] et 43 % des cadres intermédiaires ont fait état d'un épuisement professionnel [24]. L'épuisement professionnel représente un coût important – et sous-estimé – pour les entreprises.

Le véritable problème réside dans la manière dont les salariés perçoivent leur charge de travail. Avec l'essor du travail collaboratif, qui a augmenté de plus de 50 % au cours des 15 dernières années, les interactions professionnelles se sont intensifiées [25]. Cela a entraîné une multiplication des malentendus, des désalignements dans les priorités, ainsi que des déséquilibres entre charge de travail et capacités réelles. Ces tensions, souvent invisibles, prennent la forme de microstress quotidiens liés aux échanges entre collègues. Individuellement, ils peuvent sembler anodins. Mais leur accumulation a un impact profond sur la fatigue mentale et l'engagement.

Au niveau de l'équipe, cette forme de stress se propage à travers les réseaux et les relations. Au lieu de se contenter d'accompagner les stratégies d'adaptation individuelles, les dirigeants peuvent rechercher une amélioration systémique de l'environnement de travail collectif en se posant les quatre questions suivantes :

1. **comment réduire la complexité structurelle ?** Les structures matricielles et en réseau ont multiplié le nombre d'interactions requises par employé. Certaines organisations atteignent des portées de contrôle de 12 ou plus, ce qui n'est pas réalisable compte tenu de l'intensité collaborative du travail. De

nombreuses équipes sont aujourd'hui moins performantes en raison d'une surcharge de priorités où trop de demandes non coordonnées sont adressées aux équipes par des parties prenantes déconnectées;

2. **le flux de travail est-il logique?** Former et reformer des équipes de projet exige une coordination accrue, mais ce n'est pas une stratégie durable : elle crée des occasions infinies d'épuisement professionnel. La prolifération des technologies sur le lieu de travail promet de rationaliser le travail et la communication, mais elle devient bien souvent une source de complexité supplémentaire. Lorsqu'on demande aux équipes dirigeantes qui dans la salle souhaite recevoir un courriel supplémentaire, une autre réunion ou un autre appel téléphonique, pas une seule main ne se lève;
3. **la profusion des équipes a-t-elle augmenté le microstress des employés?** Les équipes constituées pour des projets ont moins de temps pour établir la confiance qui est essentielle à une collaboration efficace. La situation est encore pire : de nombreuses organisations demandent à leurs employés de contribuer à cinq ou six équipes (en plus de leur équipe principale) et ont souvent laissé ces groupes devenir trop importants, la taille moyenne des équipes se situant autour de 15 personnes;
4. **les collaborateurs voient-ils l'utilité dans leurs interactions quotidiennes?** Lorsque le travail tourne autour de l'utilisation de la technologie, il peut devenir transactionnel, manquant ainsi l'occasion de s'assurer que les employés comprennent comment leur travail contribue à cet objectif. L'excès des tâches nuit à la productivité et favorise l'apparition de conflits de rôles dus à des valeurs, des attentes ou des objectifs contradictoires, en particulier lors de restructurations et de réorganisations. L'ambiguïté des rôles, l'incompétence et la surqualification résultent de l'affectation à de nouveaux rôles de personnes sans préparation adéquate, alors que les conflits interpersonnels et de groupe sont exacerbés par l'incertitude et les changements dans les objectifs de l'organisation.

Conflits interpersonnels et conflits de groupe

- L'incertitude, la concurrence entre les ressources et les changements d'objectifs au cours d'une restructuration peuvent exacerber les conflits au sein des organisations.
- La résolution des conflits peut être entravée par l'augmentation de l'incertitude et de l'anxiété, ce qui affecte à la fois la dynamique du groupe et celle de l'individu.

Les êtres humains et les organisations sont considérés comme des systèmes ouverts, en interaction constante avec leur environnement. La théorie des systèmes suggère que les changements dans une partie d'un système affectent toutes les autres parties, soulignant l'interconnexion des systèmes individuels et organisationnels. Les employés peuvent être considérés comme intégrant quatre sous-systèmes en interaction : le travail, la vie personnelle, la vie sociale et l'adaptation. Le stress dans le sous-système professionnel peut se répercuter sur les sous-systèmes personnel et social, ce qui a un impact sur les relations et les capacités d'adaptation.

Une intervention immédiate est nécessaire pour les employés présentant des symptômes de stress et des mécanismes d'adaptation dysfonctionnels. Les services de conseil, les groupes de soutien et l'éducation au stress sont des interventions recommandées, de même que l'attention portée aux questions de sécurité et à la résolution des conflits. L'évaluation continue et la communication avec les personnes à risque peuvent aider à prévenir l'aggravation des problèmes liés au stress. L'orientation vers des services de soutien et la résolution des conflits sont des stratégies de prévention importantes, de même que les efforts de collaboration avec les organisations communautaires.

La pression invisible générée par la complexité des interactions collaboratives concerne comme jamais les établissements de soins, dont l'organisation repose justement sur une démarche collaborative.

Le manager ne peut plus se contenter d'évaluer la charge de travail en heures ou en volume de tâches. Il doit désormais intégrer les exigences relationnelles et structurelles du travail collectif : demandes multiples, flou dans les rôles, attentes contradictoires, surcharge de réunions, communications fragmentées. Ces microstress, souvent imperceptibles, ont un effet cumulatif majeur sur la santé psychique du personnel.

Ce que le manager peut (et doit) faire :

1. **simplifier les structures collaboratives**. Dans les établissements médicosociaux où les équipes sont souvent transversales (soins, coordination, administratif, partenaires extérieurs), il est crucial de limiter le nombre d'interlocuteurs impliqués dans chaque projet. Trop de strates, trop d'équipes conduit à une perte de lisibilité et à l'épuisement invisible ;
2. **clarifier les rôles et priorités**. En période de réorganisation ou de tension (sous-effectif, restructuration, etc.), la clarté des responsabilités devient une priorité managériale. Des rôles flous augmentent le stress et génèrent des conflits interpersonnels évitables ;
3. **interroger l'utilité des interactions**. Un bon réflexe : revoir régulièrement les canaux et modalités de communication (réunions, mails, sollicitations) pour ne garder que ce qui est réellement porteur de sens. La bonne devise ? Moins de réunions, mais mieux préparées. Moins de sollicitations dispersées, plus de temps protégé pour le travail de fond ;
4. **surveiller les effets systémiques du stress**. L'établissement est un système humain ouvert : la surcharge professionnelle a des répercussions sur la vie personnelle, sociale et les capacités d'adaptation. Un agent épuisé dans son équipe est aussi un parent ou un aidant fragilisé. Les soins ne peuvent pas reposer sur une base aussi instable ;
5. **agir sur les signaux faibles**. Un soignant qui s'isole, un cadre qui devient rigide, un agent qui multiplie les erreurs ou les arrêts, etc. autant de signaux d'alerte à ne pas négliger. La prévention de l'épuisement passe par des actions ciblées : écoute active, médiation, appui psychologique, aménagements de postes, limitation des charges collaboratives excessives.

Un bon manager ne cherche pas à faire faire plus à ses équipes, mais à leur faire faire mieux avec moins de frictions.

Dans les établissements de soins, où l'engagement humain est le cœur du métier, prévenir l'épuisement passe par une écologie relationnelle : protéger les temps, simplifier les circuits, clarifier les rôles, et reconnaître les efforts invisibles.

De la puissance du feedback : critique et créativité

Le retour constructif sur un projet court ou une performance annuelle est le fondement de la croissance et du développement dans toute organisation. Donner le feedback est un outil qui, lorsqu'il est utilisé efficacement, peut stimuler les performances, favoriser l'innovation et renforcer la dynamique d'équipe.

Cependant, il n'est pas toujours facile de fournir un retour constructif; cela nécessite un équilibre délicat entre l'honnêteté et l'empathie. Voici quelques stratégies et idées pour maîtriser l'art du feedback qui favorise la croissance et propulse les équipes vers l'avant :

- la communication en face-à-face est essentielle. Au lieu d'envoyer un courriel sur des problèmes de performance, prévoir une réunion en tête-à-tête ;
- être spécifique et faire un retour rapidement. Éviter les commentaires vagues tels que « Votre travail pourrait être amélioré ». Au lieu de cela, proposer des idées concrètes ;
- se focaliser sur les actions. En donnant un feedback, se concentrer sur les actions ou les résultats plutôt que sur les traits de caractère. Par exemple, « Votre récent rapport a omis des détails essentiels » est plus constructif que de qualifier quelqu'un de « négligent » ou d'« inattentif » ;
- proposez des solutions. Associer le feedback à des solutions d'amélioration concrètes. Par exemple, si un employé a du mal à gérer son temps, lui proposer des stratégies ou des outils qui pourraient l'aider à améliorer son efficacité, comme des techniques de blocage du temps ou de hiérarchisation des tâches ;
- rester dans le dialogue pour renforcer l'engagement. Encourager les employés à partager leurs points de vue et leurs solutions potentielles. Cette collaboration favorise le sentiment d'appartenance et l'engagement en faveur de l'amélioration ;
- rester positif. Souligner ce qui a bien fonctionné ainsi que les points à améliorer peut favoriser un environnement plus positif ;

- prendre le feedback comme une ouverture vers des perspectives nouvelles. Il est indispensable de reconnaître que le retour est subjectif et ancré dans les perspectives individuelles. Cette compréhension permet une approche plus empathique des différents points de vue. Par ailleurs, il est préférable de privilégier les retours réguliers. Par exemple, des rencontres hebdomadaires permettent de célébrer les succès, de discuter des défis et de planifier l'avenir ;
- apprendre à relever les points négatifs. En abordant un retour négatif, se concentrer sur les actions et leur impact. Cela permet de décorréler le feedback des caractéristiques individuelles d'un collaborateur et de rendre ce retour plus constructif et plus propice à la croissance. Passer de la notion d'« amélioration » à celle de « perfectionnement » permet aux individus de développer leurs compétences et leurs talents, en encourageant un état d'esprit de croissance continue.

Créer un environnement où le feedback est donné de manière constructive, reçu ouvertement et demandé de manière proactive permet à chacun de tirer pleinement parti de l'opportunité de partage des connaissances que le retour d'information représente en fin de compte. Le résultat ? Un scénario gagnant-gagnant pour les dirigeants comme pour les membres de l'équipe – exactement comme le retour d'information devrait l'être !

Quand la nouveauté tue la sécurité

Au cours des 20 dernières années, les environnements de travail et les effectifs ont fortement évolué, mais la gestion des talents n'a pas suivi le rythme de ces changements. La plupart des organisations sont bloquées dans un état d'esprit de « guerre des talents ». Au lieu d'une planification proactive à long terme, des tactiques à court terme sont utilisées, et la mise en commun des talents et la planification des remplacements ne sont utilisées que pour combler les lacunes. Cette approche fragmentée conduit à des mesures réactives et à une lutte contre les incendies pour faire face aux pressions économiques et organisationnelles.

Un obstacle récurrent dans les pratiques de nombreuses directions des RH et de certains responsables d'équipe réside dans le besoin de tout maîtriser, de conserver le contrôle à chaque étape. Cela a conduit à la mise en place de processus complexes et de dispositifs parfois rigides, conçus pour un environnement stable, dans lequel l'organisation reste l'acteur principal de la gestion des carrières. Dans cette logique descendante, on parle souvent des collaborateurs comme d'un élément à administrer, plutôt que de dialoguer avec eux pour comprendre leurs aspirations et construire une trajectoire évolutive.

Les approches traditionnelles de gestion des équipes ont tendance à se focaliser sur les enjeux immédiats de structure, sans toujours anticiper les besoins à venir, ni intégrer les transformations à l'œuvre dans les métiers et les compétences. Le développement professionnel des collaborateurs repose encore trop souvent sur la proactivité individuelle de leur responsable ou sur une alchimie favorable, plutôt que sur un cadre collectif clair et structurant.

Dans cette course à la fidélisation, on en oublie parfois l'essentiel : accompagner l'évolution des équipes au rythme des mutations du travail et des technologies, plutôt qu'essayer de figer les trajectoires dans un schéma dépassé. Or, la question primordiale n'est pas de savoir si les emplois seront modifiés ou non, mais comment les emplois se présenteront à l'avenir et quelles compétences doivent posséder les employés pour tirer parti de ces changements.

Plutôt que de miser sur des spécialistes ou de forcer les gens à occuper des niches spécifiques, les organisations doivent se concentrer sur l'élargissement des talents. Ce qui est nécessaire, ce n'est pas seulement un recyclage ou une amélioration des compétences, mais une préqualification : c'est-à-dire d'être en mesure de protéger les talents pour l'avenir et de réinventer les carrières avant même de savoir quels seront les emplois de demain et les compétences les plus demandées.

La question de savoir si le potentiel concerne l'ensemble des collaborateurs ou seulement certains profils jugés « à haut potentiel » influence profondément la manière dont les personnes sont repérées, accompagnées et mobilisées dans l'organisation. Elle affecte aussi directement leur expérience professionnelle. Certaines entreprises réussissent à centrer leur attention sur l'expérience globale des salariés, ainsi que sur celle des candidats au moment du recrutement et de l'intégration.

Si l'on considère que chaque décision en matière de gestion des parcours a un effet sur les trajectoires professionnelles, alors il devient essentiel de concevoir des pratiques de développement et d'accompagnement plus intentionnelles, plus équitables, et réellement porteuses d'impact.

Malgré les nombreux titres racoleurs et les discours alarmistes sur l'IA et l'automatisation des emplois, les données sont plutôt claires : la probabilité de perdre son emploi à cause de l'IA est inférieure à celle de le perdre à cause d'un autre humain qui utilise l'IA, surtout si l'on n'utilise pas l'IA soi-même. En ce sens, l'ère de l'IA n'a rien de nouveau ; tout comme les technologies perturbatrices précédentes, l'IA supprime certains emplois mais en crée de nombreux autres, qui ont désespérément besoin de l'homme. La génération intermédiaire qui se situe entre 45 et 55 ans ressent cet impact différemment en raison du nombre de fois où elle a dû s'adapter aux virages technologiques.

Étant donné que la durée de vie des compétences, de l'expertise et des performances actuelles se réduit, il est conseillé de recruter et de promouvoir les personnes aussi pour ce qu'elles pourraient faire, et non pas seulement pour ce qu'elles ont fait dans le passé. Cela signifie qu'il faut donner la priorité aux compétences non techniques plutôt qu'aux compétences techniques, en se concentrant sur les ingrédients fondamentaux de l'employabilité. On ignore peut-être à quoi ressembleront les emplois de demain, mais il est raisonnable de supposer sans risque que les personnes plus curieuses, plus intelligentes sur le plan émotionnel, plus résilientes et plus motivées seront généralement mieux équipées pour apprendre ce qui est nécessaire à l'exercice de ces emplois et pour apporter la valeur humaine que la technologie ne peut pas remplacer. Le passage à un recrutement fondé sur les compétences processuelles et relationnelles ouvrira des opportunités à une large population d'employés potentiels qui, ces dernières années, ont souvent été exclus de la considération en raison de l'inflation des diplômes. Il est important d'investir dans le leadership au niveau intermédiaire, ce qui signifie exploiter les compétences non techniques essentielles qui permettent aux équipes hybrides de suivre les progrès technologiques et de générer la valeur ajoutée que leurs organisations attendent des innovations.

Dans les établissements de soins, la promesse des outils numériques est souvent associée à une meilleure traçabilité, une plus grande efficacité et une organisation optimisée. Pourtant, à mesure que les logiciels se multiplient, que les mises à jour s'enchaînent et que la charge administrative s'informatise, une nouvelle forme de surcharge est apparue : la fatigue numérique.

Pour les soignants, le temps passé devant les écrans empiète directement sur celui passé auprès des patients, réduisant la qualité des interactions humaines qui sont pourtant au cœur du soin. Entre l'enregistrement des constantes, la saisie des transmissions, les prescriptions dématérialisées et les doublons de saisie dans différents systèmes, le numérique devient parfois un intermédiaire pesant, plutôt qu'un soutien.

Dans cette course à la modernisation, certaines pratiques pourtant simples et efficaces – comme la prise de notes manuscrite lors d'une visite, ou un échange informel en salle de pause – sont parfois jugées dépassées, voire interdites. De même, les espaces de travail partagés, les salles de soin ouvertes ou les bureaux sans affectation individuelle, censés favoriser la fluidité, ont parfois pour effet de diluer les repères, d'augmenter le bruit ambiant et de freiner la concentration.

Il ne s'agit pas de rejeter la technologie, mais de repenser son usage avec discernement. Un outil est au service d'une mission – pas l'inverse. Dans les soins, ce qui fait sens, ce qui soigne, ce qui sécurise, c'est la présence réelle, l'écoute, l'observation fine, et la capacité à tisser du lien avec le patient.

Managers et responsables doivent veiller à préserver ces conditions fondamentales. Cela passe par des choix concrets : limiter les outils redondants, protéger des temps de soin sans écran, favoriser des espaces adaptés à la concentration, et réhabiliter certaines formes de simplicité, parfois plus efficaces que les solutions dites « intelligentes ».

L'innovation ne doit pas se faire au détriment de la santé psychologique ou de la productivité durable. Réfléchir à l'impact réel de chaque changement est essentiel pour éviter que la quête du progrès ne devienne une source de souffrance et de dysfonctionnements.

Le pouvoir insoupçonné du crayon et du papier

Le crayon et le papier, ces outils simples et *low tech*, sont souvent sous-estimés dans un monde dominé par la technologie. Pourtant, leur efficacité ne réside pas seulement dans leur simplicité. Ils stimulent l'activité cérébrale d'une manière que la technologie ne peut égaler. Ce n'est pas par hasard que les premiers apprentissages des enfants à l'école se font à l'aide du papier et du crayon, car la motricité est un excellent moyen de stimulation cognitive.

Le lien entre le crayon et le papier et la performance cognitive est indéniable. Écrire à la main favorise une compréhension plus profonde et durable des concepts. Cette pratique encourage l'introspection et engage davantage le cerveau que taper sur un clavier. Le geste d'écrire élargit le processus de réflexion, permettant une circulation plus libre des idées, accélérant ainsi l'apprentissage. Prendre des notes sur un clavier, en revanche, impose un rythme rapide et linéaire, limitant la capacité à traiter l'information en profondeur. En mettant ses idées sur papier, on clarifie ses pensées et on priorise mieux ses objectifs. C'est une méthode accessible à tous car tout le monde sait utiliser un crayon et du papier.

Malgré ces bénéfices, certains obstacles subsistent. Le « mirage » de la technologie moderne éloigne de ces outils simples. L'habitude de tout numériser, les préférences individuelles d'apprentissage, la page blanche qui intimide ou encore la paresse sont autant de raisons qui peuvent freiner l'utilisation du crayon et du papier.

La pertinence du crayon et du papier se révèle dans de nombreuses situations :

- lors de prises de notes dans un entretien ou une réunion importante ;
- pendant des activités créatives, pour laisser libre cours à l'imagination ;
- dans la construction d'un projet de soins où les idées doivent souvent être couchées sur papier pour mieux se structurer ;
- pour des dessins ou des activités de facilitation graphique, où le visuel joue un rôle central, notamment quand il est question d'être pédagogique ;
- lors de la création de cartes mentales, qui aident à organiser et hiérarchiser les idées ;
- pour décrire des situations avec réalisme, permettant au lecteur de vivre l'expérience de l'auteur.

Idées pour concilier *high tech* et *low tech*

- Toujours avoir un carnet et un crayon à portée de main.
- Expérimenter différentes méthodes de prise de notes, comme les cartes mentales ou les check-lists.
- Écrire ses idées marquantes dès qu'elles surviennent.
- Adopter des routines d'écriture pour structurer sa pensée.
- Apprécier le plaisir du geste. Écrire à la main a une dimension presque méditative.

Le plaisir du gribouillage s'avère être un outil de stimulation cognitive intéressant. Qui ne gribouille pas pendant les réunions ou les conversations téléphoniques ? On part souvent sur une forme géométrique précise, puis on brode autour, ajoutant des piliers, des formes, des lignes. Et, inévitablement, les dessins se multiplient. Gribouiller, bien que souvent mal vu, peut être une activité étonnamment productive.

Des études montrent que le fait gribouiller active un réseau neuronal particulier, aidant à mieux enregistrer et traiter l'information [26-28]. Attention, il ne s'agit pas de rêvasser. Penser à ses vacances en gribouillant n'aide pas. Mais en restant concentré sur ce que l'on entend, le gribouillage peut aider à mieux retenir. Gribouiller, c'est une forme de *mind mapping*. Des idées sont inconsciemment connectées, et cela facilite la mémorisation.

Le gribouillage est aussi un excellent exercice de créativité. En partant d'une simple ligne ou d'une figure géométrique, l'esprit est libre de divaguer, et l'exercice devient une forme de pensée divergente.

Certains le trouvent facile, d'autres difficile, mais peu importe : plus il est pratiqué, plus la créativité se développe. Laisser l'esprit vagabonder tout en gribouillant donne l'opportunité d'imaginer des scénarios futurs. Il est surprenant de constater qu'il devient possible d'anticiper des solutions à des problèmes potentiels, un peu comme si le cerveau s'organisait en coulisses.

Ce qui est gribouillé est souvent unique et traduit la singularité. Les dessins, même abstraits, sont une forme d'expression personnelle. Demander à quelqu'un qui connaît bien l'auteur de gribouillages de donner son avis dessus peut révéler bien des surprises.

En fin de compte, gribouiller, écrire à la main ou simplement prendre des notes sur du papier, c'est plus qu'un simple geste. C'est une manière d'organiser ses pensées, d'encourager sa créativité et d'améliorer sa mémoire. Que l'on soit en réunion ou que l'on réfléchisse à ses prochaines vacances, avoir un crayon à portée de main peut faire toute la différence.

Espaces interstitiels et surcharge cognitive dans les structures de soins

Dans les établissements de soins, les soignants et les encadrants évoluent majoritairement dans des espaces partagés : plateaux techniques, salles de soins, couloirs, ou encore bureaux collectifs pour les fonctions administratives. Ces environnements, souvent conçus dans une logique de fluidité et d'optimisation des ressources, laissent peu – voire pas – de place aux espaces de retrait, de concentration ou de récupération. Le manque d'endroits où se poser, réfléchir, structurer un projet ou simplement respirer entre deux urgences contribue à une forme de fatigue invisible mais persistante.

À cela s'ajoute la fatigue numérique, nourrie par la multiplication des écrans, des logiciels de traçabilité, des notifications et des contraintes de reporting. En théorie, ces outils sont censés libérer du temps ; dans la réalité, ils génèrent une charge cognitive accrue et grignotent les temps de présence réelle auprès des patients. Le temps de qualité diminue, remplacé par des tâches de saisie, de relecture ou de vérification dans des interfaces peu ergonomiques.

Ces contraintes ne concernent pas uniquement les soignants. Le personnel administratif et les directeurs sont eux aussi touchés par les évolutions récentes de l'organisation du travail. Le développement du télétravail, le *desk sharing* (bureaux non attitrés) ou encore la réduction des surfaces de bureaux au nom de la flexibilité transforment profondément leurs repères.

Le partage des bureaux, en particulier, soulève des tensions spécifiques : impossibilité de laisser des documents confidentiels à portée de main, difficulté à organiser une réunion sensible, perte du sentiment d'ancrage ou de continuité. Ce nomadisme imposé brouille les repères, alourdit les efforts d'adaptation et peut affaiblir la concentration autant que la qualité de la communication. Le télétravail, s'il permet de limiter les déplacements et d'alléger certaines charges, ne compense pas totalement l'effacement progressif de lieux stables et personnalisables, indispensables au suivi des dossiers complexes, à la coordination des équipes et à la prise de recul stratégique.

Certes, ces environnements ouverts ont aussi des bénéfices à souligner : ils facilitent parfois l'intégration des nouveaux arrivants, favorisent une meilleure connaissance interdisciplinaire, ou encore réduisent les phénomènes de territorialisation dans les équipes. Le fait de partager un même espace peut encourager une certaine modération des comportements et une plus grande accessibilité hiérarchique.

Mais ces bénéfices ne doivent pas masquer les coûts psychiques associés à l'absence d'espaces individualisés. Les professionnels, quel que soit leur métier, exposés en permanence aux regards, au bruit, à la pression collective, développent des stratégies de compensation : casque pour s'isoler, recherche de salle vide, empilement de dossiers pour recréer des frontières symboliques, arrivée précoce pour choisir une place stratégique. Ces gestes anodins trahissent un besoin fondamental : celui de retrouver un sentiment de contrôle sur son environnement.

Plus encore que dans les entreprises de bureau, les structures de soins doivent interroger la manière dont l'espace influence la qualité des relations, la concentration, la récupération et l'engagement. Un plateau partagé, mal conçu, peut à la fois diluer les responsabilités, générer des tensions latentes et accroître le sentiment d'impuissance.

Face à cette tendance à l'optimisation excessive, il est probable que les espaces de travail continuent de se réduire à l'avenir. Dans les métiers administratifs et/ou impliquant une nécessité de concentration, on voit émerger de plus en plus de « tiers-lieux », des espaces partagés, souvent situés à mi-chemin entre le domicile et le lieu principal de travail, censés apporter une flexibilité logistique et alléger les trajets. Si ces dispositifs répondent à certains enjeux pratiques, ils ne règlent pas pour autant les questions essentielles d'intimité, de continuité et de QVT. Le sentiment de dispersion, la difficulté à créer une culture d'équipe stable et la perte de repères physiques peuvent y persister, voire s'aggraver.

Une étude menée par l'agence d'architecture Gensler, aux États-Unis, a montré que les *open spaces* entraînent une baisse de productivité allant jusqu'à 60 %, principalement en raison de la fatigue mentale, de la difficulté à se concentrer et de la démotivation provoquée par l'absence de hiérarchie visible ou d'espace individualisé [29]. Ce chiffre invite à repenser de fond en comble les logiques dominantes d'aménagement.

Les bureaux et espaces de travail, dans leur configuration actuelle, sont à un tournant. S'ils veulent maintenir une productivité durable, prévenir l'épuisement et renforcer la cohésion des équipes, les établissements – y compris dans le secteur médicosocial – devront reconsidérer leurs arbitrages entre rentabilité, usage réel et bien-être quotidien. Cela passe par des choix concrets : diversifier les typologies d'espaces, intégrer la parole des usagers dans la conception des lieux, et restaurer des formes d'intimité fonctionnelle, garantes d'un travail de qualité.

Pour conclure

Un fil rouge se dessine : celui de la sécurité psychologique comme condition essentielle à un travail collectif soutenable, en particulier dans les structures de soins. Ce n'est pas une notion abstraite (tableau 5.3) : elle se vit, s'expérimente, s'incarne dans des gestes du quotidien. Quand les équipes se sentent respectées, entendues et soutenues, elles deviennent plus solides, plus créatives, et surtout plus humaines.

Ce climat ne se décrète pas. Il se construit patiemment, à travers des rituels partagés, qui donnent du rythme et du sens au travail, même dans des environnements marqués par l'urgence ou la charge émotionnelle. Ces rituels – parfois simples, parfois plus formalisés – contribuent à renforcer le sentiment d'appartenance, à rendre visibles les efforts invisibles, à créer des espaces d'expression qui font du bien.

Tableau 5.3. Mise en action de la sécurité psychologique au travail.

Enjeu	Actions à mettre en place	Erreurs à éviter
Sécurité psychologique	Créer un climat de confiance où chacun peut s'exprimer sans crainte	Imposer le silence ou éviter les désaccords
Rituels collectifs	Instaurer des routines partagées (réunions d'équipe, temps d'échange régulier)	Rendre les rituels artificiels ou trop formels
Communication émotionnelle	Encourager des échanges honnêtes et sans jugement	Minimiser ou invalider les ressentis émotionnels
Styles relationnels	Observer les comportements, adapter son accompagnement sans pathologiser	Attribuer un comportement à un manque de motivation
Microstress et surcharge collaborative	Simplifier les outils, clarifier les priorités, limiter les sollicitations inutiles	Ignorer la surcharge cognitive liée à la collaboration
Culture du feedback	Donner un retour régulier, précis, bienveillant et orienté vers la progression	Faire du feedback un outil de contrôle ou de sanction
Aménagement de l'espace de travail	Prévoir des espaces calmes, différencier les lieux de soin, d'échange et de repos	Réduire l'espace à sa seule fonction technique ou administrative

Les relations interpersonnelles y jouent un rôle fondamental. Les émotions mal comprises ou mal régulées peuvent freiner la coopération, nourrir des tensions ou des incompréhensions durables. Un mot de travers, une rumeur non clarifiée, un feedback mal formulé, etc. et la dynamique d'équipe peut se gripper. À l'inverse, des échanges honnêtes, bienveillants et réguliers permettent d'assainir l'atmosphère et de faire de la relation de travail un véritable levier de confiance.

Comprendre les mécanismes de l'attachement professionnel – les styles de relation que chacun déploie au travail – permet aussi de mieux accompagner ses collègues. Certains se surinvestissent, d'autres s'effacent. Certains ont peur du conflit, d'autres fuient la dépendance. Ces comportements sont rarement personnels : ils sont liés à une histoire, un mode de régulation, un besoin de sécurité. Le rôle du manager est justement de créer un environnement où chacun peut trouver sa place, sans avoir à jouer un rôle.

On l'oublie parfois mais l'épuisement professionnel ne vient pas seulement de la quantité de travail. Il naît aussi des frictions invisibles : ces microstress liés aux multiples sollicitations, aux consignes contradictoires, aux outils numériques mal adaptés ou à la surcharge de coordination. Trop de mails, trop de réunions, trop de plateformes… et trop peu de temps pour réfléchir, prendre du recul, ou simplement être présent à soi et aux autres.

Dans ce contexte, le feedback – quand il est bien fait – devient un outil puissant. Non pas un jugement, mais un appui pour progresser, s'ajuster, se sentir reconnu. Il gagne à être régulier, dialogué, précis et ancré dans le réel. Il contribue à transformer la culture du travail : moins défensive, plus apprenante.

Enfin, un mot sur l'environnement physique : dans de nombreux services, les espaces sont ouverts, partagés, standardisés, etc. mais rarement pensés pour le soin du travail. Le manque d'intimité, la fatigue numérique, l'impossibilité de se poser quelques minutes dans un endroit calme, tout cela ajoute une couche de tension. Il est temps de repenser ces espaces non comme de simples surfaces fonctionnelles, mais comme des lieux de présence, de concentration et de respiration.

En somme, la qualité du travail passe par la qualité des relations. Le soin, en particulier, ne peut s'exercer durablement que dans un climat de confiance, de reconnaissance et de sécurité. C'est une responsabilité collective, mais aussi un engagement managérial. Car ce que l'on protège, ce n'est pas seulement l'organisation : ce sont les personnes qui la font vivre, chaque jour.

Points clés à retenir

- La sécurité psychologique est essentielle pour la qualité du travail collectif.
- Les rituels partagés structurent les équipes et renforcent le sentiment d'appartenance.
- Une communication ouverte et bienveillante réduit les tensions interpersonnelles.
- Les styles d'attachement influencent les dynamiques de groupe.
- L'épuisement professionnel est souvent lié aux microstress invisibles, pas seulement à la charge de travail.
- Le feedback constructif est un levier de reconnaissance et de progression.
- L'environnement physique de travail a un impact direct sur la concentration et le bien-être.

Stimuler la motivation grâce aux émotions

Pour atteindre une performance optimale, il ne suffit pas de maîtriser des techniques ou des tactiques. Il est essentiel de stimuler la motivation à travers les émotions, de susciter l'émerveillement et de gérer l'impact de la contagion émotionnelle. Cela implique aussi de comprendre les défis émotionnels, comme le perfectionnisme, et d'adopter une perspective à long terme tout en évitant les pièges relationnels tels que ceux décrits par le triangle de Karpman [30].

Dans cette dynamique, forger une culture d'entreprise forte est tout aussi crucial. L'art de la narration, une négociation équitable, et la capacité à donner du sens aux actions collectives sont des leviers puissants pour créer un environnement motivant, à la fois humain et performant.

Problème des *nudges* comportementaux : quand les tactiques d'influence échouent

Le *nudging*, ou incitation subtile à adopter et/ou à modifier certains comportements et choix, est utilisé à grande échelle dans les politiques publiques, dans le marketing et la consommation et dans le management des entreprises en interne (encadré 5.2). Pour implémenter les codes de culture corporative, il est tentant de réfléchir à des coups de pouce délicats pour faire évoluer les collaborateurs vers un objectif souhaité. Mais tout n'est pas aussi simple : le *nudging* peut jouer contre soi s'il ne tient pas compte des résultats des dernières études.

Ces dernières années, l'incitation comportementale est devenue une stratégie très populaire pour encourager une meilleure prise de décision. Qu'il s'agisse des gouvernements qui incitent les citoyens à épargner pour leur retraite ou des entreprises qui placent des en-cas plus sains à hauteur des yeux pour promouvoir de meilleures habitudes alimentaires, l'objectif est d'orienter subtilement les gens vers des choix qui sont bénéfiques pour eux ou pour la société. Mais ces incitations sont-elles efficaces à long terme ?

Les preuves suggèrent que si les *nudges* peuvent inciter à des actions initiales, ils ne parviennent souvent pas à soutenir un changement de comportement à long terme. Des recherches menées par l'université de Cornell ont mis en évidence un

Encadré 5.2

Donner un coup de pouce au bon moment : *nudging*

Dans un monde où les décisions se prennent souvent sous pression, dans l'urgence ou la fatigue, il n'est pas rare que les bonnes intentions ne suffisent pas. Entre surcharge mentale, biais cognitifs et habitudes profondément ancrées, la capacité à faire les « bons choix » est souvent limitée. C'est là que le *nudging* – ou « coup de pouce comportemental » [31] – peut devenir un véritable levier d'action, notamment dans les environnements professionnels, de santé ou de soin.

Le *nudging* repose sur une idée simple mais puissante : plutôt que forcer ou imposer un comportement, on peut le rendre plus probable en modifiant subtilement l'environnement dans lequel la décision est prise. C'est ce que l'on appelle l'architecture des choix. L'objectif n'est pas de priver les individus de leur libre arbitre, mais de les aider à faire plus facilement ce qui est bon pour eux, pour les autres ou pour le collectif.

Par exemple, dans une cantine, on peut encourager une alimentation plus saine en plaçant les fruits à hauteur des yeux, ou réduire les déchets en mettant les poubelles à des endroits stratégiques. Dans le domaine hospitalier, un simple visuel discret au-dessus d'un distributeur de gel hydroalcoolique peut suffire à augmenter son usage. Ce sont de petits gestes, presque invisibles, mais qui orientent des comportements de manière significative.

Pourquoi ça fonctionne? Le cerveau est programmé pour économiser de l'énergie. Il utilise des raccourcis mentaux, appelés heuristiques, pour prendre des décisions rapides. Le *nudging* s'appuie sur ces mécanismes automatiques pour inscrire les bons choix dans le chemin de moindre résistance. Il ne requiert pas d'effort de volonté supplémentaire, ce qui le rend particulièrement efficace dans des contextes de fatigue décisionnelle ou de routines déjà chargées – comme c'est souvent le cas dans les établissements de soins.

Mais attention, si l'environnement ou la cible ne sont pas bien pris en compte, le *nudging* peut être contre-productif (tableau 5.4). Trop visible, il peut susciter une forme de résistance. Trop implicite, il peut être ignoré. Pire encore, certains *nudges* peuvent être perçus comme une forme de manipulation douce, surtout s'ils manquent de transparence. Les études les plus récentes montrent que l'efficacité d'un *nudge* dépend fortement du contexte, de sa mise en œuvre, et de la manière dont il est perçu par les personnes concernées [32, 33].

Tableau 5.4. Le *nudging*, en résumé.

Aspect	Description
Définition	Influence douce via l'architecture des choix
Objectif	Faciliter les « bons » comportements sans coercition
Axe	Biais cognitifs, heuristiques, économie comportementale
Exemples typiques	Paramètres par défaut, visualisation simple, normes sociales
Atouts	Peu coûteux, non intrusif, large applicabilité
Limites	Perte d'efficacité s'il est mal conçu, mal perçu ou trop généralisé

phénomène intéressant : lorsque des en-cas sains étaient placés à hauteur des yeux, davantage de personnes les choisissaient [34]. Cependant, les chercheurs ont également observé qu'un grand nombre de ces choix plus sains étaient jetés sans être consommés. Cela suggère que si les incitations peuvent influencer les décisions initiales, elles peuvent ne pas conduire à des changements de comportement durables, comme l'a noté Just, l'un des chercheurs.

Les études ont révélé des tendances similaires dans les différentes stratégies d'incitation populaires [32, 35]. Par exemple, lors d'une expérience, il a été proposé à des participants de s'inscrire à un site web de jeux quotidiens. Ceux qui ont été incités à choisir une option par défaut se sont initialement inscrits en plus grand nombre, mais au bout de 8 mois, ils ont visité le site 42 % moins souvent que ceux qui n'avaient pas été incités à le faire [36]. Cela suggère que lorsque les gens ont l'impression que leurs choix ne sont pas entièrement les leurs, leur engagement est moindre.

Parfois, il vaut mieux ne pas donner de coup de pouce que d'en donner un. Par exemple, une personne qui décide de s'inscrire dans une salle de sport avec l'intention de s'y rendre 3 jours/semaine risque de s'y rendre moins souvent si elle est incitée à prendre cette décision, parce qu'elle ne s'en sent pas responsable. Une autre étude s'est penchée sur l'effet de compromis, une stratégie qui consiste à utiliser une option moins souhaitable pour en rendre une autre plus attrayante [37]. Les participants avaient la possibilité de choisir une plante, certains étant incités à faire un choix de compromis. Ceux-ci ont soigné leurs plantes 16 % moins efficacement au fil du temps que ceux qui ont fait leur choix sans être incités.

Les encouragements peuvent être utiles pour motiver au départ, mais ils ne suffisent pas à maintenir l'engagement sur le long terme. Pour cela, il faut mettre en place des stratégies plus solides. Par exemple, transformer une activité en jeu ou utiliser des classements peut fortement renforcer la motivation. C'est ce qui explique en partie le succès de Wordle, un jeu en ligne dans lequel les participants doivent deviner un mot en six essais. Chaque jour, tout le monde reçoit le même mot à deviner, ce qui encourage la comparaison des résultats entre amis ou sur les réseaux sociaux. Le fait de pouvoir suivre sa progression, maintenir une série de réussites et comparer ses performances avec celles des autres pousse les utilisateurs à revenir quotidiennement. De la même manière, pour encourager les gens à épargner pour leur retraite, on pourrait leur montrer régulièrement comment leurs économies se situent par rapport à celles des autres – ce type de comparaison pourrait les inciter à continuer.

Les encouragements ne sont qu'une première étape. Ils peuvent déclencher une action, mais pour soutenir un changement à long terme, il faut aller plus loin. Il est essentiel d'élaborer des stratégies qui aident les individus à s'approprier leurs choix et à maintenir leur engagement dans le temps. En combinant les *nudges* avec des techniques d'engagement et de motivation, il est possible de créer un changement de comportement durable qui profite aux individus comme aux entreprises et à la société. Après tout, mener un cheval à l'abreuvoir n'est qu'un premier pas ; apprendre à boire par lui-même est le véritable défi.

La réflexion sur le *nudging* apporte des enseignements particulièrement précieux pour le management hospitalier, la gestion des équipes de soins et les relations avec les parties prenantes, dans un secteur où les ressources humaines, la sécurité des soins et la QVT sont constamment sous pression. Il s'agit d'une alternative à l'injonction, particulièrement pertinente dans les contextes hospitaliers marqués par la fatigue décisionnelle, la surcharge mentale et les routines pesantes.

1. Mieux orienter les comportements sans contrainte. Dans les établissements de soins, où l'on ne peut pas tout imposer ni tout contrôler, le *nudging* permet :
   - d'encourager les bonnes pratiques (lavage des mains, tri des déchets, port du masque) via des rappels visuels bien placés ;
   - de faciliter l'adoption de nouveaux protocoles sans résistance excessive ;
   - de réduire les erreurs ou oublis en contexte de stress grâce à des dispositifs bien conçus (*checklists* visuelles, pictogrammes).
2. Un levier pour le management d'équipe. Pour les managers de soins, le *nudging* peut renforcer l'engagement tout en évitant la surcharge :
   - par des campagnes internes telles que « une minute pour soi » ou « pause respiration » ;
   - en intégrant des rituels de reconnaissance ou des encouragements visuels dans les espaces de repos ;
   - en installant des outils facilitant l'organisation (p. ex. tableaux de bord partagés, affichages à codes couleurs).
3. Soutenir l'engagement sans manipuler. Le *nudging* peut être contre-productif s'il est perçu comme une manipulation ou s'il n'est pas adapté au contexte. Pour éviter cela :
   - coconstruire les dispositifs avec les équipes ;
   - assurer transparence et accompagnement (feedbacks, formations, reconnaissances) ;
   - éviter les gadgets ou les injonctions cachées.
4. Transformer l'organisation du travail. Le *nudging* agit aussi sur l'organisation :
   - en optimisant l'agencement spatial (signalétique apaisante, circuits patients fluides) ;
   - en améliorant la communication (visuels, mémos, résumés de réunion visuels) ;
   - en limitant les sources de microstress (notifications, doubles réunions, surinformation).

Exemples récents d'application des techniques de *nudging* dans le contexte hospitalier

Fluidifier le parcours des patients (France)

Le programme Simphonie, piloté par la DGOS (Direction générale de l'offre de soins) et la DGFiP (Direction générale des finances publiques), vise à fluidifier le parcours administratif du patient à l'hôpital.

- **Problème** : retards de paiement dus à une mauvaise information sur le reste à charge.
- **Solutions mises en place** :
  - simplification du parcours administratif ;
  - information claire sur les frais ;
  - paiements simplifiés à la sortie (borne carte bancaire, paiement en ligne).
- **Résultats** : amélioration de la satisfaction et réduction des impayés.

Amélioration des pratiques d'hygiène (Allemagne)

Le programme « Ensemble pour la prévention des infections » a réuni soignants, hygiénistes et décideurs publics autour de la réduction des infections nosocomiales.

- **Problème** : plus de 500 000 infections nosocomiales par an, 15 000 décès évitables.
- **Actions mises en œuvre** :
  - ateliers interprofessionnels pour coconstruire des solutions ;
  - formations ciblées au lit du patient ;
  - feedback en temps réel sur les pratiques de désinfection.
- **Résultats** : baisse des infections de 20-30 % dans les unités de soins intensifs, les blocs opératoires et les unités de néonatologie, et déploiement du modèle à plus grande échelle.

Réduction des erreurs médicamenteuses (France)

Dans certains hôpitaux, des distributeurs automatiques de médicaments étaient configurés pour permettre l'accès à des médicaments tels que les curares, même dans des services où ils n'étaient pas couramment utilisés. Cela augmentait le risque d'erreurs. En ajustant ces dispositifs pour restreindre l'accès uniquement aux médicaments prescrits et pertinents pour chaque service, les hôpitaux ont pu réduire les erreurs potentielles liées à la médication.

Ces exemples montrent comment le *nudging*, combiné à des méthodes comme le *lean management*, peut transformer les dynamiques internes et renforcer la qualité des soins tout en préservant la motivation des professionnels (tableau 5.5).

Tableau 5.5. Applications du *nudging* dans les établissements de soins.

Enjeu	Applications concrètes	Points de vigilance
Orienter les comportements sans contrainte	– Rappels visuels pour hygiène et sécurité – Simplification des actions en contexte de stress	– Éviter la surcharge d'informations – Ne pas infantiliser les professionnels
Renforcer la motivation des équipes	– Campagnes internes de bien-être – Rituel collectif (pause, reconnaissance)	– Ne pas imposer sans coconstruction – Garder un ton authentique
Optimiser l'organisation du travail	– Signalétique dans les parcours patients – Tableaux de bord visuels	– Veiller à la lisibilité et à la pertinence des outils
Favoriser la fluidité des relations interprofessionnelles	– Espaces de feedback visuel – Rappels des bonnes pratiques partagés	– Ne pas créer une hiérarchie implicite – Assurer l'adhésion de tous
Encourager l'adhésion aux changements	– Implication des équipes dans la conception – Complémentarité avec formation et reconnaissance	Éviter l'effet gadget ou manipulatoire

Performance tactique ou performance adaptative

Il existe au moins deux façons d'être performant au travail, mais les dirigeants et les organisations ont tendance à ne se concentrer que sur une seule d'entre elles :

- la ***performance tactique*** est le moteur de la concentration et de la cohérence. Il s'agit de l'efficacité avec laquelle une organisation s'en tient à sa stratégie. Elle permet aux organisations d'accroître leur force en affectant des ressources limitées à un nombre restreint de cibles. Une bonne performance tactique exige l'élaboration de règles, de listes de contrôle et de procédures opérationnelles normalisées, puis leur respect scrupuleux ;
- la ***performance adaptative*** est l'efficacité avec laquelle une organisation s'écarte de sa stratégie. Elle se manifeste par la créativité, la résolution de problèmes, le courage et l'innovation. Elle permet aux organisations de créer de la valeur dans un monde plein de volatilité, où la technologie et la stratégie changent rapidement. Une bonne performance adaptative consisterait à ce que chaque employé trouve de nouvelles idées et les transmette à ses collègues.

Essentiellement, la performance tactique consiste à s'en tenir à son plan, tandis que la performance adaptative consiste à s'écarter de son plan. Toute personne, équipe ou organisation très performante a besoin des deux. En ne mesurant et ne cultivant que les performances tactiques, la capacité d'adaptation des employés en pâtit.

La recherche montre que lorsque les managers ne surveillent pas les processus en suivant exactement la « prescription », les employés développent secrètement et partagent de meilleures façons d'effectuer le travail [38]. Dans ces conditions, les performances des employés sur ces lignes augmentent de 10 à 15 %. Il s'avère que lorsque les employés se sentent surveillés, ils se sentent obligés de s'en tenir aux méthodes « éprouvées ». Ils ne peuvent pas s'adapter pour améliorer leur travail.

Un infirmier expérimenté est bien plus efficace s'il peut s'appuyer sur des protocoles clairs pour la prise en charge des patients. Ces standards garantissent la sécurité, la cohérence des soins et la conformité aux recommandations. Mais dans la réalité du soin, chaque patient est unique, chaque situation clinique comporte des nuances, et il est souvent nécessaire d'adapter les procédures à la situation du moment.

Par exemple en situation de soins, si le soignant est contraint de suivre à la lettre un protocole rigide, sans possibilité d'ajustement, il peut perdre un temps précieux ou négliger des signaux cliniques subtils. C'est un peu comme lorsqu'un professionnel du service client lit mécaniquement un script : la performance standardisée nuit à la capacité d'adaptation. Il en va de même lorsqu'un professionnel de santé est évalué uniquement sur des indicateurs quantitatifs (nombre d'actes, délais, vitesse d'exécution) – cela peut freiner la créativité, l'observation fine ou la capacité à alerter sur une situation inhabituelle. Un bon management hospitalier ne doit pas sacrifier l'intelligence adaptative au profit de la seule conformité. L'enjeu est de créer des marges de manœuvre encadrées qui permettent aux équipes de conjuguer sécurité, efficacité... et discernement clinique.

Il en va de même pour les dirigeants d'établissements de santé. Lorsqu'ils sont soumis à une pression constante pour produire des résultats visibles et immédiats – p. ex. respecter à tout prix les objectifs budgétaires ou réduire les durées moyennes de séjour –, ils peuvent être tentés de concentrer leur attention sur les indicateurs à court terme, au détriment de la capacité d'adaptation et d'innovation de leurs équipes. Cela peut se traduire par une réduction des investissements dans la formation continue, la QVT, ou encore l'expérimentation de nouveaux modèles organisationnels. Autrement dit, en voulant maîtriser à tout prix la prévisibilité, on affaiblit la résilience du système. On retarde l'introduction de projets innovants, on gèle les initiatives d'amélioration, ou on néglige les signaux faibles émanant du terrain.

Pourtant, dans un environnement aussi mouvant que celui du soin – marqué par les tensions sur les ressources humaines, les évolutions réglementaires et les besoins des usagers –, il est essentiel de préserver une capacité d'adaptation. Cela suppose de donner aux équipes un espace pour tester, ajuster et apprendre en continu. Le rôle du dirigeant n'est donc pas seulement de sécuriser les équilibres immédiats, mais aussi d'investir dans les leviers qui renforcent la performance durable du collectif.

Bien entendu, une trop grande capacité d'adaptation peut également nuire aux performances tactiques. Par exemple, certaines organisations accordent tellement d'autonomie et de liberté dans l'exécution d'un processus que les clients ne bénéficient pas d'une expérience cohérente.

Mais si l'on en vient à dire des phrases telles que « J'aimerais que mes collaborateurs s'approprient davantage le processus », « J'aimerais que nous fonctionnions davantage comme une startup » ou « J'aimerais que nous soyons plus agiles », il faut se rappeler que la plupart des organisations ont tellement mis l'accent sur les performances tactiques que leurs collaborateurs ne peuvent pas s'adapter. Pour maintenir d'excellentes performances à long terme, les organisations doivent également mettre l'accent sur les performances adaptatives.

Des mesures telles que l'identification des domaines dans lesquels des performances tactiques ou adaptatives sont nécessaires, la mise en œuvre de processus sans myopie par rapport à l'environnement ou la fixation d'objectifs d'apprentissage produisent des résultats plus rapides et plus durables que la simple fixation d'objectifs de production.

Contagion émotionnelle

La question de l'influence de certaines émotions, dont l'émerveillement, sur les comportements individuels et collectifs est étudiée supra en détail. D'une manière générale, lorsqu'on encadre une équipe, la prise de conscience de la contagion émotionnelle devient très importante pour gérer ses propres émotions et les actions qui en découlent. Par exemple, en imitant les expressions faciales des autres, il est possible de comprendre ce qu'ils ressentent et d'éprouver des émotions similaires, rendant alors susceptible de se comporter d'une manière ou d'une autre en fonction de ces émotions. Ce mimétisme est naturel chez l'homme et les autres créatures sociales, en partie grâce à l'existence de « neurones miroirs » dans le cortex cérébral. Ces neurones spécialisés et leurs réseaux permettent d'expliquer comment les êtres humains peuvent se « refléter » les uns les autres, y compris leurs émotions. La contagion émotionnelle est dite « dialogique » car elle implique un sujet actif qui prend part avec d'autres à une sorte de dialogue de gestes, d'expressions faciales, de symboles ou de discours partagés ; les individus cocréent l'expérience émotionnelle ou la contagion.

Le fait de refléter et de propager des émotions a des implications dans le monde réel. Par exemple, la contagion des émotions négatives, comme la colère sur le lieu de travail, a entraîné une augmentation des erreurs cognitives et des accidents du travail. Autre exemple : faire des pauses dans les médias sociaux peut augmenter l'affect positif, probablement en réduisant les comparaisons sociales et l'exposition à la négativité. Une étude a montré que les étudiants qui ont limité leur utilisation de Facebook, Instagram et/ou Snapchat à 30 minutes/jour pendant 3 semaines ont connu des réductions significatives de la solitude et des symptômes dépressifs, par rapport à ceux qui ont utilisé les médias sociaux comme d'habitude pendant cette période [39].

Il existe deux types de contagion émotionnelle :

- la contagion émotionnelle implicite, à un niveau subconscient. Les personnes qui subissent ce phénomène social peuvent s'inspirer des expressions faciales, du langage corporel, du choix des mots et des stimuli non verbaux des autres, sans pour autant le faire consciemment. Inversement, elles peuvent orienter les émotions des autres en fonction de leur propre comportement, de leurs gestes et de leur humeur, mais ne le font pas intentionnellement ;
- la contagion émotionnelle explicite, qui fait référence à l'acte conscient de modeler ses propres émotions pour susciter des émotions similaires chez d'autres personnes. Par exemple, un vendeur dégage un air d'émerveillement et d'enthousiasme qui suscite l'émerveillement et l'enthousiasme des autres personnes présentes dans la pièce. Un animateur d'émissions télévisées alarmistes peut projeter un sentiment de peur et d'inquiétude pour susciter des sentiments similaires chez les téléspectateurs. La contagion émotionnelle explicite peut également se produire en tête-à-tête, par exemple lorsqu'une personne rit et raconte des blagues pour remonter le moral d'un ami de mauvaise humeur.

L'empathie suppose à la fois une capacité à percevoir et à comprendre les émotions d'autrui, et une certaine forme d'autonomie intérieure. Être empathique, c'est savoir se mettre à la place de l'autre, ressentir ce qu'il traverse, sans pour autant se laisser envahir par ses émotions. C'est cette juste distance psychologique qui permet d'entrer véritablement en relation, d'être touché sans être submergé, et d'agir de manière appropriée si nécessaire.

À l'inverse, la contagion émotionnelle survient lorsque cette distance fait défaut. On absorbe alors les émotions de l'autre sans filtre, au point de les faire siennes, ce qui nuit à la clarté de la relation et à la capacité de soutien.

La déprime après avoir réussi : un effet secondaire inattendu du succès ?

Imaginons le cas d'une personne qui a travaillé sans relâche pour atteindre un objectif majeur. Cela peut être n'importe quoi : une promotion, terminer un marathon, terminer un projet important ou même prendre sa retraite après une longue carrière. Elle a tout donné et enfin, le jour vient où elle accomplit ce qu'elle s'est fixé. Le sentiment est euphorique et il est temps de faire la fête. Mais ensuite, les confettis tombent, les applaudissements s'éteignent et un étrange vide s'installe, comme si quelqu'un avait fermé ce robinet de bonheur. Au lieu de se sentir au sommet du monde, la personne se retrouve avec un sentiment tenace de mélancolie. Ce phénomène est connu sous le nom de « déprime post-succès » ou d'erreur d'arrivée. C'est la vague inattendue de mélancolie et d'inutilité qui frappe souvent après un accomplissement majeur.

Pourquoi cela se produit-il ?

- Contraste entre attente et réalité : les objectifs sont souvent idéalisés. Par exemple, travailler en freelance peut sembler un rêve, mais implique des défis inattendus comme les tâches administratives et la gestion des finances, qui peuvent freiner l'enthousiasme.
- Substitution des objectifs : parfois, l'objectif poursuivi n'est qu'un tremplin vers autre chose. Par exemple, obtenir un diplôme ne suffit pas toujours à se sentir légitime ou respecté : il peut encore manquer une forme de reconnaissance plus profonde pour que cette quête trouve vraiment son aboutissement.
- Objectifs imposés : les objectifs imposés par d'autres, comme le rêve d'un parent pour son enfant, peuvent conduire à l'insatisfaction s'ils ne correspondent pas aux véritables désirs de l'individu.
- Fatigue : la poursuite incessante d'un objectif peut épuiser physiquement et émotionnellement. Une fois l'objectif atteint, la fatigue accumulée rattrape son retard.
- Sous-évaluation des réalisations : si l'on est amené à penser que les réalisations sont attendues et non célébrées, on pourrait avoir du mal à valoriser son propre succès.
- Nécessité de se conformer : certains considèrent la réussite comme une obligation permanente et se sentent obligés de la maintenir, ce qui peut en éclipser la joie.

▶

- Résultat versus processus : le cheminement vers l'objectif peut être plus enrichissant que la réalisation elle-même. L'admettre peut être difficile, surtout si les attentes sociétales poussent à un progrès continu.
- Crise d'objectif : atteindre un objectif peut amener à se questionner sur les prochaines étapes, conduisant à un sentiment de vide si de nouveaux objectifs ne sont pas identifiés.
- Attitude fonctionnelle envers soi-même : se considérer comme précieux uniquement lorsqu'on accomplit des tâches peut conduire à un manque d'estime de soi lorsque ces tâches sont accomplies.

Comment gérer la dépression post-succès ?

Comprendre ce phénomène aide à aborder les réalisations avec plus de conscience.

- Éviter de penser « Je serai heureux quand... » Éviter d'associer le bonheur à des réalisations spécifiques. Se concentrer plutôt sur ce qui rend heureux maintenant. Cela permet d'éviter toute déception lorsque l'objectif est atteint, mais n'apporte pas un bonheur durable. Profiter du voyage au lieu de souhaiter le résultat. Se concentrer sur le processus permettant d'atteindre ses objectifs.
- Célébrer les petites victoires en cours de route, ce qui contribue à maintenir le bonheur tout au long du voyage, pas seulement à la fin.
- Être réaliste et se fixer des objectifs réalisables. Des attentes irréalistes peuvent conduire à la déception. Des objectifs plus petits et contrôlables, comme méditer quotidiennement, sont plus susceptibles d'apporter de la satisfaction.
- Faire l'inventaire des points positifs de sa vie. Réfléchir régulièrement à ce qui rend heureux sur le moment. Reconnaître qu'il est normal de ne pas ressentir de joie tout le temps et apprécier les petits moments positifs.
- Se concentrer sur ses relations. Le temps de qualité passé avec ses proches est un indicateur majeur du bonheur. Construire des relations solides peut aider à atténuer les effets de la dépression post-succès, en fournissant un soutien émotionnel et un épanouissement.

La déprime post-réussite est un élément normal de la réalisation d'objectifs importants, et non un signe d'ingratitude ou un défaut de caractère. En le comprenant et en s'y préparant, il est possible de mieux gérer ses émotions après la réussite et de continuer à fixer et à atteindre de nouveaux objectifs avec une perspective équilibrée.

Dans les établissements de santé, les émotions circulent rapidement et peuvent affecter la qualité des soins, la dynamique des équipes et le climat institutionnel. La contagion émotionnelle, qu'elle soit implicite ou explicite, joue un rôle central dans la vie des collectifs. Un manager ou un dirigeant sensibles à ces mécanismes peuvent :

- repérer les signes de tensions émotionnelles dans les équipes ;
- moduler leur propre posture émotionnelle pour agir comme un régulateur plutôt qu'un amplificateur ;
- prévenir les situations de crise (*burnout* collectif, conflit larvé, ambiance toxique).

L'empathie n'est pas une posture affective naïve : elle repose sur une distanciation maîtrisée, essentielle pour soutenir sans se laisser submerger. Pour rappel, un manager empathique ne se contente pas de « ressentir avec », mais sait créer un espace émotionnel sécurisé pour permettre aux équipes de traverser des situations difficiles (crises, deuils, tensions).

Cela est particulièrement précieux dans des environnements sous tension comme les hôpitaux ou les Ehpad, où l'intensité émotionnelle peut être constante.

La déprime post-succès peut se traduire par :

- une baisse d'énergie après une accréditation réussie ;
- un sentiment de vide après une réorganisation ou la finalisation d'un grand projet ;
- le désengagement d'un cadre ou d'une équipe après avoir atteint un objectif majeur.

Les dirigeants peuvent prévenir cet effet en valorisant le processus autant que le résultat, en accompagnant la suite du parcours, et en aidant les équipes à se fixer des objectifs renouvelés.

L'un des leviers puissants évoqués est la valorisation régulière des efforts, et pas uniquement des réussites finales. Cela passe par :

- des rituels de reconnaissance ;
- une célébration des petites victoires (au fil d'un projet, d'un trimestre, d'un parcours professionnel) ;
- une narration collective du chemin parcouru, qui ancre les réussites dans le quotidien et non dans des sommets exceptionnels.

Enfin, l'impact de la surcharge émotionnelle et cognitive liée à l'environnement numérique (mails, notifications, comparaisons sociales, surinformation) est à mettre en évidence. Pour les managers hospitaliers, cela pose la question de :

- la fatigue numérique des soignants et des cadres ;
- la nécessité de canaliser les flux d'information et de favoriser des temps de recul ;
- la promotion d'un rapport au travail plus durable, fondé sur le sens et non uniquement la performance.

Plutôt que de considérer les émotions comme des éléments secondaires ou subjectifs, il est plus intéressant de les intégrer comme des paramètres fondamentaux du management dans le monde du soin. En les comprenant, en les régulant et en les accompagnant, les dirigeants et les managers peuvent non seulement prévenir les risques psychosociaux, mais aussi renforcer l'engagement, la cohésion et la QVT. C'est là une voie d'avenir pour un leadership plus humain, plus conscient, et plus durable dans le secteur hospitalier.

Des résolutions aux résultats : passer de l'intention à l'action durable

Tout manager sait à quel point il est difficile de concilier les objectifs et un cadre de travail plus sain et plus respectueux des rythmes et besoins individuels. De nombreuses remarques portées dans les évaluations annuelles restent lettre morte : déléguer intelligemment, prioriser les tâches, veiller à l'équilibre vie professionnelle – vie privée. Cela fait penser aux bonnes résolutions à chaque rentrée.

Cependant, les bonnes résolutions ont déclenché de grands changements pour de nombreuses personnes, malgré la croyance largement répandue selon laquelle elles ne fonctionnent pas. Ceux qui critiquent l'efficacité des bonnes résolutions citent des études comme celle-ci qui montrent qu'un peu moins de 20 % des « résolveurs » ont tenu leurs résolutions 2 ans plus tard.

Dans une étude plus récente et plus vaste, 55 % des résolveurs avaient maintenu leurs résolutions après un an de suivi [40]. Une enquête plus récente de YouGov Direct, qui portait spécifiquement sur le succès des décideurs en 2020, était un peu plus encourageante [41]. L'étude a révélé qu'environ la moitié de ceux qui ont pris des résolutions l'année précédente en ont conservé au moins certaines. Pourtant, seulement un tiers ont déclaré avoir tenu toutes leurs résolutions. Pourquoi est-il si difficile de s'en tenir à ces déclarations pérennes ?

Pour un manager ou un dirigeant, la question n'est donc pas de savoir si les résolutions « marchent », mais comment transformer une intention en dynamique d'équipe ou en transformation concrète. Dans un établissement de soins, où le temps manque, les urgences s'enchaînent et la fatigue s'accumule, la vision à long terme peut s'éroder très vite au profit de réponses court-termistes. C'est précisément là que l'approche des « micro-engagements », ou résolutions incarnées, prend tout son sens.

Plutôt que de fixer des objectifs rigides ou trop ambitieux, certains cadres expérimentés choisissent désormais un principe directeur pour l'année : « fluidité » pour améliorer les parcours, « clarté » pour retravailler la communication, ou encore « écoute » pour transformer les pratiques managériales. Dans le pilotage de projets lourds – comme la refonte d'un service, l'intégration de nouveaux outils ou l'amélioration continue de la qualité –, ces repères peuvent être partagés avec l'équipe, pour donner du sens et créer une culture de l'engagement progressif. Au lieu d'un plan d'action imposé, c'est une intention commune qui est posée. Et cela change tout.

Ce type de démarche est d'autant plus pertinent dans les environnements soumis à de fortes tensions humaines : plutôt que de viser l'exhaustivité, viser l'intention juste permet souvent de réconcilier performance, éthique et bien-être. Dans les soins, où l'on prend soin à la fois des corps, des émotions et des liens, cet alignement progressif peut s'avérer plus puissant qu'un agenda rigide de transformation.

En ce sens, les résolutions – à condition d'être incarnées, coconstruites et réalistes – ne sont pas de simples vœux pieux, mais des outils d'intelligence collective. Elles permettent aux équipes d'initier des changements sans attendre des bouleversements radicaux, en réconciliant temporalité courte (le quotidien) et horizon long (le projet de service ou d'établissement).

Les bonnes résolutions peuvent n'être qu'un vœu pieux, à moins de réellement élaborer un plan pour atteindre un objectif spécifique et de le décomposer en tâches mesurables et réalistes. Comment s'aider à construire ce plan ?

Option 1 : trouver un mot « coup de pouce »

Face aux défis quotidiens, choisir un mot ou une devise pour orienter une progression ou un changement, plutôt qu'un objectif comportemental, est une méthode puissante pour aligner ses objectifs et ses valeurs. Ce concept, simple mais efficace, permet de donner une direction claire à son attitude et à ses actions, aidant ainsi à naviguer avec plus de sérénité et de détermination. Parker-Pope, rédactrice de The Washington Post, conseille une liste de mots, exprimant le plus souvent une action. Par exemple, le mot « explorer » laisse une ouverture plus importante pour investir plusieurs projets d'une manière flexible.

Des mots comme « communication », « croissance », « connexion » ou « gratitude » peuvent aussi servir de boussole personnelle. Ils incarnent des aspirations profondes et influencent subtilement les décisions du quotidien. Chaque mot reflète une valeur essentielle propre et guide vers une attitude plus constructive face aux défis. L'objectif est de se recentrer en permanence sur ce mot pour orienter ses actions dans une direction positive.

Option 2 : adopter une devise inspirante

Dans le même esprit, il est possible de choisir une courte devise qui résume sa philosophie pour l'année à venir. Voici quelques exemples : « L'excellence, pas la perfection », « Chaque petit effort compte », ou encore « Garder son calme et persévérer ». Ces phrases agissent comme des rappels constants, aidant à rester concentré sur l'essentiel, tout en relâchant la pression de la perfection.

Option 3 : créer une « liste de choses à ne pas faire »

Plutôt que d'ajouter toujours plus de tâches à accomplir, pourquoi ne pas créer une « liste de choses à ne pas faire » [42] ? L'idée est de poser des limites claires et de se débarrasser des habitudes qui consomment inutilement son énergie. Ainsi, il est possible de se concentrer davantage sur ce qui compte réellement pour soi. Plutôt que de fonctionner en pilotage automatique, il s'agit ici de désapprendre certaines habitudes énergivores ou contre-productives. Quelques exemples sont donnés dans le tableau 5.6.

Tableau 5.6. Exemple de liste de choses à ne pas faire.

Ce qu'il est possible d'arrêter de faire	Pourquoi c'est utile
Ne plus dire « oui » par réflexe à chaque sollicitation	Dire oui trop vite, c'est risquer de surcharger son emploi du temps ou de porter des responsabilités qui incombent à autrui Prendre le temps d'évaluer si la demande est prioritaire et à qui elle devrait vraiment être adressée
Ne plus accepter de réunions sans ordre du jour clair	Une réunion mal préparée est souvent une perte de temps Exiger un objectif précis avant d'y consacrer une plage horaire
Ne plus vérifier plus ses mails toutes les 5 minutes	Le multitâche nuit à la concentration Programmer des plages de consultation des mails pour rester concentré sur les sujets importants
Ne pas se laisser aspirer par les urgences des autres	La gestion par le stress ou la panique d'autrui finit par désorganiser tout le service Clarifier les priorités avec son équipe et rediriger les urgences fictives
Ne pas tenter de régler seul tous les conflits interpersonnels	Encourager l'autonomie et la médiation en interne, pour ne pas devenir le réceptacle de toutes les tensions
Ne pas rester pas joignable 24 heures/24	Être toujours disponible nuit à sa récupération et à sa capacité de décision Fixer des plages de disponibilité, même symboliques
Ne pas conserver les rituels ou process inefficaces	Interroger régulièrement les habitudes collectives : sont-elles vraiment utiles ou juste là « parce qu'on a toujours fait comme ça » ?

En identifiant ce qu'il est souhaitable d'arrêter de faire, du temps et de l'énergie sont libérés pour ce qui est vraiment important.

Option 4 : prendre une résolution mensuelle

Une autre option efficace consiste à adopter une résolution d'un mois. Inspiré par le concept de « Janvier sans alcool », ce défi de sobriété d'un mois encourage à expérimenter un changement sans la pression de devoir s'y tenir à long terme [43]. Les études montrent que ceux qui participent à ce genre de défi continuent souvent à maintenir les bienfaits bien après la fin du mois [44].

Ce format présente plusieurs avantages dans un environnement professionnel exigeant : il réduit la charge mentale, facilite l'adhésion de l'équipe si le changement est collectif, et permet d'expérimenter des ajustements sans bouleverser l'organisation.

Par exemple, un manager pourrait décider de lancer :

- « mars sans réunion inutile » : trier les invitations, refuser celles sans ordre du jour, instaurer des réunions plus courtes et mieux ciblées ;
- « avril assertif » : travailler son positionnement dans les échanges, apprendre à dire non sans culpabiliser, reformuler des retours difficiles avec plus de clarté ;
- « mai des feedbacks » : instaurer un rituel de retour d'information régulier, court mais constructif, auprès des collaborateurs ;
- « juin silencieux » : réduire les sollicitations numériques pendant certaines plages horaires pour favoriser la concentration ;
- « septembre simplifié » : revoir un processus administratif ou une procédure d'équipe pour en éliminer les étapes superflues.

Ces défis mensuels peuvent aussi être proposés collectivement à une équipe (à condition qu'ils soient coconstruits), comme un levier de cohésion, de prévention de l'épuisement ou de recentrage sur les priorités. Ils permettent également d'initier le changement à petite échelle, avant un éventuel déploiement plus large.

Adopter une logique de « résolution courte durée » dans un cadre professionnel, c'est se donner le droit d'essayer, sans s'engager pour toujours – un format à la fois souple, motivant et compatible avec les contraintes du monde du soin ou de l'encadrement.

Option 5 : s'engager dans la durée en construisant le changement mois après mois

Contrairement aux défis ponctuels et thématiques proposés dans l'option 4, cette approche vise à structurer une progression continue sur toute l'année. Il ne s'agit pas simplement d'expérimenter un changement temporaire, mais de construire mois après mois une dynamique d'amélioration durable. Chaque objectif mensuel s'inscrit dans une logique de consolidation : on avance pas à pas, en approfondissant une compétence, un rituel ou un axe de travail, avec une vision plus large et planifiée de son évolution professionnelle. Voici un calendrier qui pourrait servir d'exemple inspirant :

- janvier : ranger son espace professionnel. Désencombrer son bureau physique et numérique (mails, fichiers, outils collaboratifs). Cela crée un environnement de travail plus clair, propice à la concentration, et donne une impulsion positive en début d'année ;
- février : clarifier les priorités de l'équipe. Faire le point avec chaque collaborateur sur ses objectifs prioritaires. Revoir les missions qui se dispersent ou s'accumulent. Alléger les tâches secondaires pour recentrer l'énergie sur ce qui a de la valeur ;
- mars : améliorer la délégation. Observer ce qui est gardé par habitude ou par peur de déléguer. Expérimenter la délégation sur un projet limité. Identifier dans l'équipe les personnes prêtes à monter en responsabilité ;
- avril : cultiver la reconnaissance. Mettre en place un rituel hebdomadaire ou mensuel de reconnaissance informelle (remerciement en réunion, mail de valorisation, etc.). Tester différents canaux pour renforcer la motivation ;
- mai : réduire les réunions inutiles. Analyser son agenda : quelles réunions peuvent être allégées, regroupées ou annulées ? Réintroduire du temps pour le travail en profondeur ;
- juin : se reconnecter à la mission de l'établissement. Organiser un temps d'échange en équipe

autour du sens du travail : « Qu'est-ce qui nous motive ? Pourquoi faisons-nous ce métier ? » Cela favorise la cohésion et l'engagement ;

- juillet : lâcher prise sur le contrôle. Essayer de réduire le micromanagement sur une période définie. Observer comment l'équipe s'autonomise. Identifier ses propres réflexes de contrôle et ce qu'ils disent de ses attentes ou peurs ;
- septembre : préparer les entretiens professionnels autrement. Sortir du format standard pour introduire des questions plus ouvertes sur l'évolution, les motivations ou le bien-être au travail ;
- octobre : réduire le stress collectif. Mettre en place un minibaromètre de l'humeur, initier des micropauses collectives, tester des outils de gestion des tensions relationnelles ;
- novembre : booster l'innovation. Lancer une boîte à idées, une journée d'intelligence collective ou un défi d'équipe pour améliorer les pratiques internes ;
- décembre : pratiquer la gratitude managériale. Remercier individuellement les membres de l'équipe pour leurs contributions spécifiques. C'est une manière de finir l'année sur une note valorisante.

Cette approche allège la pression et offre la possibilité de s'adapter en fonction de ses priorités. Chaque mois devient ainsi une opportunité de progression.

Option 6 : adopter des mini-objectifs

Pour ceux qui préfèrent les petites victoires, les mini-objectifs sont une excellente alternative. Plutôt que de viser un changement radical, fractionner son objectif en étapes plus petites et plus accessibles. Par exemple, si l'on veut faire plus d'exercice, commencer par 10 minutes de marche 3 à 5 fois/semaine. En augmentant progressivement l'intensité, cette mini-habitude se transforme en une routine durable.

Et au travail ? Il est possible d'imaginer une situation où un nouveau manager prend son poste et essaie de trouver ses marques (encadré 5.3).

Option 7 : intégrer plus de plaisirs sains

Les résolutions ne doivent pas être synonymes de privations ou de contraintes. Des résolutions axées

Encadré 5.3

Exemple de mise en place de mini-objectifs

Claire vient d'être nommée cadre de santé dans une unité de soins de suite et réadaptation. Elle arrive dans une équipe soudée mais fatiguée, après plusieurs mois de tensions internes et un management précédent jugé distant. Elle sait que sa période d'intégration est cruciale.

Plutôt que d'imposer immédiatement des réorganisations ou de chercher à tout observer à la loupe, Claire choisit de fixer de petits objectifs hebdomadaires, ciblés et progressifs, sur 1 mois.

Semaine 1 – Observer et écouter sans juger

Claire se rend sur les postes en horaires décalés (matin, soir, week-end) pour saluer les équipes, poser quelques questions ouvertes et noter ses premières impressions. Elle n'intervient pas encore sur les méthodes de travail.

Semaine 2 – Identifier un rituel collectif à valoriser

Elle remarque que les soignants prennent un café ensemble après les transmissions. Elle s'y joint discrètement, puis propose d'installer un coin café plus agréable, pour montrer qu'elle soutient ces moments de respiration collective.

Semaine 3 – Rendre visibles les réussites

Elle affiche dans la salle de pause une note intitulée « Les petits succès de la semaine », avec trois points positifs observés (p. ex. bonne coordination lors d'un transfert, accueil chaleureux d'un nouveau résident, entraide lors d'un imprévu). Cela valorise sans pression.

Semaine 4 – Créer un temps d'échange cadré

Claire propose un « point équipe » de 20 minutes toutes les 2 semaines. Plutôt que de l'axer sur les problèmes, elle l'oriente autour de la question : « Qu'est-ce qu'on garde ? Qu'est-ce qu'on aimerait changer ? » pour enclencher une dynamique de coconstruction.

Claire ne cherche pas à tout transformer immédiatement. Elle mise sur la présence, la reconnaissance et la régularité. En 3 semaines, les tensions retombent légèrement, certains soignants viennent spontanément lui parler, et une assistante sociale lui propose de coanimer une réunion d'équipe sur les postures relationnelles.

sur les plaisirs sains, comme faire une sieste quotidienne ou lire un livre par mois, peuvent apporter une touche de joie tout en améliorant son bien-être. Comment transposer ces résolutions agréables dans un contexte professionnel? Voici quelques exemples de résolutions «plaisir», à la fois simples et bénéfiques :

- programmer un temps de respiration mentale dans la journée. Bloquer 15 minutes chaque matin ou chaque midi dans son agenda pour «ne rien faire» : lire un article non médical, boire un café au calme, marcher autour du bâtiment. Ce moment de déconnexion peut devenir un vrai sas de récupération cognitive;
- se fixer un rendez-vous culturel ou personnel inspirant par mois. Participer à une conférence interhospitalière, à une rencontre d'éthique ou même à un ciné-débat sur les enjeux de société. Cela permet de se nourrir intellectuellement hors pression clinique, de s'oxygéner et parfois de requestionner son engagement professionnel;
- offrir à son équipe (ou à soi-même) une pause gourmande ou sensorielle régulière. Prévoir une collation partagée le vendredi après-midi, faire venir un réflexologue une fois par trimestre ou instaurer des «vendredis musicaux» en salle de pause, où chacun partage une playlist douce;
- intégrer une pratique corporelle douce dans son emploi du temps. Pour un médecin ou un cadre pressé, s'autoriser une séance de yoga hebdomadaire au sein de l'établissement (certains CHU le proposent), ou simplement faire 5 étirements dans son bureau entre deux rendez-vous peuvent changer la donne;
- lire davantage, mais en lien avec le sens du métier. Emporter un roman sur l'hôpital, un essai inspirant sur le soin ou l'humanité (comme ceux de Martin Winckler ou Cynthia Fleury), à lire quelques pages par jour. Cela relie plaisir personnel et développement professionnel.

Introduire des rituels simples et ressourçants dans sa routine professionnelle n'a rien de superflu – c'est une véritable stratégie de leadership régénératif. Prendre soin de soi avec bienveillance, c'est aussi montrer l'exemple et transmettre un message fort aux équipes : le bien-être et la qualité de présence sont des leviers essentiels pour durer et bien travailler ensemble.

En fin de compte, choisir un mot ou une devise pour guider son année professionnelle est une pratique intéressante. Ce mot «pousse» vers un changement positif à chaque fois que l'on y pense. Pour trouver son mot pour aborder le nouveau défi, commencer par réfléchir aux moments heureux l'année passée et à ceux qui ont causé du stress. Ensuite, interroger son corps et son esprit : que ressent-on? Comment aimerait-on évoluer?

Le fléau des perfectionnistes

Les perfectionnistes n'ont plus la côte! Il apparaît que ce trait de personnalité casse la cohésion des équipes et crée donc plus de dégâts que d'avantages. Une étude menée en 2020 par Kleszewski et Otto (Université Philipps de Marburg) a proposé aux participants de donner une note à des collaborateurs potentiels fondée sur le niveau et la catégorie de leur perfectionnisme : les perfectionnistes ont été vus comme moins doués dans les relations sociales et moins agréables comme collègues [45].

En effet, le perfectionnisme peut cacher un manque de courage professionnel, où il est nécessaire d'aller de l'avant et de prendre une décision tout en sachant quand «assez, c'est vraiment assez». Les perfectionnistes utilisent la motivation pour emmener les collègues où ils veulent qu'ils aillent, mais ils peuvent aussi utiliser la peur associée à un jugement plus ou moins ouvert («Ah, tu as décidé de faire ta présentation de cette manière? Hum...»). L'équipe se sent davantage jugée qu'inspirée.

Un autre problème avec le perfectionnisme est que ce trait creuse une distance entre l'individu concerné et ses collègues. Si l'on évite d'admettre ses erreurs, on risque de passer pour une personne fausse. Aux yeux des collègues, cette envie de laver plus blanc que blanc cache sûrement des failles graves et une difficulté à rester humble et à apprendre.

Trois types de perfectionnistes peuvent être identifiés :

- un type orienté vers soi : les individus ont tendance à mettre de la pression sur eux-mêmes;
- un type orienté vers les autres : les individus tirent leurs collègues vers de hauts standards;
- un type socialement prescrit : les individus pensent qu'ils ne seront acceptés que s'ils répondent à des attentes impossibles des autres.

Les personnes s'inscrivant dans cette dernière catégorie semblent être particulièrement soumises au stress [46]. Une étude italienne récente menée par Spagnoli (Université de Campania) conclut que la peur de commettre une erreur prédit le risque de *burnout*, contrairement à l'exigence vers soi-même et des standards personnels élevés [47].

De nombreux travaux menés sur le *burnout* montrent le rôle des facteurs individuels, tels que les traits de personnalité, dans le développement et l'installation du trouble (fig. 5.1) [48-50]. La compréhension des schémas de comportement a une force prédictive (et préventive!) des problèmes à venir chez les collaborateurs.

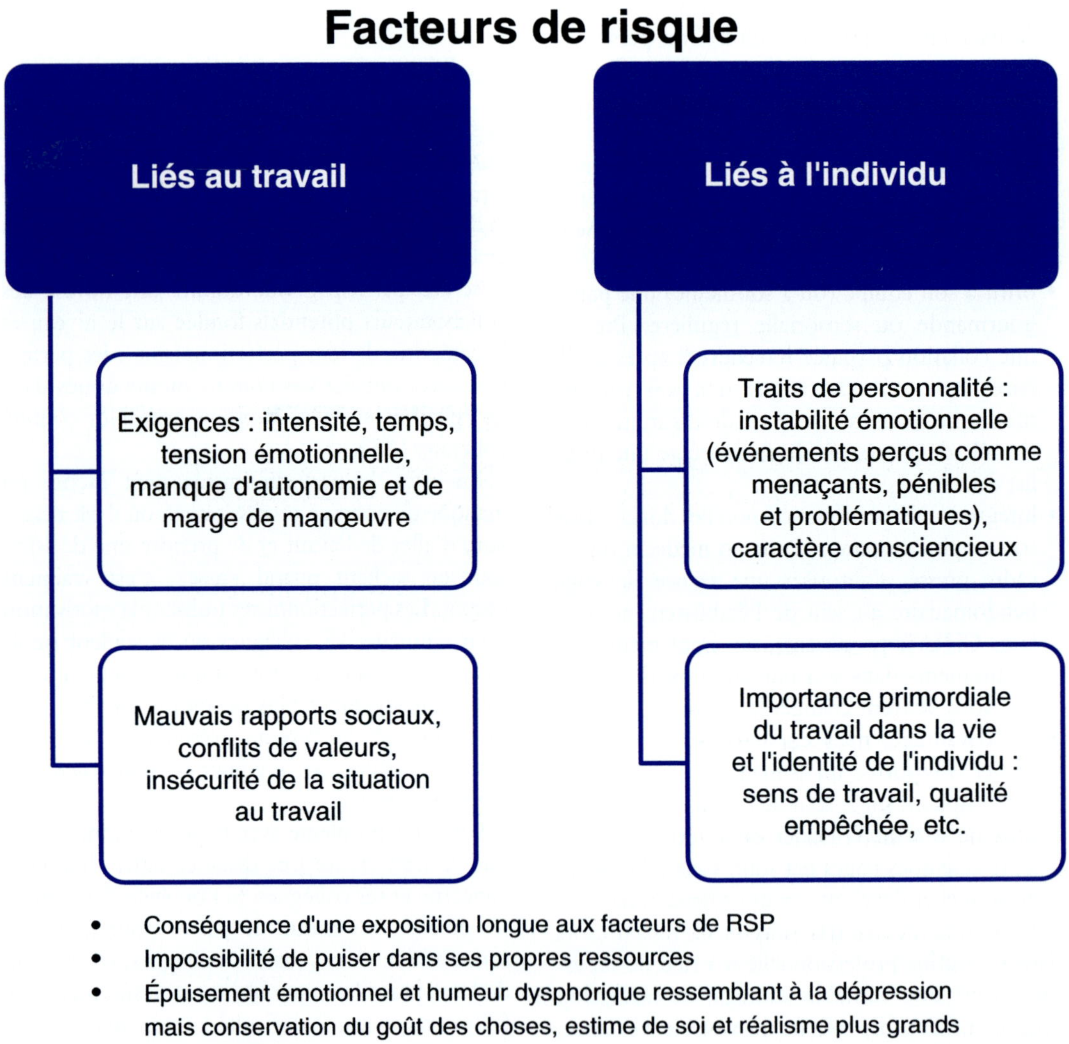

Fig. 5.1. Facteurs de risque de *burnout*.
RSP : risques socioprofessionnels.

Certaines entreprises et institutions qui s'inscrivent dans une culture d'excellence de leur service comptent dans leurs équipes des individus fortement engagés. Ils sont à la fois extrêmement loyaux à l'égard de l'institution et du client, et perfectionnistes car ils interprètent le service à rendre comme une obligation du résultat et non des moyens. Cette quête de la perfection s'adosse à une remise en question parfois violente, menant au syndrome d'imposteur et ouvre une porte à des réponses inadaptées : surcharge, *burnout*, maladie, menant dans des cas extrêmes au suicide (tableau 5.7).

Tableau 5.7. Proportion d'actifs ayant sérieusement songé au suicide.

Statut	Actifs ayant sérieusement songé à se suicider (%)
Actif en activité	19
Salarié du secteur privé	20
Travailleur indépendant (sans salarié)/employeur	23
Chômeur	30
Salarié du secteur public	18

© Debout M, Fourquet J, Merceron A. Les Français et le suicide. Fondation Jean Jaurès, février 2016, note n° 293.

Le perfectionnisme, longtemps valorisé dans les environnements exigeants comme les établissements de soins, apparaît aujourd'hui comme un facteur de risque plus que de performance. S'il peut donner l'illusion d'une exigence salutaire, il nuit souvent à la cohésion d'équipe, à la capacité à apprendre de ses erreurs, et à l'agilité décisionnelle nécessaire dans des contextes complexes et mouvants.

Pour un manager, cette prise de conscience doit inciter à :

1. identifier les profils perfectionnistes dans les équipes, non pour les stigmatiser mais pour mieux les accompagner ;
2. créer un climat de sécurité psychologique, dans lequel l'erreur est perçue comme une étape du progrès, et non comme une faute ;
3. valoriser l'humilité, la coopération et l'apprentissage continu, plutôt que l'excellence individuelle à tout prix ;
4. être attentif aux signes précurseurs de stress chronique ou de *burnout*, notamment chez les profils perfectionnistes socialement prescrits, souvent invisibles jusqu'à la rupture ;
5. instaurer un droit à l'imperfection fonctionnelle : ce qui compte, ce n'est pas la perfection des moyens, mais la justesse du soin et la durabilité de l'équipe.

Dans les environnements hospitaliers où les injonctions à la performance, à la conformité et à la loyauté sont particulièrement fortes, cette vigilance est d'autant plus cruciale. Un personnel « parfait » mais épuisé, en souffrance ou en retrait, devient un risque pour lui-même, pour l'équipe et pour les patients.

Encourager une culture du « suffisamment bon », fondée sur la coopération, la confiance et la responsabilisation, constitue un levier essentiel pour préserver à la fois la santé des professionnels et la qualité du service rendu.

Éviter les pièges relationnels

Un grand classique pour illustrer l'impact négatif des biais cognitifs et des schémas tant au niveau individuel que collectif est le triangle dramatique, appelé également triangle de Karpman [30]. Ce concept résume tous les jeux psychologiques décrits par l'analyse transactionnelle (encadré 5.4).

Encadré 5.4

Analyse transactionnelle

C'est une technique utilisée en psychothérapie qui permet de comprendre comment fonctionne une personnalité, comment celle-ci se construit et la façon dont elle évolue. Elle aide également à repérer ses modes de communication avec elle-même et avec les autres. Pour ce faire, elle s'appuie sur trois dimensions qui traduisent un des états possibles du *self* :

- l'état « parent » (l'appris) : l'enfant assimile des comportements d'adultes signifiants et proches de lui ;
- l'état « adulte » (le pensé) : cette part de chacun caractérisée par le fait de penser, d'étudier, d'analyser et d'agir en conséquence ;
- l'état « enfant » (le senti) : toutes les émotions ressenties de la gestation à la fin de l'enfance. Elles s'inscrivent dans le « scénario de vie » conçu pendant l'enfance pour sa vie future.

C'est le modèle structural de l'analyse transactionnelle.

Dans les années 1960, Karpman a proposé un modèle qui permet de comprendre la façon dont une relation dysfonctionnelle se met en place entre deux personnes au point qu'elles ressentent un besoin d'en recruter une troisième (souvent de l'extérieur) dans une tentative de stabiliser leur duo fragile et source de souffrance. Ainsi, les trois interlocuteurs peuvent adopter une des trois postures du triangle : celle de victime, persécuteur ou sauveteur. Et l'originalité de ce modèle est que les rôles sont parfaitement interchangeables. Le triangle de Karpman peut être utilisé pour analyser et traiter les situations de malaise relationnel, de conflit, voire de manipulation [51].

En position de persécuteur, la personne agit comme si elle estimait être meilleure que l'autre et cherche toujours à avoir raison. Cette personne va chercher à contrôler, menacer, critiquer, juger ou encore sermonner. Sa communication est faite en grande partie de dévalorisations, d'attaques et de critiques directes ou indirectes. Dans ce rôle, la personne imagine qu'elle domine l'autre par son comportement.

En position de victime, la personne est confrontée aux agissements du persécuteur et ses agressions l'atteignent personnellement. En occupant ce rôle, elle « autorise » le persécuteur à être dans le sien. La victime a tendance à agir comme si elle avait moins de valeur que les autres et éprouve souvent le sentiment de culpabilité. Il ne s'agit pas de stigmatiser les personnes car il est plutôt question des fonctions et des rôles joués.

En position de sauveur, la personne s'interpose entre la victime et le persécuteur. Elle subit alors la persécution (recevant les agressions) et est victime à son tour (par sacrifice). En réalité, elle ne mène aucune action concrète et place la « victime » dans une forme d'inhibition, une incapacité à agir.

Le triangle de Karpman se joue lorsque les personnes agissent avec leur ego « parent » ou « enfant ». L'échange est donc fondé sur une relation « parent-enfant » et non « adulte-adulte ». Pour passer à ce dernier type de relation, il faut entamer une véritable conduite du changement complexe à mettre en place dans une entreprise : ce n'est qu'en passant par la reconnaissance des émotions sous-jacentes aux comportements que l'on peut mettre en place un fonctionnement fondé sur les faits.

Comme on peut le voir, il n'y a pas de situation privilégiée ou souhaitable. Les entreprises dans lesquelles des situations de Karpman sont identifiées, sont des entreprises dont le niveau de bien-être et de performance est, en général, faible. De surcroît, ces rôles peuvent être joués à différents degrés et par des groupes d'individus. En effet, un environnement de stress augmente les chances de voir apparaître un triangle dramatique. En outre, les individus se sentent légitimes à agir comme ils le font si le système ne pose pas de limites.

Les équipes peinent souvent à identifier ce type de schéma relationnel. Au fur et à mesure de l'avancée en âge, le cerveau devient de plus en plus enraciné dans des schémas et des routines familiers. Il devient donc particulièrement difficile de sortir des sentiers battus, pour reprendre l'hyperbole du refrain commercial.

Un schéma dysfonctionnel qui paraît évident une fois posé sur papier ne l'est pas lorsqu'il constitue une partie organique du quotidien. Les individus ont tendance à se réfugier dans leurs zones de confort. Des raccourcis mentaux sont également empruntés en cas de doutes, de temps limité pour prendre une décision, des informations incomplètes ou des ressources réduites.

Les tentatives de sortir du paradoxe ne font que générer des paradoxes. L'injonction est de trouver une solution, on se met alors à générer des solutions prêtes à l'emploi tout en restant dans un seul et même cadre. Les mêmes actions sont ainsi reproduites encore et encore, en s'attendant à un résultat différent.

Pour conclure

Cette réflexion invite à un profond changement de regard sur les ressorts de la motivation, les dynamiques d'équipe et les leviers de perfor-

Exemples de situations de Karpman en entreprise

Le chef dans le rôle de persécuteur

Le profil d'un manager dit « à l'ancienne » relève souvent de ce rôle : lorsqu'il est mis sous pression dans un environnement incertain et en pleine mutation, son comportement devient rapidement une source de stress, voire de souffrance pour les collaborateurs. Ainsi, ce profil est souvent caractérisé par une confusion entre jugements fondés sur les émotions et observations fondées sur les faits. Une communication ressentie comme franche et authentique par le manager s'avère en réalité incisive et acerbe. Autorité et intransigeance sont souvent confondues avec rigueur et fermeté, alors que le niveau d'exigence élevé exclut l'empathie. Finalement, les objectifs donnés sont souvent confus, surtout lorsqu'on y applique la grille SMART (spécifique, mesurable, atteignable, réaliste, temporel) [52], devenue classique, pour évaluer un objectif comme spécifique, mesurable, attribuable, réaliste et temporel.

Exemple : « Je suis dur avec vous mais c'est pour votre bien ». Ici, il est question de jugement (être dur avec), de moralité (pour votre bien) et de culpabilité. Cette phrase est une justification d'un comportement que la personne sait incorrect.

Un collaborateur dans le rôle de persécuteur

Il peut se montrer tatillon en accordant de l'attention aux détails minimes et sans signification. S'il critique, c'est souvent sans proposer de solutions concrètes. Cette attitude clive facilement le collectif où le persécuteur s'en prend à une ou à plusieurs personnes de l'équipe et où, par peur, les autres adhèrent à la position du/des persécuteurs. La communication ne porte pas sur le fond mais prend des formes bruyantes, agressives ou passives-agressives.

Un collègue ou un intervenant tiers en rôle de sauveur

L'erreur la plus fréquente est de prendre la défense de la victime sans comprendre le fonctionnement global du système. Le sauveur peut ainsi essayer de régler le problème à la place de la victime, en soulignant son impuissance, de lui promettre des solutions miracles pour mieux communiquer, travailler, se protéger, ou encore de déployer une multitude de procédures attaquant le persécuteur présumé. Ces solutions ne s'avèrent pas probantes dans la mesure où les deux protagonistes, la victime et le persécuteur, ont besoin l'un de l'autre pour continuer à fonctionner.

mance dans les établissements de soins. Dans un environnement marqué par la complexité, l'intensité émotionnelle et des contraintes multiples, le management ne peut plus se limiter à la planification ou à la conformité aux procédures. Il doit aussi intégrer des dimensions psychologiques, relationnelles et culturelles.

Comprendre le pouvoir des émotions

Les émotions, longtemps considérées comme secondaires ou gênantes dans le management, apparaissent ici comme des catalyseurs essentiels de l'engagement ou, au contraire, des signaux d'alerte. La contagion émotionnelle, les effets de la réussite (et du vide qu'elle peut laisser) ou encore l'impact du perfectionnisme illustrent combien les climats émotionnels influencent la qualité du travail et la cohésion des équipes. Pour un manager, cela implique non seulement de savoir réguler ses propres affects, mais aussi de créer un climat propice à l'expression maîtrisée des émotions.

Sortir des automatismes et des pièges relationnels

Les dynamiques dysfonctionnelles décrites dans le triangle de Karpman – où chacun endosse tour à tour les rôles de victime, persécuteur ou sauveur – montrent combien il est essentiel d'installer des relations adulte-adulte. La culture du feedback constructif, la reconnaissance des émotions, et une posture d'écoute authentique sont les piliers pour sortir de ces jeux de rôle stériles. Ils constituent aussi une base solide pour prévenir les conflits larvés et restaurer la confiance.

Miser sur une performance plus adaptative

Le contenu oppose avec finesse la performance tactique (respect de la stratégie, exécution rigoureuse) et la performance adaptative (capacité à ajuster, innover, inventer). Dans le monde hospitalier, où chaque situation de soin appelle une réponse contextualisée, il ne suffit pas de bien suivre le plan : il faut aussi savoir en sortir, avec discernement. Les dirigeants et cadres doivent protéger cette capacité d'innovation locale, en créant des marges de manœuvre intelligentes.

Renforcer les dynamiques positives grâce à des microengagements

Loin des grandes révolutions, ce sont souvent les petits changements, les rituels bien choisis, les mots qui inspirent ou les mini-objectifs progressifs qui permettent de maintenir une dynamique d'équipe vivante. Le contenu démontre que les résolutions, si elles sont bien conçues (incarnées, partagées, ajustables), peuvent devenir de puissants leviers d'évolution collective.

Allier humanité et efficacité

Enfin, l'un des messages clés réside dans la nécessité d'un leadership plus humain et plus durable. Cela signifie assumer pleinement que la performance ne peut être durable que si elle s'appuie sur la coopération, la reconnaissance, la régulation émotionnelle, et la capacité à remettre en question les automatismes nocifs (perfectionnisme, surcharge, micromanagement).

En s'appuyant sur ces idées clés (tableau 5.8), les managers hospitaliers peuvent construire un environnement à la fois plus engageant et plus résilient. Il ne s'agit pas de renoncer à l'exigence, mais de lui redonner du sens, en misant sur la clarté, l'adaptabilité, l'autonomie responsable et l'intelligence émotionnelle collective.

Tableau 5.8. Points clés à retenir.

Thème	Point clé à retenir
Pouvoir des émotions	Les émotions influencent profondément l'engagement et la qualité du travail
Dynamiques relationnelles	Les jeux de rôles dysfonctionnels doivent être remplacés par des relations adulte-adulte
Performance adaptative	La capacité à s'adapter est aussi cruciale que le respect des procédures
Microengagements	De petits changements bien choisis peuvent générer une dynamique positive
Leadership humain	Un leadership durable repose sur la reconnaissance, l'écoute et l'intelligence émotionnelle

Tableau 5.9. Quelles stratégies pour les managers ?

Leçon pour le management	Actions concrètes à mettre en œuvre	Erreurs à éviter
Identifier les signaux faibles de surcharge ou d'isolement	Mettre en place des points réguliers individuels et collectifs, utiliser des outils de remontée anonyme pour détecter les tensions	Ignorer les signes d'alerte émotionnelle ou les minimiser
Encourager un perfectionnisme sain et maîtrisé	Valoriser la qualité sans exiger la perfection, reconnaître les efforts et non uniquement les résultats	Récompenser uniquement les performances « sans faute », entretenir la peur de l'erreur
Favoriser des résolutions collectives et motivantes	Proposer des défis d'équipe à court terme (p. ex. un mois sans réunion inutile) et célébrer les petites victoires	Fixer des objectifs vagues ou trop ambitieux sans les découper en étapes
Créer des espaces de respiration émotionnelle	Introduire des rituels bien-être (pause silence, 15 minutes sans écran, etc.), donner du sens aux pauses	Remplir les agendas à bloc, décourager les moments de recul
Encourager une dynamique d'apprentissage plutôt que de performance	Mettre en place des revues de pratique bienveillantes, autoriser le droit à l'erreur pour apprendre	Stigmatiser les erreurs ou attribuer la faute à une seule personne

Piloter une équipe, c'est aussi savoir inspirer, canaliser les tensions, accompagner la transformation, et prendre soin du lien humain au cœur de toute organisation (tableau 5.9).

Forger une culture forte

Dans un monde où la communication et les interactions humaines jouent un rôle crucial dans le succès personnel et professionnel, il est essentiel de se rappeler cette vérité : « Les gens ne se souviendront pas de ce que vous avez dit, mais ils se souviendront de la manière dont vous les avez fait sentir. » Que ce soit dans des conversations informelles ou des négociations difficiles, le véritable impact des échanges ne réside pas uniquement dans les mots prononcés, mais dans l'émotion et la résonance qu'ils laissent chez les autres.

Cette partie de l'ouvrage explore des techniques pour améliorer ces interactions, de l'art de la conversation informelle à la gestion des conflits au travail. Que ce soit à travers des stratégies comme le *grey rocking* pour désamorcer des situations tendues, ou l'utilisation des émotions pour stimuler la motivation, chaque interaction devient une opportunité d'influencer, de connecter et d'inspirer positivement les autres. Maîtriser l'art d'inspirer des sentiments positifs renforce non seulement son influence, mais aussi sa capacité à forger des relations authentiques et durables.

Raconter une histoire pour forger une culture commune

Réussir un changement organisationnel, voire une transformation culturelle, ne se résume pas à l'élaboration de plans stratégiques bien ficelés. Pour qu'une transformation prenne vie et mobilise les équipes, il faut un récit captivant, une histoire qui résonne avec toutes les parties prenantes, respectant l'héritage de l'organisation tout en ouvrant la voie vers un avenir plus prometteur. Les étapes suivantes permettent de créer un récit de changement efficace, inspirant et engageant.

Comprendre l'état actuel de l'organisation

Avant de commencer à tracer le chemin vers le changement, il est essentiel de bien cerner les forces et les faiblesses de l'organisation. Lorsque Khosrowshahi a pris la tête d'Uber, il a hérité d'une entreprise pionnière dans l'innovation, mais ternie par des problèmes culturels profonds. En reconnaissant à la fois les atouts et les défis d'Uber, il a rassuré les employés sur la préservation des points forts de l'entreprise, tout en s'engageant à améliorer sa culture interne. Cette reconnaissance de la situation actuelle a permis de poser des bases solides pour le changement à venir.

Et à l'hôpital? Les deux exemples de l'encadré 5.5 illustrent que, dans le monde hospitalier, le changement de culture ne se décrète pas : il se construit. Que ce soit par la rupture avec des pratiques héritées du passé, comme à Saint-Alban, ou par une gestion managériale souple et participative, comme à Valenciennes, la clé du succès réside dans l'adhésion des équipes et la capacité à ancrer le changement dans une vision humaine et partagée du soin.

Encadré 5.5

Exemples hospitaliers de transformation

Centre hospitalier de Saint-Alban-sur-Limagnole : de l'asile à la communauté thérapeutique

Un tournant dans les années 1940

Au cœur de la Seconde Guerre mondiale, alors que les hôpitaux psychiatriques français étaient marqués par l'exclusion, la contention et la misère humaine, le centre hospitalier de Saint-Alban-sur-Limagnole, en Lozère, a initié une transformation radicale sous l'impulsion de médecins comme Tosquelles, Bonnafé et Ayme. Refusant la logique asilaire dominante, ces praticiens ont introduit une approche profondément humaine de la psychiatrie.

Le projet de Saint-Alban s'est construit autour de la psychothérapie institutionnelle, une pratique révolutionnaire à l'époque, fondée sur l'idée que l'institution elle-même peut devenir un acteur de soin. Cela passait par l'implication des patients dans la vie quotidienne de l'établissement (activités agricoles, artistiques, culturelles), la réduction des hiérarchies rigides, et l'ouverture vers l'extérieur.

Les patients, appelés « pensionnaires », prenaient part aux décisions, aux activités culturelles, et tissaient des liens avec les soignants sur un pied d'égalité. L'établissement devenait ainsi un espace de socialisation et de réinvention personnelle, favorisant la reprise de pouvoir des individus sur leur propre trajectoire de soin.

Héritage et continuité aujourd'hui

Aujourd'hui encore, l'esprit de Saint-Alban continue d'influencer des pratiques en santé mentale en France et à l'étranger. La psychothérapie institutionnelle a été à la base de nombreux dispositifs communautaires, de soins orientés rétablissement ou encore de maisons-relais. Dans plusieurs établissements psychiatriques, l'animation d'ateliers d'expression artistique, les conseils de patients ou les unités ouvertes témoignent de cette continuité.

Ce modèle historique rappelle aux établissements actuels qu'une transformation culturelle peut naître d'une réinvention du quotidien et de la revalorisation du lien entre professionnels et patients, bien au-delà de toute réforme technocratique.

Centre hospitalier de Valenciennes : modernisation culturelle et pilotage de proximité

Un hôpital face à la crise d'attractivité

Au début des années 2000, le centre hospitalier de Valenciennes (Nord), l'un des plus grands hôpitaux non universitaires de France, faisait face à des défis multiples : désengagement du personnel, surcharge de travail et rigidité des décisions centralisées. Pour y remédier, l'établissement a entamé une transformation culturelle en profondeur, centrée sur la déconcentration managériale et l'agilité organisationnelle.

Plutôt que d'imposer des solutions uniformes depuis le sommet, l'hôpital a misé sur une gouvernance décentralisée, laissant davantage d'autonomie aux pôles et aux équipes de terrain. Cette approche a permis aux professionnels de participer activement aux décisions concernant leur organisation de travail, renforçant ainsi leur implication.

Une culture du partenariat et du service

L'une des innovations les plus marquantes est la volonté d'équilibrer les performances économiques avec le bien-être des soignants. Des actions concrètes sont mises en œuvre pour automatiser les tâches répétitives (introduction d'outils numériques, réduction du temps administratif), libérant ainsi du temps pour les soins. L'hôpital intègre aussi des indicateurs de QVT dans ses démarches d'amélioration continue.

En parallèle, le centre hospitalier développe une culture partenariale avec ses usagers et les territoires environnants, engageant des projets conjoints avec les élus locaux, les structures médicosociales et les associations de patients.

Un modèle inspirant pour les autres établissements

Ce cas montre qu'une transformation culturelle réussie ne repose pas uniquement sur des plans d'action, mais sur une refonte des équilibres relationnels, managériaux et symboliques à l'intérieur de l'organisation. Le CH de Valenciennes est régulièrement cité comme un exemple d'hôpital attractif, capable de fidéliser ses professionnels et de moderniser ses pratiques sans renier ses valeurs de service public.

Respecter l'histoire pour renforcer la confiance

Un changement ne doit jamais effacer l'histoire et les succès passés de l'organisation. Pour maintenir la confiance des employés, il est essentiel de valoriser cet héritage. Mulally, lorsqu'il est devenu PDG de Ford, a régulièrement rappelé l'histoire glorieuse de l'entreprise tout en introduisant son plan « One Ford ». En respectant les racines de Ford, il a préservé l'esprit de l'organisation et renforcé la cohésion autour des objectifs de rentabilité à long terme.

Le domaine de la santé mentale n'est pas en reste, lorsqu'il s'agit de préserver l'identité et ses assises historiques. Le centre hospitalier Le Vinatier, situé à Bron près de Lyon, est un établissement emblématique de la psychiatrie en France, dont l'histoire et l'identité ont été préservées et valorisées au fil du temps. Inauguré en 1876 sous le nom d'Asile de Bron, l'établissement a été conçu pour accueillir 600 patients souffrant de troubles mentaux. Rapidement, sa capacité a été augmentée pour répondre aux besoins croissants. Le site s'étend sur un vaste domaine paysager, initialement agrémenté de potagers, vergers et vignes, reflétant une approche thérapeutique intégrant la nature et le travail agricole.

Au fil des décennies, Le Vinatier a évolué, passant d'un asile d'aliénés à un centre hospitalier spécialisé en santé mentale. Cette transformation s'est accompagnée de modernisations architecturales et d'une diversification des approches thérapeutiques, tout en conservant son patrimoine historique.

Aujourd'hui, Le Vinatier se distingue par des valeurs fondamentales qui guident son action :

- créativité : l'établissement encourage l'innovation dans les pratiques cliniques et le développement des expertises pour améliorer continuellement la qualité des soins en psychiatrie ;
- écoute : placer les besoins et les intérêts des patients au cœur des actions est une priorité, assurant une prise en charge respectueuse et adaptée ;
- solidarité : une dynamique collective est favorisée, renforçant le travail en équipe et le développement des compétences de chacun.

Ces valeurs reflètent l'engagement du Vinatier à maintenir une identité forte, ancrée dans son histoire tout en étant résolument tournée vers l'avenir.

Le Vinatier valorise également son patrimoine architectural et paysager. Des initiatives telles que des visites guidées du domaine permettent au public de découvrir l'histoire de l'établissement et l'évolution de la psychiatrie. La ferme du Vinatier, espace culturel de l'hôpital, illustre cette volonté d'ouverture et de partage. Le Vinatier incarne une institution qui a su préserver son identité et son histoire tout en s'adaptant aux évolutions contemporaines de la psychiatrie, renforçant ainsi la confiance et l'engagement de ses professionnels et patients.

Clarifier pourquoi le changement est nécessaire

L'une des clés d'un changement réussi est d'expliquer clairement les raisons pour lesquelles il est nécessaire et quels problèmes il vise à résoudre. Doyle, nommé PDG de Domino's en 2010, a dû affronter une baisse significative des ventes et des critiques sévères sur la qualité des produits. Plutôt que de minimiser ces problèmes, il a choisi de les affronter publiquement. En partageant les critiques des clients dans des publicités nationales, il a rendu le besoin de changement évident, incitant l'entreprise et les clients à soutenir une nouvelle ère pour Domino's. Cette honnêteté a conduit à une transformation réussie des ventes et de l'image de marque.

Du côté de l'industrie pharmaceutique, il est aisé de trouver des illustrations sur la conduite du changement. En 2003, les entreprises de biotechnologie Biogen et Idec Pharmaceuticals ont fusionné pour former Biogen Idec, créant ainsi l'une des plus grandes sociétés de biotechnologie au monde. Cependant, malgré cette fusion stratégique, l'entreprise a rapidement été confrontée à des défis majeurs, notamment une concurrence accrue, des pressions sur les prix et des attentes élevées des investisseurs.

Face à ces défis, la direction de Biogen Idec a reconnu la nécessité de transformer l'entreprise pour maintenir sa compétitivité et répondre aux attentes du marché. Il était essentiel d'aligner les ressources internes sur les priorités stratégiques, d'améliorer l'efficacité opérationnelle et de renforcer le flux de développement de nouveaux médicaments.

La direction a clairement communiqué aux employés et aux parties prenantes les défis auxquels l'entreprise était confrontée et les raisons pour lesquelles un changement était impératif. Cette transparence a permis de mobiliser l'ensemble de l'organisation autour des objectifs communs.

Biogen Idec a recentré ses efforts sur ses domaines thérapeutiques clés, notamment la neurologie, en désinvestissant certaines activités non essentielles. Cette clarification des priorités a permis d'allouer les ressources de manière plus efficace. Finalement, l'entreprise a augmenté ses investissements en R&D pour renforcer son flux de produits, notamment en se concentrant sur des thérapies innovantes pour des maladies neurologiques comme la sclérose en plaques.

Grâce à ces mesures, Biogen Idec a réussi à surmonter les défis initiaux post-fusion et à se positionner comme un leader dans le domaine des neurosciences.

L'histoire du laboratoire CEVA Santé Animale est encore un bel exemple de transformation menée par une poignée d'anciens salariés. En 1999, l'entreprise naît d'un spin-off de la division santé animale du groupe Sanofi, alors que celle-ci n'était plus jugée stratégique par le groupe pharmaceutique. L'avenir de cette entité était incertain, avec un risque réel de démantèlement ou de vente à un acteur externe sans connaissance de sa culture ni de son savoir-faire.

Plutôt que de laisser l'entreprise disparaître ou être absorbée, un groupe d'anciens salariés, dont Prikazsky, vétérinaire de formation devenu PDG, décide de reprendre les rênes. En s'appuyant sur un diagnostic interne précis, ils identifient les forces humaines, techniques et culturelles de CEVA : une expertise technique reconnue, une agilité organisationnelle, une forte loyauté interne, et une proximité avec les vétérinaires de terrain. Ils construisent alors une histoire de renaissance, valorisant l'héritage industriel et relationnel de l'entreprise, mais en projetant une vision claire : devenir un acteur global, indépendant, innovant et responsable.

La réussite de la transformation a été possible grâce aux leviers suivants :

- récit identitaire fort : les dirigeants ont su transformer une « scission » en une aventure entrepreneuriale partagée, fondée sur une identité commune, un ancrage métier fort (le monde vétérinaire) et la fierté d'une indépendance retrouvée ;
- gouvernance participative : CEVA a misé sur une gouvernance interne où de nombreux salariés sont devenus actionnaires, créant un alignement durable entre stratégie et engagement individuel ;
- croissance internationale maîtrisée : tout en conservant un siège social à Libourne, CEVA s'est internationalisé (Afrique, Amérique latine, Asie), en veillant à respecter les cultures locales, un élément central de leur succès à long terme ;
- innovation sans rupture culturelle : plutôt que de bouleverser les habitudes, CEVA a investi dans l'innovation incrémentale, notamment dans la vaccination animale, avec des produits à forte valeur ajoutée pour les éleveurs.

Pourquoi est-ce un cas d'école en transformation culturelle réussie ? L'entreprise n'a pas nié son passé, elle l'a transformé en levier d'action. Elle a mobilisé les savoirs informels, les pratiques de terrain, les liens de confiance existants avec ses parties prenantes. Elle a prouvé qu'une dynamique de changement peut naître de l'intérieur, sans injonctions externes ni discours de rupture brutale. Cet exemple est particulièrement utile pour les managers hospitaliers ou médicosociaux : il montre que lorsqu'une organisation est en transition, ceux qui la connaissent le mieux peuvent devenir ses meilleurs bâtisseurs d'avenir, à condition d'élaborer un récit de changement cohérent, enraciné dans l'histoire, et porté collectivement.

Développer un plan détaillé et reposant sur des données

Pour instaurer la confiance et montrer que le changement n'est pas une simple idée vague, il est indispensable de développer un plan solide, fondé sur des données précises. L'exemple de l'entreprise danoise Ørsted est révélateur : elle s'est engagée à passer des énergies fossiles aux énergies renouvelables avec l'objectif ambitieux de produire 85 % de son énergie à partir de sources durables. En communiquant clairement cette vision et en s'appuyant sur des faits concrets, Ørsted a atteint son objectif bien avant l'échéance prévue, prouvant ainsi la puissance d'un plan bien conçu.

Un exemple pertinent d'expérimentation visant à adopter une approche plus écologique des circuits de stérilisation et à réduire les émissions de CO_2 dans les hôpitaux se trouve au centre hospitalier de Dax. Bien que cet établissement soit situé dans le sud-ouest de la France, son initiative offre un modèle inspirant pour d'autres régions, y compris l'est de la France.

Les services de stérilisation hospitaliers sont essentiels pour assurer la sécurité des soins, mais ils sont également énergivores, notamment en électricité et en eau. Cette consommation élevée contribue significativement aux émissions de gaz à effet de serre des établissements de santé. Une étude a mis en évidence que l'énergie et l'eau représentent le premier poste d'émission de gaz à effet de serre dans une unité de stérilisation [53].

Le centre hospitalier de Dax a entrepris une démarche d'optimisation de l'utilisation de ses autoclaves, principaux équipements de stérilisation, pour diminuer leur consommation électrique sans compromettre la qualité des soins. Les actions entreprises incluent :

- analyse de l'utilisation des autoclaves : une évaluation détaillée a été réalisée pour identifier les périodes d'activité, de veille et d'arrêt, permettant de mieux comprendre les besoins réels en stérilisation;
- optimisation des cycles de stérilisation : des ajustements ont été effectués pour adapter les cycles de stérilisation aux besoins réels, évitant ainsi les fonctionnements inutiles des autoclaves;
- gestion efficace des équipements : la mise en place d'une politique d'utilisation alternée des autoclaves a permis de réduire le nombre d'appareils en fonctionnement simultané, diminuant ainsi la consommation énergétique globale.

Cette approche a conduit à une réduction significative de la consommation électrique du service de stérilisation, démontrant qu'il est possible d'allier performance opérationnelle et responsabilité environnementale.

Les établissements de santé de l'est de la France pourraient s'inspirer de cette initiative pour développer des plans détaillés et reposant sur des données précises, visant à réduire leur empreinte carbone. Les étapes clés pour une telle démarche incluent :

- réalisation d'un bilan énergétique : évaluer la consommation actuelle des services de stérilisation pour identifier les principaux postes de dépense énergétique;
- analyse des cycles de stérilisation : étudier les cycles en place pour détecter les inefficacités potentielles et les optimiser en fonction des besoins réels;
- formation du personnel : sensibiliser et former les équipes aux pratiques écoresponsables pour assurer une utilisation optimale des équipements;
- suivi et évaluation : mettre en place des indicateurs de performance pour mesurer les économies réalisées et ajuster les actions en conséquence.

En s'appuyant sur des données précises et une planification rigoureuse, les hôpitaux peuvent ainsi contribuer efficacement à la réduction des émissions de CO_2, tout en maintenant un haut niveau de qualité des soins.

Créer une histoire inspirante et engageante

Une fois les bases posées, il est temps de rassembler tous ces éléments en une histoire inspirante qui engage toutes les parties prenantes. Burns, ancienne PDG de Xerox, a maîtrisé cet art en partageant des récits qui soulignaient à la fois la nécessité du changement et la vision d'un futur meilleur. Ce type de narration donne vie à la stratégie, rendant le changement tangible et compréhensible pour chacun.

Un exemple particulièrement marquant de storytelling hospitalier en Suisse vient du centre hospitalier universitaire vaudois (CHUV) à Lausanne. Sous l'impulsion de Schaad, responsable de la communication institutionnelle, le CHUV a coordonné et publié un ouvrage collectif intitulé *(In)hospitalités hospitalières – Conflits, médiation, réconciliation* [54]. Ce projet éditorial ambitieux a rassemblé une quarantaine de contributions – témoignages de patients, récits de soignants, analyses de médiateurs – pour interroger en profondeur les relations humaines au sein de l'hôpital.

Dans un secteur souvent confronté à des tensions relationnelles, à des incompréhensions et à des conflits latents, cette initiative s'est appuyée sur la puissance du récit pour créer un espace de dialogue, de réflexion et d'émotion partagée. Loin d'un simple rapport ou d'un manuel de bonnes pratiques, cet ouvrage donne voix à des vécus contrastés – des désaccords douloureux, des réconciliations inattendues, des blessures morales, mais aussi des moments de grâce, de reconnexion humaine et de réparation.

Le projet du CHUV illustre parfaitement comment le storytelling peut devenir un levier stratégique de transformation culturelle dans les établissements de soins. Il ne s'agissait pas simplement de « communiquer autrement », mais de reconnaître les zones de friction et d'ambivalence au cœur de la pratique soignante. L'objectif était clair : remettre la parole au centre de l'institution, favoriser l'empathie, et normaliser l'existence des conflits comme opportunités de croissance collective.

Cette démarche a eu un double effet : en interne, elle a permis de renforcer la cohésion entre professionnels, en rendant visibles des réalités souvent tues ou taboues ; en externe, elle a envoyé un message fort d'humilité, d'ouverture et de responsabilisation à l'égard des patients et de leurs proches. Ce travail éditorial, en se situant à la croisée de la littérature, de la médiation et de la communication hospitalière, a démontré la capacité des récits à transformer les cultures professionnelles et à réinventer la relation de soin.

L'initiative du CHUV s'inscrit ainsi dans une approche contemporaine de la transformation institutionnelle : pas uniquement pilotée par des indicateurs ou des procédures, mais portée par des récits collectifs qui donnent du sens, fédèrent les équipes et dessinent un avenir plus humain pour l'hôpital. C'est une illustration inspirante de la manière dont un établissement peut faire évoluer sa culture en s'appuyant sur les ressources narratives de son propre terrain.

Assurer la cohérence du message

La répétition et la cohérence sont essentielles pour faire accepter un changement. Il est crucial de communiquer fréquemment et par divers canaux afin de s'assurer que le message reste uniforme et bien ancré. Selon les recherches de Neeley et Leonardi, les dirigeants qui répètent intentionnellement leur message sont plus efficaces dans la mise en œuvre de projets complexes [55]. Il ne s'agit pas simplement de répéter les mêmes phrases, mais de s'assurer que chaque communication s'aligne sur l'objectif global et renforce le message central.

Reconnaître le pouvoir des émotions dans le leadership

Enfin, il est important de se rappeler que le leadership ne repose pas uniquement sur des stratégies rationnelles, mais aussi sur les émotions. Les dirigeants qui parviennent à mobiliser émotionnellement leurs équipes créent des relations plus fortes et durables. Nooyi, ancienne PDG de PepsiCo, en est un parfait exemple. En envoyant des notes de remerciement personnalisées aux parents des membres de son équipe de direction, elle a renforcé les liens émotionnels et instauré une culture de gratitude et d'engagement au sein de l'entreprise. Ce type de geste montre à quel point les émotions peuvent jouer un rôle déterminant dans la réussite d'un changement.

Certaines entreprises font le pari d'un leadership émotionnel fondé sur des valeurs humaines fortes et une culture d'entreprise inclusive. C'est le cas de Paprec, qui incarne un modèle de management où diversité, reconnaissance et esprit de famille sont au cœur de la stratégie. L'organisation attache une grande importance à l'inclusion de profils variés, comme les seniors ou les personnes issues de l'immigration, créant ainsi un climat propice à la cohésion et à l'engagement.

Chaque année, les collaborateurs les plus investis sont récompensés lors d'une cérémonie festive, à travers un prix interne inspiré des César du cinéma : le « Castor d'or ». Ce moment fort célèbre les réussites individuelles tout en nourrissant la fierté collective. Des personnalités du monde de la culture ou du sport sont parfois invitées à participer à cet événement, qui reflète l'ambition de l'entreprise de créer une expérience de travail mémorable et fédératrice.

La dimension émotionnelle du travail est aussi cultivée à travers des outils de communication comme le podcast *Notre esprit de famille*, qui met en lumière les parcours inspirants de différents collaborateurs. Ces récits renforcent le sentiment d'appartenance, en donnant à chacun une place dans l'histoire collective. À l'occasion de ses 30 ans, l'entreprise a également produit un film retraçant son parcours, valorisant les efforts et les réussites de l'ensemble des équipes.

Un bel exemple de leadership émotionnel dans le secteur de la santé vient de l'hôpital d'Ottawa, au Canada. Chaque année, cet établissement met à l'honneur ses employés, médecins et bénévoles à l'occasion des Prix de reconnaissance des années de service. Ce moment symbolique célèbre les étapes importantes des parcours professionnels, à partir de 5 ans d'engagement et par paliers réguliers. En 2022, ce sont 1900 personnes qui ont été distinguées, dont plus de 500 ayant consacré au moins 20 ans à l'hôpital. Deux d'entre elles ont même célébré 45 ans de carrière au sein de l'établissement.

Bien plus qu'une simple tradition, ces cérémonies incarnent une volonté claire : reconnaître, remercier et valoriser la loyauté et le dévouement. En mettant en lumière les contributions individuelles, l'hôpital nourrit un sentiment d'appartenance fort et construit une culture de gratitude.

Ce type d'initiative illustre à quel point les émotions peuvent être un puissant levier managérial. Lorsqu'un établissement prend le temps de célébrer l'humain derrière les compétences, il crée des liens plus profonds entre l'institution et ses équipes – un facteur clé pour une organisation de santé engagée, stable et durable.

Réussir un changement organisationnel ne se limite pas à définir des objectifs et des stratégies. Il s'agit de raconter une histoire, de créer un récit qui inspire, engage et fédère autour d'une vision partagée. En comprenant l'état actuel de l'organisation, en respectant son histoire, en clarifiant les raisons du changement, et en faisant preuve de cohérence et d'émotion dans le leadership, les dirigeants peuvent transformer une simple initiative en une véritable aventure collective vers un avenir prometteur.

La conversation est le meilleur outil pour aligner les esprits

Une conversation animée qui aboutit à un consensus synchronise les cerveaux des interlocuteurs, non seulement lorsqu'ils pensent au sujet explicitement abordé, mais aussi à des situations connexes qui ne l'ont pas été. Ainsi, en pensant en synergie, le résultat est bien meilleur.

Sievers, neuroscientifique social au Dartmouth College, a conçu une étude visant à mieux comprendre comment un groupe de personnes parvient à un consensus et comment le cerveau de chacun évolue après de telles discussions [56]. Chacun est passé par là : au sein d'un groupe, faire de son mieux pour que tout le monde soit sur la même longueur d'onde. C'est sans doute l'une des entreprises les plus importantes et les plus courantes dans les sociétés humaines. Mais parvenir à un accord peut s'avérer délicat : les gens voient les choses différemment et ont des récits divers de ce qui se passe.

Les chercheurs ont conçu leur expérience autour du visionnage de films afin de créer une situation réaliste dans laquelle les participants pourraient montrer des changements rapides et significatifs dans leurs opinions. L'étude a révélé que l'activité cérébrale des membres du groupe – dans les régions liées à la vision, au son, à l'attention, au langage et à la mémoire, entre autres – s'alignait davantage après avoir discuté et partagé leurs impressions sur le film. Fait intrigant, leurs cerveaux étaient synchronisés lorsqu'ils regardaient les scènes dont ils avaient discuté, ainsi que les nouvelles scènes.

Bien qu'ils aient regardé les mêmes séquences, les schémas cérébraux d'un groupe à l'autre étaient sensiblement différents, mais au sein de chaque groupe, l'activité était beaucoup plus synchronisée.

Ces résultats concordent avec ceux d'une recherche antérieure dirigée par Leong, neuroscientifique cognitif à l'université de Chicago, qui montrait que les personnes qui partagent des croyances ont tendance à avoir les mêmes réactions cérébrales [57].

La nouvelle étude suggère que le degré de similitude des réponses cérébrales dépend non seulement des prédispositions inhérentes aux personnes, mais aussi du terrain d'entente créé par la conversation.

L'expérience a également mis en évidence une dynamique familière à tous ceux qui ont déjà été pris à partie lors d'une réunion de travail : les groupes composés de vantards étaient moins alignés sur le plan neuronal que ceux composés de médiateurs.

Plus surprenant encore, les médiateurs ont obtenu un consensus non pas en imposant leurs propres interprétations, mais en encourageant les autres à prendre la parole, puis en ajustant leurs propres croyances – et leurs schémas cérébraux – pour les faire correspondre à ceux du groupe. Être prêt à changer d'avis semble être la clé pour que tout le monde soit sur la même longueur d'onde.

Un simple message vocal peut être riche de sens et d'émotions. Bien que cette fonction soit disponible dans les applications populaires depuis plus d'une décennie, elle est devenue un moyen de communication de plus en plus prisé, en particulier par les jeunes générations.

Il existe un mode de communication fondamental qui relie les êtres humains et leurs besoins sociaux : la voix. La préférence du texte à la voix prive de la possibilité d'établir un lien plus étroit. Selon Kumar (Université du Texas à Austin), la voix est porteuse de ce que l'on appelle des indices paralinguistiques, comme l'intonation, la variation de hauteur, qui peuvent transmettre des émotions d'une manière que le texte ne peut pas communiquer [58].

Il a étudié les avantages et les inconvénients de diverses formes de communication utilisant la technologie. Il a constaté que les interactions vocales (téléphone, chat vidéo et chat vocal) renforçaient les liens sociaux et n'augmentaient pas le sentiment de gêne par rapport aux interactions textuelles (courrier électronique, chat textuel). Toutefois, il ajoute que ses recherches suggèrent que les formes de communication « asynchrones » telles que les notes vocales, qui n'impliquent pas de dialogue réciproque, ne peuvent pas remplacer les avantages des appels « synchrones » qui permettent de capter les indices linguistiques pour avoir une conversation plus fluide et plus réactive.

À une époque inondée de distractions technologiques, l'art de la conversation est un héritage de la connexion et de la compréhension humaines. En se penchant sur des personnalités comme Berlin, Churchill et Woolf, il devient évident que la capacité à converser avec éloquence est un talent qui transcende le temps. Les maestros de la conversation abordaient les sujets sans effort, captivant leur auditoire avec la finesse d'un trapéziste. Pourtant, au-delà de leur brio, certains principes apparaissent comme des constantes dans le paysage en constante évolution de la conversation.

Les conseils de Cicéron, datant de 44 av. J.-C., qui mettent l'accent sur la clarté, la courtoisie et l'art de l'alternance entre les orateurs, révèlent des vérités durables : ils résonnent encore à travers les siècles. L'équilibre délicat entre les stratégies de politesse positive et négative reflète la danse de la conversation, dont le rythme est guidé par le respect et la considération. La politesse positive cherche à établir un rapport et à exprimer la convivialité, tandis que la politesse négative vise à éviter de s'imposer aux autres en étant plus indirecte et en tenant compte de leur espace personnel ou de leurs préférences.

À mesure que sont explorées les nuances de la dynamique sociale qui régit une communication efficace, les manuels modernes se penchent sur les subtilités de l'étiquette, mettant en lumière l'art et le plaisir inhérents à un dialogue constructif. Certains d'entre eux fournissent un guide contemporain, qui permet d'éviter les pièges les plus courants et de favoriser des interactions engageantes.

L'un des aspects remarquables des conseils de Shepherd est l'attention qu'elle porte à l'expérience de l'auditeur [59]. La liste de contrôle qu'elle propose pour déterminer si une personne ennuie son auditoire, notamment en évitant de parler trop longtemps sans interruption et en étant conscient du rythme des autres, souligne l'importance de la réciprocité dans la conversation. Son interdiction de raconter ses rêves en public, par exemple, met en évidence la conscience des limites de la conversation, en éloignant les individus des sujets potentiellement égocentriques qui pourraient faire dérailler le flux de la discussion.

Dans un monde où les bruits de la technologie rivalisent pour attirer l'attention, l'art de la conversation, avec ses principes intemporels, résiste aux marées changeantes de l'évolution sociétale. Dans ce paysage en constante évolution, la sagesse des grands conversationnistes rappelle qu'au fond, la conversation est une danse d'idées qui débouche sur un plaisir authentique des liens forgés par un dialogue constructif.

La conversation, le dialogue et les émotions sont un levier souvent sous-estimé dans la construction du consensus, de l'engagement et de la cohésion (tableau 5.10). Ce qu'un manager, un directeur ou un cadre hospitalier peut en tirer concrètement est proposé infra.

Miser sur la conversation de qualité pour favoriser la convergence

Les échanges riches, sincères et équilibrés alignent littéralement les cerveaux, créant une cohérence cognitive au sein d'un groupe. Appliqué à une

Tableau 5.10. Maîtriser l'art de l'échange authentique.

Leçon pour le manager	Mise en œuvre concrète	Erreur à éviter
Le consensus se construit par le dialogue	Organiser des échanges collectifs ouverts et sincères	Présenter une vision « verrouillée » sans place pour les apports des autres
Les bons leaders adaptent leur pensée	Valoriser les profils facilitants, médiateurs	Confondre leadership avec domination verbale
La voix est un outil puissant de lien	Privilégier les échanges vocaux pour les sujets sensibles	Communiquer uniquement par mail ou messagerie
La conversation est un acte managérial	Créer des temps informels d'échange (pause, discussions post-réunion)	Couper court aux échanges jugés « inutiles » ou chronophages

équipe hospitalière ou médicosociale, cela implique de privilégier des moments d'échange approfondis (réunions cliniques, comités de pilotage participatifs, ateliers de réflexion collective), où chacun peut s'exprimer. Le consensus ne se décrète pas : il se construit patiemment par l'écoute active et l'ouverture au changement de perspective.

Conseil pratique

Créer des rituels de discussion non hiérarchiques (comme les debriefings postintervention ou les cercles de parole), où l'objectif n'est pas d'avoir raison mais de comprendre et faire évoluer une vision collective.

Valoriser les profils médiateurs plutôt que les experts dominants

L'expérience met en évidence que les leaders efficaces ne sont pas ceux qui imposent leurs vues, mais ceux qui adaptent leurs croyances pour refléter celles du groupe. Dans le monde hospitalier, cela invite à promouvoir des chefs de service ou des cadres de santé capables de naviguer entre les ego, d'amplifier les voix discrètes et de synchroniser les efforts sans imposer leur autorité.

Conseil pratique

Encourager les managers à adopter un style de leadership plus souple, plus humble, davantage tourné vers la facilitation que vers le contrôle.

Privilégier la voix et la présence par rapport aux échanges déshumanisés

La voix porte des indices émotionnels puissants. Dans un contexte de digitalisation, où les consignes circulent souvent par mails impersonnels ou plateformes internes, il est vital de revenir à des échanges synchrones, en présentiel ou via visio/phone, notamment pour les discussions sensibles (réorganisation, conflits, transitions, etc.).

Conseil pratique

Réserver les échanges écrits aux transmissions formelles, mais opter pour des appels ou réunions pour tout ce qui implique de l'émotion, du doute ou des enjeux relationnels.

Renouer avec l'art de la conversation, comme outil de lien et de sens

À l'heure du pilotage par objectifs et du temps compté, il est tentant de faire l'impasse sur les « digressions » ou les discussions informelles. Pourtant, l'exploration conjointe, la qualité d'écoute, l'humour et les échanges d'idées sont des activateurs de confiance, d'intelligence collective et d'énergie partagée. Les principes de politesse rappellent que la réciprocité et le rythme de l'autre sont des éléments fondamentaux du dialogue.

Conseil pratique

Redonner une place au *small talk* dans les équipes, aux pauses partagées, aux réunions ouvertes, comme espace d'expression et de créativité.

Dans les environnements hospitaliers, où l'émotion est omniprésente et la pression intense, miser sur l'art de la conversation, l'écoute authentique et la présence véritable devient un puissant levier de leadership, de cohésion et de performance durable.

L'art de la conversation informelle dans un monde professionnel

Dans le monde professionnel d'aujourd'hui, où le rythme est effréné, maîtriser l'art de la conversation informelle (*small talk*) est devenu plus crucial que jamais, que ce soit lors des entretiens d'embauche, des interactions quotidiennes au travail, ou encore dans le contexte du télétravail. Loin d'être une simple formalité, le *small talk* joue un rôle clé dans la création de relations authentiques et la démonstration de compétences sociales indispensables en entreprise.

Par exemple, dans le cadre d'un entretien d'embauche : engager une conversation informelle permet de créer une connexion avec l'interlocuteur, favorisant ainsi une atmosphère détendue et une première impression positive. Cela peut également montrer des compétences sociales très recherchées comme l'écoute active, l'empathie ou l'humour. En apprenant ou en perfectionnant l'art de la conversation informelle, on montre non seulement que l'on est agréable à côtoyer, mais aussi que l'on apprécie les interactions humaines.

Avant d'entamer une conversation, un peu de préparation peut faire toute la différence. Faire quelques recherches sur son interlocuteur, qu'il s'agisse d'un collègue, d'un client ou d'un recruteur, permet de diriger la discussion vers des centres d'intérêt communs ou des expériences partagées. Cela peut s'avérer particulièrement utile pour renforcer le lien et créer une connexion plus profonde.

Réussir une conversation informelle ne relève pas du hasard, mais d'une certaine préparation en s'armant de sujets d'ouverture et en pratiquant l'écoute active ainsi que l'empathie. Les thèmes peuvent inclure des nouvelles récentes de son secteur, des expériences communes ou des centres d'intérêt partagés. Préparer quelques amorces de discussion permet d'éviter les blancs embarrassants et d'enrichir la conversation.

Dans les premières phases de la discussion, il est essentiel de se concentrer sur des sujets légers et non polarisants. Parler de la météo, des trajets quotidiens ou des sujets d'actualité peu controversés peut créer un terrain d'entente favorable. Utiliser des signes d'écoute comme hocher la tête, mentionner le prénom de l'autre personne et poser des questions ouvertes. Cela transforme l'échange en un dialogue interactif et valorisant pour les deux parties.

Être authentique, enthousiaste et motivé. La sincérité se perçoit facilement lors des conversations informelles. Même si cela peut sembler intimidant d'engager la discussion avec des inconnus, la pratique permet d'améliorer ses compétences. Faire des exercices en s'entraînant avec des connaissances ou en s'adressant à de nouvelles personnes, et perfectionner ainsi ses introductions spontanées.

Dans le contexte du télétravail, où la proximité physique est absente, il est important de trouver des moyens de maintenir ces échanges informels. Préparer des scripts virtuels pour lancer des discussions légères et veiller à éviter les sujets controversés. Maintenir une attitude positive est essentiel. Alors que les rencontres spontanées dans un bureau sont courantes, ces « collisions sociales » peuvent être orchestrées dans un cadre virtuel. Des études récentes soulignent d'ailleurs l'importance des réunions sociales programmées pour le bien-être des équipes en télétravail [60].

Le *small talk* n'est pas seulement une formalité. C'est un outil pour construire des liens authentiques, montrer sa personnalité et ouvrir la voie à des conversations plus profondes. Engager des discussions légères contribue à mettre les autres à l'aise et à les valoriser, tout en renforçant ses propres relations professionnelles.

S'autopromouvoir : est-ce négatif ?

Il est souvent entendu : « Personne n'aime les vantards ». Et si le fait de minimiser ses réalisations pouvait en fait nuire à ses relations et à sa carrière ? Des recherches récentes remettent en question les idées reçues sur l'humilité et suggèrent qu'une autopromotion stratégique peut être bénéfique.

Une étude réalisée en 2021 a révélé que 80 % des personnes minimisent souvent leurs réalisations pour éviter de paraître arrogantes [61]. Toutefois, cette modestie peut se retourner contre elles. Lors d'une expérience, des individus se sont sentis insultés et moins proches d'amis qui gardaient leurs réalisations secrètes. Ce qu'il faut en retenir ? Partager ses réussites peut en fait renforcer les relations, et non les détériorer.

Essayer de dissimuler sa réussite peut sembler astucieux, mais les études montrent que cela se retourne souvent contre soi. L'humilité rend moins sympathique et peut nuire à son message. Par exemple, dire « Je suis épuisé d'avoir été élu à des postes de direction» est moins efficace que dire simplement «J'ai été élu à des postes de direction». L'authenticité l'emporte toujours sur la fausse modestie.

Si elle ne glisse pas dans une apologie et reste factuelle, l'autopromotion est souvent mieux perçue que l'humilité artificielle. Les gens apprécient la sincérité et ont tendance à se méfier des présentations artificielles. L'essentiel est de fonder son autopromotion sur des réalisations concrètes et d'exprimer une véritable fierté à l'égard de ses accomplissements.

L'autosatisfaction est généralement bien tolérée, à moins de rabaisser les autres par la même occasion. Par exemple, dire «j'ai d'excellents résultats en matière de vente» est mieux perçu que «j'ai de bien meilleurs résultats en matière de vente que mes collègues». L'hypothèse de l'orgueil démesuré s'aligne sur les théories de la psychologie évolutionniste en matière de coopération. Les êtres humains ont développé un sens aigu de la détection des individus susceptibles de manipuler les autres à des fins personnelles. Lorsque l'on rabaisse les autres pour se rehausser soi-même, on indique que l'on n'est pas de bons joueurs d'équipe, ce qui peut réduire son attrait en tant que collaborateurs ou alliés. Il est préférable de se concentrer sur ses propres réalisations sans faire de comparaisons qui pourraient susciter du ressentiment.

Le fait de partager les difficultés et les succès peut rendre la vantardise plus acceptable et plus compréhensible. Une étude menée auprès d'entrepreneurs a révélé que le fait de parler de leurs échecs les rendait moins prétentieux et plus inspirants [62]. Il suffit de penser aux auteurs de best-sellers qui mentionnent leurs premières lettres de refus – cela rend leur réussite plus convaincante et plus motivante pour les autres.

Bien menée, l'autopromotion peut en fait rapprocher des autres en les invitant à partager sa joie et son succès. Il ne s'agit pas de se vanter en permanence, mais plutôt de partager stratégiquement et authentiquement ses réalisations d'une manière qui inspire les autres et les rapproche.

Négocier d'une façon équitable

Il suffit de penser à la dernière fois qu'il a été nécessaire de négocier la fin d'un différend ou de résoudre un point de friction lors d'une séance de négociation par ailleurs cordiale. Il y a fort à parier que chaque partie avait des points de vue et des justifications différents sur ce qui constituerait un règlement équitable. Même les négociateurs expérimentés ont l'habitude de laisser de l'argent sur la table, de se retrouver dans une impasse, de nuire aux relations ou de laisser les conflits s'envenimer.

Les chercheurs ont identifié trois grandes façons dont les individus évaluent ce qui est «juste» dans une situation de partage :

- la norme d'égalité consiste à diviser les bénéfices de manière parfaitement égale entre les parties, peu importe leur contribution. Par exemple, chacun reçoit 50 % du résultat, même si l'un a travaillé plus que l'autre ;
- la norme d'équité repose sur la contribution de chacun : plus on a apporté de valeur ou d'efforts, plus on reçoit. Dans ce cas, la personne qui a investi davantage (comme le partenaire dans un projet) recevrait une part plus importante ;
- la norme du besoin prend en compte les circonstances personnelles. Elle pousse à favoriser celui qui a le plus besoin du résultat, souvent soi-même ou sa famille. Par exemple, une personne pourrait justifier de prendre une plus grande part parce qu'elle doit subvenir aux besoins d'enfants ou à une situation difficile.

En parallèle, les arbitres professionnels, lorsqu'ils doivent trancher un désaccord, s'appuient souvent sur une quatrième norme : le maintien du statu quo. Cela signifie qu'ils privilégient le fait de laisser la situation telle qu'elle est, sans modifier la répartition existante, sauf en cas de justification claire pour le faire. Cette approche vise à limiter les contestations et à préserver l'équilibre établi.

Les normes d'équité invoquées à l'appui de ses positions peuvent grandement influencer ses chances de parvenir à un accord mutuellement satisfaisant. En outre, de nombreuses organisations résolvent un conflit en résistant à un changement radical.

Il existe trois façons fondamentales de résoudre les conflits :

1. les parties peuvent concilier leurs intérêts ;
2. les négociateurs peuvent résoudre les conflits sur la base du pouvoir ;

3. les parties peuvent tenter de résoudre leurs différends en déterminant qui a raison. Pour ce faire, ils se réfèrent à des normes qu'ils considèrent comme légitimes ou équitables.

Dans la mesure du possible, il convient toutefois de se concentrer sur la conciliation des intérêts et de s'efforcer de faire émerger les considérations d'équité, afin que chacun comprenne les besoins et les souhaits de l'autre.

La perception de ce qui constitue un règlement équitable dans une négociation donnée est fortement influencée par le point de vue et les objectifs pour la négociation. Chaque partie affirmant que sa norme est la plus équitable, les parties s'enferment dans leurs positions et sont incapables de voir le point de vue de l'autre partie.

Dans toute négociation, chaque partie choisit en fin de compte entre deux options : accepter un accord ou opter pour la meilleure solution possible. En tant que négociateur, l'objectif est de défendre ses intérêts en persuadant l'autre partie de dire oui à une proposition qui répond mieux à ses intérêts que sa meilleure option de non-retour. Étant donné que l'autre partie ne dira oui qu'à une proposition qui répond mieux à ses propres intérêts que sa meilleure option sans issue, la décision de son homologue doit être comprise et façonnée afin qu'il choisisse dans son propre intérêt ce que l'on veut. Loin d'être des exercices de manipulation, façonner la décision de manière que l'autre partie accepte une proposition pour ses propres raisons est la clé de la création conjointe et de la revendication d'une valeur durable dans une négociation.

Les organisations devraient être encouragées à concevoir des systèmes de résolution des conflits qui incluent des procédures de « retour en arrière » permettant aux parties de remplacer les conflits de droits et de pouvoir par des négociations reposant sur les intérêts.

Maîtriser les conversations difficiles : l'art de naviguer dans la zone grise

Naviguer dans les interactions avec des personnes difficiles peut être difficile, d'où l'intérêt de présenter la méthode du « rocher gris ». Cette technique a gagné en popularité pour sa simplicité et son efficacité à se désengager des conversations antagonistes.

Elle consiste à imaginer tenir un petit rocher gris banal. Son but ? Ennuyer et repousser ceux qui recherchent le conflit. En devenant aussi ennuyeux et inintéressant qu'un rocher, il est possible de dissuader les individus argumentatifs d'interagir avec soi.

Le terme « rocher gris » provient d'une communauté en ligne axée sur le traitement des psychopathes. Le *grey rocking* traduit une attitude très neutre et lisse comme stratégie à court terme. La surutilisation peut conduire à supprimer ses propres émotions et besoins.

La stratégie du « rocher gris » implique de maintenir la neutralité, de fournir des réponses minimales et d'éviter les révélations personnelles. Il s'agit d'une forme de désengagement émotionnel visant à maintenir la paix et à prévenir l'escalade. Les personnes antagonistes recherchent généralement le conflit, et cette technique peut être un moyen de maintenir la paix et d'éviter de se retrouver dans la boue avec eux.

Quelles en sont les applications pratiques ?

- communication textuelle : idéal pour des interactions concises, en évitant les messages longs et épuisants. Par exemple, si quelqu'un envoie un SMS provocateur, un simple « OK » ou « Je vois » peut empêcher une nouvelle escalade ;
- paramètres du lieu de travail : maintenir son professionnalisme et éviter les drames au bureau. Si un collègue essaie d'engager une conversation reposant sur des commérages ou à caractère conflictuel, répondre par des déclarations neutres telles que « Concentrons-nous sur la tâche à accomplir » ;
- relations hiérarchiques et tensions sociales : particulièrement utile avec les personnes qu'il n'est pas facile d'exclure, comme les supérieurs hiérarchiques ou des partenaires sociaux dans des contextes conflictuels. En cas de tentative de provocation, répondre avec des phrases sans engagement comme « C'est intéressant et mérite toute notre attention ».

Exemples

- Lorsqu'on est questionné sur la façon dont se déroule une recherche d'emploi, au lieu d'expliquer les difficultés, dire simplement : « J'ai assisté à des événements de réseautage ».
- Si l'on est critiqué par quelqu'un, répondre par « Merci pour votre commentaire ».

Une attitude neutre peut être un outil précieux pour gérer les interactions difficiles. Cependant, il est essentiel d'équilibrer cette technique avec les soins personnels et d'envisager d'autres stratégies pour une relation saine à long terme.

Pour conclure

La qualité des relations devient un levier aussi stratégique que les processus ou les ressources. Ce chapitre montre que construire une culture forte ne se décrète pas : elle se tisse jour après jour à travers les émotions, les échanges, les rituels et les récits partagés.

Une culture forte s'ancre dans l'émotion. Les émotions ne sont plus à considérer comme des obstacles rationnels, mais comme des signaux essentiels de ce qui se joue dans une équipe. Elles révèlent l'engagement, les tensions, la fatigue ou l'enthousiasme. Lorsqu'elles sont reconnues, écoutées et intégrées dans la dynamique de groupe, elles deviennent un moteur d'alignement et de cohésion. Célébrer les parcours, reconnaître la fidélité ou marquer les étapes symboliques renforce l'attachement à l'institution.

Le récit partagé est une boussole collective. Réussir une transformation ne repose pas seulement sur une vision claire, mais aussi sur une histoire engageante, compréhensible par tous, capable d'unir passé, présent et futur. Le récit collectif permet d'ancrer le changement dans une continuité, en donnant du sens aux efforts demandés, en valorisant les fondations existantes et en traçant une trajectoire commune. Ce récit devient un repère en période d'incertitude.

Le leadership émotionnel renforce les liens. Le rôle des responsables ne se limite pas à la gestion ou à la planification. Il inclut aussi la capacité à créer du lien, à reconnaître, à soutenir, à inspirer. Un leadership sensible, attentif aux signaux faibles, capable de gratitude, favorise un climat de confiance et de coopération. Il engage par la relation, non par la contrainte, et développe une culture de reconnaissance où chacun trouve sa place.

La conversation est un levier d'alignement profond. Les recherches récentes montrent que des échanges de qualité ne transforment pas seulement les idées, mais également les représentations mentales et l'alignement entre les personnes. Parler ensemble, débattre, coconstruire des interprétations communes permet de dépasser les points de vue individuels pour bâtir une intelligence collective. Ces dialogues renforcent la synchronisation dans l'action, la compréhension mutuelle et la fluidité dans les prises de décision.

Les petits gestes créent la grande cohérence. Une culture solide se lit dans les détails : la répétition des messages, la clarté des symboles, la simplicité des rituels, la place laissée à la parole. Ce qui est dit doit se refléter dans ce qui est vécu. La cohérence entre le discours et les pratiques quotidiennes rassure, donne confiance et favorise l'adhésion. Les gestes symboliques, les temps d'échange informels, les petits signes de considération construisent une culture dans laquelle chacun peut se reconnaître.

Pour les décideurs et encadrants, les leçons sont claires (tableau 5.11) :

- penser le changement comme une dynamique humaine avant d'en faire un plan opérationnel ;
- ne jamais sous-estimer la portée émotionnelle d'une décision, d'un message ou d'un silence ;
- utiliser les récits, les conversations et les symboles pour fédérer au-delà des injonctions ou des objectifs ;
- soutenir les équipes par des actions visibles, incarnées et cohérentes ;
- faire de la culture un levier vivant, partagé et évolutif, et non un cadre figé ou un slogan.

La cohésion et la clarté ne s'imposent pas par directive, mais se construisent jour après jour, à travers une attention sincère portée à ce qui fait vivre une organisation, à ce qui fait mobiliser les émotions, les récits et les liens. C'est une invitation à manager avec plus de présence, d'écoute et de sens.

Tableau 5.11. Stratégies à mettre en place et erreurs à éviter.

Action à mettre en place	Objectif visé	Erreur à éviter
Favoriser les échanges synchrones (voix, vidéo)	Renforcer les liens émotionnels et l'efficacité des interactions	Se reposer uniquement sur des échanges textuels asynchrones
Encourager la prise de parole et l'écoute en réunion	Améliorer la synchronisation des idées et la cohésion	Imposer un avis sans laisser place à la discussion
Mettre en place une culture de l'attention à l'autre	Créer un climat de confiance et de coopération	Multiplier les monologues ou ne pas tenir compte des réactions
Former aux bases de la communication respectueuse	Éviter les malentendus et désamorcer les tensions	Ignorer les dimensions paralinguistiques dans le management
Pratiquer une alternance entre messages encourageants et respect de l'espace de l'autre	Adapter le style de communication aux situations	Utiliser toujours le même ton ou niveau de familiarité
Organiser des moments de discussion informelle	Préserver la convivialité et les dynamiques humaines	Négliger les besoins relationnels dans les équipes hybrides

Points clés à retenir

- La dynamique de la conversation influence profondément les processus de décision collective.
- La synchronisation neuronale entre membres d'un groupe favorise la convergence des idées.
- Le leadership émotionnel repose en partie sur l'écoute active et la réciprocité dans l'échange.
- Les canaux vocaux véhiculent des indices émotionnels essentiels à la qualité de la communication.
- Les conversations efficaces respectent un rythme, un équilibre et une attention à l'autre.
- L'attention à l'auditeur est aussi importante que la clarté du message émis.
- L'alternance entre politesse positive et politesse négative est une compétence sociale précieuse.
- La voix, bien plus que le texte, permet de maintenir des liens authentiques dans les environnements distants.

Références

[1] Norem JK, Cantor N. Anticipatory and post hoc cushioning strategies : Optimism and defensive pessimism in «risky» situations. Cogn Ther Res 1986;10:347–62.

[2] Cantor N, Norem JK. Defensive pessimism and stress and coping. Soc Cogn 1989;7:92–112.

[3] Gilbert DT, Pinel EC, Wilson TD, Blumberg SJ, Wheatley TP. Immune neglect : a source of durability bias in affective forecasting. J Pers Soc Psychol 1998;75:617–38.

[4] Hobson NM, Inzlicht M. The psychology of rituals : an integrative review and process-based framework. Pers Soc Psychol Bull 2016;20:199–225.

[5] Damisch L, Stoberock B, Mussweiler T. Keep your fingers crossed! How superstition improves performance. Psychol Sci 2010;21:1014–20.

[6] Gillan CM, Robbins TW. Goal-directed learning and obsessive-compulsive disorder. Philos Trans R Soc Lond B Biol Sci 2014;369:20130475.

[7] Yerkes RM, Dodson JD. The relation of strength of stimulus to rapidity of habit-formation. J Comp Neurol Psychol 1908;18:459–82.

[8] Quintero S, Long J. Toxic positivity : the dark side of positive vibes. The Psychology Group; 2020. Accès : https://thepsychologygroup.com/toxic-positivity/.

[9] van der Wal RC, Wolf LJ. Values in romantic relationships : self-transcendence values predict greater relationship quality through pro-relational attitudes and motivation. Pers Soc Psychol Bull 2023;49:235–51.

[10] Schwartz R, Olds J. Love and the brain. Boston: Harvard Medical School; 2015.

[11] Rivera LA. Hiring as cultural matching : the case of elite professional service firms. Am Sociol Rev 2012;77:999–1022.

[12] Bartels A, Zeki S. The neural correlates of maternal and romantic love. Neuroimage 2004;21:1155–66.

[13] Nickerson RS. Confirmation bias : a ubiquitous phenomenon in many guises. Rev Gen Psychol 1998;2:175–220.

[14] Coyne KM. What you can learn about job-hunting from dating apps. Really. The New York Times. 9 janvier; 2024.

[15] West T. How to break up with your career. The Wall Street Journal, 10 septembre 2024.

[16] Dhingra N, Samo A, Schaninger B, Schrimper M. Help your employees find purpose – or watch them leave. McKinsey & Company; 2021. 5 avril.

[17] Schein EH. Organizational culture and leadership. Hoboken: Jossey-Bass; 1985.

[18] Goldenberg A, Weisz E, Sweeny TD, Cikara M, Gross JJ. The crowd-emotion-amplification effect. Psychol Sci 2021;32:437–50.

[19] Kusy M, Holloway E. Toxic workplace! Managing toxic personalities and their systems of power. Hoboken: Jossey-Bass; 2009.

[20] Gallo A. How to work with anyone (even difficult people). Boston: Harvard Business Review Press; 2022.

[21] Rosenstein AH, O'Daniel M. A survey of the impact of disruptive behaviors and communication defects on patient safety. Jt Comm J Qual Patient Saf 2008;34:464–71.

[22] Bowlby J. Attachement et perte. Tome 1. L'attachement. Paris: PUF. (Trad. Fr.); 1978.

[23] Gallup. State of the global workplace report 2022.

[24] O.C. Tanner Institute. 2023 Global culture report : leadership at risk. Accès : www.octanner.com/fr/global-culture-report/2023-leadership-at-risk.

[25] Cross R, Rebele R, Grant A. Collaborative overload. Harvard Business Review. January-February; 2016.

[26] Andrade J. What does doodling do? Appl Cogn Psychol 2009;23:261–71.

[27] Wammes JD, Meade ME, Fernandes MA. The drawing effect : evidence for reliable and robust memory benefits in free recall. Q J Exp Psychol (Hove) 2019;72:1226–45.

[28] Sundararama D. Doodle away : exploring the effects of doodling on recall ability of high school students. Int J Psychol Stud 2020;12:31–8.

[29] Genseler. What factors drive work place performance? The 2013 U.S. Workplace survey. Accès : www.gensler.com/gri/the-2013-us-workplace-survey-1.

[30] Karpman S. Fairy tales and script drama analysis. Trans Anal Bull 1968;7:39–43.

[31] Thaler RH, Sunstein CR. Nudge : improving decisions about health, wealth, and happiness. New Haven: Yale University Press; 2008.

[32] Mertens S, Herberz M, Hahnel UJJ, Brosch T. The effectiveness of nudging : a meta-analysis of choice architecture interventions across behavioral domains. Proc Natl Acad Sci U S A 2022;119, e2107346118.

[33] Szaszi B, Palinkas A, Palfi B, Szollosi A, Aczel B. A systematic scoping review of the choice architecture movement : toward understanding when and why nudges work. J Behav Decis Mak 2022;35, e2265.

[34] Just DR, Wansink B. Smarter lunchrooms : using behavioral economics to improve meal selection. Choices 2009;24:7.

[35] Loewenstein G, Chater N. Putting nudges in perspective. Behav Public Policy 2017;1:26–53.

[36] Hummel D, Maedche A. How effective is nudging? A quantitative review on the effect sizes and limits of empirical nudging studies. J Behav Exp Econ 2019;80:47–58.

[37] Huang S, Bargh JA. Nudges increase choosing but decrease consuming : longitudinal evidence under naturalistic conditions. J Consum Res 2024;51:542–58.

[38] Pierce L, Snyder J. Ethical spillovers in firms : evidence from vehicle emissions testing. Manage Sci 2008;54:1891–903.

[39] Hunt MG, Marx R, Lipson C, Young J. No more FOMO : limiting social media decreases loneliness and depression. J Soc Clin Psychol 2018;37:751–68.

[40] Oscarsson M, Carlbring P, Andersson G, Rozental A. An investigation of the effectiveness of new year's resolutions : a randomized controlled trial. Plos One 2020;15, e0234097.

[41] Ibbetson C. How many people kept their 2020 New Year's resolutions? December 2020. Accès : https://yougov.co.uk/society/articles/33563-new-years-resolutions-2020-and-2021.

[42] Helgesen S, Goldsmith M. How women rise : break the 12 habits holding you back from your next raise, promotion, or job. New York: Legacy Lit; 2018.

[43] de Visser RO, Robinson E, Bond R, Volpato C. Immediate and longer-term changes in the health and well-being of participants in Dry January : a prospective cohort study. Alcohol Alcohol 2020;55:618–25.

[44] LoConte NK, Brewster AM, Kaur JS, Merrill JK, Alberg AJ. Alcohol and cancer : a statement of the American Society of Clinical Oncology. J Clin Oncol 2018;36:83–93.

[45] Kleszewski E, Otto K. The perfect colleague? Multidimensional perfectionism and indicators of social disconnection in the workplace. Pers Individ Differ 2020;162, 110016.

[46] Flett GL, Hewitt PL. Perfectionism : theory, research, and treatment. Washington: American Psychological Association; 2002.

[47] Spagnoli P, Molinaro D. Perfectionism at work : the role of organizational constraints and workload in predicting burnout. Pers Individ Differ 2021;171, 110543.

[48] Freudenberger HJ. Staff burn-out. J Soc Issues 1974;30:159–65.

[49] Pines A, Aronson E. Career burnout : causes and cures. New York: Free Press; 1988.

[50] Karpman SB. Fairy tales and script drama analysis. Trans Anal Bull 1968;7:39–43.

[51] Ammiar B, Kohneh-Chahri O. La boîte à outils du coaching. 3e éd. Montrouge: Dunod; 2019.

[52] Doran GT. There's a S.M.A.R.T. way to write management's goals and objectives. Manage Rev 1981;70:35–6.

[53] Deschavannes A. Calcul du bilan carbone d'une stérilisation : comparaison des sites de Grenoble et Saint-Étienne. Lyon: Congrès de la SF2S; 2021.

[54] Schaad B. (In)hospitalités hospitalières : conflit, médiation, réconciliation. Genève: Médecine & Hygiène; 2023.

[55] Neeley T, Leonardi P. Developing a digital mindset : how to lead your organization into the age of data, algorithms, and AI. Harv Bus Rev 2022;100:50–5.
[56] Sievers B, Welker C, Hasson U, Kleinbaum AM, Wheatley T. Consensus-building conversation leads to neural alignment. Nat Commun 2024;15:3936.
[57] Leong YC, Chen J, Willer R, Zaki J. Conservative and liberal attitudes drive polarized neural responses to political content. Proc Natl Acad Sci U S A 2020;117:27731–9.
[58] Kumar A, Epley N. It's surprisingly nice to hear you : misunderstanding the impact of communication media can lead to suboptimal choices of how to connect with others. J Exp Psychol Gen 2021;150:595–607.
[59] Shepherd M. The art of civilized conversation : a guide to expressing yourself with style and grace. New York: Broadway Books; 1999.
[60] Ferrazzi K. How the pandemic taught organizations to be "crisis agile". Harvard Business Review. 2022. Accès: https://hbr.org/2022/03/keith-ferrazzi-on-how-the-pandemic-taught-organizations-to-be-crisis-agile.
[61] Roberts AR, Levine EE, Sezer O. Hiding success. J Pers Soc Psychol 2021;120:1261–86.
[62] Brooks AW, Huang K, Abi-Esber N, Buell RW, Huang L, Hall B. Mitigating malicious envy : why successful individuals should reveal their failures. J Exp Psychol Gen 2019;148:667–87.

Conclusion

Le mot de la fin arrive… Arriver au terme de cette exploration ne signifie pas refermer une parenthèse, mais ouvrir un nouvel espace de réflexion. Certaines fonctions changent l'individu en profondeur, certaines responsabilités le dévoilent à lui-même, et certaines trajectoires bouleversent durablement sa manière de voir les autres – et de se voir lui-même. Le leadership appartient à cette catégorie singulière : celle qui transforme, exige et révèle tout à la fois.

Le leadership va bien au-delà d'un simple titre ou d'un ensemble de compétences relationnelles. Un titre peut certes apporter une forme de légitimité et des responsabilités, mais il marque aussi un tournant : la fonction prend peu à peu le pas sur la personnalité, et parfois même sur les vulnérabilités. C'est une position qui exige non seulement de la présence, mais aussi de la profondeur.

Le véritable leadership est certes un état d'esprit, mais aussi une discipline. Il suppose une compréhension fine du fonctionnement de soi comme individu, mais aussi de celui des autres. Il implique une écoute attentive des besoins, des modes de pensée et des dynamiques comportementales – à la fois collectives et individuelles. Les compétences relationnelles (*soft skills*) ne sont qu'une pièce du puzzle. Un bon leader incarne aussi l'humilité, la sincérité, et une réelle ouverture à l'apprentissage. Le leadership ressemble à une partie d'échecs : il demande de savoir s'adapter, anticiper, gagner, échouer, etc. puis recommencer – avec stratégie et conviction. Et surtout, un leader est une personne qui croit. Qui croit en l'humain, en la mission, et en la possibilité de changement. Sans oublier le pouvoir de l'authenticité et l'acceptation des différences… sans jugement.

L'approche proposée dans ces pages repose sur une articulation entre neurosciences, psychologie sociale et expériences de terrain, afin d'éclairer autrement les pratiques de management. Car si les compétences techniques restent fondamentales, elles ne suffisent plus. Diriger aujourd'hui requiert une intelligence émotionnelle et relationnelle fine, une capacité à comprendre les mécaniques invisibles des comportements, des décisions et des interactions. L'analyse de la complexité du travail humain révèle les microstress du quotidien, les enjeux de pouvoir, les phénomènes de contagion émotionnelle, les biais cognitifs, les aspirations contradictoires, la surcharge informationnelle, l'incertitude, etc. Autant de réalités qui pèsent sur les épaules des soignants, des managers, des dirigeants. Mais également autant de points d'entrée pour repenser les manières de collaborer, de diriger, de prendre soin.

L'innovation ne passe pas uniquement par la technologie ou les processus, mais aussi – et surtout – par la culture. L'architecture des choix, les rituels collectifs, les gestes de reconnaissance, les récits partagés, etc. structurent en profondeur les dynamiques d'équipe. Un bon manager sait qu'un changement de logiciel ne suffit pas : il faut accompagner les imaginaires, restaurer la confiance, redonner du sens, et parfois simplement… écouter.

L'un des écueils majeurs du leadership consiste à croire que tout repose sur les épaules du seul dirigeant. Or, le leadership est avant tout une relation : il émerge dans les interactions, les feedbacks, les ajustements constants entre vision et réalité. Ce n'est pas tant la capacité à tout contrôler qui fait la force d'un leader, mais plutôt celle de déléguer, de faire confiance, de construire un cadre sécurisant dans lequel chacun peut trouver sa juste place.

Il ne s'agit donc pas de refermer ici une réflexion, mais d'ouvrir des perspectives. Car plus la responsabilité grandit, plus le regard des autres évolue – et avec lui, le risque d'aveuglement. Les idées peuvent être survalorisées, les décisions moins contestées, les feedbacks moins sincères. Le pouvoir isole, s'il n'est pas équilibré par une culture de la contradiction, du doute constructif et de la remise en question.

Certains pièges jalonnent inévitablement le chemin du leadership. Le « parent épuisé », par exemple, animé par une volonté sincère d'aider, finit par tout prendre en charge à la place des autres. Il prend les décisions, résout les conflits, protège les plus fragiles – mais freine sans le vouloir l'autonomie de l'équipe. À l'opposé, le « stratège désincarné », passionné de vision et de concepts, s'éloigne du quotidien, inspire sans convaincre, et finit par susciter du cynisme. Le « charismatique éclairé » capte toute l'attention, mais absorbe aussi l'espace relationnel, empêchant les talents plus discrets de s'exprimer. Le « leader expert » excelle dans son domaine, mais reste englué dans l'opérationnel, peinant à déléguer et à faire confiance. Quant au « leader suspendu », il évite les décisions difficiles, retarde les arbitrages, et crée un climat diffus d'incertitude et de désorganisation.

Ces travers ne sont ni honteux ni exceptionnels. Ils sont profondément humains. Ce qui différencie un bon leader, ce n'est pas l'absence de faille, mais la capacité à les reconnaître, à les traverser, à en faire des points d'appui. Le leadership se construit dans la lucidité, dans l'écoute de soi et des autres, dans l'art de poser des questions essentielles et de créer des espaces de parole sécurisants.

Cette vision du leadership appelle à renouer avec une forme d'humanisme managérial. Un leadership incarné, attentif aux signaux faibles, courageux dans ses décisions, mais toujours ouvert à la remise en question. Car diriger, en définitive, c'est croire. Croire en la force du collectif, en la valeur des singularités, en la possibilité de réparer, d'évoluer, de faire autrement. C'est jouer une partie d'échecs à plusieurs, où chaque mouvement compte, et où chacun peut contribuer à révéler le meilleur de lui-même.

Lorsqu'un ouvrage interroge, bouscule, questionne des certitudes, c'est peut-être qu'il touche juste. Le propos défendu ici n'est ni dogmatique ni univoque : il se veut nuancé, ouvert, traversé de doutes autant que de convictions. Ce qui est proposé, c'est une matière vivante. Non une collection de recettes ou de modèles à suivre, mais une ressource exigeante pour ceux qui souhaitent avancer avec conscience, dans un monde du travail en transformation.

Le leadership, comme tout apprentissage, suppose une boîte à outils personnelle, évolutive, construite au fil des expériences, des erreurs, des rencontres, mais aussi des introspections. Cette boîte ne contient pas seulement des méthodes ou des outils de gestion. Elle abrite des interrogations fertiles : « Est-ce que j'écoute vraiment ? Est-ce que j'ai su donner du sens ? Ai-je identifié les besoins inexprimés ? » Elle contient aussi des gestes simples : une pause, un silence, une reconnaissance exprimée, un espace laissé à l'autre. Elle intègre enfin des routines mentales : relire une décision à la lumière de ses valeurs, interroger ses propres certitudes, accueillir les désaccords, repérer les signaux faibles, et dire parfois, simplement : « Je ne sais pas ».

Ce type d'outillage permet d'exercer une autorité sereine, une autorité de présence, fondée sur la cohérence plus que sur le contrôle. Il ne s'agit pas d'avoir réponse à tout, mais de cultiver un espace de progression continue. Un espace où l'on peut, jour après jour, adapter sa posture, affiner sa vision, renforcer la qualité des relations et la profondeur des décisions.

Ce travail de construction intérieure est exigeant, mais il est aussi profondément porteur. Chaque leader peut y puiser ce dont il a besoin : une explication, une idée, une clé de lecture, un éclairage sur une situation bloquée. L'ouvrage n'est pas à lire d'un trait. Il se feuillette, se revisite, s'annote. Il peut accompagner un moment de doute comme une phase de transformation. Il n'apporte pas la vérité, mais une pluralité de regards, de concepts, d'outils, de témoignages. Autant de briques pour bâtir son propre chemin.

Un bon leader n'est pas celui qui sait tout. C'est celui qui apprend, qui ose s'interroger, qui accepte de se réajuster. C'est celui qui transforme ses fragilités en force d'alliance, ses erreurs en source de progrès, ses intuitions en décisions partagées.

Il n'existe pas de leadership parfait. Il n'y a que des leaders en chemin. Certains trébuchent, d'autres tâtonnent, certains doutent, d'autres cherchent à réparer. Et c'est précisément cette humanité-là qui rend le leadership puissant. Non pas un pouvoir sur les autres, mais une puissance pour les autres, avec eux, et parfois grâce à eux.

Le leadership n'est pas une destination. C'est un mouvement. Un mouvement intérieur, exigeant, souvent invisible, mais toujours habité par une volonté de lien, de sens et de transformation.

Index

Elsevier Masson SAS
65, rue Camille Desmoulins
92442 Issy les Moulineaux Cedex
Dépôt Légal : septembre 2025

Composition : Straive

Imprimé en Pologne par Dimograf